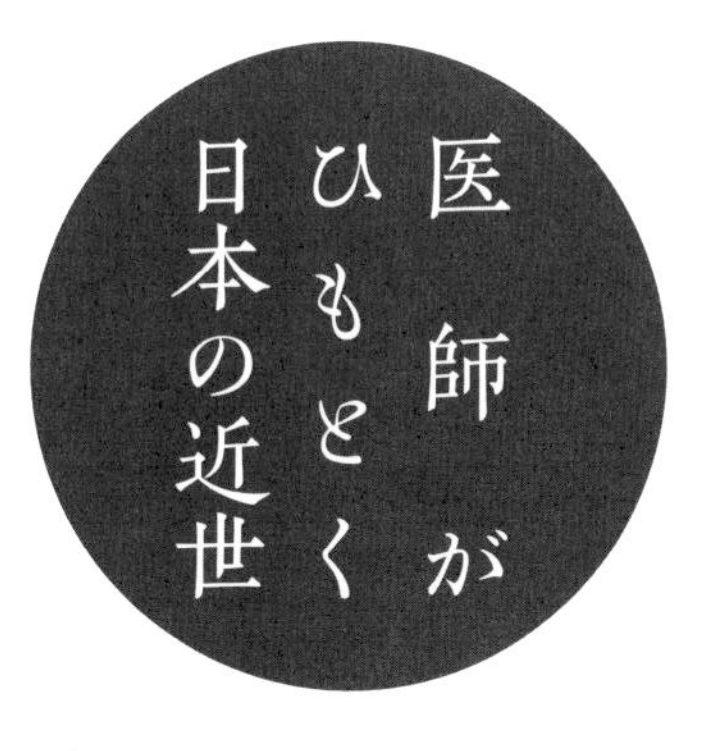

医療と日本人

江藤文夫

医歯薬出版株式会社

This book was originally published in Japanese
under the title of :

ISHI GA HIMOTOKU NIHON NO KINSEI
IRYOU TO NIHONJIN

(Medical Services and the Japanese :
Early Modern History of Japan from the Viewpoint of a Physician)

Writer:

ETO, Fumio
Adviser,
National Rehabilitation Center for Persons with Disabilities

ISHIYAKU PUBLISHERS, INC.
7-10, Honkomagome 1 chome, Bunkyo-ku,
Tokyo 113-8612, Japan

医師がひもとく
日本の近世

医療と日本人

目次

装丁　土屋みづほ

プロローグ——幕末維新と現代医療

歴史に魅せられて

本書は、「歴史への誘惑」と題して雑誌『Clinical Rehabilitation』(臨床リハ)に連載(二〇一四年一月～一八年一二月)した小論より選択して、明治期の医療改革により急速に欧米の水準に到達することを可能にした江戸時代の洋学、すなわち蘭学の展開に即して並べたものである。

東洋では、重要な医療の場である病院という施設を生み出すことなく、またその施設に付属して医師を養成する学校を生み出すこともなかった。しかし、わが国では幕末から明治期にかけて西洋の仕組みを真似て急速に医療制度を整備し、発展させることができた。それは戦国時代にキリスト教文化に接して以来の独自の営みがあって可能になったと考えられる。

中世から近代への日本の歴史は中国大陸諸国とは異なる経過をたどっており、誘惑的な興味の対象である。最も魅せられるのは中央の都から遠く離れた辺境の地、東国での武士団の展開である。その視点で源頼朝の鎌倉幕府開設は通説の一一九二年ではなく一一八五年とすることが適切である。日本列島そのものが東洋史の中心都市である西安や南京や北京からは辺境に位置しており、その中世史からしてユニークである。

ところで、リハビリテーションは英語の rehabilitation の日本語表記である。更生という漢字表記に加えて、中国本土では康復、香港では復康、台湾では復健等の表記がある。中国大陸を離れ、はるか東方の海上にある日本列島は、千五百年ほど前(飛鳥時代)に支配層の人々が国家を意識したときから、中国大陸の先進文化を範として、社会の仕組みづくりを実施し、文字を借用し、コミュニケーションに活用してきた。ところが、五百年ほど前(戦国時代)に、ヨーロッパの文化と頻繁に出合うようになり、旺盛な好奇心により、中国大陸諸国とは大きく変異した文化を形成し始めた。そして百五十年ほど前に、自然科学を発展させ、産業革命に突入したヨーロッパの文化を範として社会変革を実行して、今日に至っている。

超高齢社会を迎えたわが国の医療と福祉を考えるとき、明治期以降に政府主導で整備されていった医療制度について、改めて考えてみる必要を感じる。明治政府は千五百年間の日本列島の住民の連続性において開花した江戸文明を全否定して、強力な中央集権国家体制のもとに文明開化（civilization）を短期間で実現した。しかし、現在の英和辞典では、civilize の訳語として、「文明、文明生活、開化」等が挙げられ、civil の第一義である「市民の、文民の」の意味は反映されていない。維新の原動力となったのは元禄、文化文政を担った御家人、町人、農民の文化であり、多様な個人の行動にあったと思われる。しかしながら、七公三民から三公七民へ移行した税制が維持され、個人のために国があることが為政者に意識されていたものが、維新後は国家のために個人があるがごとき社会へと変容したようである。それは市民革命ではなくクーデターによる政権奪取でなされた civilization だからであろう。幕末から明治期の歴史に関心を抱く人々の数は増えているようで、時代小説あるいは歴史小説の新刊や、歴史を扱った雑誌記事をよく目にする。そこで、筆者なりに歴史について考えてみたい。

幕末から明治期の歴史と医療への思い

「市民社会の本来の任務は……世界市場及びその基礎の上に立つ生産をつくり出すことである。世界は丸いのだから、この仕事はカリフォルニア並びに豪州が植民され、中国と日本が開国したことで結末がつくようにみえる」—マルクス「中国にかんする手紙」

右の文章は、丸山眞男が『開国』と題する論文の冒頭に紹介しているものである。丸山は、幕末開国期の思想史的な位置を論じる中で、わが国は象徴的にいえば三度「開国」のチャンスをもったと解説する。第一は室町末期から戦国にかけて、第二は幕末維新、第三は今次（太平洋戦争）の敗戦後である。丸山は、第三の開国の真只中にあって、第二の時期に限定して興味深い議論を展開した。それは筆者にとって心躍るものであった。一定の歴史的現実に定着させずに、そこから現在的な問題と意味とを自由に汲み取ることが必要と思われるという丸山の思想に同感する。ここで丸山を引用したのは、われわれの今後の医療や福祉について考えるために、いろいろと誘惑の多い歴史物語の中でも幕末維新から明治期前半の時代に焦点を当てて再検討するべき時期にあるように感じるからである。

江戸時代後半から、西洋近代科学の影響を受け、西洋の技術を積極的に導入する行動は明治以降一般化した。歴史についても科学的方法論が導入されたが、戦前におけるその成果は乏しく、政策的影響もあって研究者にとっては趣味のようなものであっただろう。わが国で、一般に戦後という場合には太平洋戦争後を意味する。戦後、それまで維持されてきた進歩史観に基づく人文社会科学が一斉に活発に展開するが、民俗学や古文書調査だけでなく、地質学や地球物理学、生物学等いわゆる自然科学の展開に合わせて、進歩史観にとらわれない歴史学が活性化した。それらの成果は、戦後十～二十年の復古・復興社会を経る中で、学校教育の教材には反映されないまま今日まできたようである。明治初期の十～二十年の状況に似ている。

しかし、ここ百年の間に人類社会のグローバル化はさらに促進され、B・チェンバレン（Basil Hall Chamberlain, 一八五〇～一九三五）*によって「政府の援助なしには何ひとつできない」と評されるような状況になり下がった国民も、次第に個人主義的活動を取り戻しつつある。取り戻しつつあると感じるのは、明治維新を実現した牢人を含めた武家社会の行動様式は、アングロ・サクソン流とは若干異なるかもしれないが、個人の責任で行動することを重視したと思うからである。本来の武士道がそのまま維持されたなら危険なことを明治政府は熟知し、強大な権力を上手に使用して、江戸時代をほぼ全否定し封印した。やがて、世界への情報発信として英語で書かれた新渡戸稲造の『武士道』などが国内でも受け入れられる状況に合わせて、江戸時代の回顧も解禁されたが、歴史物語は捻じ曲げられていった。

川路聖謨との出会い

幕末から明治維新期には数多くの現代に人気の高い人物が輩出された。彼らの活躍は人気作家によって取り上げられ、歴史ブームを生み出している。ひと昔前まで、「講釈師みてきたような嘘を言い」という常識が普及していたが、今日では小説家の描く物語が真実のごとく受け取られるようになっている。確かに、おもしろいし、その人物像に即していると感じさせる表現に出合うとそれを事実として受け入れてしまいそうになる。しかし、自分の記憶ですら自分を裏切るのだから、直接その場に居合わせていない光景は物語にとどめておいたほうが無難である。

記憶は想起するたびに上書きされて、変貌するようである。上書きによる記憶内容の変質は、想起するときの状況に依存し、ときに「記憶にございません」と答えて平然としていられるようになる。したがって、事実を想起するためには記述により記録を残す必要がある。個人の日記はその目的でもあるが、記録の段階で事実を歪めることもある。歴史の研究資料として、個人の日記は重要であるが、事実に関しては別の資料でも検証する必要がある。

世の中にはまめに日記を書き残している人がある。幕末から明治期にはまめに日記をつける習慣は稀でなか

＊英国の日本研究家。東京帝国大学文学部名誉教師。アーネスト・サトウやアストン（William George Aston）とともに、十九世紀後半～二十世紀初頭の最も有名な日本研究家のひとり。彼は俳句を英訳した最初の人物のひとりであり、日本についての事典〝Things Japanese〟や『口語日本語ハンドブック』等といった著作、『古事記』等の英訳、アイヌや琉球の研究で知られる。

ったようで、それらが歴史を裏づける資料となる。そうした幕末の重要人物のひとりに川路聖謨がある（図）。徳川幕府崩壊に際して自死した唯一の幕臣、わが国でピストル自死した最初の人とされる。彼の日記の多くは現在一般にも入手しやすいが、政治的事件についてはほとんど記載されていない。安政の大獄の絡む状況で勘定奉行を失脚した際、自身が所持していた関連行政文書をすべて焼却したという。日記の大半は母親あての書信と想定されている。

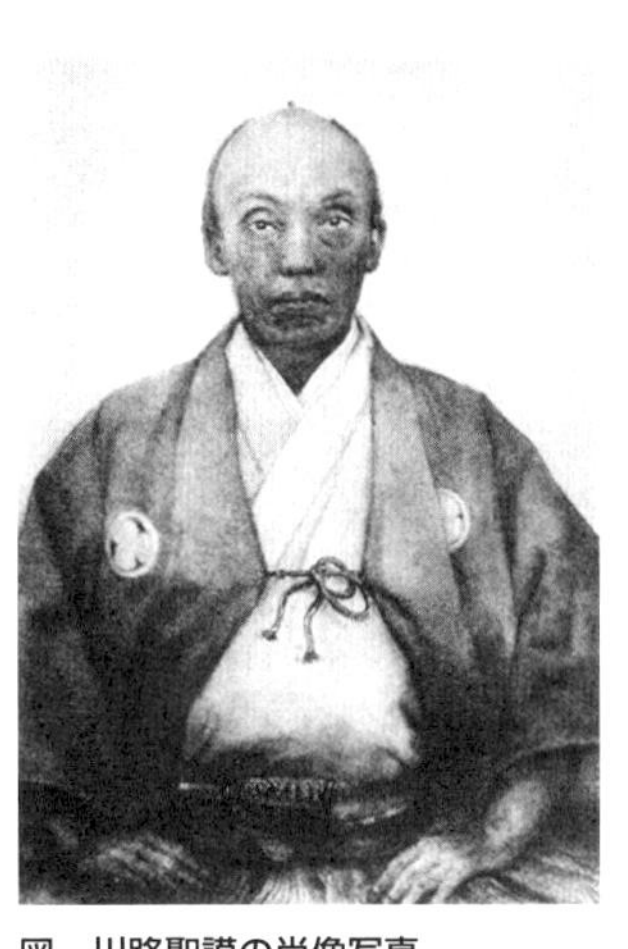

図　川路聖謨の肖像写真
（東京大学史料編纂所蔵）

先述した丸山眞男が、「幕末における視座の変革」と題して地元の講演会でクローズアップした佐久間象山や、その話題の中で紹介される藤田東湖や横井小南とも交流のあった聖謨を、『開国』の論文中で卓越した知識人とよんでいる。今日的には、官僚の鏡としても評価され、時代小説でも取り上げられているのだが、人気は乏しい。時代小説で人気者の勝海舟は幕末を生き抜き、明治期には優雅な生活を送ったようだが、「外交の極意は正心誠意」にあるとして維新前の岩瀬忠震と川路聖謨を挙げて評価している（『氷川清話』）。聖謨とは対極の存在で、付き合いもなかったと思われる、勝にしては珍しいことである。なお、『氷川清話』はおもしろい読み物だが、語録としては言いたい放題、やや無責任な印象を受ける。

川路聖謨の名は学生時代からの関心の対象で、興味のあった歴史の書籍を漠然と求める中で、ときどき目にしてはいた。あるとき古書店で入手した『長崎日記・下田日記』、『東洋金鴻』を読んで驚いた。彼は、人一倍健康に留意して、医師との付き合いも広く、自分なりの健康法を実践していた。蘭学、西洋医学への理解も深く、同時に鍼灸マッサージ等の伝統医療も活用していた。これらの記述から、幕末の医療事情を推察できるかもしれない。長谷川宣以（池波正太郎の小説『鬼平犯科帳』の鬼平のモデル）による人足寄場の発想が必ずしも特異ではないこと、そして、今日問題とされる複雑な差別問題が明治以降に変貌、強化されたのではないか、という疑問も正当化してくれるように感じる。また、考えようによっては東京大学医学部が今日あるのも川路聖謨のお陰であるとも思えてくる。そこで、次章より彼の日記を紹介しながら、江戸時代からの洋学と明治期の医師と医療について考えてみたい。

第一章　江戸に種痘所の開設

お玉ヶ池の種痘所をめぐって

川路聖謨の略歴について

川路聖謨の名は『医学の歴史』（小川鼎三、一九六四年）の中で三十年以上昔に見い出したはずだが、記憶されていない。当時、筆者の興味の対象でなかったということだが、これまでに読んだいくつかの文書にも登場していない。どの場面かと探してみると、江戸で種痘所を開設するため、神田お玉ヶ池（現、神田岩本町）の自分の屋敷を箕作阮甫、大槻俊斎ら蘭方医達に提供した人物である。この種痘所は安政五（一八五八）年五月七日に開設されたが、約半年後の一一月一五日に類焼に遭い焼失し、翌年になって下谷和泉橋通り（現、神田和泉町）に新築移転した。そして、その施設は万延元（一八六〇）年に幕府に移管され、翌年には西洋医学所と名称が変わり、さらに文久三（一八六三）年には単に医学所とよばれるようになった。後に明治政府は、安政二（一八五五）年開設の幕府の洋学所に由来する開成所と、この医学所をひとつにして大学東校とした。現在の東京大学と同医学部の起源である。ちなみに、洋学所の開設を建言したのも川路聖謨である。

聖謨の実父の内藤吉兵衛歳由は豊後国日田（現、大分県日田市）の幕府代官所の下級役人で、聖謨はその次男として享和元（一八〇一）年四月二五日に生まれた。四歳のときに妹とともに母に連れられて江戸に出た。父は幕府出仕の希望が強く、ひと足先に江戸に出ていた。やがて、父は幕府西の丸の徒歩組に採用された。十二歳のとき、父の配慮により小普請組に所属する川路三左衛門光房の養子となる。翌年元服して、まもなく川路家の家督を継ぎ、以後猛烈な努力と幸運にも恵まれて、佐渡奉行をはじめ奉行職を歴任し、嘉永五（一八五二）年に五二歳で公事方勘定奉行に就任した。勘定奉行時代に対外交渉や海防面で顕著な業績を挙げ、特にロシア使節プチャーチンとの外交折衝は有名である。

安政五（一八五八）年、アメリカとの通商条約の締結を決意した幕府は、その勅許を仰ぐために、老中堀田正睦が京都に出向き、聖謨も随伴して朝廷工作等に奔走した。この間に、幕府内部の情勢が一変し、井伊直弼が大老に就任した。聖謨は勅許工作の不首尾に加えて、いわゆる一橋派とみられていたことから、左遷され、翌年八月には隠居のうえ蟄居を命ぜられた。家督を孫の太郎に相続させ、ひたすら読書三昧の謹慎生活を過ごしていたが、生麦事件後の外交問題の処理を期待され、文久三（一八六三）年に外国奉行に挙用された。しかし、かつて期待した一橋慶喜の実態に愕然として、在職四カ月で病気を理由に辞職し、以後二度と幕府に出仕することはなかった。

慶応二（一八六六）年二月に脳卒中に罹患し、左片麻痺となり、身体の衰えを嘆きながらも、英国に留学させた太郎との再会をひたすら念願していたようである。しかし、慶応四（一八六八）年三月一五日、江戸城が官軍に明け渡されるという風聞を信じて、麹町表六番町三年坂の自宅で、ピストルを喉頭から頭蓋に向けて発射し、人生の幕を自ら閉じた（**図１**）。

孫への期待と英国留学

川路太郎が幕府英国留学生取締として英国船に乗りこみ、横浜を出港したのは慶応二（一八六六）年一〇月二五日のことである。その前年、薩摩藩は藩の費用により、十五名の留学生と四名の使節を密航出国させ、英国に派遣している。また、文久三（一八六三）年には長州藩から五名が自費で密航出国して、英国留学している。

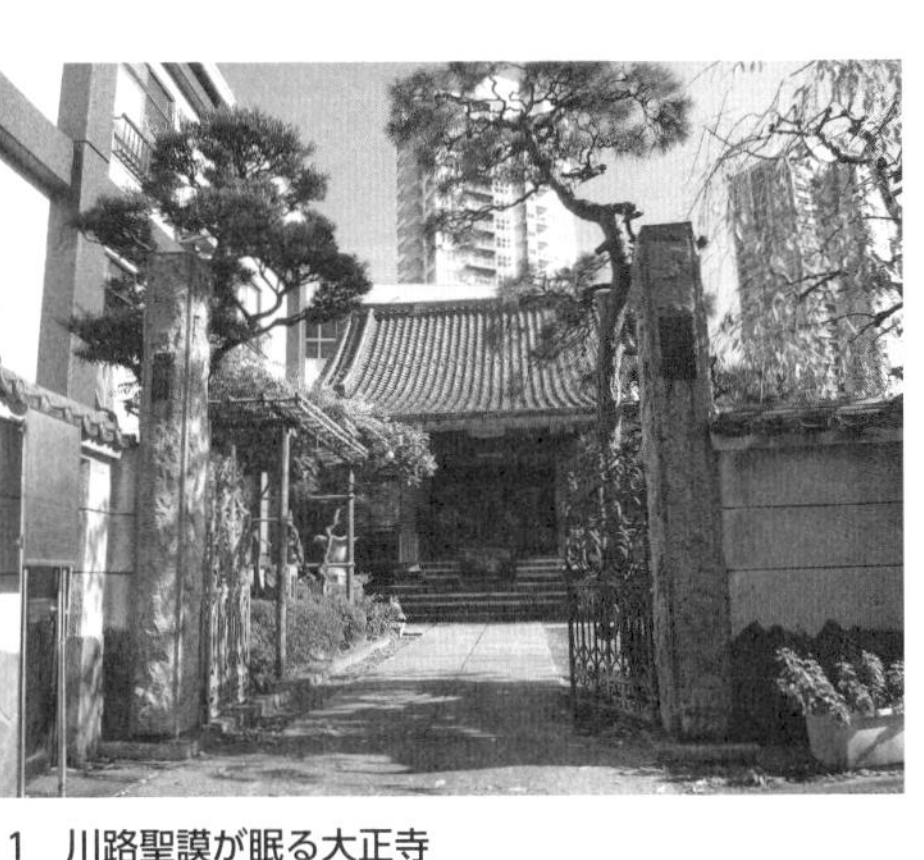

図1　川路聖謨が眠る大正寺

東京都台東区池之端。

太郎らの英国留学は幕府の費用によるものである。当時、英国は薩摩藩と同盟を結び、反幕的な立場に立っていたにもかかわらず、英国が受け入れを承諾した経緯は興味深いものである。また、こうした留学生達同士が、ロンドンやパリで日本人として出会ったことが推察され、興味深い。

丸山眞男が知識人とよぶだけのことはあり、川路聖謨は博学で、交流の範囲も広い。基本となる儒学者や蘭学者だけでなく、武芸者、医師等さまざまな職人（職業人）との幅広い交流が日記からうかがえる。聖謨が奈良奉行時代の四六歳時に、後継を期待していた長男の彰常が二二歳で死去した。直ちに彰常の長男、太郎を継嗣と定め、武術はもとより学問を熱心に修行させた。漢学は日下部伊三次（くさかべいそうじ）、安積艮斎（あさかごんさい）に師事させ、語学に関しても箕作阮甫（みつくりげんぽ）について蘭学を、中浜万次郎と森山多吉郎について英学を学ばせた。太郎は期待に応えて精進したが、留学時の役職は歩兵頭並で、幕府陸軍の大隊長格であった。祖父の聖謨は、柳生新陰流中野金四郎の道場に入門して免許皆伝となり、後に直新陰流に転向し、伊能一雲斎につき槍術を、沼田逸平次につき馬術を修行したにもかかわらず、文官の道を歩んだのとは異なる方向を進み始めていたようである。

慶応三（一八六七）年八月三日の記事で、太郎からの手紙が五五日間で届いたことで、英国からの郵便の速さに驚いている。メキシコでの事件を読んでメキシコに同情したり、英国でも乞食が目立ち貧困者の福祉はできないものかと感慨にふけったりして、最後に鳥居忠輝の消息を記述している。自分より年長の鳥居が「至って健やかの由なり」と淡々と述べているが、聖謨は内心「憎まれっ子世にはばかる」と不愉快に感じていたのではなかろうか。鳥居は天保八（一八三七）年に目付に就任するや、洋学者を弾圧し、いわゆる蛮社の獄を引き起こした人物である。

徳川幕府による蘭学・洋学の推進

蘭学に対する幕府の方針は基本的には一貫して奨励する姿勢であった。徳川家康は合理的な人物であり、貿易により得るものが多いことを知っていたので、英国人のウィリアム・アダムスやオランダ人のヤン＝ヨーステン・ファン・ローデンスタインを登用した。三代将軍家光は偏狭であったが、開明的な五代将軍綱吉に学んだ八代将軍吉宗は蘭学を奨励し、吉宗に登用された田沼意次（おきつぐ）が活躍した時代に蘭学は隆盛となる。やがて、偏狭な松平定信の時代に抑制がかかり始め、蛮社の獄へとつながる。しかし、蛮社の獄の後も人々の蘭学への関心は増大し続け、全国の村レベルにも蘭学塾が開設されていった。蘭学に期待された技術のひとつが西洋医術で、綱吉の時代にはかなり積極的に導入を図っている。

したがって聖謨も単なる好奇心ではなく、学問知識として洋学に関心をもち蘭学者達とも積極的に交際した。聖謨が官僚として頭角を現し始めた頃、水戸家家臣の藤田東湖（とうこ）と知己となり、その縁で肥後の横井小楠（しょうなん）と親しくなった。水戸家の家臣に幡崎鼎（はんざきかなえ）という蘭学者がおり、シーボルトの身の回りの世話をしてオランダ語を習得したという幡崎を通じて、三河の渡辺崋山（かざん）と親しく付き合うようになった。高野長英や小関三英（さんえい）といった蘭学者とも知り合い、オランダ以外の西洋事情にも知識を深めた。韮山代官の江川太郎左衛門英龍（ひでたつ）を渡辺崋山に紹介したのは聖謨だとされる。

聖謨は、漢学の最高学府である昌平黌（しょうへいこう）中興の祖といわれた林述斎（じゅっさい）とも職務上親交があった。前述の鳥居忠輝（通称、耀蔵）は述斎の実子で、大の蘭学嫌いであったといわれる。鳥居は江川の同僚として海防にかかわる業務に携わって、江川の実力と知識に劣等感を抱いたためか、江川を陥れようとした。そのとばっちりで多くの蘭学者が断罪されたのが蛮社の獄である。この事件は聖謨の処世訓に深く刻み込まれることになる。

聖謨は孫に読ませることを目的に書いた日記で、幕臣（官僚）としての処世訓について再三述べている。西洋をよく観察して、諸学を学ぶことを奨励したが、獲得した知識の使用法には細心の注意を求めた。太郎とともに幕府英国留学生の統率役を務めた中村正直（敬輔・敬宇）からも多くを学ぶよう諭したが、中村正直をはじめ、この留学生の多くが明治期に大活躍したことに比べると、太郎の明治期の職歴は地味である。

攘夷を叫んで徳川政権を打倒したその日から、新政府は開国、文明開化を推進したのであるから、西洋の社会事情を学び、幕末の外交交渉に携わった旧幕臣達が、外交をはじめ新政府の実務に携わったのは当然であろう。中村正直は後年、東京女子師範学校（現、お茶の水女子大学）摂理（校長）や東京大学教授を務めた。太郎は岩倉具視の欧米派遣使節団に三等書記官として随行したが、最終職歴は神戸松蔭女学校副校長であった。よい仕事をしたと推察されるが、祖父の遺訓を守って政治的に目立つことは避けたのだろう。その子の川路柳(りゅう)虹(こう)は詩人となり、三島由紀夫に多大な影響を与えたようである。

種痘の値段

川路聖謨の日記で、慶応三（一八六七）年六月二二日の記述に、ロンドンにおける牛痘（種痘）の価格に驚く様子がみえる。日記の初めに、欠かさず天候と気温が記されているが、この日は「くもり、八十度」である。聖謨は天保一一（一八四〇）年頃入手した寒暖計を愛用し、旅先でも必ず携帯した。国際標準の華氏温度計であった。この寒暖計は渡辺崋山が自分で作製して聖謨に贈ったものといわれる。

四月二〇日付の英国からの郵便（御宅状）が届いたことを記した後、「入れ歯のこと、考えてみると安いものです。江戸では十二両でできるとは聞いたこともありません。牛痘の四十両には驚きました。江戸では一歩（分）か二歩（分）です。この文面に関して、自分は世間救済のために、実によいことをしたものと、つくづく思っています」とある。その次に、たびたび英国留学中の孫の太郎からの郵便が届くようになったが、太郎が自分の日記を読んだ様子が書かれていないことを懸念し、こうして日記をつけていても元気が出ない、と愚痴を言っている。

当時は現在のような郵便制度はなく、外国奉行が便宜を計らって配達していた。聖謨は、数日～数十日分の日記をまとめて発送するたびごとに、番号を振っていた。届く順番が前後することを想定してというより、元来几帳面な性格だったようである。全文は十七回に分けて送られたとのことである。外国奉行の好意に基づくことから、郵便事情は外国奉行所より海外へ発送する便の都合や、横浜から出港する外国郵便船の都合に左右された。待望の太郎からの書状で、三回分の日記集が届いたことを知ったのは、その年の七月二四日のことである。まるで、太郎と聖謨自身とが面会して直接話し合っているようだと大喜びしている。たびたび、郵便について担当部署へ問い合わせをしたところ、ロンドンから日本への便は五十～六十日で届くが、日本からの便は三カ月くらいかかるとのことだった。太郎がロンドンに到着したのは前年（慶応二年）の一二月二八日のことで、その頃を見計らってまめに発送していたので、六月の日記ではかなり落ち込んでいたことが書かれている。

さて、当時のロンドンでの種痘の値段は信じがたい高さであった。英国全体を鑑みてのことではなく、ロンドンではそうした光景がみられたかもしれない。しかし、江戸では非常に安価に種痘の接種が受けられたということに注目させられる。その背景を探ることは歴史への誘惑そのものである。異学の禁や蛮社の獄といった事件にもかかわらず、家康以来、西欧の技術と知識に対する関心は、幕閣の間にも持続した。ポルトガル船の来航を禁じ、英国が日本との通商から撤退したため、西欧との交易の窓口がオランダのみとなり、出島に商館を開設して平戸から商館職員が移動した頃から、西洋科学技術の象徴として医学を中心に導入が図られた。四代将軍家綱が病弱であったことも西洋医学への関心を高めた要因のひとつと考えられる。

種痘所・洋学所と川路聖謨

東京大学の前身は江戸時代の幕府による三つの教育機関である。すなわち、寛政九（一七九七）年設立の「昌平黌」と、安政四（一八五七）年設立開校の「蕃書調所（ばんしょ）」、そして安政五（一八五八）年設立の「種痘所」である。

昌平黌は五代将軍綱吉により建設された湯島聖堂に由来する。綱吉は儒学を重視したが、必ずしも朱子学に偏することなく、論争を好み広く学問を振興した。その薫陶を受けた八代将軍吉宗の時代には実学が優位となり、いわゆる蘭学が盛んになると湯島聖堂における学寮は衰退した。しかし、松平定信による寛政異学の禁により、朱子学に特化して再興された。その後、湯島聖堂の改築とともに「昌平坂学問所（昌平黌）」として幕府直轄の学問所として整備されたのが寛政九（一七九七）年のことである。ただし、寛政異学の禁が厳格に適用されたのは昌平黌においてのみであり、陽明学等の儒教だけでなく蘭学は江戸でも、また全国的にも沈滞することはなかった。

蕃書調所は、欧米の船が日本列島周辺に頻繁に出没するようになり、外交上の必要から英、仏、独等の文書を解読するために、蕃書翻訳用掛（ようがかり）を拝命した川路聖謨が安政二（一八五五）年に「洋学所」の設立を建言し、開設されたことに由来する。その後、文久二（一八六二）年五月には「洋書調所」、翌年八月には「開成所」と改称された。

種痘所は、牛痘の接種を施術するために、安政五年五月七日、江戸の蘭方医らが資金を出し、聖謨が提供した神田お玉ヶ池の屋敷内に開設された。主唱者は大槻俊斎（しゅんさい）とされ、発起人として伊東玄朴（げんぼく）、箕作阮甫、戸塚静海等の蘭方医が知られ、種痘所設立要望の連名簿の筆頭には箕作阮甫が記されている。聖謨の日記に箕作阮甫の名は頻繁に登場するが、医師として頻繁に登場する浅田宗伯（そうはく）について、川田貞夫の注釈では「宗伯が主唱して種痘所の設置を企図した」とある。わが国における種痘接種の歴史を思うと、大いにあり得る話である。種痘所は、万延元（一八六〇）年に幕府の直轄となり、翌年に「西洋医学所」と改称され、さらに、文久三（一八六三）年には「医学所」と改称され、医学教育機能が強化された。

これら三つの幕府の教育機関は明治政府に移管されるが、東京大学の発足に直接的な影響をもったのは聖謨が設立に関与した開成所と医学所である。昌平黌は明治政府により「昌平学校」と改称されるが、儒教に代わって国学、神道を上位として改組されたことから、儒学派と国学派の主導権争いが激化して教育機関として機能しなくなった。

聖謨は、種痘所設置の計画に直ちに賛同し、進んで屋敷を提供し、開設された後は牛痘の普及のため、家族や親戚等に接種を勧めた。こうした行動は彼が十代半ばに痘瘡に罹患し、あばた面となったことを苦にしていたことも関与したかもしれない。

種痘所から医学所へ

わが国だけでなく中国大陸でも、西洋で発達した大規模な病院は誕生しなかった。西洋ではキリスト教と教会の展開の中で、療護収容施設としての病院が発達し、病院に付属して医師の養成機関が整備されていく。しかし、仏教と寺院の展開の中では、奈良時代に施薬院と悲田院が設置されたが、医師教育とは連携せず、施設も一過性に消滅した。その後、悪疾（あくしち）すなわちハンセン病を寺院で隔離療護した事例はあるが、病院のイメージからは遠い。戦国時代のアルメイダによる病院はキリスト教禁止政策以前の宣教師の努力によるもので、定着することはなかった。

医術は実学として、江戸時代には杉田玄白等のように大繁盛して財産を築いた医師が多数知られ、門弟を受け入れ、医師の養成に貢献したものが少なくない。しかし、病院に付属して体系的な教授法を発達させて、職人（医師）を養成する仕組みは発想されなかった。キリスト教は解禁されなかったが、幕末の日本では西洋科学技術、特に富国強兵のための陸海軍の育成と強化は幕府をはじめ、有力諸藩の関心事となった。

安政四（一八五七）年八月、幕府からの招請により海軍伝習の教官のひとりとしてオランダ軍医のポンペ（J. L.C. Pompe van Meerdervoort, 一八二九～一九〇八）が長崎に到着した。軍医であるポンペは、従来からのオランダ商館に在勤した医師とは資格が異なる。ポンペは出島ではなく、長崎奉行所西役所において日本人医師のために、初めて体系的な近代医学を教授した。その第一回が実行された安政四年九月二六日（陽暦一一月一二日）は今日、長崎大学医学部の創立記念日とされている。来日時二八歳で、体力、気力とも充実したポンペは精力的に、わが国への西洋医学伝導のために奮闘した。文久二（一八六二）年九月に帰国するまでの五年間に、彼の指導を受けた者は一三三名に及ぶとされ、その中には司馬凌海（りょうかい）、緒方惟準（これよし）、戸塚文海（ぶんかい）、佐藤尚中、岩佐純、長与専斎（ながよせんさい）、伊東玄白、橋本綱常（つなつね）等、明治期のわが国の医学界を指導した人々が含まれた。

ポンペの功績は数多いが、西洋式病院の設立を第一に挙げるべきであろう。医師養成機関としての医学校は病院の中で生まれ発達した西洋の歴史背景があることから、病院が必須の施設であった。ただ、病院の設立を幕府に進言しても、キリシタン禁教の大原則を含め、許可を得るのは容易でなかったと想像される。紆余曲折を経て、文久元（一八六一）年八月一六日、一二四床を有する小島養生所が長崎に開設された。しかし、学問は座学が基本である今日までのわが国の伝統は崩壊する由もない。病院と分離した医学教育機能は、江戸の種痘所に移行され、種痘所改め西洋医学所は、ポンペ帰国後の文久三（一八六三）年に医学所として整備されていく。この時点では、医療施設としての種痘所に付属する医育機関であったが、明治初期に、病院は拡張されたものの医学校に病院が附属する制度が確立される。また、病院に関しては、幕末の医療施設として名高い小石川養生所の実態についても考察する必要がある。

種痘をめぐる幕末の状況

話をもとに戻して、種痘所の開設に川路聖謨が積極的にかかわった経緯について考えてみたい。聖謨は牛痘に関する確かな知識を有していたと思われる。英国のジェンナーが一七九六年に発明した牛痘種法がわが国へ伝わったのは、中国経由である。弘化四（一八四七）年七月、佐賀の鍋島侯（閑叟）が西洋牛痘法のことを聞き、藩医の楢林宗建に内命を伝え、牛痘苗をオランダに注文させた。楢林家は、代々オランダ通詞（通訳）の家柄で、出島のオランダ商館に出入りすることが自由であった。そこで、当時在館の商館長（甲比丹、カピタン）のレフィソンに依頼し、翌、嘉永元（一八四八）年六月入港のオランダ船で、モーニッケ（Otto Gottlieb Johann Mohnike, ドイツ人医師）が牛痘を持参した。これを契機に、わが国でも急速に牛痘接種が普及するが、それを可能にする背景は江戸時代に十分に培われていたということだろう。

聖謨の『長崎日記』嘉永七（一八五四）年一月一三日の記事に、カピタンを訪問した折、「外科医も居りたり」とあり、その注釈に当時のオランダ商館在勤医としてモーニッケの名が挙げられている。当年六月に着任とあるが、彼はフランスのラエネクが発明した聴診器をわが国に初めて持参し、紹介した。また、わが国最初の気象観測所を商館内に設置して実地の観測を行ったとされる。後任者ファン・デン・ブルック（J.K. van den Broek）は安政二（一八五五）年の長崎海軍伝習所開設で医学や化学の教授を担当する以前に着任している。聖謨がオランダ商館を訪問した日は前述の牛痘法伝来に関する有名な挿話から時間的に遅れるが、モーニッケが爪哇（ジャワ）のオランダ領東インドで医官として勤務したのは一八四四〜六九年であり、長期間にわたりたびたび来日していたようである。聖謨とモーニッケは対面した可能性があるということであろう。その日は長崎奉行巡回視察ということで奉行所の一同が、幕府直轄の薬草園、武器蔵、長崎会所（貿易商人の自治的団体機関）、オランダ商館を視察して回ったことが記されている。特にオランダ商館（蘭館）について詳述している。このときは電信機をみせられ、実物を手に触れて大いに感動している。

聖謨は蘭学に見識を有する知識人として、種痘法についてもかなりの知識を有していたと思われる。天然痘は一度かかると二度とかからないことは古くから知られ、わが国でも種痘法に関する試行錯誤が各地で行われていたという事実がある。

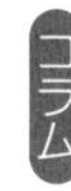

エンデミックからパンデミックへ

わが国では、一定の時期に、同様の症状でもって、国民の大多数が罹患するものを総称して疫病とよんできた。わが国における疫病の記録としては『古事記』で崇神天皇の時代（崇神天皇五年）に「役病多起、人民死為尽（疫病が多数発生して大勢の人民が死んだ）」というものが最古である。この年を西暦にすると九三年で、記録的には信憑性の乏しい時代であり、以後かなり飛んで欽明天皇一三（五五二）年、「疫気（えやみ）」が国中に蔓延して、治療困難で大勢の人民が死んだことが記録されている。いずれも、今日の知識で疾患を特定することはできない。今日的に特定できる疾患としては、天平七（七三五）年の豌豆瘡（わんずかさ）、すなわち天然痘が最も古いようである。

一定の地域の住民の間で、時期の区別なく常時発生するものを風土病あるいは地方病（エンデミック：endemic）とよび、一定の地方に、ある時期に突然、多数の住民の間で発生するものを流行病（エピデミック：epidemic）とよぶ。その中で、程度が最も激烈で、全国に拡大し、国民の大多数を同時に冒すものを大流行病あるいは世界的流行病（パンデミック：pandemic）とよぶ。大流行病として、近代の歴史で国際的にも重要な幕末のパンデミック（大流行病）はコレラである。その恐怖と対処法は今日までわが国の文化に影を落としている。

コレラは、コレラ菌（Vibrio cholera）を病原体とする感染症である。コレラ菌はビブリオ属のグラム陰性桿菌の一種で、好アルカリ性の細菌である。イタリアのパッチーニ（Filippo Pacini）が一八五四年に発見したが、コレラ菌の発見者としてコッホ（Robert Koch）から訂正されたのは一九六五年のことである。コレラはインドの風土病にとどまっていたものが、一八一七〜一八年に、ジェッソール（バングラデシュ南西部の都市）に発現し、インド本土からスリランカに伝播し、インドを植民地化した英国の艦船によりアフリカ東海岸へ、やがてヨーロッパ全土へ、また一方で、マラッカ半島から東南アジア全体、そして中国大陸へと拡大した。産業革命による交通機関の発達により、限局した地方病であったコレラは、短期間のうちに「コレラ・パンデミック」とよばれる世界的流行を惹起したと考えられる。

ヨーロッパ諸国による植民地からの感染症伝播として有名なのは梅毒である。梅毒はハイチの風土病であったと考えられているが、コロンブス探検船の乗組員がヨーロッパに持ち帰ったとされる。アジアへはヴァスコ・ダ・ガマ探検船の乗組員がインドに運んだことに由来する。

現代は交通手段として飛行機が普及している。従来のパンデミックへの対処においては個人の人権が危機に陥る可能性があり、社会的にも重要な課題である。

日本における天然痘と種痘

日本における天然痘

天然痘（Smallpox）はウイルスを病原体とする感染症であり、感染力が非常に強く、死亡率は二〇～五〇％と極めて高く、治癒しても顔や上半身に膿胞の痘痕を残す。世界史上最も危険な感染症とされたが、予防接種である種痘の普及により、新規感染者は消失した。

わが国では、明治四二（一九〇九）年の「種痘法」によって予防接種が国民に定着した。国内での新規感染発症者は昭和三〇（一九五五）年が最後とされる。二十世紀半ば頃からは、新規感染発症者よりも種痘後脳炎のほうが目立つようになり、昭和四五（一九七〇）年には「種痘禍」として種痘被害に対する損害賠償を求める訴訟が起こされた。昭和四七（一九七二）年には、種痘の個別接種方式が導入され、接種年齢の見直しが企図され、昭和五一（一九七六）年に種痘の接種制度は廃止された。世界での流行は、一九七七年のソマリアでの患者発生が最後であり、現在、自然界には天然痘ウイルスは存在しないとされ、一九八〇年五月八日にWHOは天然痘の世界根絶宣言を行った。

わが国の歴史書で天然痘の流行が初めて記載されたのは、天平七（七三五）年、聖武天皇の時代のことで、大宰府管内諸国に始まり、全国に波及した。天平九（七三七）年にも天然痘の流行があり、当時朝廷より全国に通達された官符には「この疫病を赤斑瘡（あかもがさ）と名づく」と記載された。平安時代の延暦九（七九〇）

年にも流行があり、『続日本紀』には、これを蜿豆瘡といい、俗に裳瘡（もかさ）ともよばれていると記載している。蜿豆瘡の名称は隋、唐の医書に由来する。その後、皰瘡（ほうそう）が医学上の呼称とされ、わが国固有の俗称であるもかさの呼称が普及した。また、鎌倉時代の説話集『続古事談』によれば「もがさという病は、新羅国より起こりたり」とあり、朝鮮半島を経由して伝播したようである。もちろん、天平年間以前に伝播し、流行した可能性は否定できない。

西洋の医学史では、アラビアでムハンマド（モハメット）の生まれた年（五七二年、あるいは五八〇年）に初めて痘瘡が記載されたとされる。インドでは二千年前に痘瘡の存在が仏典に認められることから、天然痘はインドに始まり、シリア、アラビアからヨーロッパに伝播し、一方、東方へは中国から朝鮮を経て、あるいは中国から直接、西日本に伝播したと考えられる。中国での記載は前漢から後漢にかけての時代にみられることから西暦紀元前後に伝播したと考えられ、日本列島へも天平七年以前にも疫病（疾疫、役病等）の記載は神話の時代の崇神天皇五年以来たびたび認められるので、仏教伝来の六世紀頃には伝播していたと考えるべきであろう。

わが国の医学用語は中国大陸での動向に依存し、宋の時代に「痘瘡」の文字が現れ、わが国でも室町時代以降は痘瘡という呼称が普及した。治療法はなく、神仏に祈るのみであったが、伝染することには気づかれていたため、罹患者は人里離れた土地に小屋を立てて隔離し、特定の看護人のみが食事、衣服等の必需品を届け、親子夫婦といえども立ち寄ることを禁止することが推奨された。

ドイツ人医師ケンペルのみた日本

ケンペル（Engelbert Kaempfer, 一六五一〜一七一六）はドイツ人医師で、一六九〇（元禄三）〜九二（元禄五）

年まで約二年間、長崎出島のオランダ商館に滞在し、商館長の江戸参府に同行して二回、長崎と江戸を往復した。旅行中に注意深くさまざまなわが国の風物を観察し、メモに書き留めた。出島商館に赴任して間もなく、若い助手の今村英生（一六七一～一七三六）と出会い、自身の日本語習得を兼ねてオランダ語の文法を教え始めた。その結果、約二年間の日本滞在中に日本における地図、植物採集と分類、医療技術、政治体制、日本語等に関する膨大な資料、文書を収穫するに至った。彼は少なくとも二度、徳川十五代将軍の中で最も開明的であった五代将軍綱吉に拝謁している（**図2**）。

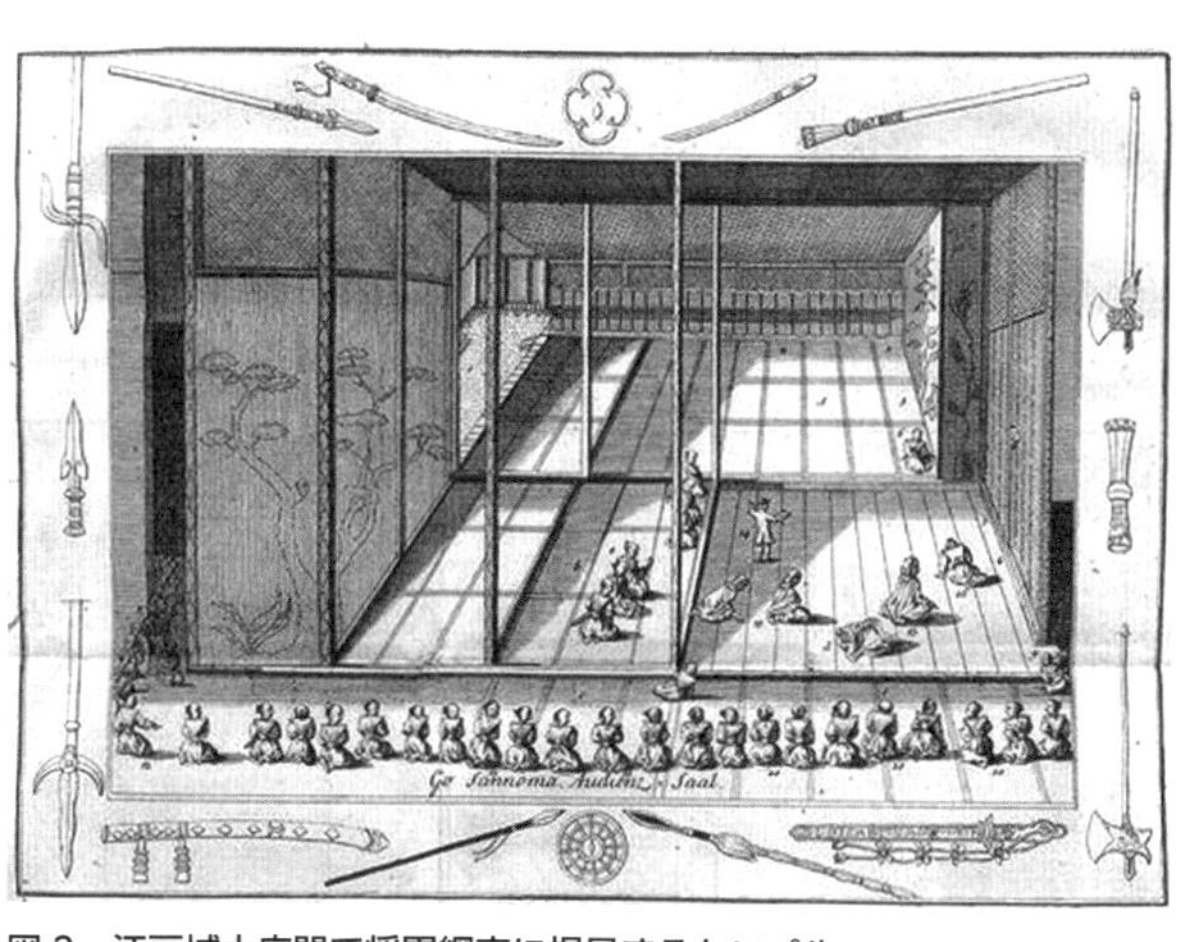

図2　江戸城大広間で将軍綱吉に掲見するケンペル
（ケンペル著『日本誌』より）
中央右寄りの両手を広げている人物がケンペル。

また、彼は予備知識なしに何となく日本へやって来たのではなく、多くのイエズス会宣教師らによる書簡や報告書による知識のみならず、一六七三～七五年にかけて二年間出島に滞在したテン・ライネ（Willem ten Rhijne，一六四〇～一七〇〇）から鍼灸をはじめ日本の医術に関する知識を入手していた。テン・ライネは病弱であった四代将軍家綱の診療のために幕府がオランダ商館を通じて招聘した内科医である。テン・ライネは一六八二年、ロンドンで東洋医学に関する論文集を発表し、その中で鍼灸をacupuncturaという訳語を考案して紹介した。両者が直接面談した可能性も示唆されるが、ケンペルは用語に関してライネの論文集の訳語を採用しており、さらに杉山和一（わいち）の考案した管鍼法をヨーロッパに紹介したのはケンペルである（二二五頁コラム参照）。ケンペルは今村等優れた日本人との付き合いを通じて、好意的に日本を観察し、彼の没後の一七二七年にロンドンで英語で出版されたケンペルによる『日本誌』はフランス語訳され、ヨーロッパ人に多大な影響を与えただけでなく、わが国にも重大な影響を与えることになる。

ケンペルが見聞した日本の天然痘

ケンペルは医学的にも民俗学的にも興味深い記述を多数残しているが、特に発疹を生じる小児病に関する記述の中で天然痘についても詳しく紹介している。ケンペルによると、当時の日本人はその発疹の外観から天然痘を五種類に区別して、「似たような物の名」をつけていたようである。「アズキ」は赤または茶色のそら豆の形にちなんだものである。「タコ」および「タコノテ」は一種の銀鮫に由来する。「ツタ」はツタの葉の形を想像させるもので、タコノテよりも悪性で死ぬことも多い。紺色に盛り上がることから「ブドウ」とよばれるものは最も深刻で大半が死ぬ。「ツタ」と「ブドウ」は、回復してもその皮膚はまるで仮面のように剝がれ、患者の容貌は全く異様なものとなる。これらに対応する国内の文書は不詳だが、痘瘡の形色を分類して予後を判定、あるいは痘瘡の出現部位によって予後を判定する等は広く行われていた（**図3**）。

ケンペルは天然痘患者への対処法も紹介している。天然痘が流行していた大村や天草地方から帰省したものの話では、患者は居住地から「遠く離れた野原か森に連れて行き」、「清潔になった」と認められるまで百日間待たなければならないとされていた。多くの場合、特別な老女をよび患者が重い天然痘かどうかを調べさせる。悪霊を祓うために、患者に白い帽子を被せ、竹の枝を湯に浸して帽子の上で水を切る。これが「一番湯」で、「最初の水」とよばれる。七日後に「二番湯」を行い、「三番湯」では湯と柔らかな布で洗う。天然痘が良性なら、一番湯のときに洗い清める。

ケンペルの上記の記述については香月牛山（かづきござん／かづきぎゅうざん、一六五六〜一七四〇）による元禄年間の『小児（必要）養育草』でも類似の記述があり、そこでは一番湯の際に、熱湯か米の煮出し汁に漬けた布を軽く絞って天然痘の上に置くとなっている。香月牛山によると米のとぎ汁で洗う療法の出典は定かでないが、中国や朝鮮では行われず、わが国独自の療法であるとして、具体的に作製法を記述している。それによると、「痘瘡にかける湯の作り方は、米のとぎ汁で一番とぎは、その汁をすべて捨て、二番とぎ汁一斗に酒五合を入れて沸騰させた後に洗浄に使用する。熱すぎず冷やしすぎず調度よい温度で沐浴させるべきである。鼠の糞を入れる方法もあるが、鼠糞には毒があるので用いない方がよい」と解説している。香月牛山は、江戸時代の大医家のひとりで、若い頃貝原益軒に学び、豊前中津の小笠原侯に仕えたこともあるが、十四年後に病気と称して辞職して京都に住み、開業した。しかし、六一歳時に小倉の小笠原宗家に請われて転居し、晩年を過ごした。『小児（必要）養育草』の他にも『婦人寿草』、『老人（必要）養草』等多数の医書を著した。

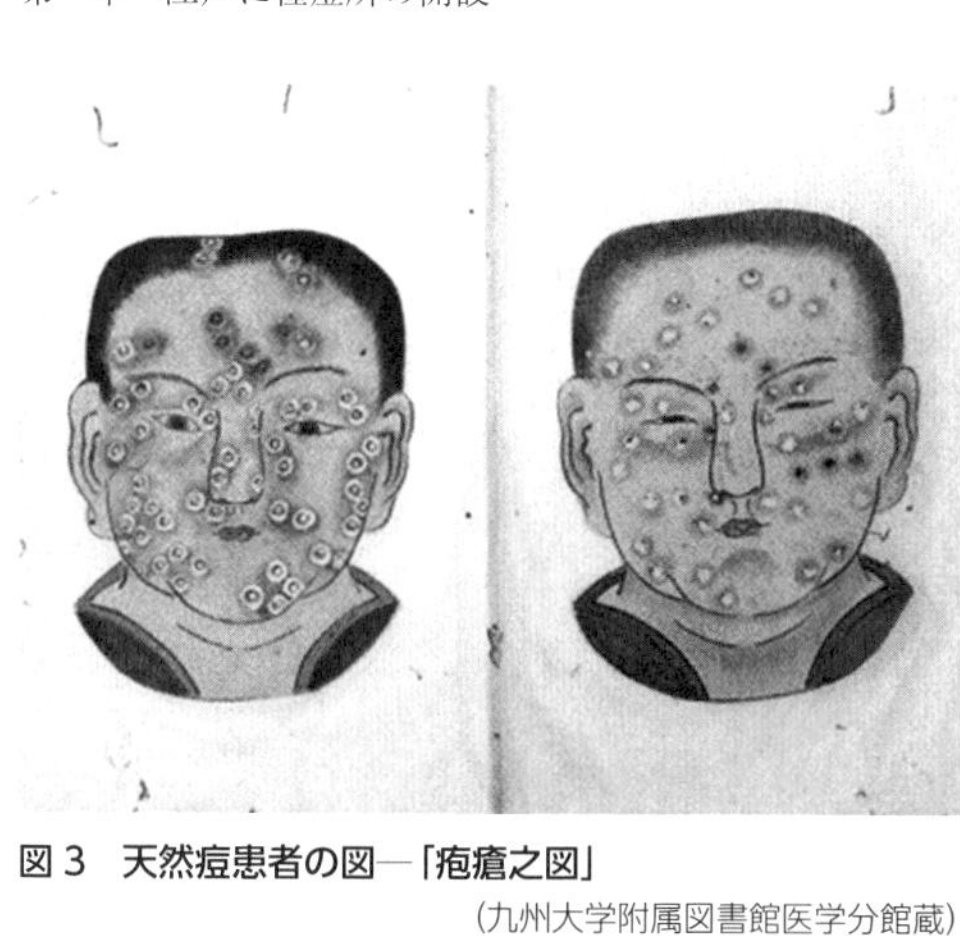

図3　天然痘患者の図─「疱瘡之図」
（九州大学附属図書館医学分館蔵）

天然痘の原因については諸説が主張されたが、伝染することには気づかれていた。文化年間に、橋本伯寿は「痘瘡、麻疹、黴毒（梅毒）、疥癬」を挙げて、有形伝染の四病として「断毒論」を主張した。しかし、「痘神」といった厄病神の類は広く信じられたようで、たとえば「住吉大明神にお祭りするとよい」というものがある。住吉大明神は三韓降伏の神で、痘は新羅の国から来た病であるから、病魔の邪気に勝つことができると説明している。

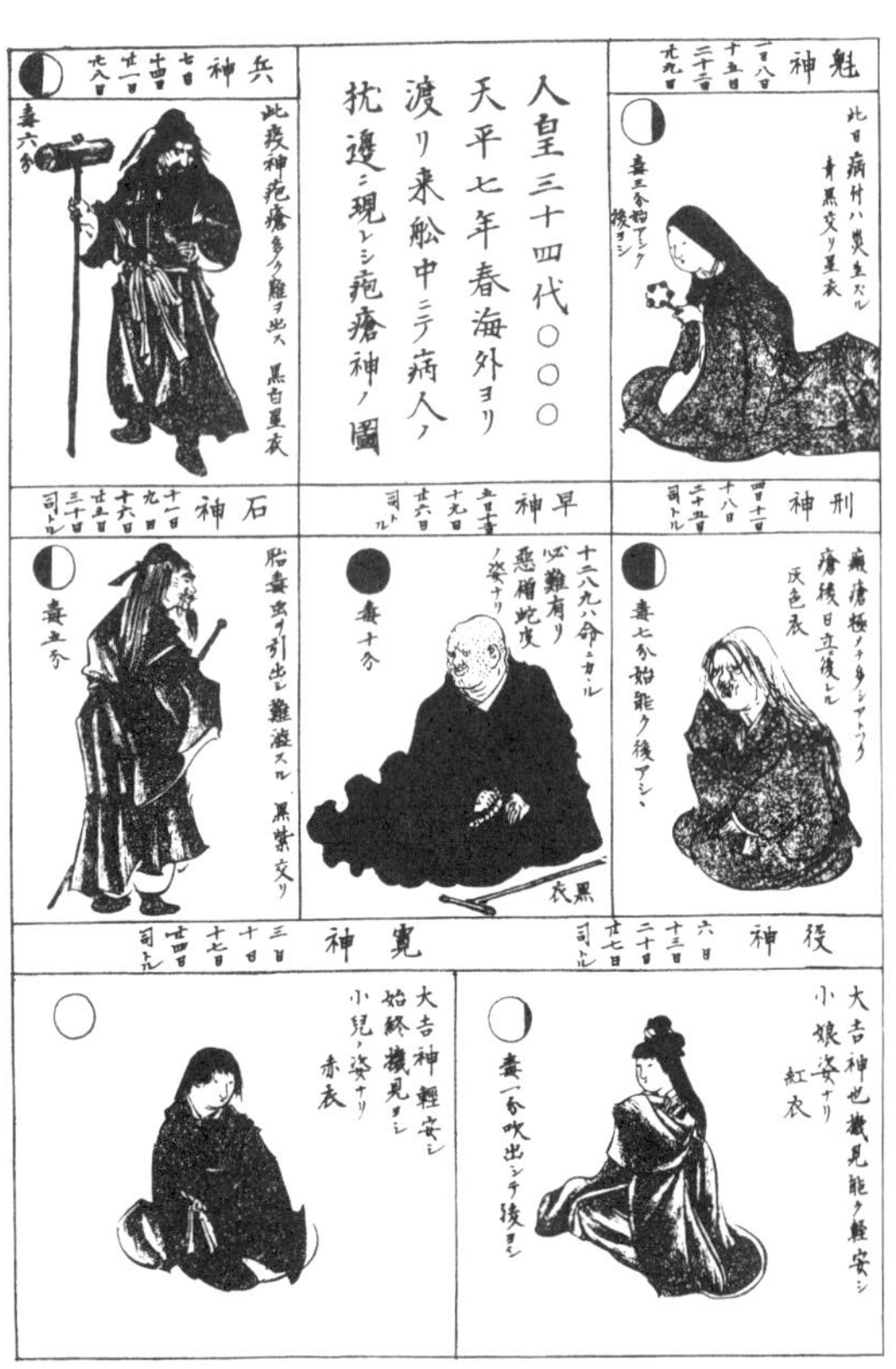

図4　疱瘡神の図　（国書刊行会、1996）
右上より時計回りで、魁神、刑神、役神、早神、寛神、石神、兵神。これら七疫神の各図左上の丸印の黒色部分が重症度を表している。中央の悪僧姿の「早神」が現れると十中八九死亡する。

ケンペルは、「七疱瘡の神、つまり七疱瘡霊」について紹介している。この「神、または児童疱瘡の霊」はたいていが悪性で、患者には引き続く病状を示す一種の前兆として現れる。「山伏神」は一般に非常に悪性であり、「盲神」は盲目者のような姿で現れ、さらに悪性である。次に続くのが、「坊主」と「爺」と「婆」で、この三種は不吉な印となり、目前に迫った死を示している。これに対して「若衆」か「むすめ」が姿を現すと、まもなく回復する。現れた痘神の種類による一種の予後予測であるが、『江戸庶民の暮らしの巻』には「天平七年春海外ヨリ渡リ来船中ニテ病人ノ枕辺ニ現レシ疱瘡神ノ図」があり（**図4**）、その七疫神の姿および特徴はほぼケンペルが記述したとおりである。

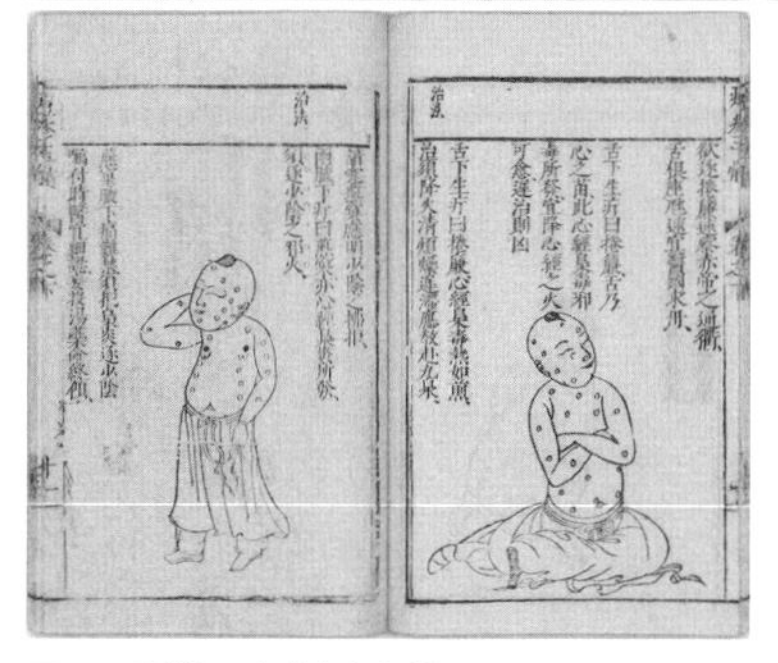

明の時代、万全が1549年に刊行した『痘疹心法』に人痘接種に関する参照記事があるとされる。本書はわが国にもさまざまに紹介され、『痘疹世医心法』とも称せられた。富士川游『日本疾病史』によると、明の万密斎（万全）による『痘疹世医心法』において麻疹の病理について詳述され、宋代に生まれた「胎毒説」が痘瘡や麻疹で普及することになる。
わが国では水痘と痘瘡とは比較的古くから区別され、「はしか」の呼称は鎌倉時代に出現するが、麻疹と痘瘡とはしばしば錯誤された。左下図の記載には舌根、舌下等、頬部や口腔内の所見が目立つ。

図5　明代の書『痘疹心法』　（国立公文書館蔵）

人痘種法について

天然痘は一度罹患すると再び罹患することのないことは古くから気づかれていたので、人為的に発病させることが発想されても不思議はない。ジェンナーによる牛痘の着想も、当時の英国の農民の間では牛の乳搾り等に従事していて、知らぬ間に牛の痘瘡に罹ると、その後は天然痘に罹ることはないという伝承があったためといわれる。

中国で種痘法が始まったのは宋の時代に峨眉山の神人が伝えたというが、これは神話の類で、実際には明の時代に始まり、清の時代に盛んになったということである（**図5**）。中国の医書で、種痘について項目立てをして詳しく記載したものとしては『医宗金鑑』がある（**図6**）。『医宗金鑑』は清の乾隆帝（一七一一〜九九）の編纂によるもので、全部で九十巻ある。その第六十巻に種痘心法要旨が収録されている。その解説によると、種痘の方法は、①痘瘡に罹患した子

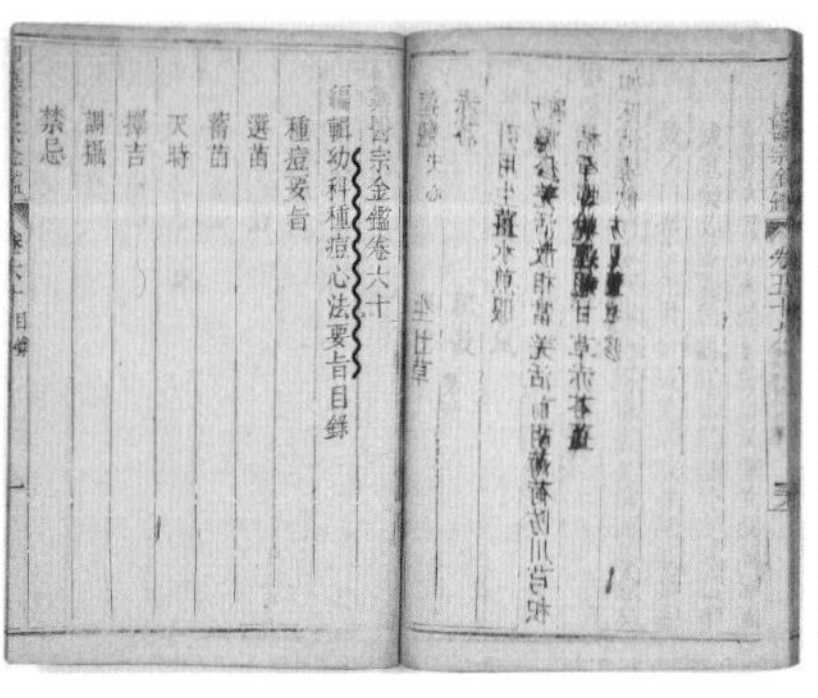
醫宗金鑑卷六十
編輯幼科種痘心法要旨目錄
種痘要旨
選苗
蓄苗
天時
擇吉
調攝
禁忌

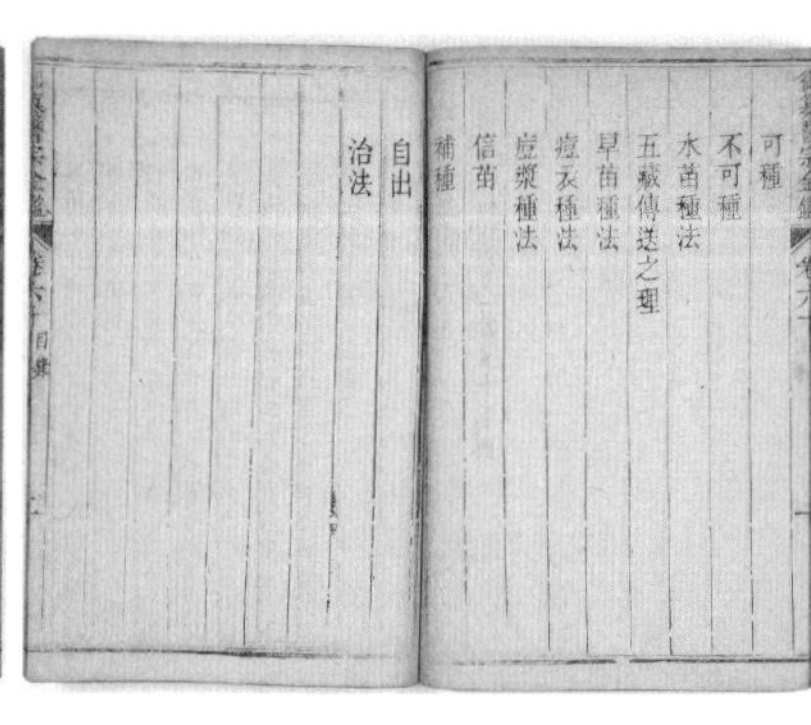
可種
不可種
水苗種法
五藏傳送之理
旱苗種法
痘衣種法
痘漿種法
信苗
補種
自出
治法

図６　清代の書『医宗金鑑』　（早稲田大学図書館蔵）

どもの衣服を取って、他の子どもに着せることにより痘瘡を伝染させるもの（衣苗法または痘衣種法）、②痘瘡粒の漿液を採って、これを鼻中に滴らし入れるもの（漿苗法）、の二法がはじめに行われたが、衣苗法では効果が認められなかった。漿苗法は危険過ぎて残忍なため、少し方法を改良して、③痘瘡痂の細屑に水を加えて粒状にしたものを鼻中に入れる方法が行われた。その後新しく、④痘瘡痂をすり潰して粉末にして管を用いて鼻孔に吹き込む方法（早苗種法）が考案された。早苗種法にはいくつかの変法があった（**図7、8**）。

早苗種法の主なものとしては、①痘瘡痂をすり潰して粉末にして、長さ五～六寸（約十五～十八センチ）の銀管（先端を曲げた）の先端に盛って、鼻孔に吹き入れる（男は左の鼻孔、女は右）、②痘瘡痂を同じく粉末状にして、通関散（漢方処方薬のひとつ）を少しばかり振りかけ、乳を加えたものを小竹管でもって鼻孔中に吹き入れ、手でもって鼻孔を片時の間押さえて閉じておく、③痘瘡痂三、四粒に清水を入れて柳の枝ですり潰し糊状にして、別に綿花をよって小団子状に丸めて、痂末の糊で浸し鼻孔に押し入れ塞ぐ、等が行われた。これらの早苗種法の中では①の方法が最も用いられた。

こうした痘瘡痂や痘漿を摂取する人痘接種法の起源は定かでないが、中国で行われる以前にインドやトルコ（土耳古国）で実施されていたとする説があり、アラビア医学に源流を探るべきかもしれない。インド起源の人痘接種法は、針尖で前腕や上腕の皮膚を擦過して浅い傷をつくり、傷面に痘漿を吸収させた小塊を貼り、布で固定して感染させる方法で、トルコに渡ると、痘痂を点苗するトルコ式痘針刺接種法が開発された。この方法は十八世紀前半に英国やフランス等ヨーロッパに伝えられた。中国での種痘法は十四世紀の明の時代には行われていたので、それより約四百年前にインドあるいはトルコから伝えられたことになる。ヨーロッパに伝えられたエピソードとして知られるものは、一七一八年、コンスタンチヌス、コンスタンチノープル（君士坦丁）にあった英国公使館のモンタギュー夫人（**図9**）がその子どもに施行させて、これを欧州に伝えたのが初めとされる。

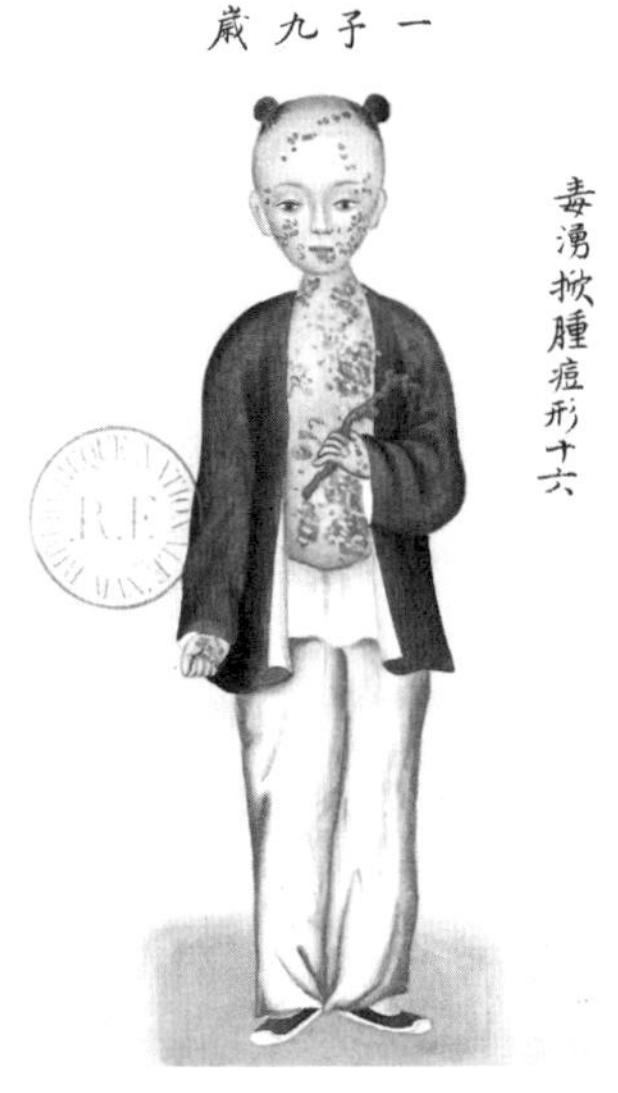

図7　種痘の少女
（ウエルカムトラスト蔵）
中国の人痘接種法は明の時代（14〜17世紀）に確立された。中国の医学書に記載された痘瘡に罹患した少女の図。

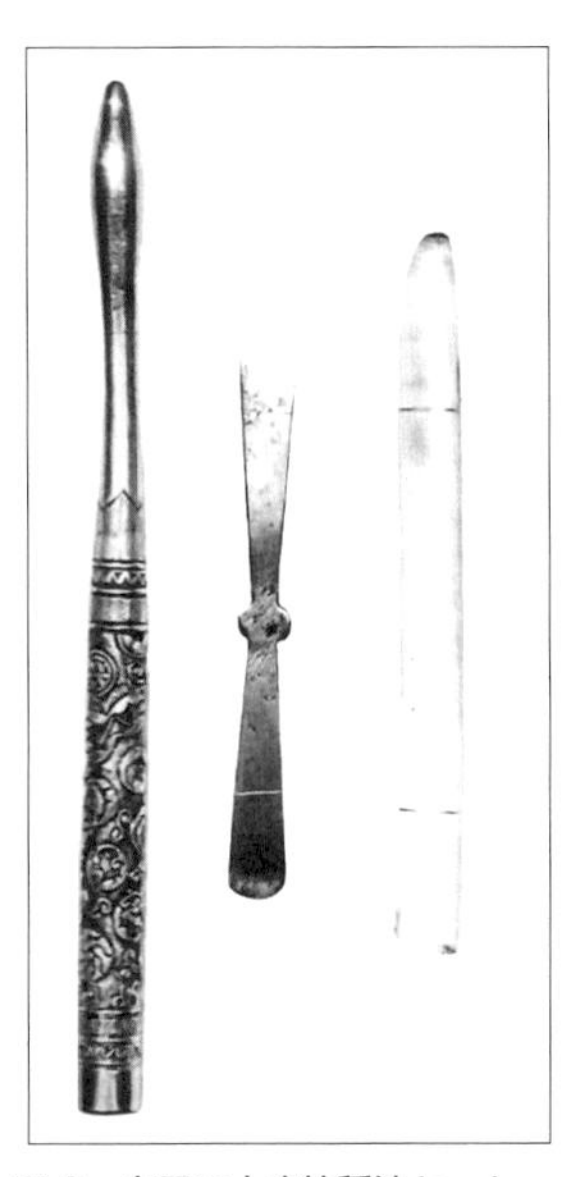

図8　中国の人痘接種法セット
（フランス国立図書館蔵）
痘瘡痂をすり潰し粉末にして、銀製細管で鼻腔に吹き込む器具のセット。

日本への人痘接種法の伝来

わが国に中国の人痘接種法を伝えたのは、延享年間、李仁山という人である。李仁山は中国杭州の人で、延享元あるいは二（一七四四／五）年に長崎に来て、初めてその方法を実施した。このとき、通詞を務めた平野繁十郎、林仁兵衛の二人が、李仁山の種痘法を翻

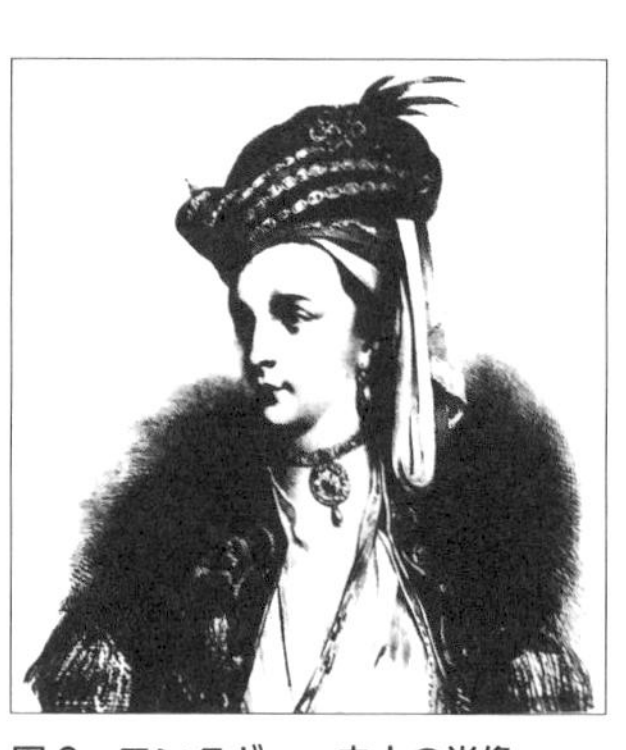

図9　モンタギュー夫人の肖像

（大英博物館蔵）

Lady Mary Wortley Montagu（1689～1762）。アジアで開発された人痘接種法をトルコで習得して、英国に紹介した。自分の子と２人の王子に接種して成功（1722年）したが、人痘接種法の急速な普及に伴い、致死例が目立ち、短期間で廃れた。

訳解説した『李仁山種痘和解』という本を著した。この書物によると、李仁山が伝えた種痘法は、おおむね前述の『医宗金鑑』に掲載されているものと同様であった。『医宗金鑑』は種痘法を重視して一章を設けたが、その出版は乾隆七年（寛保二（一七四二）年）のことで、李仁山が長崎に来るわずか二、三年前である。その書物がわが国に輸入されたのは、緒方春朔が著した『種痘必順弁』によると宝暦二（一七五二）年であるから、李仁山の来日より七、八年後のことである。

『種痘必順弁』によると、「延享元年に崎陽（長崎）の鎮台の松並氏が鎮台の命令で種痘についての商談を行った。当時、中国の商人の李仁山というものが長崎に来て上手にその術を行っていた。そこで李に種痘を作成させ、さらに長崎の医師である柳隆元と堀江道元に李の手伝いをして学ばせた。肥前大村侯の領内の大浦というところで妓助二十名に種痘を実施した。その後、柳と堀江に命じて、長崎で再び種痘を作成させたが、痘瘡を発症することはなかった」という。同じようなエピソードは『橘氏医話』にもある。

こうして、種痘はわが国に伝来したが、特に『医宗金鑑』が輸入されて、安永七（一七七八）年に、その種痘篇が抜粋され、『種痘心法』と題して出版されてから、この種痘法は広く知られるようになった。文化、文政から天保、弘化の時代には、この方法が盛んに行われ、種痘科を標榜して名を上げるものが少なくなかった。その中で最も有名なのが、前述の『種痘必順弁』の著者の秋月藩医緒方春朔（惟章、号は済庵、一七四八～一八一〇）である（**図10**）。

緒方春朔は医術を長崎で学び、吉雄耕牛の門人とされる。『医宗金鑑』の種痘心法を読んで、自分で研究したようである。寛政元（一七八九）年、秋月藩で痘瘡が流行した年に初めて二人の児童に鼻乾苗法（早苗種法）を施行して有効であった。以後、これを他の児童にも実施して、五年間で四百名に種痘の接種を行ったという。寛政六（一七九四）年に藩侯に従って江戸へ上京した際には、彼の名声を知って施術を求めるものが後を絶たず、大名諸侯の藩邸の児童多数、さらに江戸市中各町村の児童五十余人に種痘を接種した。その後も、いくつかの藩からは藩医を春朔のもとに派遣して、種痘法を学ばせたことが知られている。春朔が寛政七年に人痘種痘の経験をもとに著述し出版した『種痘必順弁』は、わが国で最初の種痘の専門書である。本書の特徴のひとつは、庶民にも理解しやすいように漢文ではなく和文で記述されたことである。

緒方春朔の種痘はおおむね『医宗金鑑』に準拠しているが、独自に改良して緒方氏種痘法とされるものは、孫の緒方春朔（惟馨）が改訂した『種痘緊轄』によると、選苗、蓄痂、製苗、下苗分量、下苗、下苗或日、下苗後、痘序、信苗に分類される。こうして人痘接種法は全国的に普及し、肥前大村の長与俊達、武州忍の河津隆碩、江戸の桑田玄真等、その術でもって高名な医師が輩出したが、成績不良の施術医も多かったようである。

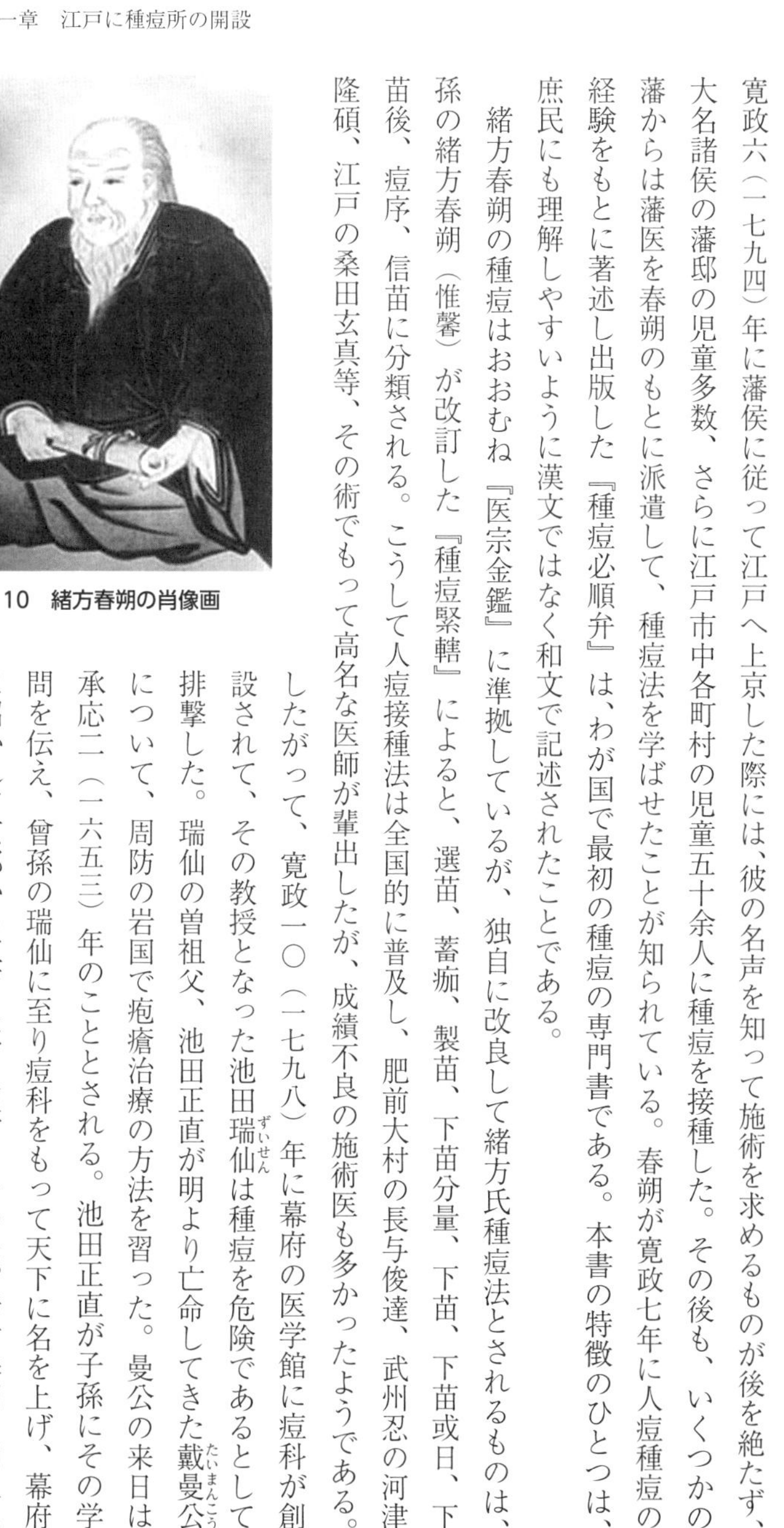

図 10　緒方春朔の肖像画

したがって、寛政一〇（一七九八）年に幕府の医学館に痘科が創設されて、その教授となった池田瑞仙は種痘を危険であるとして排撃した。瑞仙の曽祖父、池田正直が明より亡命してきた戴曼公について、周防の岩国で疱瘡治療の方法を習った。曼公の来日は承応二（一六五三）年のこととされる。池田正直が子孫にその学問を伝え、曾孫の瑞仙に至り痘科をもって天下に名を上げ、幕府に招かれて京都から江戸に移り医官となった。緒方春朔も門人に種痘法伝授につき誓約させた「種痘伝法之誓約」で、「その術を正しく取得しないとかえって禍を招く」ことを強調した。

緒方春朔のもとに藩命により入門した医師の中に大村藩侍医長与俊民がいる。緒方氏の門人帳によると、寛政九（一七九七）年に他の大村藩侍医二名とともに入門した。帰藩後、長与俊民は実子の俊達とともに春朔により伝授された人痘種痘を領内で実施した。効果が確認されたようで、文政一三（一八三〇）年に大村藩は長与俊達を痘家に任命し、古田山種痘所において領内の八〜十六歳くらいまでの子どもに人痘種痘の接種を実施することとした。長与俊民は、天然痘で死亡した長男（十一歳）の肌着を、次男の俊達（八歳）に着用させ、痘衣種法による種痘を施行したところ、俊達は天然痘を発症し、善感したという。俊達の孫は明治七（一八七四）年に文部省医務局長として医制を立案した長与専齋である。

オランダ経由の腕種人痘法

最新情報を得やすい江戸の蘭学者にも人痘種痘は重要な関心事であったが、ヨーロッパに伝わったトルコ式痘針刺接種法はオランダ経由で輸入された医学書（『ハイステル外科書』）に記載されていたので、十八世紀後半にはわが国にも伝わっていたはずである。しかし、実際には寛政五（一七九三）年にオランダ商館医ヘルンハルト・ケルレル（ドイツ人）が、長崎代官の高木氏の要請により長崎の六名の児童に接種したのが最初とされる。その方法は痘瘡膿液を鍼に塗り、その鍼で児童の腕を刺し、静脈に流入させるものであった。翌年、商館長の江戸参府に随行したケルレルと江戸の蘭学者大槻玄沢（げんたく）の対話記録によると、ジェンナーの牛痘種法以前のヨーロッパにおける腕種人痘法で、児童の腕にランセットで二カ所傷をつくり痘漿を注入する方法であった。長与俊達は、鼻苗法の危険が大であることから、西洋の腕針接種法を採用し、東西の方法を折衷して、痘痂の粉末を水に溶いて、鈹針でもって上腕に接種した。西洋では痘漿を用いるところ、痘痂を用いた点が相違したが、大村藩ではこれを腕種とよんで、他家の種痘と区別したといわれる。

この頃、既にジェンナーの牛痘種法の情報は普及し始めていた。腕種人痘法に対する関心は牛痘種法に関する情報に伴って拡大した。中国では、広東英国商館医のピアソン（A. Pearson）が一八〇五年に種痘を実施し、その手法は『新訂種痘奇法詳悉』として中国語版（漢訳）で刊行された。これはランセットで上腕を刺切し、接種するものであった。本書は天保一二（一八四一）年に伊藤圭介により『暎咭唎国新出種痘奇書』として刊行されているが、刊行以前より情報は広まっていたと考えられる。杉田玄白らによる『解体新書』が漢文で記載されたように、当時の医師は蘭方をもっぱらとするものであっても、漢文の読み書きは基本的素養とされた。また、シーボルトの門人で、後に江戸におけるお玉ヶ池の種痘所開設に参加し、安政七（一八六〇）年には幕府の奥医師に登用された伊東玄朴は、人痘接種のために腕種法を応用工夫したとされる。長与俊達の腕種も牛痘の情報に基づくものと考えられる。

牛痘接種をめぐる幕末の医学動向

英国のジェンナーが発明した牛痘種法のことがわが国へ伝わったのは中国経由で、『新訂種痘奇法詳悉（種痘奇法）』と『引痘略』の二書を通じてである。『種痘奇法』は、清の嘉慶一〇（一八〇五）年四月（ジェンナーが牛痘種法を発明して九年後）、当時、中国（清）にいた英国商館医のピアソンら英国人達が種痘法の概要を叙述し、中国語（漢文）に翻訳して、同年六月に刊行したものである。これがわが国で、確実に知られるようになったのは、尾張の人、伊藤圭介がこれに訓点を加えて刊行した天保一二（一八四一）年以来のこととされる。英国人達が広東で牛痘種痘法を伝えた頃、スペイン政府は牛痘法の恩恵を広めるためフィリピンのルソン経由でマカオに質のよい苗痘をもたらし、現地の小児に牛痘を接種した。

『引痘略』は、邱熹（号は浩川）が、嘉慶一〇年頃に牛痘種法が紹介されて以来、熱心にその手法を研究し、それが有効で有用なことを考察論述し、嘉慶二二（一八一七）年に完成させたものである。正式には清の道光一一（一八三一）年に出版したものであり、道光一八年、すなわち、日本の天保九（一八三八）年に再版がなされ、その後四、五年を経て三部ほど輸入された。南紀の人、小山肆成がこれを入手して校閲し、『引痘新法全書』と題し弘化四（一八四七）年に出版した。その序文の日付けは天保一三（一八四二）年の春であることから、天保年間の末頃にはジェンナー牛痘種法について、広くわが国の医師が知るようになったと考えられる。

こうした出版と並行して、天保一〇（一八三九）年、オランダ人のリシュールが牛痘漿を持参して接種を試みたが、効果はみられなかった。林洞海、大石良栄の両名が、長崎町年寄高島四郎太夫に依頼して、オランダに注文した痘苗も、効果は得られなかった。天保一二年（あるいは十三年）、江戸の大槻俊斎が高島氏より入手した痘苗は、これを浅草蔵前伊勢屋の児に接種して効果があったという。また、これらより以前の文政六（一八二三）年に来日したオランダ商館のドイツ人医師シーボルトも牛痘漿を持参し、接種を試みたが成功しなかったことが、門人の高野長英の記述にみられる。

ドイツ人医師モーニッケと佐賀藩における牛痘の導入

『引痘新法全書』が出版された頃、福井越前藩医の笠原良策による「中国から牛痘苗を輸入すべき」との建言を受けた藩主松平春嶽の指示を受けて幕府は長崎奉行に輸入を命じたが、手続きに手間取る間にオランダ商館医のモーニッケが牛痘苗を長崎に持ち込んだ（**図11**）。すなわち、弘化四（一八四七）年七月、佐賀の鍋島侯（閑叟）が西洋牛痘法のことを聞き、藩医の楢林宗建に内命を伝え、牛痘苗をオランダに注文させた。楢林家は、代々オランダ通詞の家柄で、出島のオランダ商館に出入りすることが自由であった。そこで、当時在館の商館長のレフィソンに依頼し、翌、嘉永元（一八四八）年六月入港のオランダ船で、モーニッケが牛痘を持参した。ところが、直ちにこれを二名の小児に接種したが、効果はみられなかった。

楢林宗建はその理由について、「我邦の種法、人痘を種ゆる毎に痘痂を用ふ、其痂已に数月を経過するも亦よく萌生す。よりて考ふるに牛痘も痂を以てせば可ならん」と話し、それを聞いたモーニッケは納得して、直ちに痘痂を本国に注文した。翌嘉永二年七月、バタヴィア経由のオランダ船によりモーニッケのところに牛痘痂が届けられた。これを三名の小児に接種したところ、二名は反応しなかったが、一名は反応して良好な痘を発生させた。そこで、宗建はこのことを鍋島侯に報告した。鍋島侯は、侍医の児、および息子の淳一郎（後の藩主直大（なおひろ））と貢姫（慈貞院夫人）に接種を受けさせ、皆、良好な結果が得られた。宗建は、これらの経験に基づき「牛痘小考」を著述し、牛痘の方法を解説した。また、良好な痘苗を選んで、これを江戸、京都等の諸地方へ送ったので、牛痘の方法は数カ月のうちに全国に伝わった。

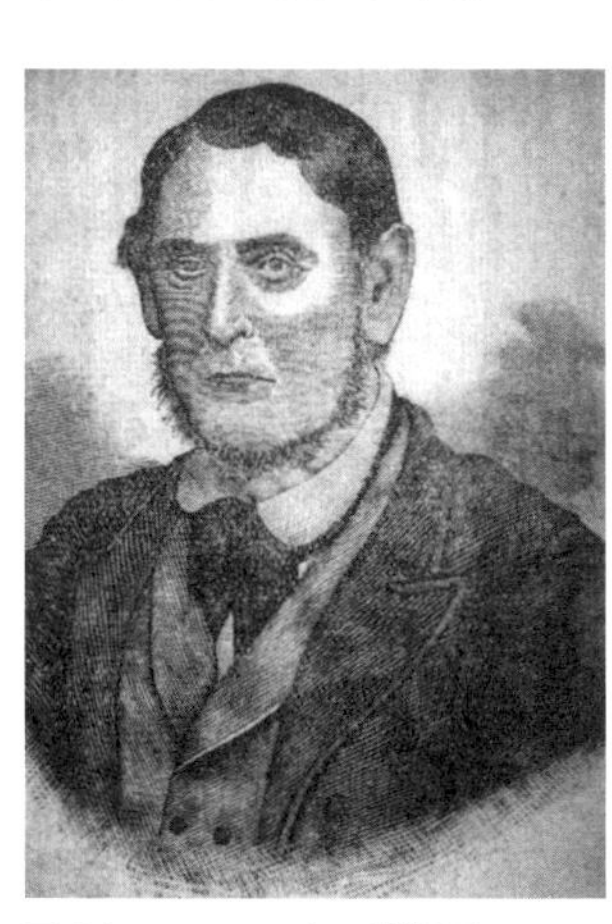
図 11　モーニッケの肖像画
（『中外医事新報』より）

以上は、牛痘手法伝来に関する有名な話だが、前述のごとくシーボルトも牛痘法の知識を門人達に教授していた。江戸で開業していた佐賀藩出身の伊東玄朴はシーボルトにも師事したことがあり、甥の池田洞雲とともにフーフェランドの牛痘法を翻訳して藩主に献上したとされる。天保一四（一八四三）年には佐賀藩の侍医のひとりに抜擢されている。伊東玄朴は腕種法による人痘接種を実践して、既に実績を有していたと考えられる。

モーニッケ以前の牛痘種法と独自の工夫

中国で『種痘奇法』、『引痘略』の二書が出版され、さらにオランダ商館経由でジェンナー牛痘種法を記載するヨーロッパの医書も伝わり、多くの日本人医師が牛痘苗を切望するようになった。しかし、先に紹介したシーボルトやリシュールの例だけでなく、嘉永元（一八四八）年、モーニッケが牛痘を持参する以前に、いくつか牛痘接種の試みがなされていたようである。ジェンナーの牛痘法の話は、享和三（一八〇三）年、長崎の通詞の馬場佐十郎が、オランダ商館長ズーフから聞いたとされる。実際の接種について最も有名なのは、松前の中川五郎治（ごろうじ）が種痘の施術をロシアより伝えたというものである。文政七（一八二四）年、天保六（一八三五）年、天保一三（一八四二）年の天然痘流行の際に、その術を施行して、効果を得たという。

中川五郎治は松前で夷人（いじん）を使役する部落の役人であったが、文化五（一八〇八）年、択捉島（えとろふ）でロシアの捕虜となり、ロシアのオホーツク、イルクーツク等に抑留されている間に、ロシア人医師が牛痘種痘術を施行するのをみて、これをわが国にも伝えたいと願い、その助手となって種痘法を習得した。さらに牛痘種法の書籍二冊を入手して、文化九（一八一二）年にわが国に持ち帰って松前侯に仕えたとされる。ロシア語のテキストは、函館に出張していた通詞の馬場佐十郎がわが国に幽閉中であったゴローニンよりロシア語を学び、文政三（一八二〇）年に『遁花秘訣』と題して和訳した。

その他に、外国人に学ぶことなく、ただ西洋牛痘の話を聞いただけで発奮し、その方法を工夫した人も多数いたようである。後述するように肥前大村藩の長与俊達は成功しなかったが、紀州熊野の小山肆成は、良質の人痘を犢牛（こうし）の乳房に種（植）え、乳傍疱を生じるのを待って、その漿を取り、種接して効果があったという。また、狭貫（さぬき）（現、千葉県富津市）の医師井上宗端（そうたん）は、人痘漿または痂を取り、犢牛に接種し、その漿を取って人体に種（植）えて、満足のいく効果が得られたという。さらに、堺の医師小林安石（あんせき）は同門の武谷祐之との共同実験で、天王寺の牛市で十数頭の犢牛を購入し、良好な人痘を牛の乳房に接種して牛痘を作製しようとしたが、失敗に終わった。

すなわち、人痘を牛に植えつけ免疫のある国産牛苗を作製しようとした牛化人痘法の実験がなされたわけである。長与専齋による祖父俊達についての記述では、牛痘を入手しようとしてオランダ通詞の西吉兵衛を通じてカピタン（オランダ商館長）や商館医に依頼して牛痘苗を再三入手したが、すべて失敗している。そこで牝牛、犢牛を購入して天然痘を植えつけようとしたという。この実験は失敗したが、従来の人痘種法として鼻から痘苗を吸収させる方法は呼吸器系の合併症も加わり危険なので、牛痘種法にあるように皮膚に接種することは生理病理学的にも適切であると考え、痘痂を粉末にして水で溶き、鈹針（ひしん）で上腕に接種することとした。その結果、従来の鼻からの痘種では毎年百人に二～三人の死亡者があったが、腕種に改めてからは三年に一人死亡する程度まで危険が減少し、接種後の経過も軽安であったので評判が高まったという。前述のごとく、藩命により長与専齋の曽祖父の俊民とともに緒方春朔の門下生となった他の二人の医師は鼻孔からの苗種であったことから、人々は鼻種、腕種とよんで区別していた。

ジェンナーの牛痘法の発見は偶然の可能性も示唆され、ワクチニアウイルスであった可能性が指摘されるが、ヒトの天然痘ウイルスの宿主はヒトのみであり、牛の天然痘（牛痘）ウイルスとは別種である。したがって、人痘の材料（膿汁や痘痂）を牛に接種して天然痘を発症させることはできない。長与俊達が失敗したのは当然であったが、前述の小山と井上の成功談は、ジェンナーの例もあるので完全に否定することはできないにしても国産の牛痘が製造され、普及することはなかった。

江戸に種痘所開設の意味

文化・文政から天保期は、革命的政権交代すなわち明治新政府によって暗黒時代のごとく宣伝されてきたが、この時代にこそ明治維新の原動力が育てられた。民衆は以前より豊かになり、庶民の教育が急速に普及拡大した時代である。将軍吉宗の時代に奨励され、大岡忠助により推進された寺子屋は、十八世紀末から増加し、十九世紀に入って天保期（一八三〇年代）に急増する。

こうした寺子屋の状況は教育について考えるうえで興味深い。寺子とよばれた生徒には貧富や男女の差別はなく、年齢もバラバラであった。幕末の庶民の教育では身分制度を無視して実力主義教育が一般化しつつあったようである。明治元（一八六八）年には子ども二百人に一校程度の割合で寺子屋が建っていた。また、十九世紀の初め頃から、全国に在村の医師が著しく増加し、村の医師は村役人層から出ており、寺子屋の師匠（教師）を兼ねるものが多かった。川路聖謨の日記でも、彼の知行地のひとつである秩父郡上吉田村の名主は村医であり、学問も剣術も「よほど出来候」と高く評価されている。また、私塾も増加した。美濃大垣の蘭医江間家が開いた美濃で最初の蘭学塾には関東や九州からも塾生が集まり、蛮社の獄の後、一八四〇年代に塾生はさらに増加し、明治初期までに三三一人が入門したという。

種痘の発想については、古くから天然痘患者の膿庖から抽出した液を摂取する方法がアラブ世界にあり、十八世紀以降、特にヨーロッパにおいて多くの医師が創意工夫する間にジェンナーの業績、すなわち牛痘接種に至る。わが国は島国であり、古くから漂流民がさまざまな文化を記録に残らない状況で持ち帰ってきたが、牛痘に関しても同様であろう。しかし、嘉永二（一八四九）年に長崎に入港したオランダ船により、出島のオランダ商館医モーニッケによってもたらされた牛痘は、即座に各地の蘭方医によって日本全国に伝えられた。その年のうちに京都と大阪に種痘所（除痘館）が開設された。先述の美濃の江間家にもその年のうちに牛痘が届けられた。越前藩では、藩医の笠原良策が「村次伝苗」という方式を考案し、領内の村々に種痘をもたらし、鳥取藩でも医師仲間が地域分担して、領内くまなく種痘廻村を実施したという。江戸に種痘所の開設が企図されたのは安政四（一八五七）年のことであるが、それ以前にも江戸では種痘の接種が行われていたはずである。

寛政異学の禁も同様であったが、嘉永二（一八四九）年三月のいわゆる蘭方禁止令も幕府内での規制であって、日本列島全体に及ぶものではなかった。今日的には漢方医とされる伝統医学の開業医である浅田宗伯が種痘所開設に積極的であった可能性もあり、江戸に開設され、直ちに幕府の管轄となったことの意味は重大である。安政五（一八五八）年五月に開設された種痘所は、文久元（一八六一）年一〇月に「西洋医学所」、さらに文久三（一八六三）年二月には「医学所」へと名称が変更されていく。

人痘種法が中国から伝わり、医学館にも痘科が開設されたが、人痘による種痘の臨床経験に乏しく、技術開発も怠り、種痘を危険として排撃してきたことから、江戸では公然と牛痘種法を普及させることは控えられていた。しかし、シーボルトに学び、天保四（一八三三）年に江戸で蘭学塾象先堂を開設し、佐賀藩医として牛痘種法の導入に貢献した伊東玄朴の活動の場は江戸であった。蘭方禁止令は医学館による最後の抵抗であったと考えられる。既に幕府の中央官僚を含めて医学は西洋医学に限るという風潮の反映であり、幕府の方針と同じく大政奉還後の新政府は慶応四（一八六八）年三月に太政官布告第一四一号をもって、西洋医学によってわが国の医事衛生行政制度、医学教育を行うことを表明することになる。

第二章　医学校と病院の導入

日本最初の洋式病院と医学校の開設

長崎海軍伝習所と医学伝習

アメリカのペリー再来航時の安政元（一八五四）年に日米和親条約（神奈川条約）に調印した幕府は、オランダ語だけでなく英、仏、独語を学び翻訳を推進するために、安政二（一八五五）年に蕃所（ばんしょ）調所の前身である洋学所を設立した。また、安政元年に幕府は、四面環海の国では近代的な海軍が必須であることを認識し、オランダに支援を要請して長崎での海軍技術習得を企図した。当時ヨーロッパではクリミヤ戦争の最中であったが、同年長崎に入港したオランダ東洋艦隊所属の軍艦スンビン号が、翌年にオランダ国王ウィルレム三世の名において幕府に贈呈された。この軍艦は直ちに観光丸と改称され、さらにオランダから二十余名の教官が派遣されたことで、海軍伝習が開始された。これが第一次海軍伝習であり、幕府が長崎目付として派遣した永井玄蕃頭（げんばのかみ）尚志（なおゆき）が中心となって準備を進めた。この教授のための海軍伝習所は出島の商館ではなく、長崎奉行所西役所（出島近くの外浦町、現在の長崎県庁所在地）に設置された。

安政二（一八五五）年に長崎で第一次海軍伝習が開始された翌年に、幕府は第二次海軍伝習派遣をオランダに依頼した。しかし、幕府の経済的事情や江戸での海軍操練所開設〔安政四（一八五七）年〕もあって、永井尚志が江戸に戻るとともにオランダ人教師の反対と忠告を拒絶して観光丸を江戸に回航させた。実際に第二次海軍伝習も実現したが、日本人による航海術習得の不十分さの自覚は乏しく、その拙劣さは万延元（一八六〇）

年の遣米使節団のパウアタン号（ポーハタン号）に先行して品川沖を出帆した咸臨丸（ヤパン号、幕府がオランダに注文して安政四年八月に長崎へ回航された蒸気艦）の航海で露呈した。

第二次海軍伝習のために、安政三（一八五六）年三月に岡部駿河守長常が目付として長崎に派遣され、目付と同時に海軍伝習の事務取扱も担当した。しかし、前述のような幕府の経済事情と江戸の海軍操練所の充実方針、井伊直弼（なおすけ）の大老就任、さらにオランダの国際競争力低下もあって、長崎での海軍伝習は安政五年末には実質的に終了に追い込まれた。第二次海軍伝習の実務遂行で最も貢献した岡部は、安政四年六月で任を解かれ、江戸に戻った。しかし、間もなく一二月になって長崎奉行として再び長崎奉行所を仕切ることとなった。文久二（一八六二）年二月に外国奉行として長崎を去るまでの岡部は、貿易港としての長崎の町を整備し、さまざまな制度改革も手掛け、今日でも名奉行として讃えられている。長崎に養生所と医学校が開設できたのも、岡部の尽力があってのことであったが、彼は新しい時代を前にして慶応二（一八六六）年一二月に、四三歳で病死した。

本格的な医学伝習の実現に向けて

軍医を養成するためにオランダ商館医のブルックが出島の外科部屋で医学教育を担当したが、第二次海軍伝習では幕府が軍医の派遣を要望したこともあって、ユトレヒト陸軍軍医学校を卒業したオランダ海軍の軍医ポンペが来日することとなった。彼が長崎港に到着したのは安政四（一八五七）年八月四日のことで、翌日出島に上陸した。来日時の年齢は二八歳であった。

彼は到着して直ちに長崎での医学伝習のための環境整備に着手した。自然科学系一般教養科目、基礎医学、臨床医学の順に体系的な医学教育の実践を企図して、幕府への要望の建白書を作成した。その内容は、「医学の伝習にあたっては臨床実習を必要とするため洋式病院の設立が急務であること」、「解剖学研究のため屍体解剖実習の設備と材料が不可欠の条件であること」、「図書室が必要であること」、「化学実験室が必要であること」、「外科機械備付室の設置を要すること」等、図書室を除くといずれも当時のわが国ではイメージすることが困難なものであった。具体的には、第一に、基礎医学において必須である解剖学実習を行いたいことと病院の設立を要することを建議し、長崎奉行所に要望した。しかし、屍体解剖を直接医師が手掛けることを含めて、これらはわが国の習慣になじむものではなく、病院はキリスト教のイメージと密接でキリシタン禁教の時代に慎重に行動する必要があった。

ポンペが当初構想して設計したのは軍事病院と市民病院を総合した病院であったという。この建白書の写しを受け取った長崎奉行が岡部であったということはわが国の医学にとって、またポンペにとっても幸いであった。松本順（良順、一八三二〜一九〇七）と意気投合した岡部は絶大な好意をもってポンペの計画実現に協力した。奉行所内でも反対するものは多かったが、江戸では勘定奉行となった永井尚志が全面支援し、後に大老に就任した井伊直弼も理解を示すに至った。幕府は安政五（一八五八）年八月四日（陽暦九月一一日）に至り、病院の開設に向けて具体的な検討を行うことを許可した。さらに、同年の第二次コレラ大流行（一五一頁参照）も病院建設への期待を後押ししたようである。

この間、岡部は江戸往復のたびごとに病院建設の実現のため奔走した結果、安政六（一八五九）年に幕府は病院設立を許可し、翌年の万延元（一八六〇）年三月に寺崎助一郎と橋本良之進を病院取建掛に任命した。この二人がポンペと協議しながら、日本人による最初の洋式病院の建築工事が起こされることになる。一方、既に開始されていた病院建設にかかる経費等の検討が終わり、幕府の承認を得て、病院の名称については江戸でもなじみのある養生所に落ち着いた。長崎で順調に病院建設が始まろうとした頃、江戸では桜田門外の変により、井伊直弼が暗殺された〔安政七（一八六〇）年三月三日〕。

ポンペによる医学授業の開始

ポンペの熱意と奮闘を全面的に理解し、海軍伝習のために提供されていた長崎奉行所西役所での医学講義の開始、解剖実習の実現、病院の開設に向けて、ポンペと二人三脚で取り組んだのが、松本順（**図１**）である。当時の老中首座が佐倉藩主の堀田正睦（まさよし）であったことも幸いした。政睦は蘭学を奨励し、医師佐藤泰然（たいぜん）（松本順の実父）を招いて佐倉城下の本町（現、佐倉市本町）に順天堂を開設させ、学問を奨励した。西洋医学修得のため海軍伝習生を装っての長崎留学を内密で松本に助言したのは、江戸に戻り勘定奉行として長崎御用も兼務していた永井尚志であり、それを奨励し支援したのが堀田であった。松本が長崎で海軍伝習所に入所したとき、西洋医学を本気で学ぼうとする医学生は松本ひとりであったという。

医学の講義を準備するにあたって、ポンペは松本他幕府派遣の数名の医師に対して医学の試験を行った。その結果、西洋医学の知識は全くないことがわかった。すなわち、古い治療書の拙い写本とオランダの治療法をわずかに知っているが、外科は膏薬外科で、手術的外科には理解がない。解剖学、生理学、物理学、化学の知識は皆無であった。そこで、ポンペは松本に基礎医学と臨床医学の二課程に分け、系統的に授業を行うことを条件として伝習生の教育を行う計画を述べた。松本は直ちに納得して、長崎奉行からも全面的支援を行うことが表明された。安政四（一八五七）年九月二六日、開講披露講演があり、その内容は「自然科学の性質と状態、その文化に及

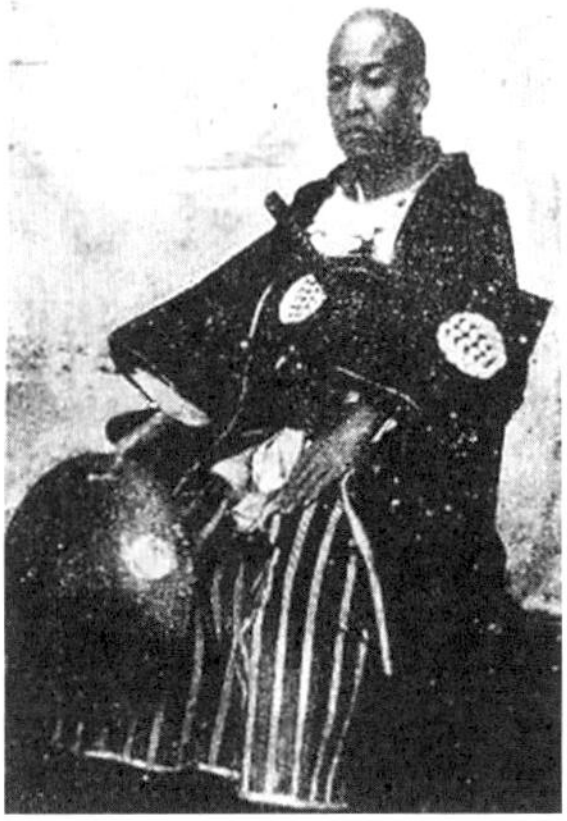

図１　松本順の肖像写真
（長崎大学附属図書館医学分館蔵）

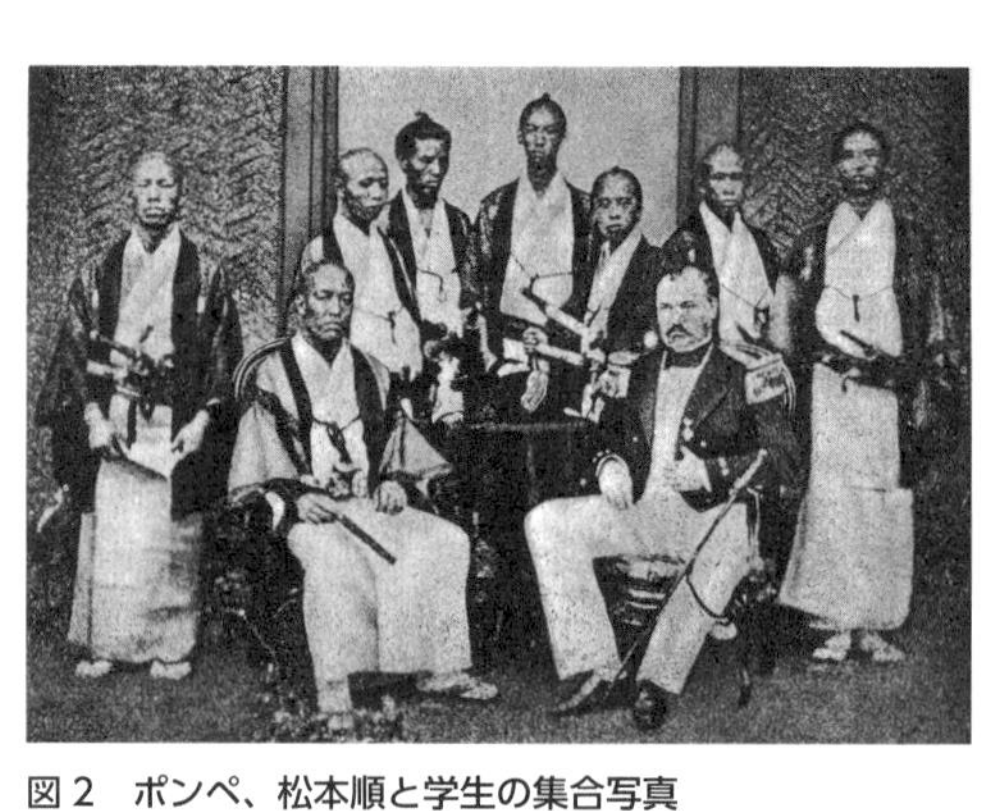

図2　ポンペ、松本順と学生の集合写真
（長崎大学附属図書館医学分館蔵）
前列右にポンペ、左に松本順が座り、後列に学生が立っている。

ぼす影響について概説し、進んでこれを内科学及び外科学に応用すべき事を論じ、最後に学生諸氏の不携不屈の研究を希望し、その学修に対しては能う限りの援助を与える」というものであった。この開講講演に出席したものは十四名（ポンペの日記では十二名）であった。学生達のオランダ語理解の問題、ポンペ自身の日本語力の問題、通訳の語学力の問題等、授業にかかわる直接的課題も多かったが、これらは逐次改善されていったようである。

ポンペも松本も多くの医学生の受講を期待したが、海軍伝習の一環であり幕臣の松本はよいが、陪臣*や市井の医師の傍聴は許可されなかった。奉行所との交渉の結果、松本の助手としてなら聴講してもよいこととなった。そこで、まず松本の親友のいる藤堂藩から勧誘を始め、次いで、薩摩、肥前、越前、長州等の諸藩に勧誘を拡大したところ、その他の小藩からも含め、続々と塾生が集まり、七十余名に達した。したがって、長与専斎（ながよせんさい）、池田謙斎（けんさい）、入沢恭平等、後の明治時代に活躍する高名な医家は皆、まず松本の門人として入門手続きを経て入学が許可されたわけである（**図2**）。

ポンペの物理学の講義は四十余名が聴講したというが、大多数は本来の海軍伝習生であった。一方、医学生の急速な増加に伴い西役所の教室では不都合を生じ、適当な教室を求めることとなった。その結果、西役所から近い大村町の高島秋帆邸内の西北隅の一棟へ移転することとなった。

大老井伊直弼の不思議

大老の井伊直弼が桜田門外の変で死去したことにより、長崎での医学伝習は再び公然と実施できるようになったわけであるが、生前の井伊大老はなぜか松本らを厳しく取り締まることはなかった。

松本が海軍伝習生として長崎奉行所の西役所で起居していた頃、大老の井伊掃部守（かもんのかみ）直弼が突然のごとくオランダ教師の雇用を中止し、海軍伝習生をすべて帰省させるよう命令した。突然の解雇に関する経済的手当は十分になされたので、オランダ側からの強い抗議が生じることはなかった。しかし、この時点で松本にしてみれば解剖と生理の講義を聞いただけだったので、さらに長崎で医学の学習を継続したいと望み、ポンペやオランダ公使らと相談した。その結果、ポンペは引き続き他の在留外人の医療と衛生に従事するため長崎にとどまることとなった。ポンペも長崎での医学教育を継続したい強い意志を抱いていたので、長崎奉行の岡部を通して大老に懇請したとのことである。

このとき井伊大老が言ったことは、「奉行からの要望もあり、オランダ公使と教師の好意は無視するわけにはいかないが、一旦発令した公儀の命令を取り消すことはできないので、直ちに江戸に戻れと命じることになる。しかし、その際奉行より再度要望を提出しなさい。その要望書は、自分の文書箱の中（筐中）に保管し、医学生の授業が修了するまで忘れて不問にする。学業が修了したなら、江戸への帰還を命じることとしよう。

＊江戸時代の制度で、徳川将軍家の直接の家臣である大名や旗本は直参あるいは幕臣とよばれ、彼らの家臣を陪臣とよんだ。一般的には、直参の中でも一万石未満の禄を与えられた旗本および御家人とよばれる身分のものを指して幕臣とよんだ。幕臣は世襲の武士身分であったが、江戸時代中頃から経済的に窮乏するようになり、下層の御家人の間では御家人株の売買による身分の流動がみられた。例として、勝海舟の曾祖父は、長男のために男谷家の御家人株を買い与えたことが知られている。

大老の職にあるものがたかが医学生ひとりの処置を忘れたからといって、法に触れるものではあるまい。長崎留学費用その他一切はこれまで通りにしてよろしい」であった。この大老の内意は老中から長崎奉行宛の密書として発せられたという。このような経緯より、松本は井伊直弼を高く評価することとなる。

病院の設立とポンペの帰国

前述したとおり幕府が長崎での病院設立を許可したのは安政六（一八五九）年のことで、翌年の万延元（一八六〇）年四月八日、岡部は「病院唱方之儀ニ付申上候書附」を幕府に提出し、病院の呼称は養生所とすることが確定した。松本は地元の豪商を通じて小島村の用地提供の確約を得た。万延元年五月二四日、長崎代官高木作右衛門は長崎奉行の命によって、小島郷に養生所を建設することとなったので、差し支えがないかを村方に確認し、文書で異議なしの回答を得た。敷地は松本の自伝にあるとおり、「小島郷之内唐人屋敷裏手」と記されている。さらに、文久元（一八六一）年五月七日に、養生所の地続きの医学所建設が長崎奉行名で幕府に報告された。当時、医学伝習所は大村町にあり、小島村の養生所とは距離的に遠方であることから、ポンペは病院の隣接地に医学所の建設を希望した。そこで、文久元年三月、代官の高木は養生所と同様にして地域住民に異議のないことを確認した。

長崎小島の養生所と医学所は文久元年七月一日に落成した。落成当日は祝義として講義は休講になった。医学所は養生所の管轄下にあり、すなわち、医学校は病院に付属した。その頭取は松本が命じられていたが、長崎奉行所には養生所掛がいて、事務を取り扱った。養生所の開院は当初九月三日に予定されていたが、予定を早めて八月一六日に開院式が挙げられた。この日の授業は平常どおりに行われ、翌一七日より診療が開始された。開院時の養生所の設備は、病室八室（各室十五床）、隔離患者室および手術室合わせて四室、運動室（回復期患者の散歩用）、薬品・機械類・図書等備附室、料理室、当直医室、浴室等であった（図３）。

ここに至るまでのポンペの労苦は甚大なものであった。特に、文久元年九月に新長崎奉行として高橋美作守（みまさかのかみ）和貫が着任してからは、さまざまな妨害がなされたようである。松本の自伝からその雰囲気を察することができる。前任者の岡部が、外国奉行に任命された後もしばらくは長崎を往来してポンペや松本の便宜を図ったようだが、高橋の政治的圧迫に耐えかねたポンペは同年（文久元年）の年末には思い出の地となった長崎を去る決意を固めた。また、高橋の策謀は幕府の経済事情の反映であることにも気づいたようである。

実は、薩摩と組んだ英国が長崎の病院開設に目をつけ、運営に関心を示していたこともあり、ポンペとして

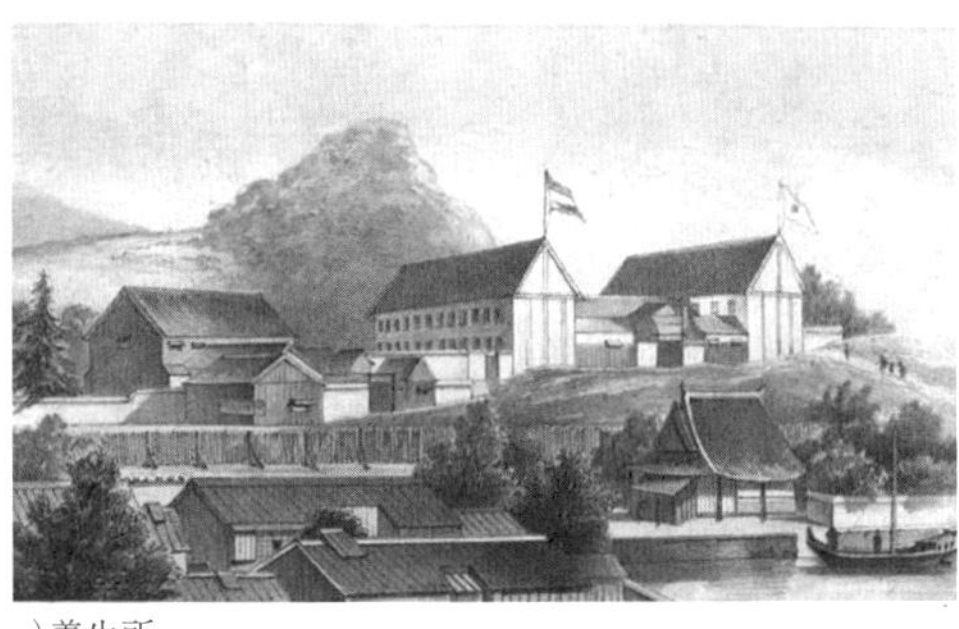

a）養生所
（ポンペ著『日本における五年間』の口絵、長崎大学附属図書館経済分館蔵）

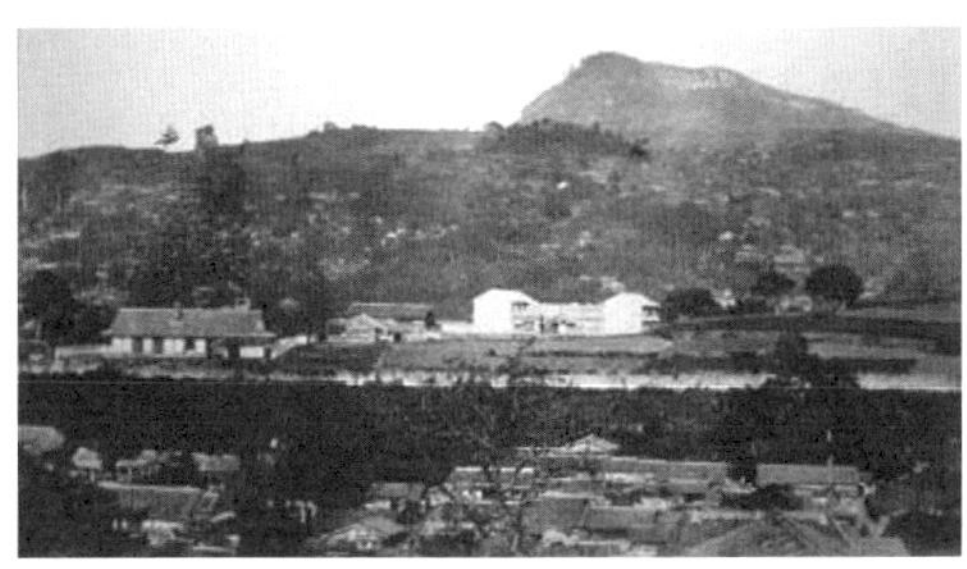

b）養生所、医学所と分析窮理所
（長崎大学附属図書館ボードイン・コレクション）
ポンペがつくった医学校養生所（右）と医学所（中央）。左の建物はボードウィン創立の分析窮理所である。

図３　ポンペにより設立された病院

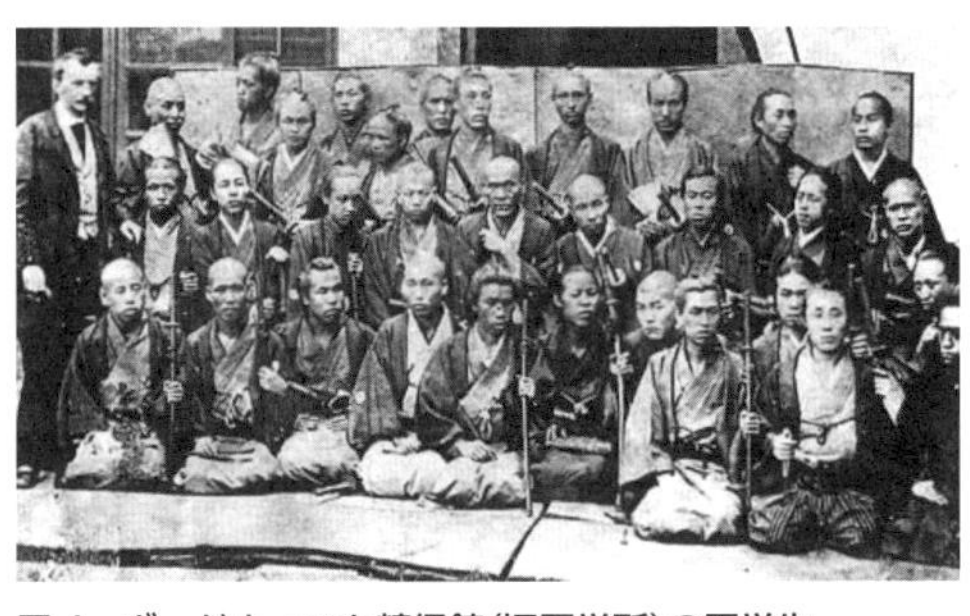

図４　ボードウィンと精得館（旧医学所）の医学生
（ライデン大学蔵）
アントニウス・F・ボードウィン（後列左端）。

は後任人事を進めるよう幕府とオランダ公使に早々に要望した。人事は簡単ではなかったが、ユトレヒト（オランダ）の陸軍軍医学校教授一等軍医ボードウィン（A.F. Bauduin）が着任することとなった（図4）。ボードウィンの来日を待って引き継ぎを終えたポンペは、文久二年九月一〇日（一八六二年一一月一日）、オランダ商船ヤコブ・エン・アンナ号に搭乗し、上海、香港、シンガポールを経て母国に向かった。

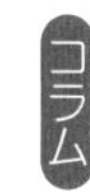

坂本竜馬は梅毒だった？

幕末の長崎で活躍した人物の中で坂本竜馬の人気は非常に高い。千葉周作の弟の定吉が開いた剣術道場に通い、優れた剣術家であった坂本竜馬が、慶応三（一八六七）年一一月一五日、京都河原町通り近江屋の二階で暗殺された状況の知らせは江戸の人間にとっては解せないことのようだった。「千葉門下の有数な使い手の竜馬がどうしてむざむざとやられたか。竜馬は梅毒を患っていた。それが運動神経を鈍らせたのではないか」として、『氷川清話』（角川文庫）の編者の勝部真長は述べている。

勝部は、「竜馬が長崎にいた頃から梅毒であったことは、彼の弟子であった中江兆民が証言している」として、幸徳秋水『兆民先生』（岩波文庫）の記述を紹介している。その中で中江兆民が竜馬の人物評を述べて言うことには、「豪傑は自然と人々に崇拝の念を生じさせる。自分は当時は少年だったが、彼をみて何となく偉い人だと思いこんだので、普段は他人に屈服することのなかった自分も、彼が純然たる土佐訛りの方言でもって『中江のニイさん、煙草を買ふてオーセ』等と命令されたりすると喜んで使い走りをしたことがたびたびあった。彼の目は細くて、その額は梅毒のため髪が抜けあがっていた」とのことである。

真相については不詳である。他に資料は見当たらず、否定的に結論されているようで、一般の関心も乏しい。しかし、江戸時代の人々の価値観や倫理観等は現在とは異なっていたようで、一般の人々、特に知識人の間では梅毒の症状経過についての知識はかなり普及していたようである。中江兆民の観察もそうした知識に基づいたものである。梅毒の第二期症状として頭髪の脱毛が知られるが、脊髄癆や進行麻痺といった神経症状が出現するのは感染後十年以上経てからが一般的である。同じ土佐人の兆民に竜馬を非難する意図は全く感じられない。

オランダ商館医のケンペルは日本人について「この民は習俗、道徳、技芸、立ち居振る舞いの点で世界のどの国民にも立ち勝り」と述べているが、『江戸参府旅行日記』では性風俗について辛辣な紹介をしている。本州の町や村にある大小の旅館、茶屋、小料理屋には娼婦がいるとして、愛知県の隣り合わせの二つの村を例に挙げて詳述している。「日本では公共の旅館はまた公の娼家であることは否定すべくもない」と語るケンペルは、こうした習慣は征夷大将軍源頼朝が始めたことと教えられたようである。すなわち兵士達が長い遠征の旅路で、己の欲求を満たすためにこれを認めたのであると。だから、中国人が日本を中国の売春宿とよんだのは不当ではないし、若い中国人は情欲を冷まし銭を捨てに、よく日本にやって来るのである、と解説している。ケンペルより約百年前に、ルイス・フロイスも日本人の清潔好きを称賛しつつも、「日本では男も女もそれ（横痃、つまり梅毒に罹ること）をありふれたこととして、少しも恥とはしない」と報告している。

ハイチの風土病と考えられる梅毒がコロンブスによってヨーロッパにもたらされ、ヴァスコ・ダ・ガマによってアジア（インド）へ運ばれ（一四九八年）、日本では永正一〇（一五一三）年に「タウモ」とよばれた梅毒の流行が記録されている。タウは唐、モは疱瘡（モカサ）の意で、中国から伝来した梅毒発疹（唐瘡）と解釈された。明の時代の中国へは一五〇五年頃に伝わったとされる。ポルトガル船が種子島に漂着する三十～四十年以前のことであるが、ケンペルのみた日本を思えば、大陸から日本へは直ちに伝播したことであろう。

当時の日本列島の人々の風俗から、江戸時代の幕末にかけて梅毒が蔓延していたことが推察される。杉田玄白は若い頃に梅毒治療の達人を目指したが、壮年には「梅毒だけで数万という多くの人を手掛けた」と七十歳の年に述懐している。幕末の梅毒患者数の多さについて松本順は、中流以下の患者をみると男女にかかわらず慢性の梅毒に罹患していないものは極めて稀で、位の高い諸侯でさえもときに梅毒が認められた、と述べている。

英国領事館付医官として一八六二年に来日し、薩英戦争に従軍した経緯で薩摩人脈を得て日本人の診療にも従事し、戊辰戦争では横浜軍陣病院で傷病兵の治療に尽力したウィリス（William Willis）は多くの梅毒患者をみた。こうした実態を報告された彼の上司の英国公使パークス（Harry Smith Parkes）の要請により、慶応三（一八六七）年に英国軍人の性病予防のため、横浜で娼妓に対する強制検診が実施された。これがわが国における最初の性病対策の検診とされるが、万延元（一八六〇）年に長崎で娼妓の梅毒検査が実施されたことがある。その年の八月、ロシアの戦艦がマスト等の修理実施を希望して長崎港に入港し、長期滞在したときの出来事である。その経緯と梅毒検診の様子は松本順の自伝に詳述されている。ポンペが長崎奉行所西役所で医学の講義を開始して三年を経て、臨床教育に必須の洋式病院が小島村で建設中の頃であった。

解剖学と日本最初の人体解剖実習

長崎医学伝習で最初の解剖学実習

ポンペによる医学の講義が始まって二年ほど経った安政六（一八五九）年のある日、長崎奉行所の永持亨次郎から書状が松本順に届いた。近日中に斬処予定の罪人があり、無宿人なので出願があれば解剖を許可できるという内容だった。人の屍体解剖の実施は、ポンペが当初から要望していたことである。松本は大急ぎで奉行所に出向き永持と会って詳細を尋ねたところ、奉行も承知ということであったので、大喜びで直ちに願書を奉行宛に提出した。しかし、翌日になって罪人の主人より文書で、かの罪人は他に問題があるので解剖を許可しないと伝えてきた。慌てて奉行所に出かけ永持に相談すると、文書をみて笑いながら「全く気にかける必要はない。君が取り合って議論を起こせばかえってこじれる可能性がある。要するに奉行の許可があれば十分なので、勝手に解剖の準備を始めてよい」と述べた。そこで、処刑の日に合わせて屍体を貰い受け、解剖を実施することとした。

長崎の医師仲間で有力者の吉尾圭斎（けいさい）らと相談し、四間四方の解剖室を仮設し、賤民を雇って水回りや火の準備をさせ、二、三日で準備が整った。ところが攘夷論が盛んな時勢に、「罪人であっても外国人に委ねて屍体を切り刻むことは国の体面にかかわる。たとえ教官であっても外国人が手を下すことを禁止すべきである」と、奉行所の役人が突然に主張し始めた。困惑した松本はポンペに事情を話し、知らぬふりを通し、いざとなれば将軍とオランダ国王の命令によることを主張して解剖を断行することを打ち合わせた。そのうえで、長崎奉行の岡部に事情を話すと、岡部はにっこり笑って了解した。そして、下級役人に命じて、今度の解剖に際しては松本が許可したもの以外は解剖場の周囲を徘徊しないよう警備を命じた。その際、攘夷論者による妨害と混乱を防止するための警護であると述べた。

八月に処刑が執行された後、屍体は小舟で解剖所に送られてきた。このとき、警備のために一五〇名の士卒が動員されていた。これによりポンペ自らが執刀して、第一日目は内臓を解剖しながら講義を進め、翌日は神経と脈管について解剖しながら詳述した。第三日目に脳の解剖を行い、わが国最初の西洋式解剖学の見学実習が終了した。この解剖を見学し、示説講義を受講した医学生は松本以下四十六名であった。

解剖実習の直接的反響

この解剖には重要な後日談がある。長崎獄舎の囚人達は、罪人は罪の軽重により刑が執行されることには納得し、罪によっては死罪も当然と心得ているが、その死体を割き寸断分裂されるのは何とも残酷で耐え難い。これを主導したのは江戸から来た医師とのこと、獄舎にあるものは決起して恨みを晴らしたいと騒ぎになっていることを牢番を通じて松本は知らされた。松本の門人となって医学伝習に参加していた長崎監獄の担当医からも報告されたので、松本はその担当医に囚人達に説諭するよう指示し、担当医は指示に従って丁寧に説明した。

解剖が学術上最も重要であること、病気の治療に役立ち社会に貢献すること、西洋では罪人でなくとも自ら遺言して解剖を望む有志が少なくないこと、したがって囚人であれば罪障消滅に値する貢献となり、その功徳でもって必ず天堂極楽に到達することができよう。さらに当該の罪人は、松本がその屍体を丁重に収めて自らが施主となって、法華宗と一向宗の僧侶を招請して読経させ、石塔を建立し、永代経も寄付する所存であることを説明すると、大いに満足して恨み言等一切なく刑に就いたことを囚人達に説明した。

話を聞いた囚人達は、大騒ぎしたことを詫び、再び苦情を訴えるものはいなくなった。さらに、皓台寺（真宗）と本蓮寺（日蓮宗）で大法会を行い、饅頭数百個を製造させて囚人達に与え、法名を大書して掲示したとも囚人の理解を深めるのに役立った。以後、罪人の中には遺言して解剖を願うものも多数現れるようになった。しかし、死刑に該当しないものや、親族があって解剖を許可しないものもあって、囚人の願いが果たされないことも多かった。なお、普通の刑死体は葬式も行ってはならない規則にもかかわらず、わが国最初の屍体解剖の対象罪人の慰霊祭を実施し、「夢覚信士」という戒名まで与えたのは、後述する山脇東洋（とうよう）である。

近代医学と解剖学

解剖学の発展は近代医学の歴史の先駆けとして興味深い。レオナルド・ダ・ヴィンチ（一四五二～一五一九）の手稿に含まれる多数の解剖図は有名であり、筆者がかつて、個人的に英国のウィンザー城を見学した目的のひとつはそれらを目にするためでもあった（**図5**）。これらの図譜は、彼の友人のパヴィア大学の解剖学教授マルカントニオ・デルラ・トッレ（一四八一～一五一一）と共同して出版を意図したため描かれたものであったが、トッレがペストで急死したため実現しなかったという。

ダ・ヴィンチの解剖図は、近代医学の原点とされるアンドレアス・ヴェサリウス（Andreas Vesalius，一五一四～六四）による一五四三年の『人体の構造について』（**図6**）における図譜よりも科学的に正確である。同時代のコペルニクスとならんで当時の宗教との関係でヴェサリウスの生涯について誤った伝説をわれわれは教えられてきた。彼より古い時代のダ・ヴィンチも謎の人物だが、彼が立ち会った解剖のスケッチ数百点が陽の目

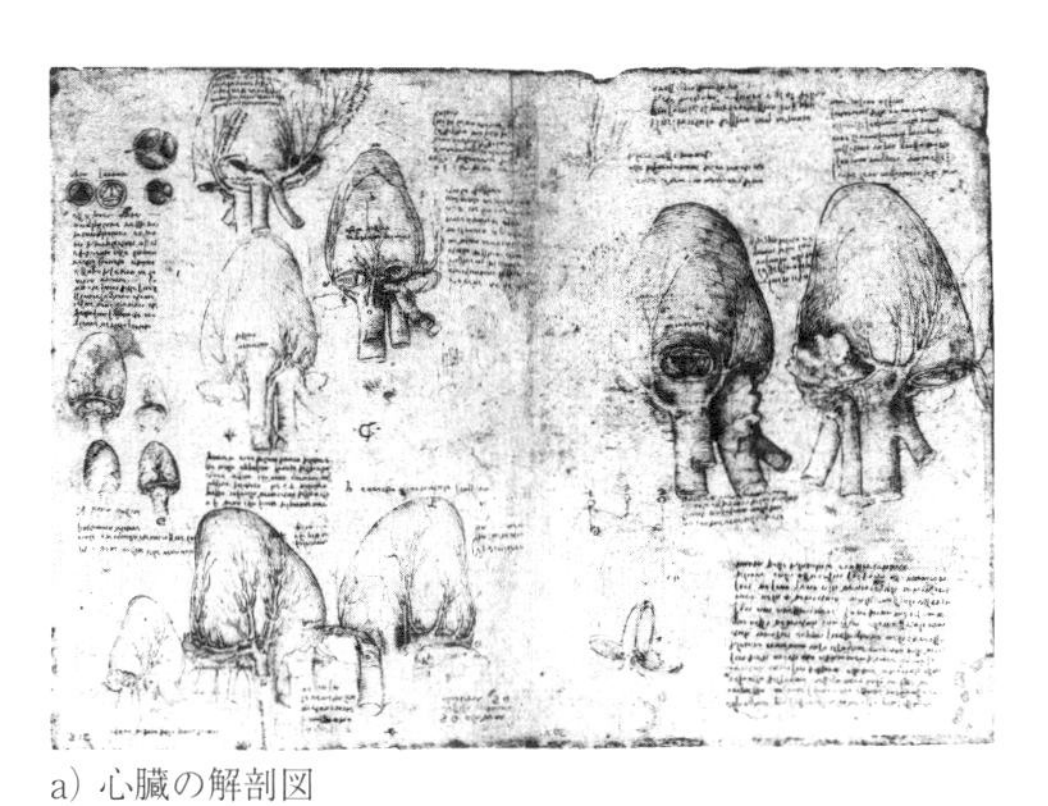

a）心臓の解剖図

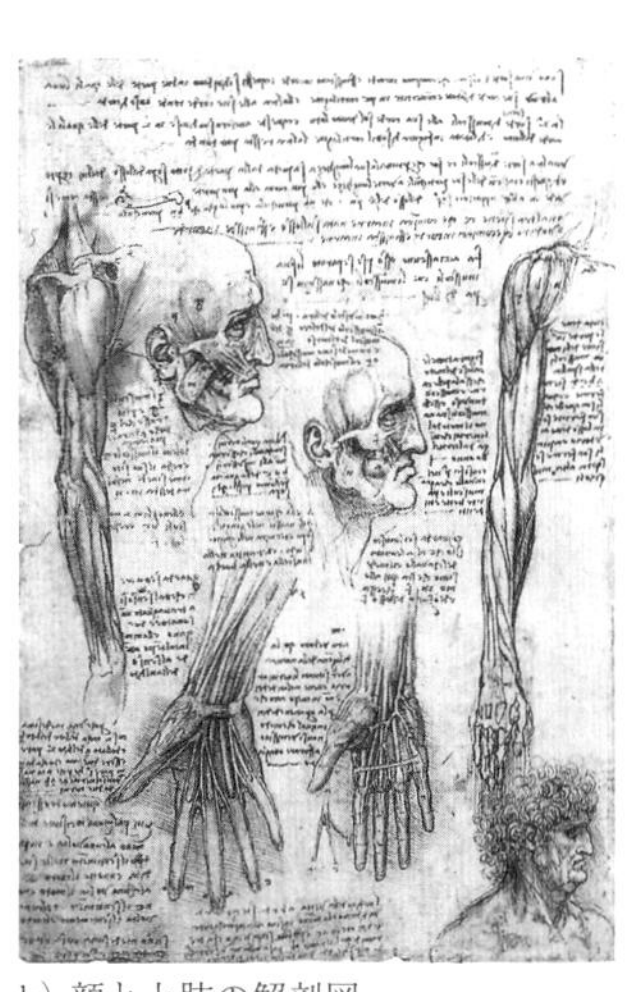

b）顔と上肢の解剖図

図５　レオナルド・ダ・ヴィンチによる解剖図　（ウィンザー城蔵）
1512〜13年頃。

をみるのは近代になってからのことであった。やがて宗教裁判と魔女狩りが盛んになるキリスト教社会において、それより前のルネサンス期に近代医学だけでなく自然科学全般が展開したのは事実である。イスラム教でも仏教でもヒンズー教でもあり得ないことであった。興味深いことに、キリスト教社会において現代に至る高名な自然科学者には無神論者はほとんどいない。

江戸時代の人体解剖への関心の高まり

江戸時代には長崎出島のオランダ商館に常駐した医官を通じて、西洋医学に関心を示す医師は幕閣を含めて稀でな

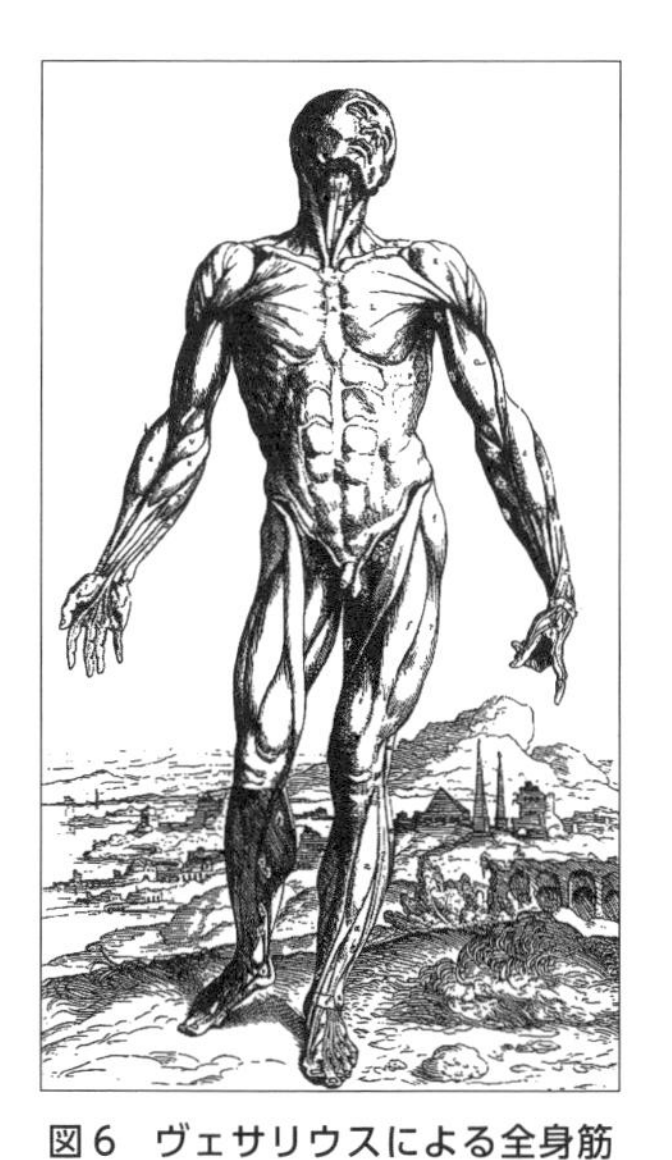

図６　ヴェサリウスによる全身筋肉の解剖図
人体はポーズをとり、背景が描かれている。

く、わが国古来の伝統医学にも影響を与えたと思われる。日本的儒教の展開とも関連して実証主義的な古医方とよばれる学派が生まれた。古医方を確立した後藤艮山の門弟の山脇東洋（一七〇五〜六二）は京都の開業医の家柄であったが、古来からの五臓六腑が正しいかを実際に確かめたいという願いを抱いていた。当時は人体解剖が許されなかったので、師匠の後藤に倣ってカワウソの解剖を実施したが、納得がいかなかった。

晩年になって宮中侍医として法眼の位を得た山脇は、京都所司代に屍体解剖の願を出した。すると、当時の所司代であった小浜藩主酒井忠用はこれを許可した。宝暦四（一七五四）年閏二月七日、小浜藩医小杉玄適等とともに斬首された刑死体の胸腹部の解剖を観察した。解剖での執刀は賤民とされた刑屍体を取り扱う専門職人により実行された。屍体の解剖を医師が直接実行するのはポンペ以降である。山脇の壮挙以降、明和八（一七七一）年三月四日の江戸小塚原での杉田玄白らの腑分け観察を含め、刑屍体の解剖はたびたび実施されたが、死んだ牛馬の処理と同様、実際に遺体を取り扱うのは職業差別の厳しい時代の卑賤の人々であった。

五年後、山脇はこの解剖所見をまとめて『蔵志』を出版した（**図7**）。頭頸部のない屍体を、蓆の上で目立たないよう急いで実施したこともあって、誤りも少なくないが、中国伝来の五臓六腑説の誤りを指摘し、実証を強調したことは重要な業績である。山脇はイタリアのパドヴァ大学教授ヴェスリング（Johann Vesling，一五九八〜一六四九）の解剖学書を所蔵していたようで、「蛮書（洋書）をみても理解できなかったが、今度の解剖で初めて蛮書の正しいことがわかった」と論じた。

一般的に幕末に蘭学と西洋医学による蘭方医が分化したかのように考えられているが、戦国時代の曲直瀬道三（一五〇七〜九四）にもみられたように、江戸時代の通常の医師は有用なものはすべて取り入れる精神を基本的に身につけていたので、伝統医学に分類される医師達も洋書に目を通すことは稀でなかった。幕末の遣米使節団に随行した医師団は今日的分類では漢方医であったが、アメリカ人医師達の予想以上に西洋医学に精通

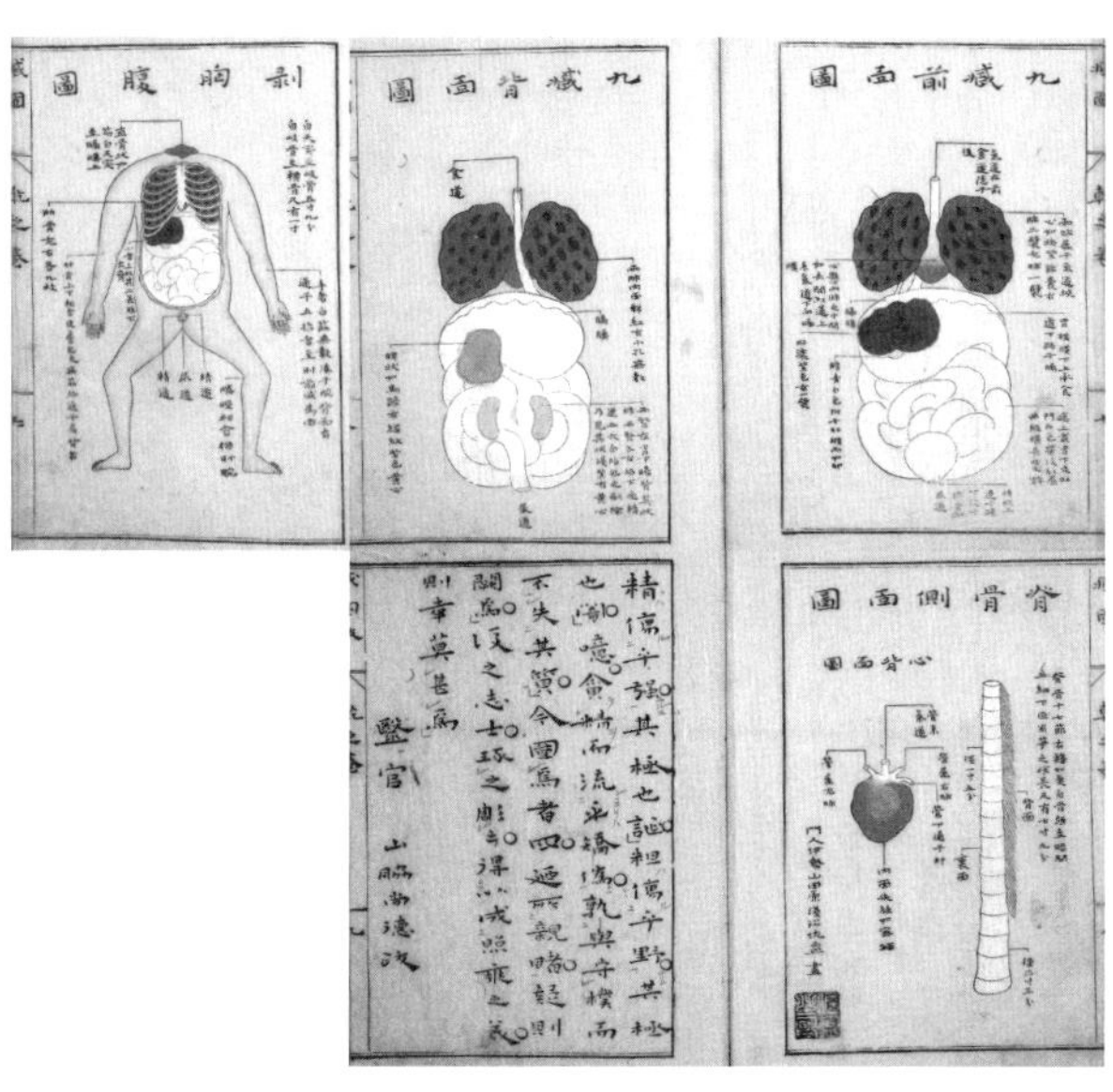

図７　『蔵志』の解剖図　（早稲田大学図書館蔵）

していたことが記録されている。古医方の医師山脇の門弟のひとり、永富独嘯庵（どくしょうあん）は病理解剖の必要性を力説したという。なお、山脇の解剖を許可したのは小浜藩主酒井侯であったが、解体新書で名高い杉田玄白も小浜藩医であった。杉田は実利主義者であり、江戸の小塚原で屍体解剖を検分するまではオランダ語や蘭学の素養はほとんどなかった。

解剖学のイメージ

今日、医学教育における解剖学の意義に疑問を抱く医学者はいないが、人体解剖実習のありようについては、不要ないしは時間数の大幅削減を主張する指導者がいても不思議ではない時代にある。コンピュータの発達で画像技術はさらに発展する見込みであり、少なくとも病理解剖は筆者の研修時代よりは実施率が低下している。その分、生物の基本である細胞骨格についてもっと詳しく学ぶ必要がある。しかし、研究者の養成とは異なり、臨床医の養成において人体解剖学は今日でも学習の基本である。

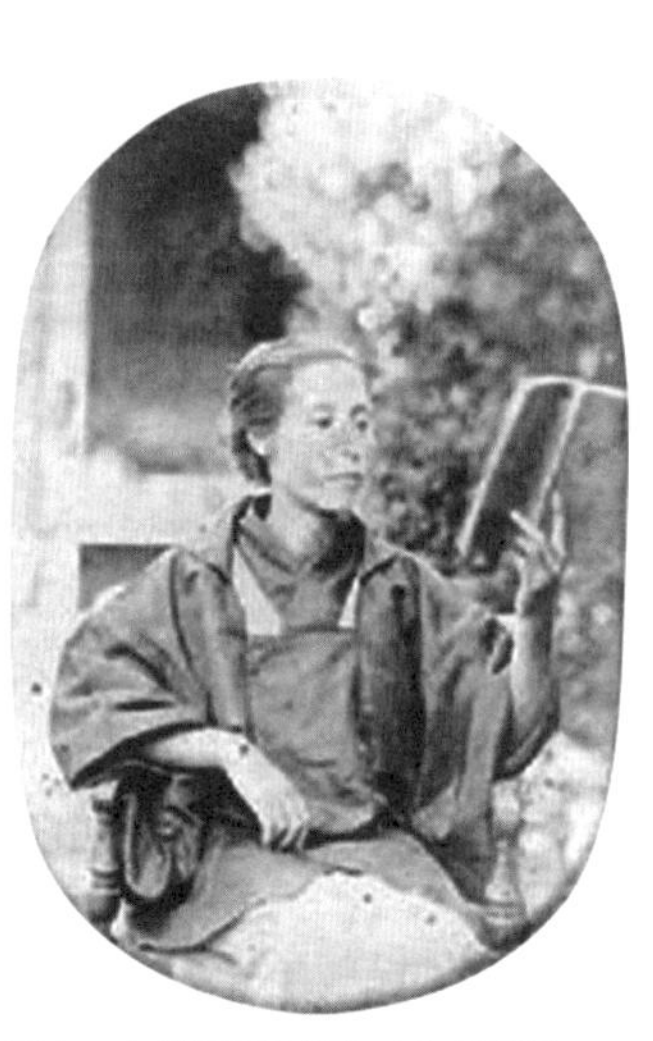

図8　女性医師の楠本イネ（1827～1903）の肖像写真（大洲市立博物館蔵）
イネはシーボルトと日本人女性の楠本タキとの間に生まれた。女医となり、ポンペによる最初の人体解剖の示説講義への参加を許可されたといわれる。

わが国の近代医学教育の導入は、ポンペという教師、政権担当者の理解、現場の行政官である長崎奉行の見識と度量、西洋医学を志向した松本順というエリート医官、そして長崎という江戸時代唯一の貿易港で先進事物を実体験してきた庶民の理解、といったある意味では偶然の条件が整って急速に達成された。また、いわゆる鎖国という徳川政権による主体的外交政策の時代、医術に関しても主体的に西洋の知識や技術を取り入れる行動が一般医師の間で普及したことも中国大陸諸国とは異なる背景として重要である。西洋の解剖図をみて、実際に確かめてみたいという医師達が、お上から命令されてではなく、自ら申請して許可を得て実行した。さらに禁制に触れることを恐れながらも、西洋の人体解剖書の翻訳出版がなされ、急速に広まった。

江戸時代にわが国で人体解剖に基づく観察がなされ、それを是とする医師の少なくなかったのに対して、「不仁な業（わざ）」、「割きて之を知るは愚者の為なり、割かずして之を知るは聖者の能なり」と論じた朝鮮半島で、医師による自主的な人体解剖が公然と行われるのは二十世紀に入ってからである。わが国では全く未体験の基礎医学から臨床医学に進む体系的な医学教育の中で、宗教的にも習慣的にも忌避される人体解剖の実習を受け入れる文化が育っていたが、当時の中国大陸では解剖の翻訳書は英明な皇帝の書庫に眠るのみであった。さらに、長崎での人体解剖の実習見学に女性の出席が許可されたという事実も江戸時代に培われた文化を背景に理解されることである（**図8**）。わが国の国史教育で教えられてきた徳川政権による「鎖国」のイメージが今日まで改められることがなかった理由は既に明らかであろうが、このように中国大陸に比べて先進的、開明的であったことは今日の歴史教育には反映されていないように感じられる。

病院とホスピタル——長崎養生所の開設以前

日本における病院のイメージ

わが国における今日的な病院の最初は、文久元（一八六一）年に設立された長崎養生所である。徳川幕府の要請により長崎の海軍伝習所に派遣されたオランダ海軍医ポンペの指導により建設された。西洋における医師の養成は病院の発達に伴い体系化されたが、中国大陸の国々やわが国では近代的な病院は生まれず、体系的な医学教育も発達しなかった。病気に対するイメージ、宗教とのかかわり、職業の分化に伴う専門職集団の活動、すなわち専門職の養成や内部規制等において、東西の相違は著しい。

戦国時代にキリスト教宣教師らの活動で一時的に豊後（大分県）において洋式病院が建設されたが、当時のヨーロッパにおいても慈善施設として発達段階にあり、医療施設としてのインパクトは乏しく、また、わが国ではその後の強力なキリシタン禁教政策もあって伝統的な模倣行動は生じなかった*。ポンペが長崎で病院建設を企図したときの最大の障壁は、病院がキリスト教と密接な施設であったことである。しかし、ひとたび開業するとキリスト教は忘れ去られ、貧困階層の病人の収容施設であることは理解されず、上流階級の病人が進んで医療を受ける場所のイメージが生まれ、定着することとなる。

したがって、西洋と異なり収容所としての歴史を有しないことから、病院に入院することに抵抗感が乏しいだけでなく、最新文明を享受する憧れの施設となったようである。英語では、病院から退院することに対して

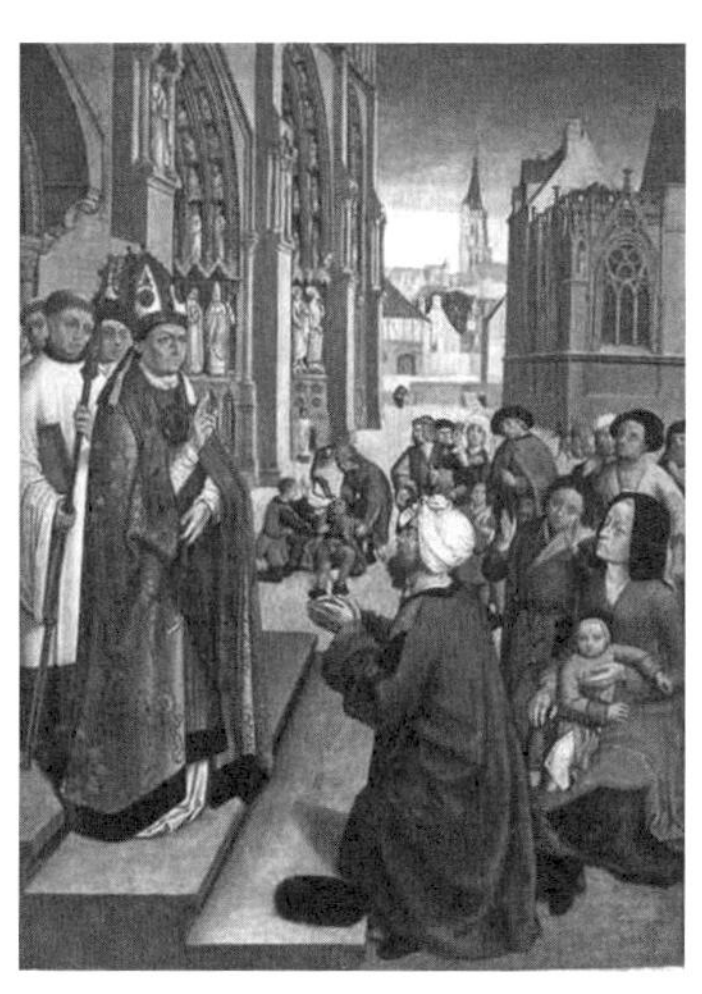

図 10　1500 年頃のノートルダム大聖堂前の大司教

(National Gallery of Art, Washington DC)
右手のゴシック建築がオテル・デウ。

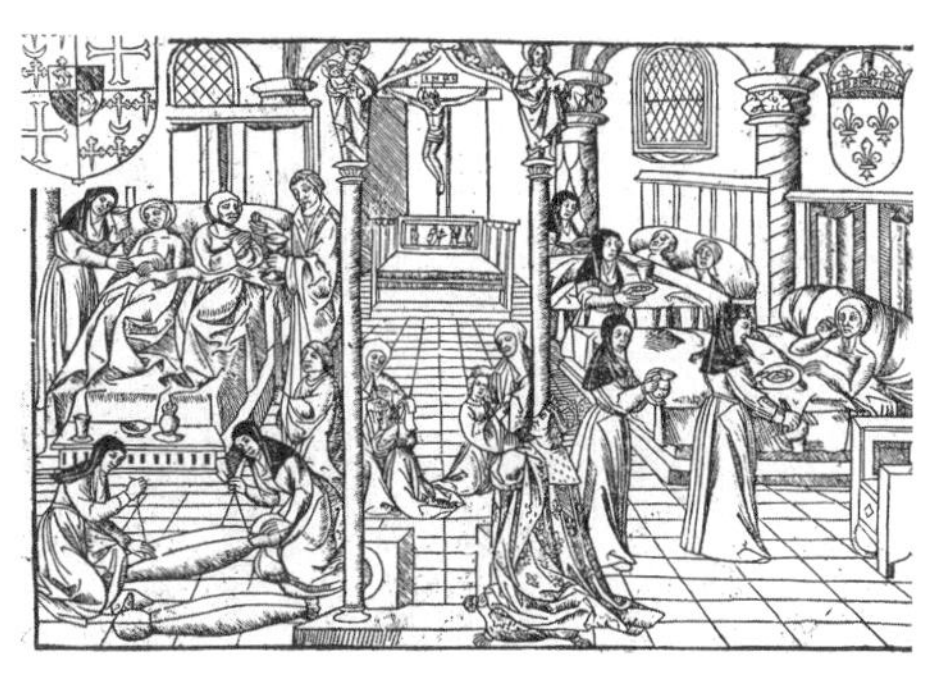

図 9　パリのオテル・デウの 1500 年頃の病室

その賑わいの様子が描かれている。同じ病室内で遺体をくるむ作業が行われ、死は日常的な出来事であった。12～13 世紀に、この施設の近隣にノートルダム大聖堂(寺院)が建設された。たびたび火災に遭い、現在の建物は 1877 年に再建され、病院にホテルが併設されている。

刑務所から出所することと同じく、“discharge”という言葉が使用される。この歴史は、医療においてリハビリテーションが誕生する背景として重要である。病気という言葉には英語の“illness”に含まれる悪や罪悪のイメージはほとんどない。

ホテルとホスピタル

ホスピタルの起源としては、キリスト教と関連して新約聖書のマタイによる福音書〈第二五章三五－三六〉にある「空腹のときに食べさせ、渇いていたときに飲ませ、旅人であったときに宿を貸し、裸であったときに着せ、病気のときに見舞い、獄にいたときに訪ねてくれた」という六つの慈善を意識して、布教のためにも積極的な慈善活動を行ったことを挙げることができる。教会が発達すると、こうした慈善目的で施設を運営する場合も増えていった。貧しい病人や老人や身体障害者、孤児、あるいは巡礼や旅行中の行き倒れ

＊日本文化は創造よりも模倣だという特質を〈岩倉〉使節団ははっきりと自覚していた。

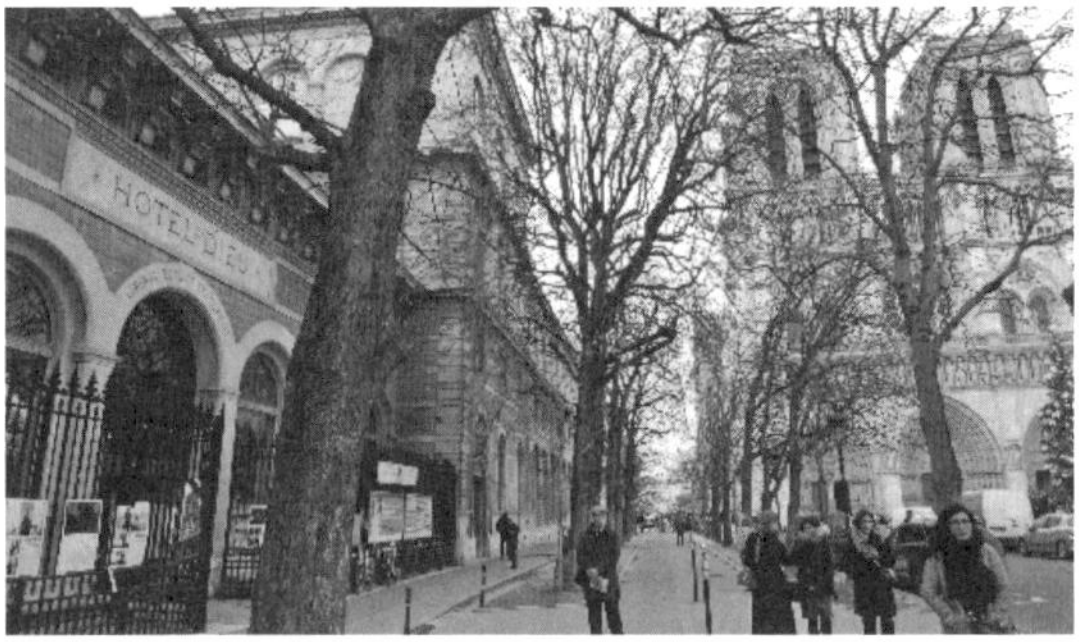

を収容して食事と休息を与えた。薬を与え、傷の手当ても行われたが、今日的な医療とよべるような内容ではない。ホスピタル、ホテル、ホステル等とよばれ、そこでケアにかかわる専門職として医師も含まれた。十字軍の時代に従軍医師やホスピタルの医師によってアラビア医術が導入され、ルネサンス期を経て近代の医学が発展し始めると、収容規模を拡大し、専門職の養成にもかかわるホスピタルが今日的な病院のイメージでとらえられるようになる。

　パリのノートルダム寺院の隣にある病院の原型とされる「オテル・デウ」は司祭の聖ランドリー（St Landry）が自費で六五一年に設立したとされ、十三世紀頃からは病人をもっぱら収容するようになった（**図9、10**）。その後は火災、財源問題、医学の進歩に伴う変遷等の困難を経て、現在も第一線の病院として機能している。さらに、ホテル（宿泊）サービスも提供している（**図11**）。

図11　オテル・デウとノートルダム大聖堂
街路を挟んで並び建つオテル・デウ（左）とノートルダム大聖堂（右）。651年開設のオテル・デウは現在もパリ市立病院として稼働している（筆者撮影、2018年12月）。

江戸時代までの病院類似施設

　オテル・デウが設立された頃、わが国でも身寄りのない貧窮の病人や孤児等を収容する公設の救護施設が生まれている。仏教を重視した聖徳太子により難波に建立された四天王寺の付属施設として四箇院（施薬院、悲田院、敬田院、療病院）が開設されたとする伝承がある。歴史的には、養老七（七二三）年に奈良の興福寺に悲田院と施薬院が設置されたのが初見で、天平二（七三〇）年に光明皇后によって皇后職に悲田、施薬の両院制が公設され、奈良、平安時代を通じて救療施設の中心となった。もっとも、仏教の博愛慈恵の思想に基づいてはいるが、唐の改元の制度に倣った施設で、悲田院の名称も唐制の踏襲である。また、日本語の特性もあって施薬院は通常「やくいん」とよばれた。「せ」が「し（死）」の語感に通じるからであろう。明治時代になって感染症対策で感染者の収容施設として避病院が開設されたが、江戸（東京）では「ひ」は「し」と発音するものが多いことから避病院の名称は忌避された。

収容救護施設の悲田院は平安京では東西二カ所に設置された。施薬院の管轄下にあって、悲田院に収容されたものに施薬院から巡回してきた医師らが施薬した。施薬院では薬草の栽培を行った。両院とも平安中期には衰微し、末期には荒廃し、慈善事業としての機能を失った。健保元（一二一三）年に西の悲田院が焼失し、東の悲田院は泉涌寺内に移設され、乞食の住みかとなり、実質的に消滅した。施薬院も形骸化して医家が務める院使という世襲の官職名が維持されていたが、豊臣秀吉の時代に院使の家系にあった丹波全宗（ぜんそう）により復興された。丹波氏の子孫は姓として施薬院氏を称するようになる。

なお、興福寺に両院が開設されると、諸国の大寺にも悲田院の付設が促進された。鎌倉時代に北条長時に請われて弘長元（一二六一）年に極楽寺の住職となった釈忍性（しゃくにんしょう）（一二一七〜一三〇三）は寺に近い桑が谷に悲田院と療病院を設けて病人や困窮者、あるいは非人を収容し、治療に精力を注いだ（**図12**）。治療対象に関して、在住中の二十年間に治癒したものは四万六千八百人、死者一万四百五十人に達したという。忍性は東大寺に学び、二四歳で西大寺（さいだいじ）の住侶となり、常施院を建て悲田院を修復して病人や貧窮の人々の

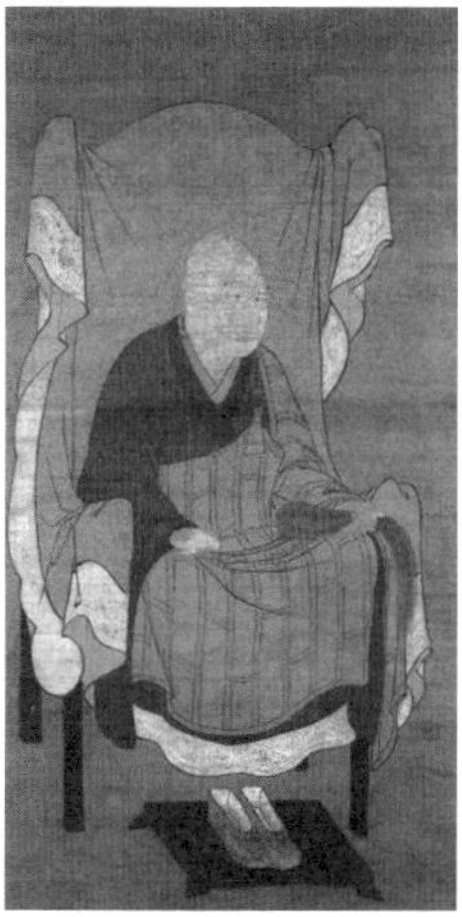

図12　忍性菩薩像
忍性は13世紀の律宗僧侶。奈良でハンセン病者の救護施設「北山十八間戸」を創設し、後に鎌倉で慈善療養施設を開設した。

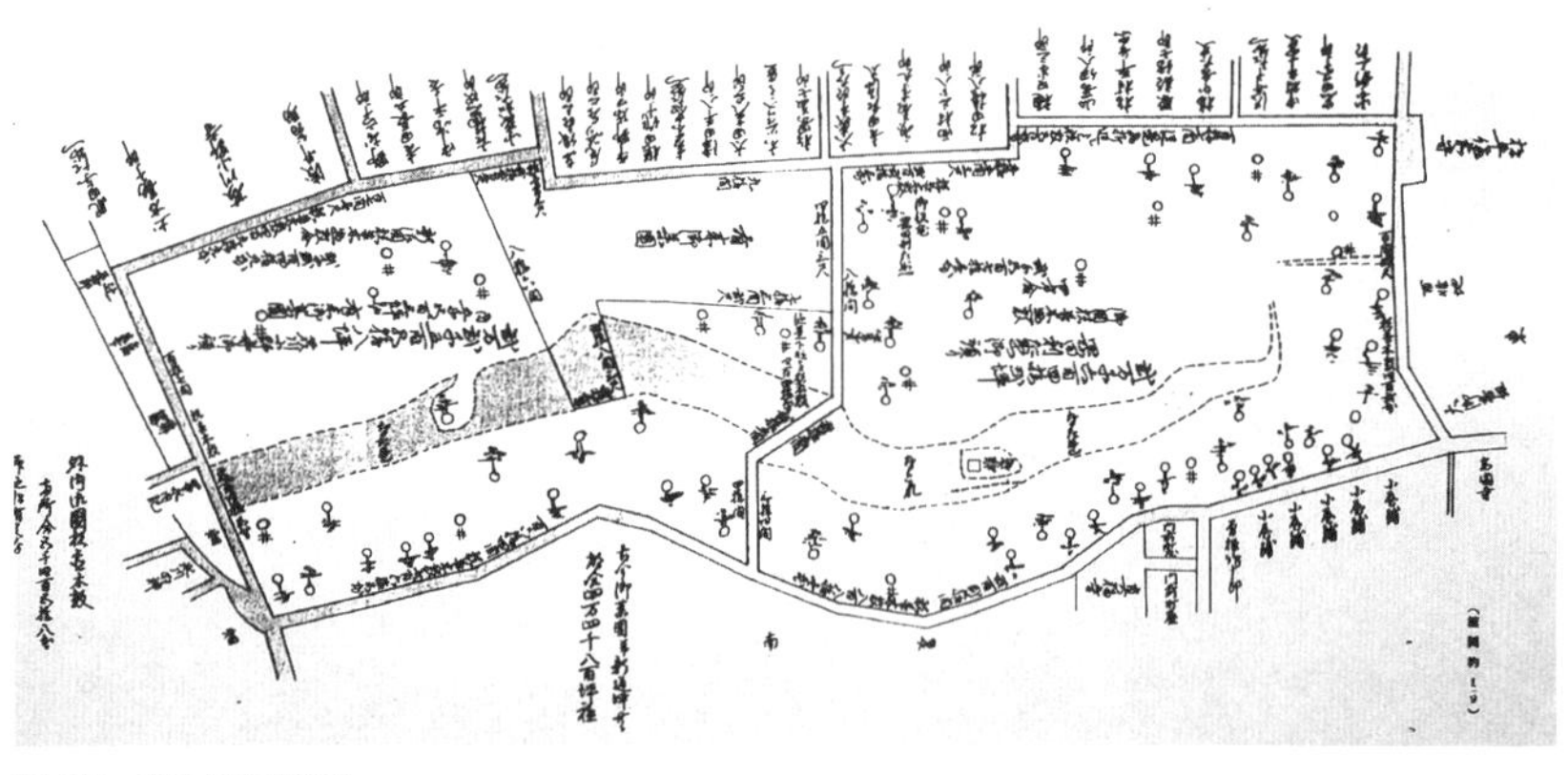

図 13　小石川御薬園

救済に努め、奈良北山でハンセン病者を収容救済する十八間戸（じゅうはっけんこ）を創設した。三六歳で関東に出て真言律宗の布教を目指した。

悪疾ともよばれたハンセン病者は、キリスト教世界でも重要な救済対象であったが、こうした収容施設が貧窮者、下層階級を対象としたことは西洋とも共通する。ルネサンス期の科学の新興という次のステップを欠くと、維持することのみの施設運営においては強力な慈善活動を支える人々の倫理次第で、一般的には忌避される施設は衰退することになる。歴史的な病院という施設の誕生と運営においては宗教世界の相違が大きい。

小石川養生所

施薬院や公的医療に関しては、江戸時代を通じて実質を伴わない官職のみが継続されたが、江戸では貞享元（一六八四）年に五代将軍綱吉により白山（はくさん）御殿とよばれた館林藩下屋敷に薬園が開設された（**図13**）。「小石川御薬園」とよばれ、八代将軍吉宗の時代になると、享保六（一七二一）年に白山御殿の敷地全体が薬園として拡張された。さらに、享保七年一二月（一七二三年一月）に施薬局（養生所）が設けられた。これは小石川の町医小川笙船（しょうせん）（一六七二～一七六〇）の目安箱による建議を吉宗が採用したものである。江戸町奉行大岡忠助の管轄下で、貧窮して身寄りのない病人を収容し施薬、介護を行った。小川笙船をはじめ数名の医師が出張して診療に当たった。診療科としては本道（内科）だけでなく、後に外科と眼科も加わったという。収容人員は初め四十人で、最盛期には百七十人に達したが、幕末にかけて五十人程度にまで縮小した。

当初の設立目的に反し、時代が変わると、対象者が最下層の人々ばかりなので、お上の役人意識が露出して官給品（幕府が無料で支給する煎薬や日用品や飯米、薪炭等）を横領したり転売したり、病人の小遣銭をくすねたり、夜になると博打にふけったり不正、悪弊が公然の事実となった。出張して診療に従事した医師も町医が主体で、その診察は病人部屋の廊下を通って声を掛ける程度の極めて貧弱なものであった。病人部屋は蚤（のみ）や虱（しらみ）が蔓延し、畳には膿血がこぼれており、奥の重症部屋に至っては大小便が畳にこぼれたまま放置されていたという。したがって、長崎で養生所の設立に奔走した松本順に対して、岡部に代わる新長崎奉行の高橋美作守和貫も長崎新任の監察使（すなわち目付）有馬帯刀（たてわき）も江戸にある小石川養生所の衰弊を引き合いに西洋式病院としての養生所の設立に反対した。これに対して、松本も小石川養生所は廃止して当然と考えていた。

キリスト教宣教師と医療活動――ルイス・デ・アルメイダ

アルメイダの前半生

幕末から明治初期にわが国で活躍したプロテスタントの宣教師の多くはアメリカ人であった。その中には、ヘボン（James Curtis Hepburn, 一八一五～一九一一）やシモンズ（Duane B. Simmons, 一八三四～八九）のように医師として医療活動にも従事し、わが国の近代医学の発展に貢献したものが少なくない。さらに遡り、わが国で西洋医学の実地診療を初めて行ったのは、イエズス会の宣教師ルイス・デ・アルメイダ（Luís de Almeida, 一五二五?～八三）である。

アルメイダは一五二五年頃にポルトガルのリスボンで生まれた。アルメイダの実家はユダヤ系ポルトガル人で、ユダヤ教からカトリックへ改宗していたという。リスボンのレアール・デ・トドス・オス・サントス病院（Hospital Real de Todos os Santos）で外科診療を学んだ（**図14**）。この病院は、一四九八年に教皇教書にしたがって国王ヨハネス二世によって三十七の小さな病院を統合して設立され、医師の養成も行われていた。医学生は通常二年間の実習生として登録され、修了して試験に合格すると、国王から医師として任命された。アルメイダは一五四六年三月に、ここで外科医としての資格を得た。当時のヨーロッパではわが国と同様に医師という職業の人気は今日のような上位のものではなく、身分的には商人と同等、あるいはそれ以下にみられる時代であった。しかし、大航海時代に入り冒険旅行を夢みる青年にとっては、船医、特に外科医として採用されることが現実的な方策であったと思われる。
一五四八年頃にアルメイダは航海術も身につけてインドに旅立ち、そこで偶然出会った密貿易商人ドゥアルテ・デ・ガマとともに、中国の上川（サンチャン）や日本の平戸と豊後府内（現、大分市）を訪れた。アルメイダとガマは平戸で、上川行きの船便を待っていたザビエル（Francisco de Xavier，一五〇六～五二）と同伴者のコスメ・デ・トーレス（Cosme de Torres，一五一〇～七〇）ら一行に会っている。一五五一年、ザビエルは二年間の日本での布教活動で、日本が中国の影響下に社会と文化を築いてきたことに気づき、中国人を改宗させることができれば日本人も従うに違いないと結論し、日本を離れた。現地適応主義を布教の方針としたが、布教の主な対象を支配階級に置き、鹿児島では島津氏、山口では大内氏、豊後大分では大友氏に接触して布教の足掛かりを築いた。京都では足利将軍や天皇との会見を期待したが果たせなかったようである。ザビエルは、トーレスらイエズス会士に日本での布教活動を託した。トーレスにより、初のキリシタン大名として大村純忠（一五三三～八七）に洗礼が施されたのは一五六三年のことであった。

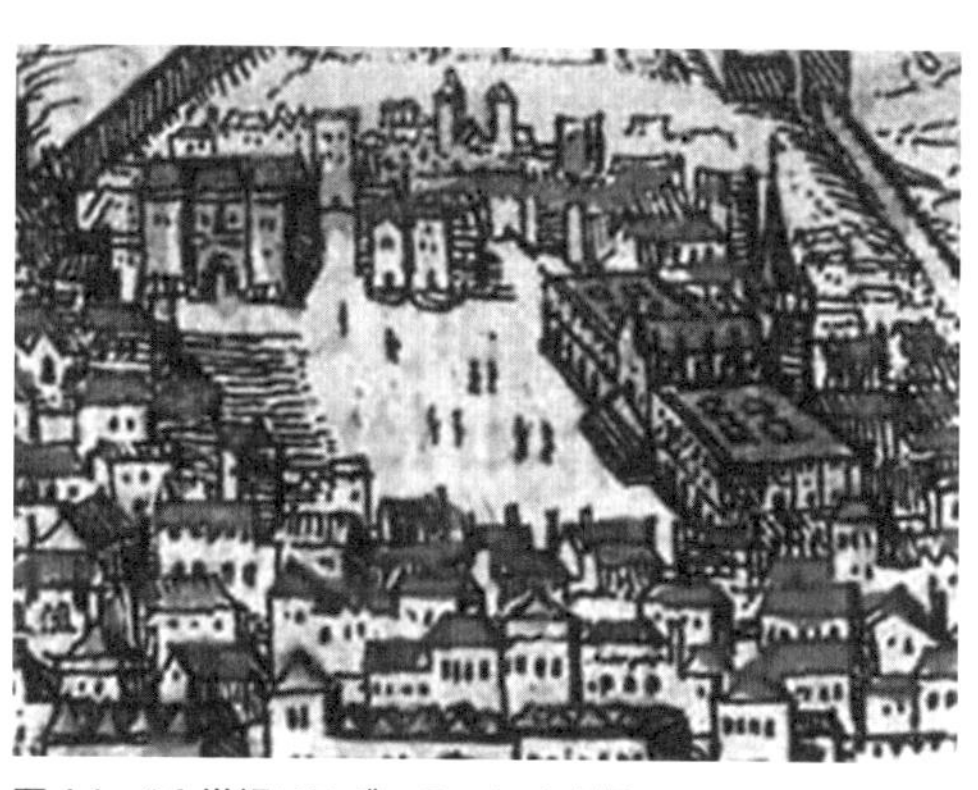

図 14　16 世紀リスボンのロシオ広場
広場に面して右手に描かれた大きな建物が Hospital Real de Todos os Santos。

アルメイダは、その後もシャム、マラッカ、中国、日本等での貿易活動を継続し、莫大な富を得ることができた。しかし、三十歳になる頃、神への奉仕のために自分の富と才能を最も有効に使うにはどうすればよいか、友人に手紙で相談をしている。そして一五五五年、彼はイエズス会に入会した。当時、極東で活動するポルトガルの平信徒がイエズス会に入会することは稀でなかったという。

アルメイダの豊後府内における最初の施設

豊後府内におけるキリスト教宣教は、わが国におけるキリスト教宣教の原点として位置づけられる。宣教の最初の拠点は、ザビエルらの宣教師に保護を与えた大内義隆（一五〇七～五一）の城下町山口であったが、義隆とその後継者の大内義長が相次いで死去したことで、一五五一年以来わずか五年で頓挫した。

長崎地方の貿易港としては平戸にポルトガル船が来航していたが、大村純忠がポルトガル貿易を自分の領内で行うことを希望し、トーレスの意向とも一致したことから、一五七一年に貿易港として長崎が開港された。一五八〇年には、純忠は長崎港周辺を教会領としてイエズス会に寄進した。こうして、長崎はキリシタンの町として整備されていった。一方、大分地方の豊後府内にもポルトガル船は来航していた。中国での布教を目指したザビエルの指示により、バルタザール・ガーゴ（Balthasar Gago, 一五二〇～八三）が豊後府内に移動し、大友義鎮（よししげ）（後に宗麟、一五三〇～八七）（**図15**）から土地を与えられて修院（casa professa）と聖堂（capella）を開設したのは一五五三年のことであった。長崎がキリシタンの町として発展し始める約二十年前である。

一五五五年にイエズス会の修道士として豊後府内に入ったアルメイダは、貧困のため乳幼児を殺すこと（間引きの習慣）が横行している有様に衝撃を受けたという。そして、自己資金により乳幼児達の収容と保護のための施設を開設することを思いつき、その法的保証が得られるようイエズス会宣教師、すなわちガーゴに尽力を要請した。ガーゴはアルメイダの意向を宗麟に伝え、全面的協力が保障された。ガーゴは、イエズス会のロヨラやポルトガル国王宛の書簡で、アルメイダによるこの施設を「私達が設立した病院（ospitall = hospital）」と報告している。ホスピタルは今日的病院だけでなく、障害者や孤児等の困窮者を保護収容する施設も意味していた。このときの育児院は、アルメイダにとっては緊急性を要するものとして要望され、修院に近接した既存の家屋が提供されたという。キリシタンの乳母数名が配置され、幼児に牛乳を飲ませるため牝牛二頭が購入された。

この施設は、間引きを黙認してきた仏教界から激しい攻撃の対象となった。厳しい環境で乳幼児の死亡率も高かったこともあっただろうが、「キリシタンは人間の肉を食べるために赤ん坊を集めている」と宣伝され、血染めの布が施設の扉に投げつけられた。さまざまな妨害にあって、この育児院は一年後に廃止されたが、栄養失調の乳幼児に牛乳を与える効果は明らかで、貧しい人々からの信頼は高まり、布教活動を活性化させた。

また、一五五六年に山口における騒乱のため教会が焼かれ、トーレスら宣教師は山口を退去し、豊後府内に移動してきた。これに対して大友宗麟は土地や家屋を提供し保護したことから、教会施設は急速に拡充され、信徒も増加した。

豊後での医療施設の拡大

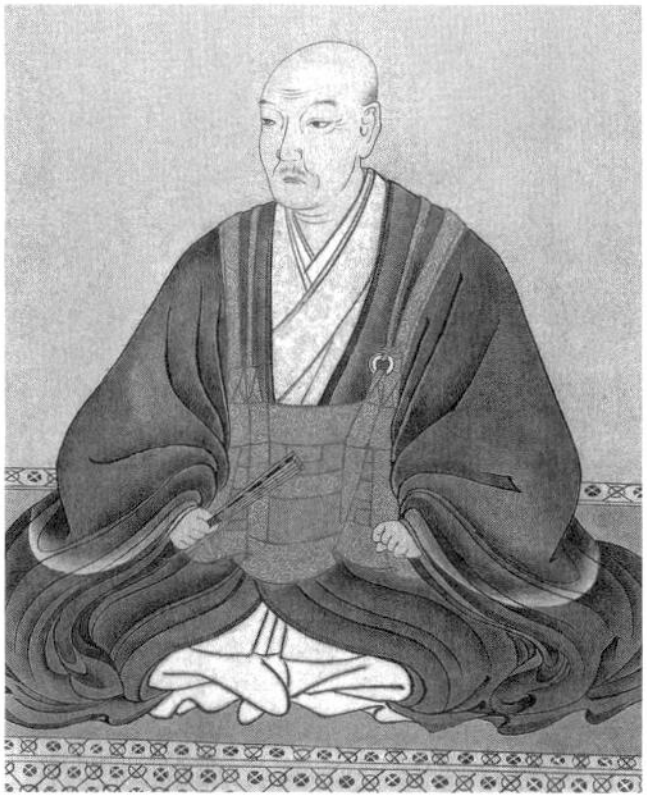

一五五六年の降誕祭（クリスマス）の頃、トーレスは教会の敷地内に病院の建設を思いつき、宗麟に相談したところ、宗麟もそれを望んでいたということで、早速建築に取り掛かった。当初の病院は負傷者の治療のための一般病室とハンセン病患者のための病室からなり、一五五七年の聖週間の聖木曜日（四月一五日）の頃に完成した。この病院はトーレスにより「貧者の家（una casa pera pobres）」として報告されたが、一五五九年には慈悲院（Casa da Misericordia）とよばれるようになっていた。こうした病院建設から開院に至る経緯やわが国でハンセン病患者が目立つこと、間引きが横行していること等はガスパル・ヴィレラ（Gaspar

図 15　大友宗麟の肖像画
（大徳寺塔頭瑞峯院蔵）

Vilera, 一五二五～七二）神父のイエズス会本部への書簡で報告されている。イエズス会の宣教師達はわが国の情勢や布教の状況を書簡で本部に送っていたが、一五五七～六二年の書簡の六五％は豊後から発信されており、豊後府内がわが国における布教の最大拠点であったことが推察されている。

病院の評判が広まり、ニーズが明らかであったことから、一五五九年七月には最初の病院の向かいに、さらに大きい二階建ての十六室もある病院が建設された。そこは外科手術を公開するため外部からみえるつくりで、同時に手術場の明るさを確保するための特別なベランダが設けられていた。メスで人間の体を切ることで、仏僧達が白人は人間の肉を食べているという風評を広めていたことへの対応を必要としていたためといわれる。両病院の近くには、病院で働く職員のための住宅も建てられた。

アルメイダは病院でもっぱら外科治療を担当し、内科治療は日本人医師が担当した。内科治療は、わが国において医師を専門職として確立したとされる曲直瀬道三が活躍した時代で、中国医学の生薬処方の効果は宣教師や修道士（イルマン）のアルメイダらにも実感されていたので、積極的に東洋医学を取り入れる努力をした。曲直瀬道三は足利学校で学び、そこで出会った田代三基（たしろさんき）（一四六五～一五四四）に入門して、中国（明）から導入された李朱医学を修得した。その後、天文一四（一五四五）年に京都で開業して以来、名声が高まっていた。彼は天正二（一五七四）年『啓廸集（けいてきしゅう）』という医学書を著述し、啓廸院という医学校を開設し、その評判は豊後府内にも達していた。しかし、外科治療に関しては、アンブロア・パレ（Ambroise Paré, 一五一〇～九〇）が当時活躍していたヨーロッパに比べて明らかに未発達であった（**図16**）。病院の評判が高まると、患者として仏僧も受診するようになったという。

司祭（パードレ）への道を選択したアルメイダ

病院の諸費用と運営は、アルメイダの資産提供に始まり、大友宗麟からの援助、キリスト教徒や数人のポルトガル商人達からの寄進によったが、規模の拡大に伴い費用が不足がちになった。新病院の開設に合わせて、トーレスは「慈悲の組（Irmãos da Misericórdia）」という会員組織を設立した。その目的は、①病院における医療活動とその運営、②貧者達に対する救貧活動、であった。アルメイダが「病院の慈悲の組の兄弟（会員）は十二名の日本人からなる」と報告しているように、病院では十二名の日本人修道士や信徒が交代で看護や介護、寄付金の受け入れと出費の管理にかかわっていた。アルメイダは彼らの教育にもかかわり、医療技術と知識の伝達にも努力した。この頃までには、内科と外科の病棟とハンセン病患者のための病棟が整備されたが、トーレスが「慈悲の組」を設立した真意は、病院業務を彼らに委ねて、イエズス会員は宣教活動に専念することにあった。

その後、日本イエズス会はローマの本部よりの指示により、医療活動から撤退することになったという。その文書がトーレスに届いたのは一五六〇年七月のこととされるが、その書簡に関する直接的内容と強制力は定かでない。一五六一年以後、アルメイダはトーレスの指示に従って西日本各地の布教活動に専心献身することになる。布教活動の一環としての医療活動がトリエント公会議*で禁じられたわけではないが、司祭が世俗的業務にかかわるべきではないといった議論はあったことだろう。アルメイダは、真摯に司祭（パードレ）として生きることを選択したわけである。ただ、豊後府内を離れた後の伝道先では、

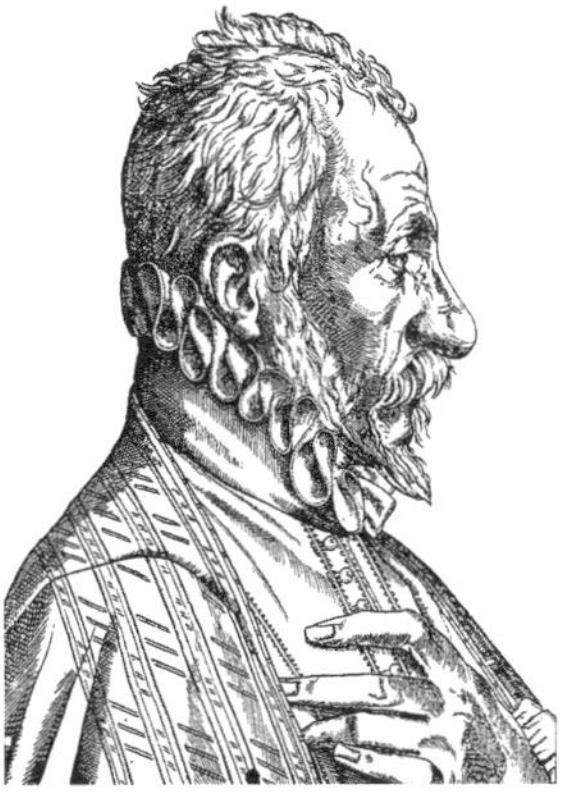

図16　アンブロア・パレの肖像画
外科学の父とされる彼の著書初版（パリ、1575年）に掲載。

求められて診療を行うこともあった。そして、一五七九年にマカオに渡り、念願の司祭の資格を得て、再び日本に戻り、伝道に専念して一五八三年一〇月、天草で没した。その十三年前の一五七〇年一〇月、トーレスも天草で没していた。

イエズス会は、宗教改革に対抗してカトリック教会の革新運動を担い、プロテスタントからカトリックへの復帰やヨーロッパ以外での信徒獲得を目指して海外伝道に取り組んだ。そこで、純粋に説教と対話による布教を一義的に追求したと考えると、イエズス会が現地の言葉で現地の風習を尊重して、社会の仕組みに則して支配階級の武士に焦点を絞った布教を目指したのは的確な判断であったと思われる。イエズス会のザビエルより三十〜四十年以上遅れて日本に上陸したドミニコ会やフランシスコ会の宣教師達もハンセン病のための施設や病院を各地につくり、医療福祉活動にかかわっている。フランシスコ会により京都に開設された病院としては聖アナ病院と聖ホセ病院が有名である。それは現地の習慣を無視した布教活動と一体であり、現地の支配階級との摩擦を拡大することになった。当時のイエズス会東インド管区巡察師で三度来日した司祭のヴァリニャーノの適応主義は典礼問題を生み、やがてイエズス会は解散に追い込まれるが、宗教儀式の在り方とそれへの参加をめぐって宗教とは何かという問題提起につながり、論争はいまだ終焉していないようである。

その後の豊後府内の病院施設

ヴァリニャーノは日本人聖職者の育成を重視して、各地に教育施設の設置を構想した。その代表が豊後府内のコレジオである。この施設は一五八〇年一〇月に開設され、大友宗麟からの支援も得られたことが当時のイエズス会の日本年報から知られているという。宗麟は天正四（一五七六）年に家督を長男の義統（よしむね）（一五五八〜一六一〇）に譲ったが、臼杵（うすき）の丹生島城（にゅうじま）（臼杵城）にいて実権を行使していた。しかし、宿敵島津氏との抗争では劣勢となり、豊臣秀吉の傘下に入ることになった。天正一四（一五八六）年から翌年にかけての島津軍の侵攻により府内は壊滅状態に陥り、病院やコレジオを含めて教会施設はすべて焼失したとされる。しかし、宗麟が臼杵城を死守する間に豊臣秀吉の大軍が到着し、島津軍は撤退した。その直後に宗麟は病死したが、その子である義統は豊後を安堵された。後に、義統は秀吉に厚遇され、吉統と改名した。秀吉の示唆もあって、棄教したものの父親同様キリスト教への理解を示し、文禄二（一五九三）年に朝鮮出兵時の失態により改易されるまで、イエズス会が所有した府内の教会施設が存続したとする説もある。

コレジオは一五九〇年に島原の加津佐（現、南島原市）に移動し、ここでわが国最初の活版印刷機が導入された。翌年、天草に移動し、一五九七年には長崎に移動した。コレジオを含めて一切の教会施設は禁教令の徹底に伴い、一六一四年に破壊され、消滅した。

*トリエント公会議は、現在のイタリア・トレント市で、宗教改革に対抗して一五四五年から一五六三年にかけて断続的に反復開催されたカトリック教会の総会。カトリック教会として反宗教改革的神学を確立した。

労役場と流刑の歴史

労役場での医療と江戸の寄場

英国の病院の歴史をみると救貧法に由来する労役場（workhouse）や懲治院（矯正院、house of correction）を起源とするものが少なくない（図17、18）。少なくとも筆者が短期間学んだバーミンガムのSelly Oak HospitalやDudley Road Hospitalは、それぞれ十九世紀末に労役場に併設された医療施設を当時の最新設計でナイチンゲール様式の複数の病棟からなる病院（infirmary）に改組して設立されたものであった。いずれも、一九八〇年には老年科を有する地域の中核病院であった。

英国の貧困対策は治安維持と労働力確保を目的として古い歴史を有するが、通常はエリザベス一世の時代の一六〇一年に改正された救貧法が近代福祉制度のはじめとして注目される。中世から近代への移行期に困窮した農民は都市へ集まり、浮浪者の増大は物乞いや窃盗件数を増加させ、治安維持の重大課題となった。そこで、貧困対策として保護や授産の場としての労役場や懲治院が設置された。しかし、賃金が支払われても過酷な強制労働が科せられるようになり、刑務所同様のイメージが定着した。産業革命の展開とともに、労働の搾取と非人道的処遇が批判の対象とされるようになった。一八三四年にチャドウィックが起草した新救貧法（一四六頁参照）が誕生しても労働環境は直ちには改善せず、社会問題化する間に、さまざまな取り組みがなされた。この頃高齢者や病弱者はこうした施設で保護の対象となり、施療病院機能の充実も配慮されるようになった。

の英国は、コレラのパンデミックにさらされ、公衆衛生思想が台頭し、医療改革が急展開し、懲治院や労役場の医療施設は近代的な病院へ移行することになった。

こうした病院の歴史を知る人々には、病院に入院することは刑務所に似た労役場に収容されることを連想させ、富裕層の多くは自宅で医療を受けてきたことから、地域で在宅での医療が模索されるようになり、今日に至っている。

わが国の封建制度がヨーロッパに類似していたかのように、江戸時代の半ば頃より大都市では農村で困窮した無宿が急増し始め、懲治院を思わせる人足寄場が誕生した。そこには病人長屋も設置されたが、病人は非人頭の管理する浅草の溜に送られたり、小石川養生所に送られたりした。両所ともまさに収容所でしかなかった。

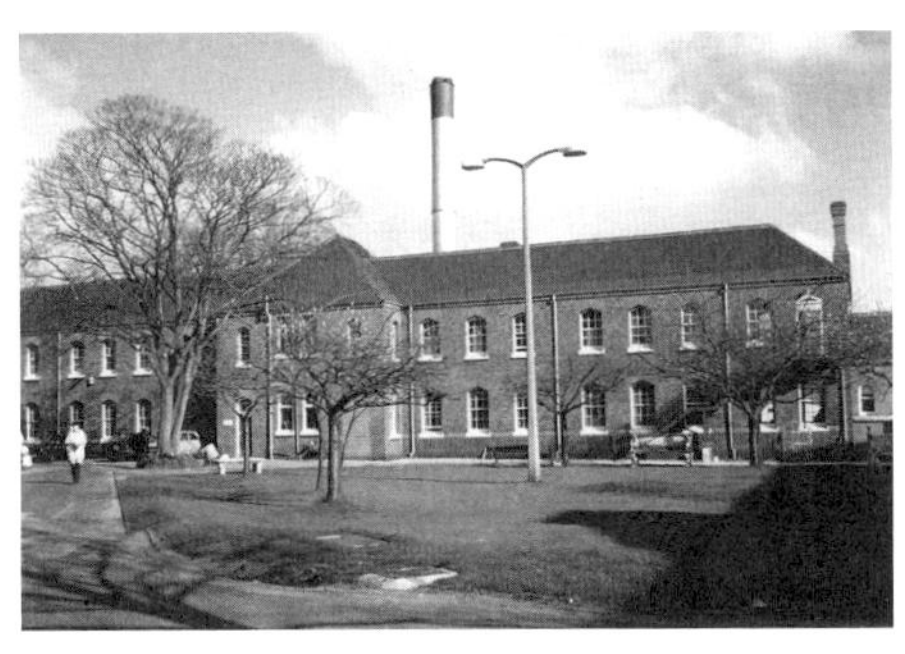

図 17　Selly Oak Hospital の一病棟（1980 年）

同一敷地に多数の病棟からなる Selly Oak Hospital は、救貧対策費用増大に対処するための新救貧法（1834 年制定）により全国で開設された労役場を起源とし、地域の中核病院として発展したが、近年になってバーミンガム大学医学部附属病院（エリザベス女王病院）と合併して、大学病院医療センターが建設されたことで 2012 年に閉鎖された。

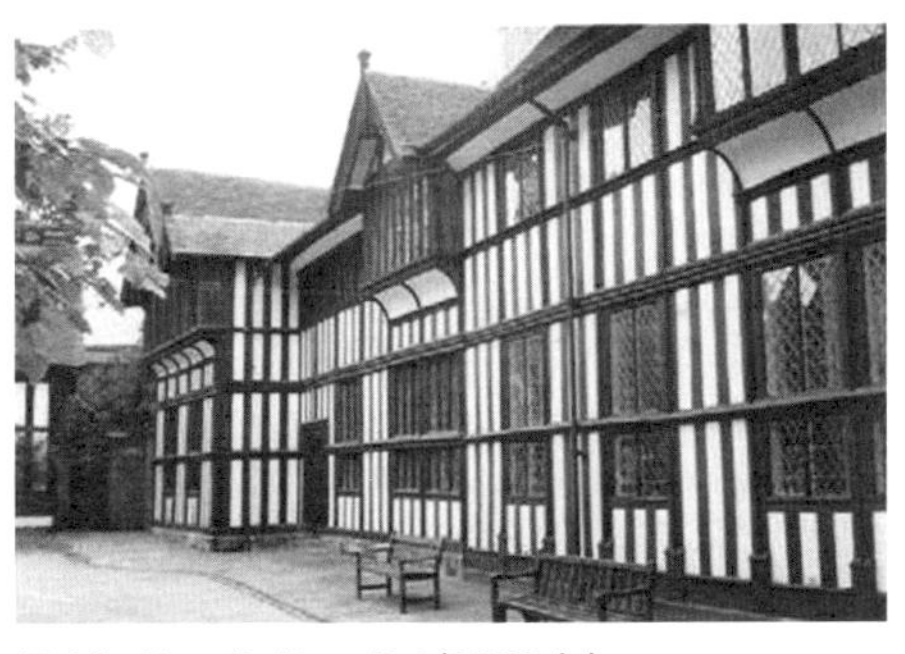

図 18　Bond's Hospital（1980 年）

1506 年に Thomas Bond により設立された Bond's Hospital は物乞いのための救貧院で、清教徒革命頃にはクロムウェルによりスコットランド捕虜収容所としても使用された。当時の建物が残存し、現在も老人ホームとして使用されている。

しかし、こうした収容施設の存在により西洋近代の医療技術を受け入れる素地は形成されており、産業革命や経済制度を受け入れる社会構造が準備されていたかのように思えることから、ヨーロッパに類似したわが国の封建制度が幕末期には近代へ移行しようとしていたとする仮説は魅力的である。

流刑と流人の歴史

江戸の人足寄場の施設は近代の刑務所へ引き継がれたが、犯罪者を社会の仲間から抹消する流刑の歴史は古く、さらに明治維新後にも存続した。明治元（一八六八）年の「仮刑律」において刑期の不明確であった遠島の刑期を三年、五年、七年の三段階とし、明治三年の「新律綱領」において流刑地を北海道に限定した。その後も何度か法律は改定され、刑期は延長され、徒刑と流刑が「懲役」と改称された。流刑者は主として船で北海道に送られ、数カ所に設置された集治監とよばれる施設に収容され、北海道開拓のための強制労働（定役）に従事させられることとなった。

当時は自由民権運動の最中で、民権活動家すなわち壮士は各地で暴動（加波山事件、静岡事件等）を企てたが、ことごとく鎮圧され、捕えられた壮士達の多くは北海道へ送られた。彼らの中には後年、国政に参画し名を上げたものが少なくないというが、北海道開拓のための過酷な強制労働は、江戸時代に無宿や犯罪者を佐渡へ送り、水替（坑道の多量の湧水を排水する作業）人足として鉱山経営のための強制労働を科したのと同じである。

明治期前半には国事犯の壮士で賑わった新流刑地北海道であったが、明治二一（一八八八）年の憲法発布後は配所としての不便さもあって実施されなくなった。しかし、法律上流刑が廃止されたのは明治四一（一九〇八）年一〇月施行の刑法および監獄法による。さらに、犯罪者の改善更生・社会復帰といった理念が明文化されたのは、昭和八（一九三三）年制定の行刑累進処遇令（司法省令）においてである。同省令一条は、「本令ハ受刑者ノ改悛ヲ促シ其ノ発奮努力ノ程度ニ従ヒテ処遇ヲ緩和シ受刑者ヲシテ漸次社会生活ニ適応セシムルヲ以テ其ノ目的トス」、と定めた。こうした発想は江戸時代に遡ることができる。

わが国における自由刑としての流刑は、江戸時代以前には上層階級の特殊な犯罪や政治抗争の敗者が対象とされた。流刑地としては、大宝律令において距離で三種類に分けられ、聖武天皇の時代に具体的に遠流を伊豆、安房、常陸、佐渡、隠岐、土佐、中流を諏訪、伊予、近流を越前、安芸とした。こうした時代の流刑者は家族や使用人（家来）を伴うことも稀でなく、中央の文化を地方へ伝搬する役割を果たすことにもなった。一般庶民の犯罪者が「遠島」とよばれる流刑の主流となるのは江戸時代になってからである。事例が集積され、八代将軍吉宗の寛保二年に編纂された「公事方御定書」において細かく規定されて以降、流人の数が急増した。

代表的な流人の島としては伊豆大島と佐渡が有名である。前者は天武天皇の四（六七四）年が初見で、後者は養老六（七二二）年が初見とされる。しかし、伊豆七島（大島、八丈島、三宅島、新島、神津島、御蔵島（みくらじま）、利島）として大島以外が流刑地に指定されたのは江戸時代になってからである。

江戸時代になって、雑多な犯罪者が流刑とされたことで、佐渡の流人にも質の変化をもたらした。佐渡の流人は「元和に始まり元禄に終わる」といわれたように元禄一三（一七〇〇）年の三十五人の集団押送（おうそう）で終了した。流刑者は相川を居住地と定められたが、鉱山労働者として強制労働を科せられることはなかったという。終了の最大の理由は、江戸から佐渡までの道中である。航海技術の進歩した江戸時代に、江戸から船で伊豆七島に送ることに比し、佐渡奉行として赴任した川路聖謨の日記にあるように日時を要する旅であり、押送に要する人員と費用は莫大であった。佐渡への流人を終了して七十八年後の安永七（一七七八）年に鉱山の水替人足として無宿無頼の徒六十人が佐渡へ送られ、新たな過酷な強制労働の流刑史が始まった。

江島生島事件と奥医師

近代以前の追放刑としての流刑は、原始的な社会の仲間外れ、村八分の延長のようなものであり、時の権力者にとって不都合な存在に対する処遇のひとつの形式と考えられる。左遷との関連も単純ではない。わが国で仏教文化が開花・定着した天平時代を継承した天武系最後の天皇である孝謙・称徳天皇（聖武天皇と光明子の皇女）の崩御により下野国に左遷された道鏡の親族は土佐に配流された。縁座（連座）の罪ということである。当時の医療事情に絡んだエピソードもあるが、事件の真相はいまだに不詳である。

政争事件は近代においても真相不詳なものが多いが、江戸時代に大奥が絡んだ最大のスキャンダルの江島生島事件も真相は不詳で、小説の素材としてさまざまに描かれてきた。正徳四（一七一四）年一月、奥女中江島（絵島）の江戸城大奥での所業に連座して関係者千名以上が処罰されたという。この事件を裁いた江戸御評定所の宣告文によると江島は無期遠島（八丈島）とされた。「次第に抜擢されて、多くの女中を取り仕切る重責を担う身分でありながら、その品行は乱れ、市中に御用で外出した折々には、悪人達と接触し、中でも狂言役者と親しくなり遊び歩いたこと」が罪状であった。次いで、奥医師奥山交竹院（禄高九百石、四二歳）は御蔵島へ、留守居番平田伊右衛門（禄高五百石、六一歳）は利島へ、小普請金井六右衛門（禄高三百石、四三歳）は八丈島へ遠島となった。他に、新島、大島、神津島、三宅島といった伊豆七島すべてに流人が振り当てられた。歌舞伎役者の生島新五郎は三宅島に配流されている。江島の兄、旗本白井平右衛門や、交竹院の弟の水戸藩士奥山喜内らは死罪となっており、単純な綱紀粛正事件としては連座、縁座の処罰が苛烈で数も多い。

この不祥事の首謀者のひとりとされた奥山交竹院に関する資料は乏しい。江島は七代将軍家継の生母月光院に重用されたが、家継は正徳三（一七一三）年に四歳で将軍職に就き、享保元（一七一六）年に七歳で死亡した。生来病弱であったようで、交竹院は主治医として月光院や江島から信頼されていたのであろう。家継の死因は急性肺炎とされる。奥医師達が将軍の治療に右往左往していた頃、治療に当たった奥医師としては登場しない奥医師として桂川甫筑（ほちく）（一六六一～一七四七）がいた。オランダ商館医のHerman Katz（一六六一～六二在勤）とDaniel Busch（一六六二～六五在勤）に直接師事した平戸松浦侯の医師嵐山甫安（甫庵、一六三三～九三）のもとで外科の術を学び、元禄九（一六九六）年に幕府医官として甲府藩主徳川綱豊（後の六代将軍家宣）に仕え、宝永六（一七〇九）年に奥医師となり、享保一九（一七二四）年には法眼に叙せられたという。月光院は綱豊の側室であり、江島も甲府藩士の娘であった。交竹院は奥医師仲間の桂川甫筑と、かなりの親交があったと考えられる。

御蔵島の奥山交竹院

御蔵島に配流となった交竹院は、今日では御蔵島独立の功労者とされ、島民から崇敬の念を抱かれてきた医師である。当時の御蔵島の人口は百人前後、家数は三十軒前後で、数名～十名の流人が暮らしていたようである。食糧自給の困難な島で、商品価値のある島の木材を伐りだすために三宅島から人が移り住んだという歴史から、行政的には三宅島の属領であった。当時の流人は見届物（みとどけもの）として食料等の生活物資を親類縁者から届けられ、受け取ることができた。書信往来も可能であったと思われる。元禄文化の時代に日本列島の経済産業構造は近代に向け変貌しつつあり、江戸と伊豆諸島の廻船も増加したことで、見届物は流人に限らず、島民全体に拡大されていくが、食糧自給の厳しさは容易には解消されなかった。御蔵島への見届物の具体的な例として日蓮宗悲田派（不受不施派）の僧日縁への、ある日の送付品は米四俵、春麦二俵、大豆二斗、小豆三升、胡麻二升、醤油一樽、味噌小樽二つ、灯油一樽、塩一俵であったことが知られている。

島の世話役の家の離れを借りて流人生活を送った交竹院は、島民が三宅島からの分離独立を望んでいることを知った。そこで、江戸の奥医師桂川甫筑を介して御蔵島の独立について幕府への嘆願を依頼したという。既に交竹院の没後のようであるが、享保一四（一七二九）年に御蔵島は三宅島から分離独立した。交竹院は、島の独立のためには独自の廻船を持つ必要があると世話役に説き、秘かに若者を江戸の船大工に弟子入りさせ、別の若者二人を相州に派遣して航海術を身につけさせた。やがて、彼らが帰島すると三宅島に漁船の建造を申請して許可された。実際には江戸への物資輸送に耐える大型船の建造であった。こうして、島の独立後は特産の木材を積んで、江戸での直接取引を可能にした。さらに、交竹院は島に自生する薬草を探し、その利用法や医術の心得を島民に伝えた。その結果、この島は長い間「医者いらず」の健康な島といわれたそうである。この話を紹介した大隈三好氏は、小笠原硫黄島を振り出しに数年間、伊豆諸島で教員生活を送った経験から、「昭和の今日では、無医村として島当局は医者探しにいつも頭を痛めているのは、何か文化の逆転を感じさせる」と述べている。「養生」という言葉はあっても「健康」という言葉のない時代の話である。

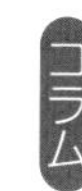

日本での徒刑制度の始まり

社会にとって不都合な人間を排除する流刑、追放刑では、伊豆七島や佐渡といった島をもたない多くの藩では山間部や僻地に犯罪者を追いやることになった。しかし、生活の保障を欠くので、追放に処されたものは再び盗みを働き、しばしば親類や知人を頼ってもとの土地に戻る「立帰り」という法律違反を犯し、送られた地域にとっては迷惑であった。こうした追放刑の矛盾は荻生徂徠等の学者により指摘されるに至った。特に荻生徂徠は、『明律国字解』で中国、明代の基本法典を解説して、刑事政策の変革を求め、追放刑ではなく自由刑としての徒刑を採用すべきこと等を主張した。

また、荻生徂徠は『政談』において、「昔の乞食・非人というのは、結局のところ鰥寡孤独の人々であって、社会の困窮者である。過去のすべての聖人の世であっても鰥寡孤独は存在し、中国古代の周王朝の始祖である文王の仁政というのはこの鰥寡孤独を憐れんで救うことを第一とされたことである。まして現代の乞食・非人は社会の状況が悪化したために生じたものであるから、結局は為政者の施策が行き届いていないことが原因であり、これを救済する方策が必要である。しかし、何ら配慮がなされていないまま非人頭の配下においているのは、方策を思いつかないためであり、奉行や役人の才知が拙劣であるというべき」であると論じた（鰥寡は一八九頁参照）。

諸藩の藩法で代表的な「御刑法草書」は細川家熊本藩における宝暦の藩政改革の柱のひとつとして編纂された刑法典である。宝暦五（一七五五）年にひと通り完成し、さらに整備されて宝暦一一（一七六一）年に施行された。この年に同じく熊本藩で「徒刑」が定められた。徒刑では、刑場での笞刑等（公開処刑）に続き強制労働を科した。ここで注目すべきは、労役に対して一定の賃金を支給し、一部を強制的に天引きして貯蓄させ、刑期が終了して釈放されるときに、貯蓄した賃金を生業に就くための資金として本人に渡したことである。さらに定期的な説諭があり、釈放時には親類と町村役人を役所に呼び出し、釈放者の就業について世話するように命じたという。

ヨーロッパにおける更生授産の要素を含む自由刑は一五九七年にオランダのアムステルダムで開設された懲治院が最初とされる。肥前長崎では、出島のオランダ商館を通じてヨーロッパの文物・学術書を積極的に輸入していたが、今日までの研究では肥後熊本における自由刑への影響は検出されていない。むしろ、徂徠学等の江戸時代の思想に由来すると考えるべきものであろう。視覚障害者の鍼灸按摩業や琵琶・三味線等、音曲による授産制度はヨーロッパに先行して実現されたが、江戸時代に展開したわが国の思想は興味深いものである。

熊本藩での徒刑実施から約三十年後、鍋島家佐賀藩では天明三（一七八三）年に「徒罪之法」を制定し、窃盗犯と博奕犯に徒刑を適用した。法の目的は「不所存之者共、悪業不致、趣意善心ニ相移候」ためで、収容者を改善して社会に再び戻す思想である。さらに、改善の見極めにより刑期前釈放の制度も設けられていた。佐賀藩では河川や掘割での力仕事や有田での窯業等に従事させ、賃金を支給し、一部を貯蓄させ、釈放時に親類縁者に渡した。

親藩である松平家会津藩では寛政二（一七九〇）年に「刑則」という刑罰法規集を制定し、徒刑を創設した。さらに、幕府が江戸で人足寄場を開設して以降は各藩でも徒刑制度が実施されるようになり、「徒刑」、「徒罪」、「揚りもの」、「寄場」、「人足溜場」等とよばれた。

養育所から養育院へ

貧困、無宿と食糧暴動

ユニークな専制君主であった五代将軍綱吉の時代に、天下泰平と経済文化の大躍進が本格化したが、その背景には商品経済、資本主義経済社会の展開があった。貨幣が普及し、市場が拡大し、小規模経営の農家は吸収合併で生産効率は高まるが、日雇い稼業に転落し、困窮した農民が増加した。しかし、農村で困窮しても都市に出ることで生活の可能性が開ける時代である。この現象はヨーロッパ辺境、特に英国における社会変化、封建体制から近代への移行と類似しているように思える。その結果生じた貧困問題に対して、救貧施設が発想され、更生・授産が意図された。英国での設立母体は、キリスト教会教区といった地域と有力者の寄付があったが、わが国でも類似の施設が生まれたのは、慈悲心だけではなく都市の治安維持を一義的に重視する為政者の発想であろう。

江戸時代の幕藩体制は、一面において、人民を土地に定着させて、その労力と農耕地によって生産される米麦をもって幕藩の財用に充てるシステムであった。そのために宗門人別改帳*と検地帳（水帳とよばれ、土地を把握するための台帳）があった。ところが八代将軍吉宗の時代には、農山村等で宗門人別改帳からはみ出した無宿なるものが次第に増加し始めた。これらは都市に集まり、食い詰めた挙句に悪事を犯すものも現れた。これは幕藩体制の基礎を危うくすることを意味する。都市においても、大商人への資本の集積により零細商工業

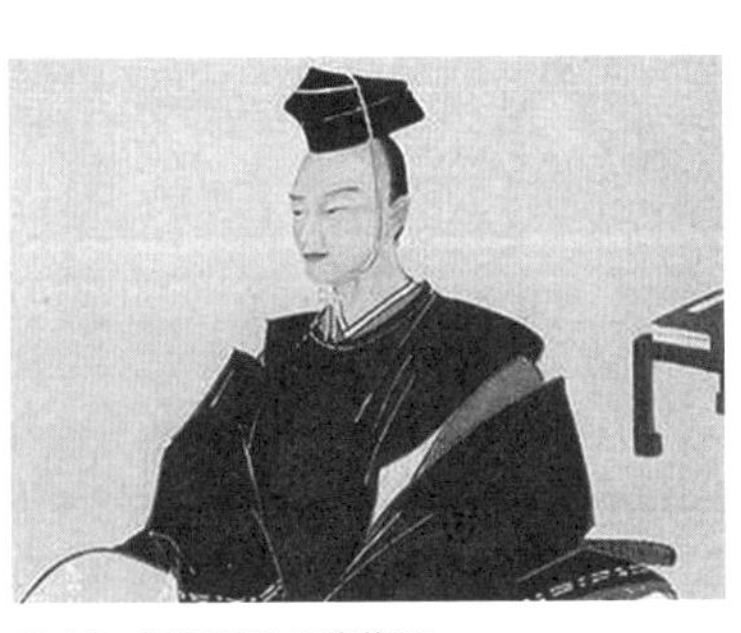
図19　田沼意次の肖像画

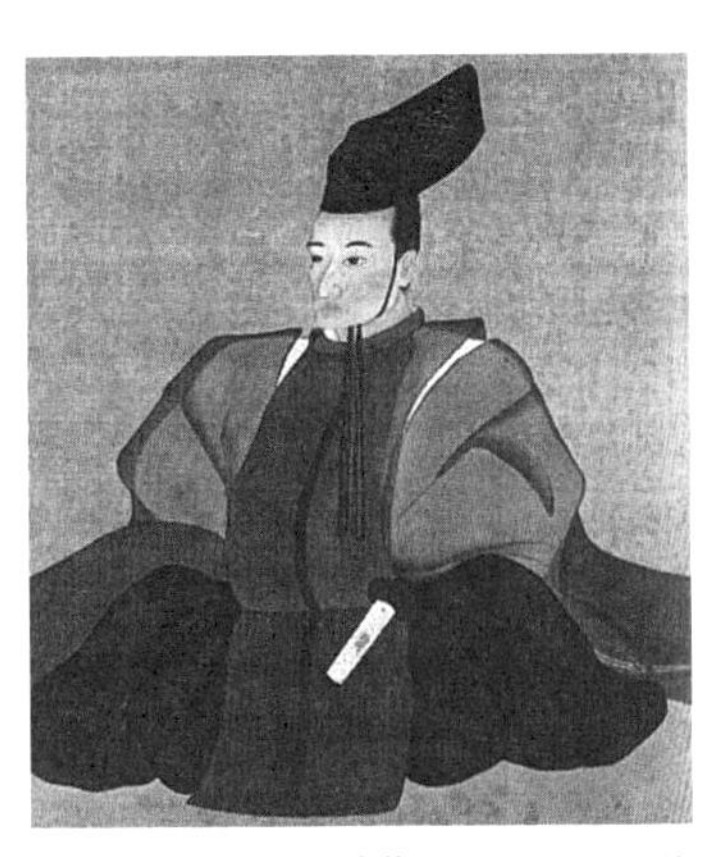
図20　松平定信の肖像画（鎮国守国神社）

者は没落し、日雇い就労で暮らす人々が増加した。
　こうして増加する都市貧民層は米価の高騰や金融変動に伴い、極貧状態に陥る危険を抱えていた。冷害や洪水等の影響で米が不作となると、買い占め等による物価の高騰が貧困層の飢餓を生じ、追い詰められた人々は買い占めの元凶とみなされた商人（米屋、酒屋、質屋、両替屋等）の倉や家屋を破壊する行為に及んだ。いわゆる打ちこわしである。最大の打ちこわしは天明七（一七八七）年五月に発生し、江戸だけでなく全国的に同時多発した。先行する飢饉として、アイスランドの火山活動や浅間山の大噴火に関連したエルニーニョ現象と冷害、水害等による農作物不作が五年前頃より発生していた。この打ちこわしは飢餓による民衆運動で食糧暴動とよぶべきものである。江戸での暴動は市中全域に及び、町奉行所だけでは対処不能となり、先手組の出動が命じられた。長谷川平蔵は天明六（一七八六）年七月に御先手弓頭に任命され、千石の足高（たしだか）を賜っていた。その一カ月後、平蔵を高く評価していた田沼意次（**図19**）が老中を免ぜられた。そして、天明の大打ちこわしや天災によって田沼の重商主義政策は終焉を迎え、今日まで人気の高い松平定信（**図20**）が改革者として登場した。

無宿対策――人足寄場の先駆としての養育所

田沼時代に、無宿対策として、彼らを一定の地域に収容して教育し、職（生産技術）を身につけさせ、生産人口としてもとの人別帳に返すことが構想された。田沼意次が老中に就任したのは安永元（一七七二）年で、失脚したのは天明六（一七八六）年であるが、この時代に蘭学が活性化して、ヨーロッパの学問や文化の積極的な紹介がなされた。寛政改革の後、この自由主義的風潮は規制され攘夷といった鎖国政策が強化されていく。しかし、社会構造の変革は抑制困難で、この後も飢饉の影響もあって無宿は増加し続けたようである。

安永七（一七七八）年に、無宿を佐渡に送り水替人足とし強制労働を科すことを始めたが、その苛酷さは認識されたようである。これに対して南町奉行の牧野成賢（しげかた）（一七一四～九二）は保護と授産のため無宿養育所の設立を建言し、安永九（一七八〇）年に深川茂森町（現、東京都江東区内）に建設し自ら運営した。無罪の無宿を引き取るが、悪質で不適とみなされたものは佐渡に送るようにした。田沼時代は、さまざまな領域で比較的自由な活動が許容されたようであるが、予算措置については定かではなく、養育所は牧野の個人的努力に依存したのであろう。

養育所はいくつかの理由から失敗したが、その最大の理由は「人は衣食よりも自由を欲する」ことを認識せず、収容者は脱走しないと考え、逃走を防ぐ設備と注意を怠ったことである。これを長谷川平蔵は牧野の失策として指摘し、改めて四面水に囲まれた要害の地を求め、佃の石川島に人足寄場を建設したわけである。牧野

＊宗門人別改帳は人別改帳と宗門改帳が統合されたものである。世界でも稀にみる戸籍制度の源泉は、キリシタン一掃を企図した「宗門改」にある。武家諸法度の寛文三（一六六三）年の改正で「耶蘇宗門」禁止条項が加えられ、翌四年宗門改役等が制度化され、寛永期にキリシタンを摘発するために試行錯誤される間に創出されたものが宗門改帳である。人別帳は賦役や課税の台帳として戦国時代から各地で普及していた。

は天明四（一七八四）年に大目付に昇格したが、直後に殿中で若年寄田沼意知（田沼意次の嫡男）が殺害される刃傷沙汰が勃発した。このテロリズム事件により、開国まで視野に置いていたとされる田沼路線に対する逆風が強まった。養育所が廃止されたのは天明六年であり、同年に田沼が失脚した。

石川島人足寄場の開設

無宿養育所の廃止後、幕府は無罪の無宿を溜預けとした。溜は非人頭の経営する粗末な小屋で、浅草辺りにあり、幕政初期から存在した。溜預けは宝永六（一七〇九）年、六代将軍家宣が在所のない無宿を非人の手下にする制度を始めたことを踏襲したものであった。

溜預けは、幕府が非人頭に無宿を預けるものであるから、費用を幕府が支払う必要があった。溜預けとなる無宿は増加し続けたので、松平定信が政権を担当した頃には溜の収容者数は千五百～千六百人となって財政課題のひとつとなっていた。一方で非人頭の無宿への処遇は劣悪で、衛生施設は貧弱で、年間約千人の病死者を出すに至った。この溜預けの問題は天明の飢饉の後を受けた松平政権の重要課題であり、解決策を関係者に募ったところ「盗賊改めをつとめし長谷川何がしこころみんといふ」ということになった。

寛政二（一七九〇）年二月、平蔵は加役人足寄場取扱を命ぜられ、早々に建設に着手した。四月までの二カ月間は毎日現場に臨み、人足小屋が完成すると、浅草の溜から無宿を呼び寄せ労働力を強化し、突貫工事により大枠を完成させた。当時対岸の築地に住んでいた杉田玄白の寛政二年五月六日の日記に石川島人足寄場の様子が記述され、長谷川平蔵の手廻しのよさに感嘆している。浅草の溜から移されてきた無宿の多くは医療を必要としたので、薬湯を設けて疥癬患者を入浴させ、病人長屋を設けて重病者を療養させ、有能な町医者と契約して定期的、また随時に診療にあたらせる等、医療にも最善を尽くした（**図21、22**）。

その結果は、松平定信が「いずれも長谷川の功なりける」と認めざるを得ない優れたものであったが、金儲けに過ぎる「山師」という平蔵に対する悪評を捨てがたく、寄場が順調に軌道に乗ると、寛政四（一七九二）年六月には人足寄場の担当を罷免し、同時に幕府の恒久的施設とし寄場奉行を配置した。実は罷免の理由は単純ではなかったようで、定信が失脚した後の寛政七（一七九五）年五月に寄場奉行は町奉行の配下とされ、寄場は町奉行の管掌に移された。平蔵が企図したこと、すなわち加役方の立場を奉行所の支援部隊から一歩進め、独自性の強化に向け独走するのを町奉行所は傍観していたが、定信の失脚を機に裁判行刑権の失地回復を図り、巻き返しの挙に出たということであった。

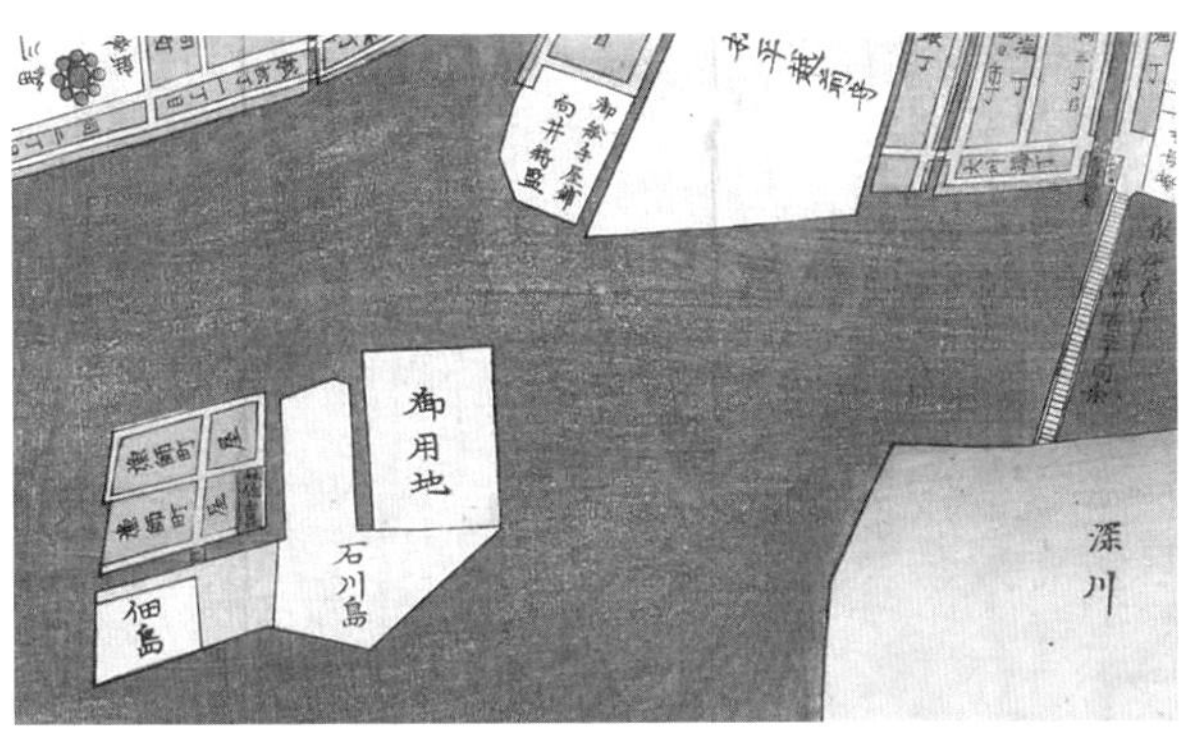

図 21　江戸切絵図「築地八町堀日本橋南絵図」（嘉永 2 年版）より
（国立国会図書館デジタルコレクション）
左下の島の石川島の上部が人足寄場。その対岸の佃島から分霊された住吉神社の所在が記されている（石川島の左斜め上に位置する、田の字状の右下・濃い灰色部分）。

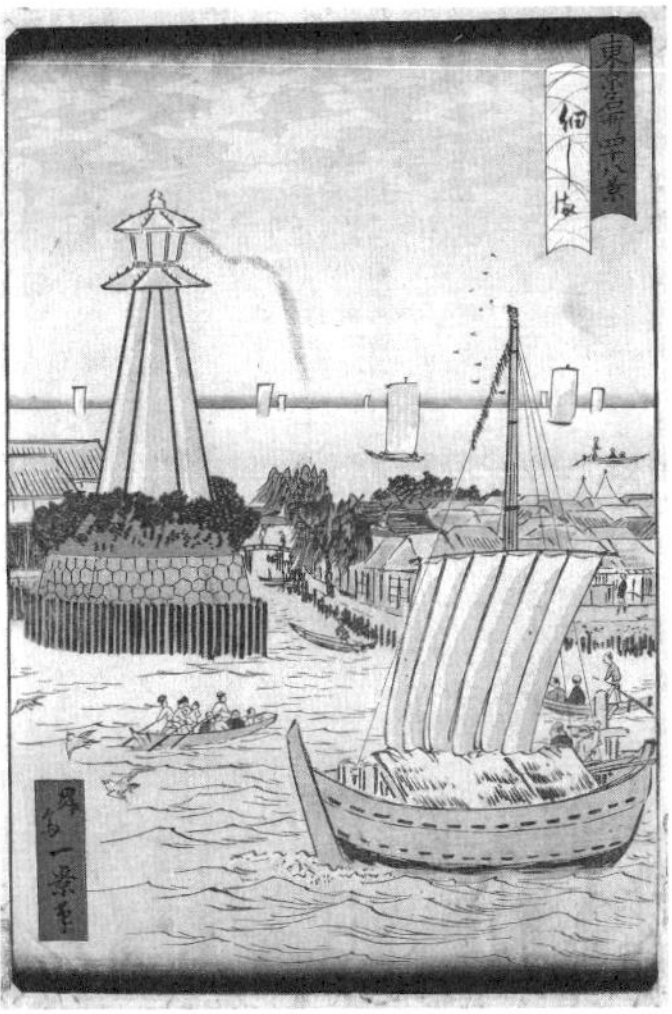

図 22　一景画「東京名所四十八景―佃しま」（東京都立図書館蔵）
人足寄場の油しぼりで生産された油を利用して、慶応 2（1866）年に寄場の北角につくられた灯台は江戸の名所となった。

江戸町会所と七分積み金

松平定信は寛政改革の最大の眼目を江戸の都市政策に置いたが、中でも寛政四（一七九二）年の江戸町会所の設立は天明の大打ちこわしを教訓とするものであった。江戸町会所は、江戸の大商店主等富裕層を中心とする都市地主の負担によって、飢饉や災害時に窮民を救済するための社倉（飢饉に備えて平素から穀物を貯蔵する倉）として向柳原（現、東京都台東区内）に設立された。脱穀せず籾のまま貯蔵する囲籾蔵が深川、小菅、神田等にも建造され、平時においても、資金を運用して（町会所金貸付）その利金を原資として、貧民への生活補助を実施した。資金は七分積金とよばれるもので、町々の店賃、地代収入の総額、必要経費を差し引いた手取金等を報告させ、倹約による経費節減可能額を提出させ、その七分（七〇％）を毎年積立させた。

こうした窮貧民の判定基準として享和二（一八〇二）年に設けられた「その日稼ぎのもの」の「目当」によると、棒手振（天秤棒を担いで行商する零細な商人）や日雇稼ぎ、乞食（物乞い）、行商人、場末の零細な地主等が「その日稼ぎのもの」とされた。彼らは士農工商の身分枠に収まらない人々で、十九世紀前半には二十八万〜四十万人にも達し、当時の江戸市中人口の六〜八割に相当したという。

天明の大打ちこわしの主体は民衆世界の下層部分を基盤とすることが認識され、飢饉や物価高騰時に再び食糧暴動が発生しないように、民衆世界全体へ救貧対策としての「手厚い」社会政策を、都市の社会的権力（名主や大商店主）と共同して実施しようとした。これが幕末維新期まで江戸の都市政策の根幹をなす江戸町会所というシステムで、勘定奉行と町奉行の監督下に置かれた。実質的には名主や地主の代表達が管理し、幕末にかけて財政の逼迫した幕府であったが、一切積立金には手をつけなかった。その結果、明治維新時には莫大な積立金が新政府に移管され、さまざまな事業に流用支出されることとなった。

養育院の誕生

明治となり江戸は東京と改称され、新政府にとって東京の掌握と治安維持は当面の重要課題であった。東京府では戸籍編成作業を始めて、職の不安定な生活困窮者や身寄りのない高齢者や幼児を把握し、開墾農民として就業可能なもの、授産・保護施設収容者等を選別した。そして、明治二（一八六九）年に授産・保護施設として救育所を三田、麹町、高輪に設置した。かつての無宿養育所と同様の発想である。特に、高輪の救育所には身寄りのない高齢者や幼児と障害者も収容した。運営にあたっては町会所の財産、すなわち備蓄米が流用されたが、明治四（一八七一）年になって廃藩置県が実施される状況で、予算が不足し、治安も安定したことから民間に払い下げられた。さらに、翌年には町会所を引き継いだ東京営繕会議所（その後、東京会議所）から扶助米を支給することを条件に廃止された。

共用金（七分積金）の管理は東京会議所に移管されたが、既に政府は東京の都市基盤整備のために大半を流用し、会議所は附属の敷地を売却する状態であったという。それでも、現金、米の売却代、共有地売却代等、引き継ぎ時の推定財産額は約百二十一万六千二百円であった。この時期、東京府知事を務めた大久保忠寛（一翁）（一八一八～八八）の月給は三百五十円（三等官）であった。

一翁は勝海舟とともに江戸城の無血開城を実現し、江戸城の明け渡しに立ち会った幕臣である。就任早々に、町会所を廃止して東京府庁主導のもとに東京営繕会議所を設置した。この組織は議会的運営に移行され、東京会議所と改称され、明治八（一八七五）年一二月に構成員による選挙で会頭に渋沢栄一（一八四〇～一九三一）（**図23**）、副会頭に福地源一郎（一八四一～一九〇六）といった旧幕臣が選出された。今日の東京商工会議所のルーツとなる。

一翁が東京府知事に就任した当時、大蔵卿の大久保利通や財政通の前府知事であった由利公正が岩倉使節団

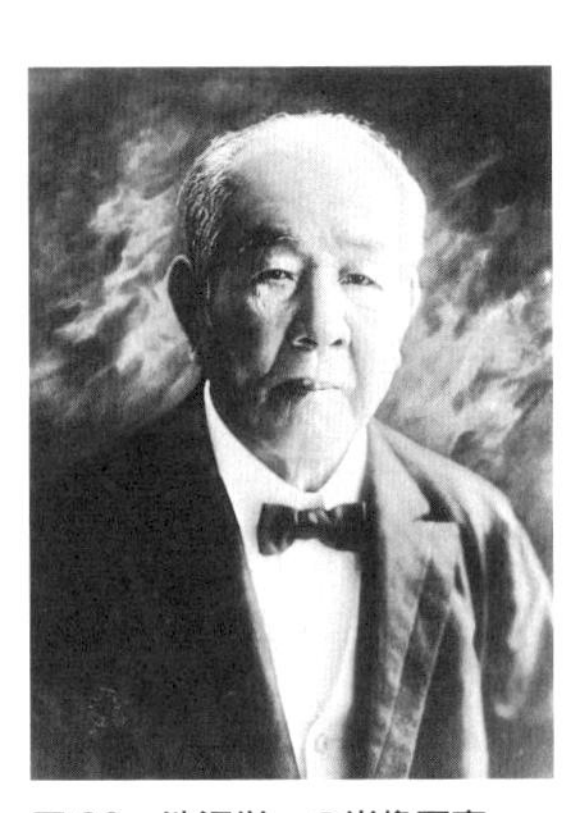

図 23　渋沢栄一の肖像写真
（国立国会図書館近代日本人の肖像）

に加わり外遊中であり、実権を握り権勢を発揮したのは副大臣相当職の大蔵大輔の井上馨（一八三六～一九一五）であった。井上が、明治二（一八六九）年に大蔵省に出仕していた渋沢栄一を後援し、また片腕と頼んだことで、渋沢を中心とした東京会議所の運営と事業展開が軌道に乗っていく。一翁は、明治七（一八七四）年の「民選議院設立建白書」にリンクするかのように明治八（一八七五）年に会議所から提出された「東京会議所改革意見上申書」を内務卿大久保利通に取り次いだ。東京府における実質的な地方議会設立を渋沢らが企図したもので、内務省とのやりとりの間に「会議所改革許可伺」は早々に取り下げざるを得なくなり、府知事を更迭される要因となった。すなわち、旧幕臣が推進し、東京会議所を府民の公選による組織として、市民一般の権利（市民権）を擁護する東京市会こと地方議会設立への「改革許可伺」は、讒謗律（ざんぼうりつ）、新聞紙条例を明治八年六月に布告し自由民権運動弾圧を強化して専制独裁政治を目指した大久保利通内務卿ら政府首脳には許し難い逸脱行為であった。一翁も申請者を代理の川勝参事にする等の配慮をしたが、同年七月二日に府知事名でこの許可伺いを取り下げた。前述の東京会議所構成員による選挙で旧幕臣の渋沢、福地らが執行部を占めたが、その約一週間前に一翁は教部少輔に異動していた。

さて、高輪の救育所等が廃止された頃にロシア皇子のアレクセイ大公が天皇の招待に応じて来日することとなった。そこで、ロシア皇子の東京到着を前に市中に徘徊する浮浪者等の処遇が治安維持のため改めて問題となった。府知事の一翁が浮浪者対策について東京会議所に諮問したところ、会議所は「救貧三策」を答申した。その中で、窮民を雇用する工作場や日雇会社への資金提供とともに、廃疾老幼（病人、高齢者、浮浪児）を保護収容する施設の設置が提言された。そこで市中徘徊の物乞い等不審者約二四〇名を捕縛し、新たに本郷の加賀屋敷（現、東京大学）に救育所を設けて収容した。その運営資金としても東京会議所の共用金が支出された。この救育所は明治六（一八七三）年に上野の護国院跡（現、東京芸術大学）に移転し、明治八年には養育院と改称された。その後、養育院からは孤児院や感化院等さまざまな医療福祉施設が派生したが、養育院本院は神田、本所、大塚等を転々として、関東大震災後に板橋に移転し、現在の東京都健康長寿医療センターに至っている。

江戸時代の思想と海外情報

長谷川平蔵が建設した石川島人足寄場では、収容者の教化のため定期的に心学の講話が行われた。長谷川は収容者の教化の必要を認識して教誨師として仏教僧侶を提案したが、松平定信は心学者の中沢道二（一七二五～一八〇三）に教誨を委嘱した。心学は京都の町人学者石田梅岩（一六八五～一七四四）によって創始された教学で、倹約・勤勉・正直を説き、庶民（町人、農民）の実践倫理として歓迎された。石田は神道、仏教、儒教等を独学で学び、講釈師としての話術は弟子の手島堵庵（一七一八～八六）、その弟子の中沢道二に引き継がれ、江戸時代後期の町人社会に多大な影響を与えたとされる。社倉の発想は朱子に由来するとされるが、定信が傾倒した朱子学は庶民には難しいと考えたのだろう。

中世から近代社会への移行期に農業や商業の社会的意義が主張されるようになるが、こうした思想の初期の学者として『町人嚢』や『百姓嚢』を著作した西川如見（一六四八～一七二四）が挙げられる。西川如見は長崎の町人で、南蛮流の天文学者とされる。西川は『増補華夷通商考』を宝永五（一七〇八）年に刊行した。本書は元禄八（一六九五）年にわが国で初めて刊行された世界地理書の増補版である（**図24**）。その原書は、イタリア生まれのイエズス会宣教師ジュリオ・アレニ（Giulio Aleni, 一五八二～一六四九）、漢字名「艾儒略」が一

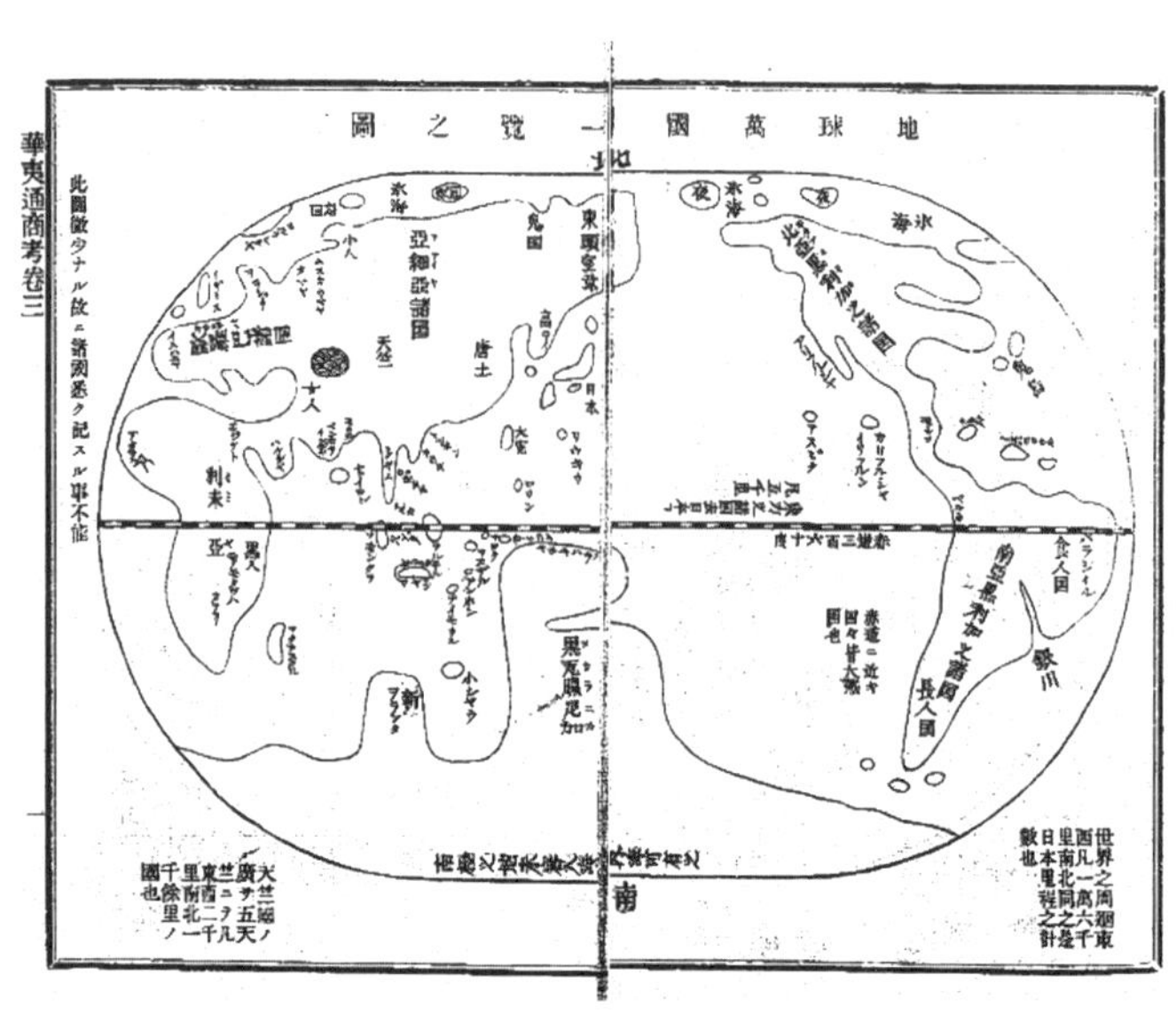

図 24　『華夷通商考』にある世界地図

『職方外記』が禁書の時代に西川如見により紹介され、アメリカ大陸が描かれたわが国で最初の地理書とされている。

六二三年（中国暦で天啓三年）に中国語で執筆した『職方外記』で、東洋に初めて紹介された世界地理書である。各国の貿易に資する商品や風俗を紹介するとともにキリスト教の布教にも配慮されていた。

したがって、わが国では『職方外記』は寛永七（一六三〇）年の禁書令で禁書の中に加えられ、公には読むことが禁じられた。しかし、秘かに輸入され、日本版が広く出回っていたようである。西川如見は元禄八（一六九五）年に『華夷通商考』（上下二冊）を刊行した後に原本を入手したと推察され、元禄の上下本が不備であることを知り、それを偽作扱いとして増補したとされる。約二十年後に、新井白石が密入国したイタリア人宣教師シドッチ（Giovanni Battista Sidotti, 一六六八～一七一四）を尋問した内容に基づき『西洋紀聞』を著したが、公に刊行されることはなかった。『職方外記』の輸入が許可されたのは享保一六（一七三一）年のことであったが、この時点で、既に本書を所有するものは多いので詳しい紹介文の必要がなかったという。

中世から近代への移行期の江戸時代には、同時代的に発展したヨーロッパの技術や学術に対する好奇心が旺盛で、中国語で書かれた情報、次いでオランダ語の書籍情報、加えて長崎出島のオランダ商館に駐在した医療関係者を通じて、いまだ明らかにされてはいないが、東西の情報交流が多彩な思想や行動に影響した可能性がある。その中で優勢となったのが国学思想ということであろう。幕末の国学思想家、佐藤信淵（のぶひろ）（一七六九～一八五〇）は、その著述において、洪水や火災の救済機関として「広済館」、病人の治療の場として「療病館」、貧民乳幼児のための「児育館」等の設置を提議したことでも知られる。こうした発想は例外的なものではなく、近代社会の抱える矛盾が多くの人々に意識され、救貧への対策もそのひとつの重要課題として論じられていたと考えるべきであろう。

第三章　医師の資格制度の整備

医学校での医師養成と資格制度

日本の医師国家試験

わが国では、医師の資格は医師国家試験合格を条件としている。医師に限らず国家主導での資格試験は、国際的には必ずしも一般的なものではないが、わが国では律令制度以来、国による資格制度はなじみやすいもののようである。医師という呼称も律令制度に規定された職制に由来する。

太平洋戦争後、アメリカの指導のもとに一九四六（昭和二一）年八月、国民医療法施行令（昭一七・一〇・二八勅六九五）の一部を改正し（昭二一・八・三〇勅四〇二、九月一日施行）、実地修練制度（インターン制度）と国家試験制度を実施することとした。この年の一一月に第一回医師国家試験が行われたが、実質的には一九四七（昭和二二）年五月一五日から三日間にわたって行われた第二回試験が新制度に基づく第一回医師国家試験というべきものである。札幌、仙台、東京等全国八カ所で試験が行われ、受験者数は一、六四六人、合格者一、三六四人で合格率八二・九％であった。この経緯では、全国試験の実施主体となるべき医師の職業団体が明治以降にも確立されていなかったという背景に注目する必要があるだろう。この頃、日本医学会は日本医師会の下部組織として、日本医師会とともに再編された。

シチリア王国の医師国家試験

世界史的に、国家による医師資格試験の最初は十二世紀のシチリア王国にあるとされる。一一四〇年、シチリアのロゲル二世（ルッジェーロ二世、ロージャー二世、Roger II，一〇九五～一一五四）は、試験に合格しないものには医療の開業を禁止した。一二二四年、彼の孫で神聖ローマ帝国ホーエンシュタウフェン朝の皇帝フリードリヒ二世（フェデリーコ二世、フレデリク二世、Friedrich II，一一九四～一二五〇）は、すべての医師免許志望者は三年間の基礎論理、五年間の内科と外科を学習して、熟練した医師の指導のもとで一年間臨床実習の後に、ヨーロッパで最初の医学校が誕生したサレルノ（南イタリアの都市）の試験官による公式の試験に合格することを要件として定めた。

しかし、こうした国家による資格制度はフリードリヒ二世の没後、シチリア王国の崩壊とともに消滅した。その後も類似の制度は、ヨーロッパのあちこちで繰り返し行われたが、十九世紀までは実効を生まないまま有名無実になった。学力試験の成績は、医師の臨床能力とはあまり関係のないことを、利用者のほうがよく知っていたからでもあろう。やがて、近代国家が誕生する頃までにヨーロッパ全体で各種専門職団体が発達した。そして、同業者団体の名において資格認定や職業内容を自律的に保障する慣例が確立され、それを教会や国王の権威により裏書きしてもらうことで、公的権威づけがなされた。このようにして公にされた職業がプロフェッションであり、医師はその代表的職業である。自律的に内部から職業的行為を規制するというのは倫理であり、つまりヨーロッパでは医師は倫理的な職業として確立されたわけである。

前述の、サレルノの医学校は九世紀に創立され、伝承ではギリシア、ラテン、ヘブライ、アラブからの四人の医師がかかわり、新しい医学の精神を伝達したという（**図1**）。九〇四年までにはサレルノ医学校は名声を確立し、シチリア王国の医学臨床に影響しただけでなく、イタリアのボローニャ、パドヴァ、ナポリ、南フランスのモンペリエの大学の発達にも影響を与えた。

破門されたままのフリードリヒ二世の時代

リハビリテーションについて考えるとき、ジャンヌ・ダルクやガリレオは今日までにリハビリテート（ローマ教皇による破門からの復権）されたが、国家権力により医師資格を規定した最初の人物であるホーエンシュタウフェン王朝最後の神聖ローマ帝国皇帝フリードリヒ二世（**図2**）は破門されたまま、いまだにリハビリテートされていないという事実が思い起こされる。イタリア・ルネサンスを象徴するレオナルド・ダ・ヴィンチが誕生する二百年前に急逝した彼は、学問と芸術においても近代を先取りしたエピソードを豊富に残した人物である。

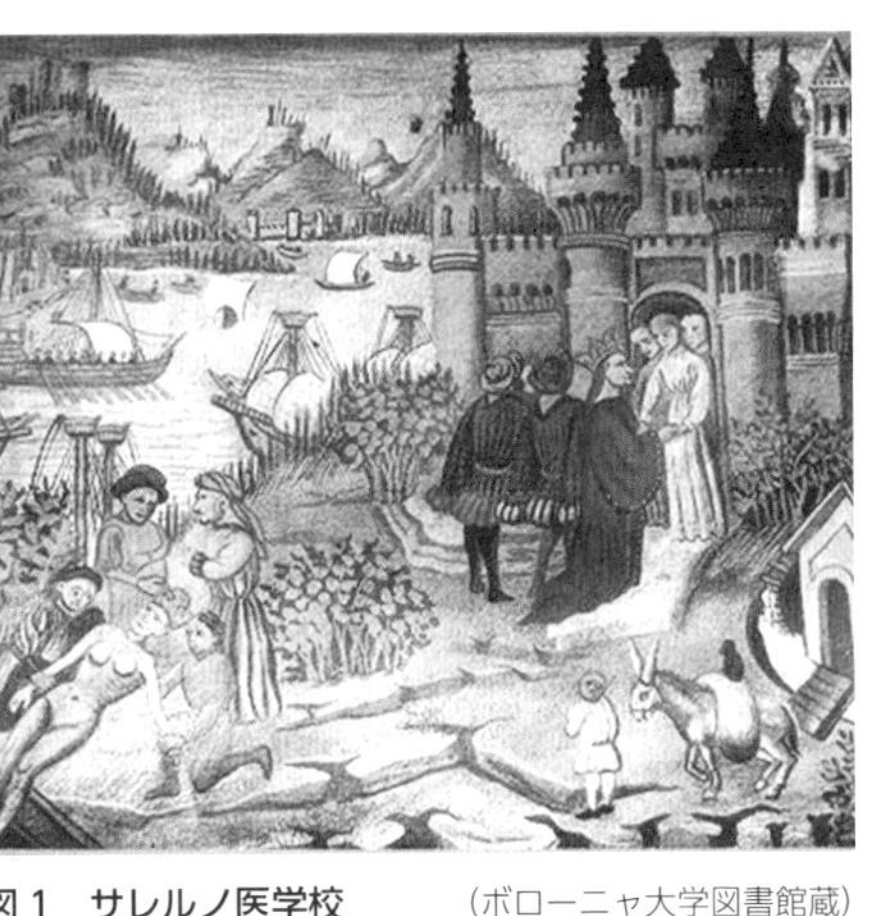

図1　サレルノ医学校　（ボローニャ大学図書館蔵）
十字軍負傷者とサレルノ医学校。

まず、当時のヨーロッパの時代背景を理解する必要がある。トルコ人のイスラム王朝による侵攻に耐えられず、一〇九五年に東ローマ帝国皇帝はローマ教皇に救援を依頼した。これを発端とする十字軍の当初の大義名分は異教徒イスラム教国からの聖地エルサレム奪還であった。野蛮なキリスト教軍団は先進的なイスラム教文化圏との頻繁な接触を通して、医学や薬学をはじめ専門知識や技術を導入し、いわゆる文明開化を生じることとなる。文明化はイタリア半島の諸都市からヨーロッパ全体へ広まるが、同時に十字軍の中核をなしたフランス人は新思想や文化を開花させることとなった。さらに、神秘的で啓示的なキリスト教は、アリストテレス的思考の流入により啓示的な真理を合理的に論証しようと試みるようになった。

さて、フリードリヒ二世は四歳でシチリア王となったが、同時に孤児となりローマ教皇の庇護を受けて育ち、成人してドイツ王、神聖ローマ皇帝となった。しかし、独自の十字軍戦略が教皇の不興を買い、一二二八年に破門され、破門されたまま十字軍を起こし、外交手腕により無血でエルサレム奪還を果たした。その功績により、一二三〇年に教皇は不本意ながら破門を取り消した。

フリードリヒ二世の科学好み

彼はさまざまな改革を手掛けた。神権国家の理念を廃し、古代ローマ法治体制に学び、シチリア王国の法典を制定し、ローマ教会の権威を無視した。ギリシア人、アラブ人、イタリア人が同居し、これにノルマン人、ユダヤ人、ドイツ人が加わり、海外との交流も多い国際色豊かな土地であったシチリアのパレルモで育ったことから、複数の言語に習熟し、先進的なアラビアの文化や学問を積極的に取り入れた。文化芸術においては、古典古代復興を推進しただけでなく、科学的思考を好み、医学関係では前述の資格制度だけでなく、医薬分業を推進するため薬価を制定した。ナポリ大学を創設したのも彼である。

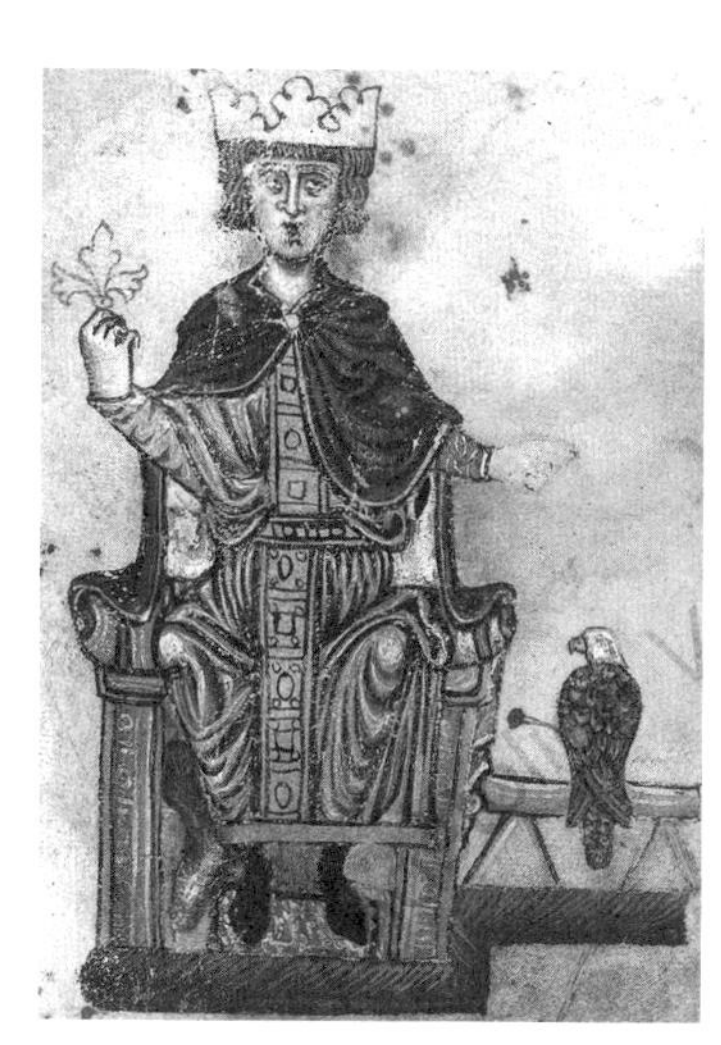

図２　フリードリヒ２世の肖像画
（バチカン図書館蔵）
「De arte venandi cum avibus」の挿絵にあるフリードリヒ２世像。

医学では、エビデンスに基づくことを重視した。消化に対する運動の効果に関心を抱いた彼は、二名の騎士に同一の食事を与えた後、ひとりは狩りに出かけさせ、他方はベッドに寝ているように命じた。数時間後、狩りに出た騎士が戻ると、両名を殺害し、解剖して消化管の内容物を検証したという。これが、比較対照臨床試験とＥＢＭ（evidence-based medicine）の概念の先行例として紹介されている。さまざまな言語が飛び交うパレルモで育ったことで、人は自然には何語を話すか、すなわち、生得の言語は存在するかに興味を抱き、新生児を集めて一切話しかけずに育てたところ、皆死んでしまったというエピソードもある。いずれも今日的には許されない実験ではあるが、ヨーロッパで人間を非人間とする魔女狩りが横行し、大量の犠牲者を生じたのは十五世紀以降である。

彼とローマ教皇との対立は激化し、一二四五年に再び破門され、以来今日まで破門は解除されていない。そうした中、フリードリヒ二世は一二五〇年一二月一三日、五六歳の誕生日を前にして急死した。死因は赤痢とされるが、詳細は不詳である。彼の死は、イタリアが国家として成立する機会を消滅させ、近代国家統一まで六百年以上待つことになる。すなわち、一八六一年三月一七日にトリノでの国会（国民会議）で「イタリア王国創立宣言」が採択され、統一国家が成立した。その年、わが国では年末に幕府が遣欧使節団を派遣することになる。目的は、安政五（一八五八）年の日米修好通商条約調印後、同じ条件で修好通商条約を調印した英国、フランス、オランダ、プロシア、ロシア、ポルトガルを訪問し、条約に規定された江戸、大阪、兵庫、新潟の開市開港延期の談判を行うことであったが、訪問国にイタリアは含まれていない。

キリスト教世界での科学思想の芽生え

明治期以前のわが国だけでなく、中国大陸においても西洋で成立し発展したような医師養成のための医学校は生まれなかった。専門職に対する意識の相違だけでなく、市場経済の発達様式にも相違があった。さらに、根底にある宗教の相違が人々の行動様式に影響を与えたと考えられる。いわゆる戦国時代のわが国で、キリスト教宣教師による布教活動に伴い西洋式病院や神学校が開設されたが、戦国時代の終焉とともにキリスト教は禁止され、キリスト教徒は改宗するか、国外追放となるか、処刑されるかして、病院も神学校も消滅した。

当時のヨーロッパでは、イタリア・ルネサンス期を経て宗教改革とともに科学革命の初期の段階にあり、一方で魔女狩りも最盛期にあった。五代将軍綱吉に謁見したケンペルの伯父は牧師であったが、ドイツで魔女裁判にかけられ処刑された。キリスト教社会では同時期に近代科学が誕生し、魔女の概念は変容していく。一方で、心臓をポンプとして血液循環説を確立し、近代医学の父とまで称されるウィリアム・ハーヴェイ（William Harvey, 一五七八〜一六五七）ですら、魔女裁判の鑑定人として活動したことが知られている。こうしたキリスト教世界で、現代の科学を発展させる思想が生まれたということであろう。

江戸時代末期とは異なり、その頃のヨーロッパで普及していた土木や天文学にかかわる物理学革命の成果は実感されても、化学革命や生物学革命以前のヨーロッパの医療には、戦国時代の日本人はさほど魅力を感じなかったであろう。しかし、既に体系的な医学教育は普及しつつあり、十六世紀のヨーロッパの戦乱の時代にはアンブロア・パレ（七四頁参照）に代表されるように外科技術の発展が目覚ましく、専門職としての医師の団体が確立され、比較的均質な養成校システムと資格制度が生まれつつあった。

明治初期の医師資格システムの創成

江戸時代の医業の開業

江戸時代を通じて、医師という専門職集団が結束して全国的な同業組合をつくり、体系的な教育により資格を規定するといった仕組みは生まれなかった。地域的には互いの利益を守るため「医者仲間」（同業組合）をつくり、申し合わせ（規約）を定めた例はあり、そこに今日的な開業医制の原型をみることができる。幕末にかけて私塾も発達し、西洋医学に関する情報のやり取りは地域を超え、広域のネットワークを形成し、牛痘法普及にも寄与したが、そこで明治維新を迎える。

公的な資格制度がなく、地域のニーズに応じて医業を営むことができた江戸時代の医師は、その経歴で三ないし四型に大別される。第一は、正式に高名な医師に入門して医術を数年間学んだもの、第二は儒学の塾を経て中国の医書を読み、多少とも医師について学んだ読書医師、第三は無学文盲であっても独創的に技術を開発し、あるいは経験的に医術を身につけたものである。第四は全くの経験のみで医業を営むもので、第三に含めることもできる。全くの経験のみを含めて第三のものが最も多かったと思われる。

江戸時代に流行した産科の大家として賀川玄悦（かがわげんえつ）（一七〇〇～七七）が知られ、幕末の産科医の九割までが賀川流の傘下にあったといわれるが、胎児倒立説（正常胎位の発見）を唱えた創始者の賀川は全くの無学文盲であったという。これは例外的な例で、多くは百姓医とよばれ、村落で医業を営むものであった。江戸等都市部における医業の自由開業とは異なり、郡部では名主を通して代官役所や領主役所に届けて許可を必要としたようである。その理由として百姓が農業を離れることは年貢の収納に影響したからであろう。しかし、一般庶民や下層の庶民ほど「学医は匙が回らぬ」といって、学問のある尊大な医師を敬遠した。すなわち、学問のある医師は理屈だけで治療が下手であることを実感していたからである。また、幕末には名主層が第二の様式で医業も営み、地域住民の信頼を得たものが稀でなかった。

なお、視覚障害者が鍼灸師として生計を立てる仕組みは世界に類のないものであるが、五代将軍綱吉の時代に確立された。この仕組みはわが国の盲人の生活史を背景に理解される。律令制度で規定されて以来、医師（くすし）は針師や呪禁師（じゅごんし）等とともに典薬寮に所属したが、それぞれ別の職種である。律令制国家時代の国営医療の仕組みは平安時代には形骸化し、鎌倉時代に完全に崩壊し、一般社会では医業の営利主義が展開し、江戸時代に至る。これらを一新して西洋医学のみを医療とする方針を定めた明治政府は、中国系医学を主流とした徳川体制下での医療に対して「漢方」という新しい差別的呼称を創出して、中国系医学の絶滅を図ることになる。

幕末江戸の医学教育事情

わが国では、治療（トリートメント）の場と実地修練の場としての大規模な病院は生まれず、体系的な医師の養成システムは生まれなかった。幕府の要請に応じて来日したポンペは、十九世紀までにヨーロッパで確立された病院に併設、あるいは密接した医学校の教育課程に即して五年間で終了する医師養成システムを長崎で実現することを目指して奮闘した。ポンペと二人三脚で病院と医学校の開設に奔走した松本順は、文久二（一八六二）年にポンペの帰国を見送った後、江戸へ戻り奥医師として勤めた。

江戸では、種痘所が万延元（一八六〇）年に幕府に移管され、大槻俊斎（しゅんさい）が頭取（校長）を務め、種痘（牛痘）

接種だけでなく、刑場での解剖観察を含め医学教育機関として整備されつつあった。この実態を憂慮した医学館〔すなわち寛政三（一七九一）年以来の幕府直轄の医官養成校〕から起きた、種痘所に対する教育機能拡大への非難もあって、文久元（一八六一）年に種痘所は西洋医学所と改称された。既に、種痘所の時代から学生を長崎医学所に留学させ、将来の体制づくりに備えていたことから、実態に合わせた名称変更でもあった。

文久二年四月、大槻俊齋が病死した後、幕府は同年閏八月に大阪で適塾を開講していた緒方洪庵を奥医師との兼務で医学所頭取（校長）として招聘した。副校長には松本順が就任した。松本順が江戸に戻って以来、奥医師の上席にあった伊東玄朴（一八〇一～七一）は松本の活動をさまざまに妨害したようである。しかし、もとより幕臣であり、幕閣の信頼も得ていた松本の影響力が人事に作用したと推察される。さらには、医学館に対しても優位性を発揮する。すなわち、文久三年二月に西洋医学所は単に医学所とよばれることとなった。これにより幕府が西洋医学を医学の本筋として認知したことになる。この方針が明治維新後の新政府により踏襲された。

これは松本順でなければ不可能な方針転換であったと思われる。彼は蘭方医として既に名を上げていた佐藤泰然の次男であるが、嘉永二（一八四九）年、十七歳時に幕府奥医師の松本良甫の養子となった。この年、医学館総裁の多紀元堅（楽真院）（一七九五～一八五七）の上申により幕府はいわゆる「蘭方禁止令」を出した。蘭方とは、中国系医学を基盤とする主流派の医家による、西洋医学に携わる医家に対する差別的呼称であった。

松本順は奥医師の養子になるに際して、楽真院ら医学館スタッフによる学業試験（筆記＋口頭試問）を受けた。松本順は自伝の中で頑迷な楽真院を嘲笑しているが、医学館の祖ともいうべき多紀元簡（桂山）（一七五五～一八一〇）は緒方洪庵の師でもある宇田川玄真（榛斎）の著書『内科撰要』の序言をつくり、自著『医賸』においては後世に洋医方が行われると予言したことを紹介している。松本が医学所において医制の改革に着手できたのは、彼が医学館側も一目置く存在であったことと、ポンペのもとで西洋式の医学教育を五年間受けた自負が緒方洪庵、伊東玄朴らの蘭方医に対しても優位性を示し得たことが大きいだろう。

明治維新と医制改革の端緒

明治維新、戊辰戦争により幕府と運命をともにした松本順は一時活動の場を失う。しかし、大政奉還後の新政府は、慶応四（一八六八）年三月、典薬少允高階筑前介（てんやくしょうじょうたかしなちくぜんのすけ）の建白に基づき、太政官布告第一四一号をもって、西洋医学によってわが国の医事衛生行政制度、医学教育を行うことを表明した。同年六月には、幕府の機関であった「医学所」を摂取、復興し、翌年の明治二年には医学所を大病院（横浜の軍陣病院の後身）と合併して医学校兼病院、六月にはやはり幕府の機関であった昌平学校、開成学校および医学校兼病院とを統合し、統合的な教育機関として「大学校」を成立させた。

明治新政府は明治四（一八七一）年七月に文部省を設置し、翌五年二月に西洋医学による医事衛生行政創設のため医務課を置き、翌六年三月には医務局に昇格させた。医務局は、全国医師の人口的、生態的調査のため全国の医師から明細な履歴書をその書式を示して提出させた。その内容は、①所属府県と身分（士族、平民）、禄高の有無、調査時年齢、②教育歴の詳細（期間、師事した医家名、履修した診療科（内科、眼科、口中科、産科、外科等）等）、③開業歴（場所、期間等）、④勤務した藩名、免職歴、転職開業歴等に関するものであった。

その結果は、内務省第七局（後の衛生局）とのやり取り等の紆余曲折を経て、明治七（一八七四）年に再調査、集計された。それによると、医師の総数は二八、二六二人（漢医二三、〇一五人、洋医五、二四七人）であった。当時の日本列島住民の人口に関しては、明治三（一八七〇）年（庚午の年）の明治政府による最初の統計書「庚午年概算」によると、全人口は三二、七九四、八九七人であった。医師数だけをみれば人口十万人対八六・二人

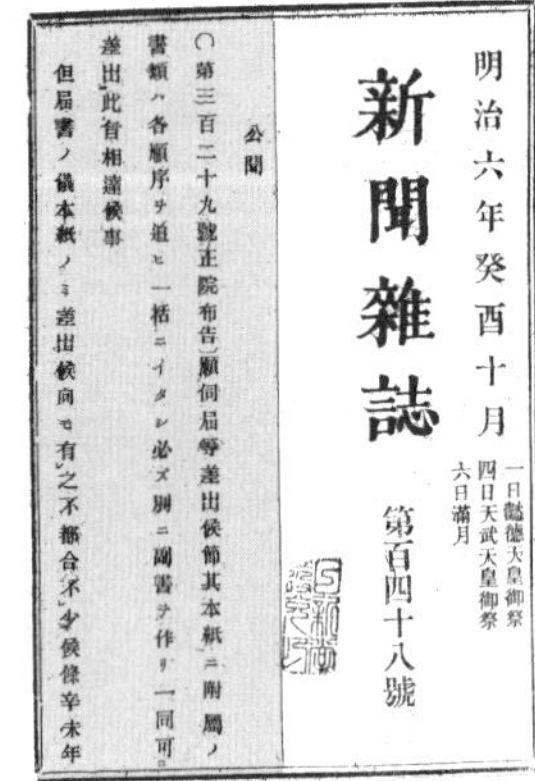

明治六年癸酉十月

一日懿徳天皇御祭
四日天武天皇御祭
六日満月

新聞雑誌

第百四十八號

公聞

○第三百二十九號正院布告ノ順伺届等差出候節其本紙ニ附屬ノ書類ハ各順序ヲ追ヒ一括ニイタシ必ズ別ニ副書ヲ作リ一同可差出此旨相達候事

但届書ノ儀本紙ノミ差出候向モ有之不都合不少候條辛未年

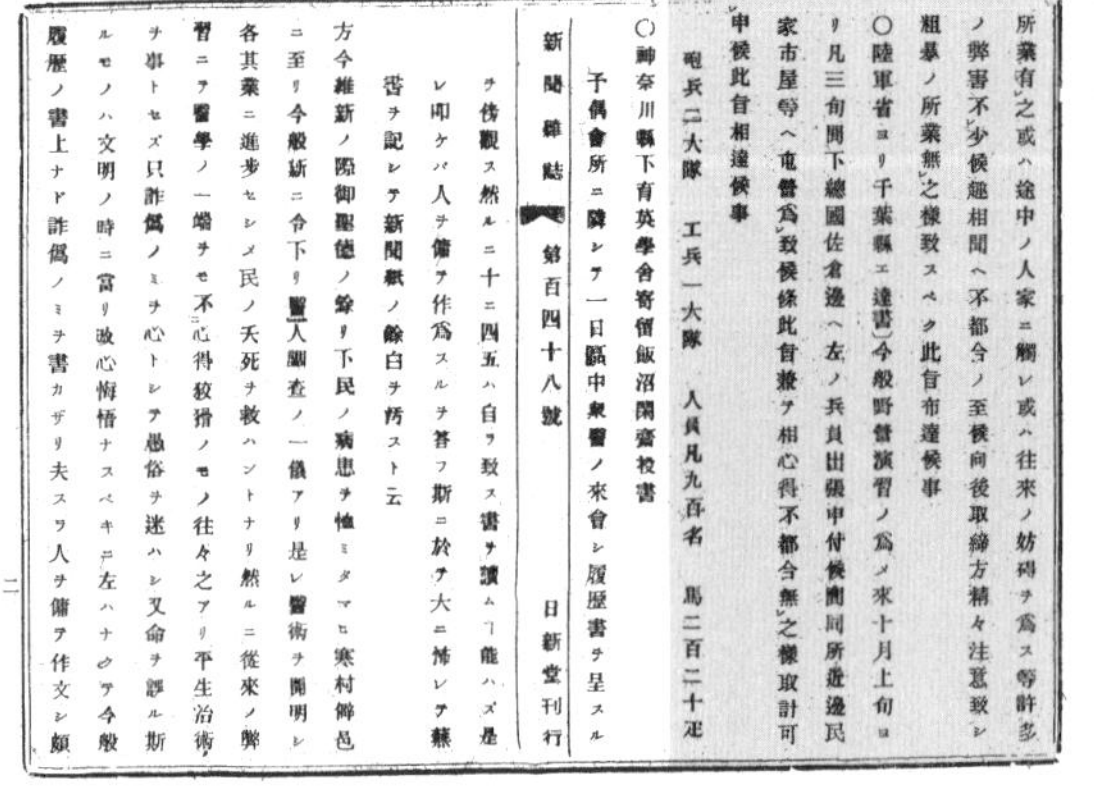

所業有之或ハ途中ノ人家ニ觸レ或ハ往來ノ妨碍ヲ爲ス等許多ノ弊害不少候趣相聞ヘ不都合ノ至候向後取締方精々注意致シ粗暴ノ所業無之樣致スヘク此旨布達候事

○陸軍省ヨリ千葉縣エ達書 今般野營演習ノ爲メ來十月上旬ヨリ凡三旬間下總國佐倉邊ヘ左ノ兵員出張申付候間同所並邊民家市屋等ヘ屯營爲致候條此旨兼テ相心得不都合無之樣取計可申候此旨相達候事

砲兵二大隊　工兵一大隊　人員凡九百名　馬二百二十疋

○神奈川縣下育英學舍寄留飯沼閑齋投書

予偶會所ニ隣シテ一日區中衆醫ノ來會シ履歴書ヲ呈スル

新聞雑誌　第百四十八號　日新堂刊行

ヲ傍觀ス然ルニ十ニ四五ハ自ラ致ス書ヲ讀ム了能ハズ是レ叩ケバ人ヲ傭テ作爲スルヲ答フ斯ニ於テ大ニ怖レテ臧否ヲ記シテ新聞紙ノ餘白ヲ汚スト云

方今維新ノ際御聖徳ノ餘リ下民ノ病患ヲ憫ミタマヒ寒村僻邑ニ至リ今般新ニ令下リ醫人調査ノ一儀アリ是レ醫術ヲ開明シ各其業ニ進歩セシメ民ノ夭死ヲ救ハントナリ然ルニ從來ノ弊習ニテ醫學ノ一端ヲモ不心得狡猾ノモノ往々之アリ平生治術ヲ事トセズ只詐僞ノミヲ心トシテ愚俗ヲ迷ハシ又命ヲ誤ル斯ルモノハ文明ノ時ニ當リ改心悔悟ナスベキニ左ハナクテ今般履歴ノ書上ナド詐僞ノミヲ書カザリ夫スラ人ヲ傭テ作文シ頗

ル玉石混淆ス夫レ醫ハ人命ノ關スルトコロ豈ニ容易ナランヤ然ルニ一字一文モ通ゼズ自ラ出ス履歴スラ少シモ會得ノナラヌ人カラノ如何ゾ人命ヲ關係スルヤ危モ又アマリアリ斯ル蒙昧ノ身ヲモナテ靦トシテ耻ル色ナク履歴ヲ僞詐シ上ヲ瞞ヒ開業免許ヲ得ルナド丶更ニ愚俗ヲ欺ギテ日々ニ誤ル人命ハ實ニ歎息ニ堪ガタシ當今御政體多端トハ申ナガラ此事元ヨリ輕カラズ一日因循スレバ一日ノ人命ニ損アリ上早ク撿査ノ命ヲ下シ奸ヲアバキ僞ヲ明シ斯ルモノハ一時廢業セシメナハ却テ悔悟シ勉強日ヲ追テ後業術進ムノトキ重テ開業セシムルモ遅レトセズ凡ソ近境其一字一文ヲ解セザル蒙醫等ヲ左ニ掲ゲテ

新聞雑誌　第百四十八號　日新堂刊行

以テ悔悟セシメントス余ガ云フトコロ若シ非ナラバ試ミニ會所ニ出テ翻譯書ノ一部ナリトモ讀マシメテ各其コレヲ明シタマヘ斯ク云フモノハ十區中ノ憐民患世ノ一寒生ナリ

武州多摩郡府中番場宿甲州道中　矢島　靜軒
同州同郡戀ヶ窪村　尾崎　傳
同州同郡上石原宿甲州道中　中村　秀岱
同州同郡深大寺村　富澤　伊兵衞
同州入間郡北秋津村　增田　元長

○磐前縣管下田村郡第四大區小二區丹井田村ニテ字舘醫王寺境内ニ觀音堂アリ其天井ニ大ナル老鼠ノ居ル由ヲ言ヒ傳ヘ近

図3　明治初期の新聞「新聞雑誌」（第148号、明治6年10月発行）に掲載された投書記事

（東京大学大学院法学政治学研究科附属近代日本法政史料センター明治新聞雑誌文庫蔵）

記事は神奈川県下育英学舎に寄留した飯沼閑齋による投書で、次のような内容である。「自分は地区役所（会所）の隣に住み、多くの医者が履歴書を提出するのをみてきたが、10名中4、5名は自分の履歴書を読むことができない。質問すると、他人を雇って作成したと答えた。人命にかかわる医師として極めて危険な話である。文明の時代の医学の心得を欠く詐欺であり、開業を一時廃業させるべきである。反省して修行し直すことを期待して、自分の出生国で1字1文も読めない文盲の医師の氏名を公表する」。

で、前近代の国際的水準としてみれば相当なものである。

しかし、西洋医を自称するものも「わずかに漢方医家に毛が生えた程度」で格別の違いもなかった。さらには代筆してもらったために自分の履歴書を読めない医師が実在したことが、当時の新聞記事にみられ、多摩郡府中、同郡恋ヶ窪、同郡深大寺村、入間郡北秋津村等の医師の実名が記載されている（図3）。彼らは江戸時代に医療の担い手であった百姓医の反映である。すなわち、明治維新の時点での医療水準は漢方医、西洋医とも資質、学識、技能とも一般的に低い水準にあった。明治元（一八六八）年一二月七日太政官布告第一〇九号において「近世不学無術之徒猥（みだ）リニ方薬ヲ弄シ生命ヲ誤」るものが多いとしている。したがって、「屹度規則ヲ相立学之成否術之工拙ヲ篤ト試考シ免許有之候上ナラテハ其業ヲ行ウコト不相成様（必ず規則を定めて、学業の成績と技術の巧拙を確実な試験による免許を有するものでなければ医療を職業としてはならない）」にしなくてはならないとした。

オランダ医学からドイツ医学の採用へ

西洋医学によって医学教育、医事衛生制度を整備する方針のもとに、政府は明治二（一八六九）年一月、相良知安（ともやす）（佐賀藩医）、岩佐純（福井藩医）の二名を医学校取調御用掛に任命して、医療制度の改革の立案にあたらせた。医学校については相良が、病院については岩佐が分担した。

模倣導入すべき西洋医学について、相良、岩佐らはドイツ医学を主張した。ドイツ医学採用における相良の活躍が有名だが、江戸時代に蘭方（オランダ医学）としてわが国に影響を与え、またわが国に親近感を寄せたのはもっぱらドイツ人であったことも影響したであろう。また、長崎で医学校を開設し教授したポンペが後任決定を急いだのは英国主導となることへの懸念からでもあった。相良も岩佐も佐藤泰然の後継者佐藤尚中（たかなか）（山口舜海）を師として佐倉順天堂で学び、尚中も含めポンペやその後継者のボードウィンにも師事している。佐藤尚中の養子となり順天堂を継ぐことになる佐藤進は、明治二年に明治政府から海外渡航免状第一号を得て、ベルリン大学医学部に留学した。すなわち、佐藤泰然、その実子の松本順と養子の佐藤尚中、尚中の養子の進へと、佐藤の家は政府の方針決定に先んじてオランダ医学からドイツ医学への切り換えを行っていた。

一方、明治維新にかけての戊辰戦争において官軍側の医療を担当し、横浜に軍陣病院を開設し、奥羽戦争にも従軍したのは英国公使館付の医師ウィリス（William Willis, 一八三七〜九四）であった。横浜の軍陣病院は江戸下谷の藤堂邸に移転され、医学所と合併して大病院（東京府大病院）とよばれ、奥羽戦争の傷病者を収容した。官軍、特に薩長は幕末から英国との親交を深め、英国医学を尊重したはずである。しかし、幕末の洋学はもっぱら蘭学塾により発展した事実があり、洋書調所を改称した開成所は開成学校として明治政府に接収されたが、その教頭となったオランダ生まれのアメリカ人フルベッキ（G.F. Verbeck, 一八三〇〜九八）もドイツ医学を推奨したという。

確かに、初代文部卿となる大木喬任（たかとう）や司法卿となる江藤新平が佐賀藩出身者であったこと等、佐賀藩人脈が相良を後援したが、ドイツ医学の採用は幕末から導入された医学教育の実績を背景に理解すべきである。明治二年六月、ドイツ医学採用の政府決定がなされ、明治三年二月、政府はプロイセンより医学教師二名を三年間の契約で雇用する約定書をドイツ北部連邦公使と交わした。大病院の病院長兼医学校長であったウィリスは西郷隆盛らの配慮により石神良策（りょうさく）とともに明治二年一二月に鹿児島へ移動し、医学校を開設することになる。大病院は、その時点で大学東校と改称され、佐藤尚中が大学大博士として大学東校での最高位の地位に就いた。

また、それより先に大病院は明治二年二月に医学校兼病院と改称されていた。このことは、医学校が病院に付属して発達した西欧における歴史を共有しないため、病院の付属物であった医学所に対して学校が主で病院はこれに付属すべきものという見解が定着する契機として注目すべきである。医学部に付属する大学病院の仕組みは、今日のわが国における医学教育を特徴づけるものである。

岩倉使節団と長与専斎

岩倉使節団とは

明治四（一八七一）年一一月一二日、岩倉具視（ともみ）を特命全権大使とする約五〇名の使節団団員と、同行の留学生約六〇名は米国飛脚船「アメリカ号」に乗船して太平洋に船出した。

いわゆる岩倉使節団である（**図4**）。副使として参議木戸孝允（たかよし）、大蔵卿大久保利通、工部大輔伊藤博文、外務少輔山口尚芳といった明治新政府の実力者が名を連ね、したがって使節団出発後の明治政府は「留守政府」と称された。しかし、「鬼の留守に洗濯」を策し、新政府の改革と整理を目指す勢力もあり、使節団派遣の政治的背景事情は複雑であった。

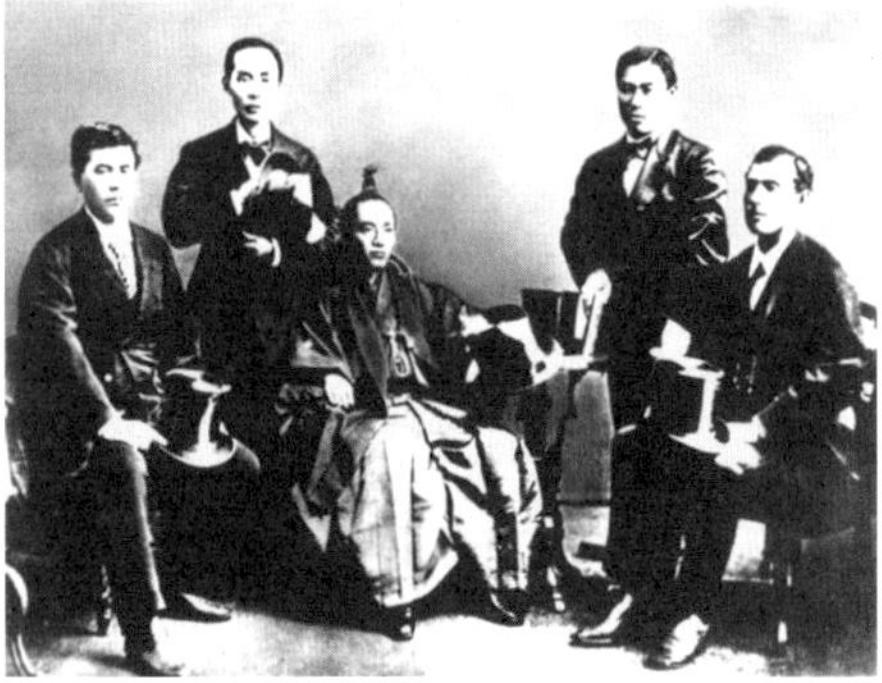

図4　岩倉使節団
左から、木戸孝允、山口尚芳、岩倉具視、伊藤博文、大久保利通。

使節団の目的は、条約締盟国との親善、欧米先進諸国の制度、文物を見聞してわが国の近代化を推進し、幕末に結ばれた条約の改定期限の延期を交渉する、そのための予備交渉が主なものであった。その約二年前に、清朝末期に蒲安臣（Anson Burlingame，一八二〇～七〇）を団長として、岩倉使節団とほぼ同じルートで欧米を歴訪した清国使節団と比較すると、当時の欧米における民族主義国家観を既に確立していたことがわが国では際立っており、興味深い。この頃、すなわち一八七〇年のプロイセン・フランス戦争（普仏戦争）に勝利したプロイセンでは一八七一年一月にドイツ帝国を成立させ、三月にはビスマルクが初代宰相に就任した。また、一八七〇年にはイタリア王国が誕生し、イタリア統一が達成された。

各省派遣の専門別調査官は大使、副使の意向を反映した人選であり、まさに薩長藩閥色の鮮明な団員構成であった。しかし、書記官等実務的役割を期待されたスタッフの大半は旧幕臣で、洋行や欧州留学経験者も多数含まれた。一等書記官の田辺太一、福地源一郎、二等書記官の林董三郎、三等書記官の川路寛堂（太郎）等である。また、専門調査を担う理事官にはそれぞれ数名の随行者があった。その中には後述（一二三頁〜）するように、教育制度全般の調査を担当した文部理事官田中不二麿の随員として、長州閥の縁故で加わった長与専斎がいた。田中の随員は五名で、長与が医学教育、中島永元と内村良蔵が英国の、今村和郎がフランス（第三共和政）の、近藤鎮三がドイツ（プロイセン）の学制調査を担当した。

多彩な随員と極めて若い留学生達

この団員には、後藤新平の才能を見い出し、後藤の岳父となった安場保和も大使随行の租税権頭として加わっていた。安場は横井小楠の門下生ということであったが、頑固な攘夷主義者であり、その精神を緩和させるために使節団に加えられた。西洋数字を知らず、数の概念も乏しく、ホテルの二階と三階を取り違え、部屋の番号も間違え、あるホテルでは「砂糖水」をメイドに注文したところ（恐らく「シュガー、アンド、ウォーター」）、メイドは「巻煙草（シガー）」と「牛酪（バター）」を持って来た。彼はついにアメリカ滞在に耐え切れず、帰国を訴えたところ、副使の木戸はやむなく了承したという。しかし明治五（一八七二）年、帰国早々に福島県令となった彼は一転して英米かぶれに変身したかのごとくであった。たとえば、後藤新平が明治六（一八七三）年に入学した福島洋学校（当時は福島小学校第一校に付属し、別科と称した）は安場により英語教育が奨励され、安場の令嬢姉妹は小学生にして英語が巧みであり、福島洋学校はのちに英学専修の組織に改められたという。

約六〇名の留学生には、旧佐賀藩主鍋島直大（なおひろ）、旧筑前福岡藩主黒田長知、旧富山藩主前田利同（としあつ）等の藩主や公家に混じって高知県士族中江兆民も含まれた。留学生に選出されるために中江は大久保利通の馭者と親しくなり、退庁する大久保の馬車の後をつけて大久保邸に入り込み、馬車から降りる大久保に直談判したという。中江はフランスに留学し、帰国後は自由民権運動の理論的指導者となる。

大久保の次男で後の牧野伸顕（のぶあき）は当時十歳、山縣有朋の養子伊三郎は十三歳で留学生に加わったが、これら少年男子に加えて女子留学生も含まれた。津田梅子（六歳）、永井繁子（九歳）、山川捨松（すてまつ）（十一歳）、吉益亮子（十四歳）、上田悌子（十六歳）の五名で、いずれも戊辰戦争では敗者の立場にあった士族の子女である（**図5**）。

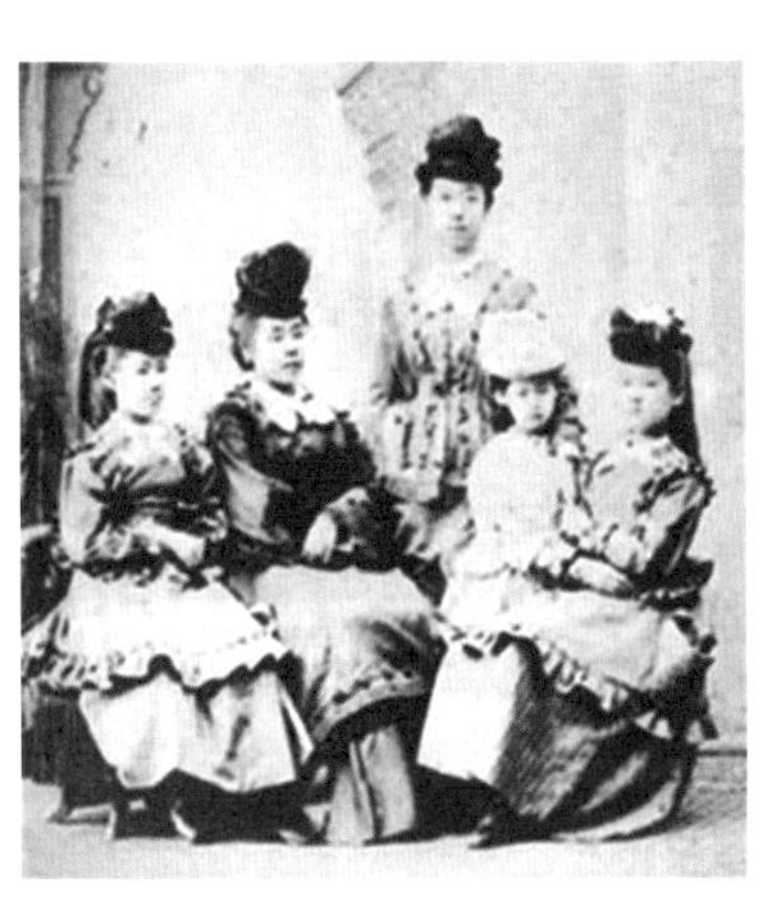

図5　岩倉使節団の女子留学生
左から、永井繁子（9歳）、上田悌子（16歳）、吉益亮子（14歳）、津田梅子（6歳）、山川捨松（11歳）。

女子を留学生に加える発想は、アメリカ視察旅行で西部開拓における女性の活躍に感銘を受けた北海道開拓使次官の黒田清隆が北海道開拓のための知識と技術を学ばせるため官費留学派遣を企図し、男女若干名を募ったことによる。山川捨松の兄健次郎は、この官費留学生として既に渡米していた。今日の小学生の年齢で渡米した津田、永井、山川の三名は、外国生活に適応し、帰国後は明治日本の「婦女の模範」として活躍することになる。

岩倉使節団は、明治六（一八七三）年九月一三日に帰国したが、既に五月二六日に大久保が帰国し、七月二三日には木戸が帰国していた。そもそも明治五年一月二一日（一八七二年二月二九日）にワシントン（華盛頓）に到着して、条約改正交渉を始めて間もなく大久保と伊藤は全権委任状を取りつけるべく急遽一時帰国し、使節団は待機することとなった。そこで、調査目的の随員達の一部は活動の場を欧州に求め、先行して出発することを許可された。そのひとり、長与専斎が欧州へ向かった理由にはワシントン内外での病院や学校の視察を終えて先方の対応に不満を感じたことや、さらに医学教育に関しては欧州大陸でなければ納得がいかないとの当初よりの思い込みもあった。そこで、帰国早々に医制の制定にかかわり、わが国の医学教育、保健医療行政の仕組みづくりを担うことになった長与の日記を中心に、彼の欧米での見聞をたどってみたい。

サンフランシスコからニューヨークへ

長与達使節団団員が明治四（一八七一）年一一月一二日に横浜を船出して、サンフランシスコ（桑港）に到着したのは一二月六日のことである（**図6**）。文部省のグループはオクシデンタルホテルに投宿したが、みるもの聞くもののすべてが初体験であった。ホテルでは一坪ほどのうす暗い小部屋に招き入れられ、驚く間もなくブザーが鳴って小部屋は徐々に上昇を始め、数秒すると再びブザーの音を合図に停止して、扉が開き、三階の廊下に出て、各自の部屋に案内された。この水力によるエレベーターに「あら肝を抜かれた」心地がしたほど驚いた。

長与によれば、それ以上に当地の人々が、異様な日本人をみて驚いたことを推察している。あるとき、市長の招待で団員のほぼ全員、百余名が芝居見物に出かけたが、それぞれ慣れない洋装や江戸時代のままの服装、髪型も思い思いの出で立ちであった。大劇場の中央に陣取った黄色人の有様はガス灯の眩い明かりに照らされ、

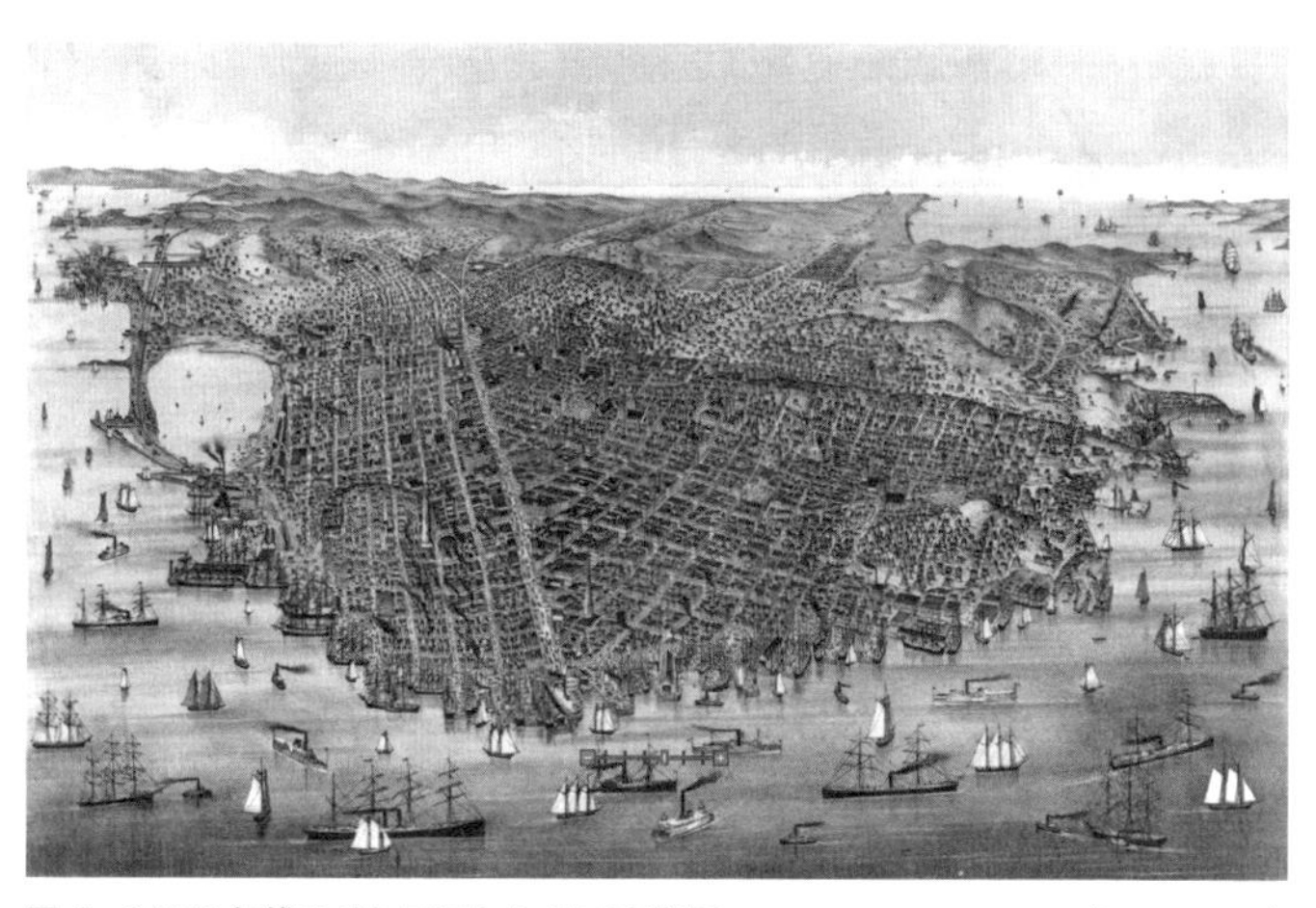

図6　1870年代のサンフランシスコ市街図　(Parsons CR)

満場の視線は舞台に注がれることなく皆こちらを向いていて、思い出すだけで背中が汗ばむと述懐している。

二週間を過ぎる頃から退屈し始めた。ようやく一二月二二日になって列車で出発し、三日ほどしてオグデンに着いた。しかし、大雪のため路線を変更してソルトレーク市で待機することとなった。同市はその二四年前（一八四七年）にモルモン教のブリガム・ヤングが信者百余名とともに入植し、既に人口一万五千人を超えていた。整然とした街の区画整備がなされ、道路と下水は計画的に整備中で、学校、病院、劇場、ホテル等も備わり、中央には教会が築かれていた。除雪と鉄道再開を待って、明治五年の一月中旬まで、近郊の温泉場まで散策、入浴の日々を送ったようである。

ソルトレークから汽車で約七日間の旅で、ワシントン府に到着した。ここにきて、ようやく落ち着きを取り戻し、各自分担の調査に従事した。長与は学校や病院の視察を始めたが、不慣れな業務であり、初めは通訳者の言うがままに聞き取り、質問をする余裕もなかった。案内を担当した校長や教授からは児童のように扱われたと感じ、ホテルに戻ってからその日の訪問先のまとめを話し合う際には、お互い不平不満を口にすることが多かった。そうこうする間に、ワシントン府と周辺のみるべき施設の視察は終了したが、大使一行は移動する気配をみせず、前述のごとき大久保らが一時帰国するという事態を迎えた。文部担当の田中理事官はアメリカ各州を視察する予定で、長与も随行すべきであったが、長与にすれば医学教育はヨーロッパ大陸でなければ学ぶ意義はないと思い込んでいた。アメリカの視察はワシントン府のみとして、二月にニューヨークへ移動し、同じく先行を許可された野村靖、内海忠勝、中山九郎と同船して英国に向かった。

リバプールからベルリンへ

春の大西洋は相当に海が荒れたようで、十一日の航程でリバプール港に着くまで、まともに食事をとることができなかった。市内を見物した翌日の三月一日にロンドン（倫敦）に到着した。ロンドンには旧藩主の大村純熈（すみひろ）侯をはじめ郷里の知人も数名来合わせていたので、有名な大都会を通り過ぎるのは残念に思い、学校や病院と関連施設の視察と観光に費やすこととした。一カ月ほど滞在して、さらにみるべきものが多数あることに気づいたが、当初の目的地を大陸に定めていたので、パリ（巴里）に向かうこととした。

パリに着くと、既に滞在している日本人に加え、同じく田中不二麿（ふじまろ）の随員である今村和郎がいて、作業を始めていた。長与がワシントンを出立後しばらくして各理事官のグループはそれぞれ目的の国々に向かうこととなっていた。さらに使節団出発後、わが国から行政官がインド洋経由でフランスに派遣されてきた。そのため、わが国の近況やアメリカの事情等情報交換を含めて歓談する間に二週間が過ぎてしまった。

四月中旬にパリを出発して、汽車を乗り継ぎながら三十余時間をかけてベルリン（伯林）に到着した。ドイツ国境を過ぎるまでは、言葉が通じないひとり旅で、一寸の間も気を緩めることなく、一睡もできないほど緊張して過ごした。しかし、ベルリン駅に着くと青木周蔵、品川弥次郎等数多くの旧友知人が出迎えてくれ、ほっとすることができた。友人に誘われ予約したホテルにチェックインし、昔話や将来について論じ合い、ビールを飲みながら徹夜で歓談した。洋行開始以来、初めて心から楽しむことができた。

ベルリンは予定した目的地であることから、じっくりと滞在して調査の成果を高めるため、住居を定めて、医学教育と教則や医師制度等の調査に従事した。ここまでの英米では通訳を介しての視察調査であり、何事も厚手の手袋を着用して陶磁器に触るような感じで、納得のいかぬことも多かった。しかし、ドイツ語なら多少とも直接会話が可能なことに加え、既に多数の友人が滞在していた。その中には、青木周蔵をはじめ池田謙斎、佐藤進、山脇玄、荒川邦蔵、萩原三圭等の旧友だけでなく、品川健助、桂太郎、松本銈太郎（順の長男）等新たに知己となった人々もいて、いろいろと調査の便宜を得ることができた。

なお、順天堂を継承する佐藤進は、明治一七（一八八四）年ドイツに留学した森鷗外とも縁戚である。鷗外の最初の妻、赤松登志子の祖母つるは順天堂創立者の佐藤泰然の娘であり、進は鷗外と登志子の結婚披露宴にも列席したという。松本順は泰然の実子であり、銈太郎は泰然の孫である。銈太郎は、慶応三（一八六七）年ボードウィンがオランダに帰国した際に緒方洪庵の次男の緒方惟準とともに同伴し、ユトレヒト大学に入学した。明治維新で帰国を余儀なくされたが、明治四（一八七一）年にドイツに留学し、ベルリン大学で化学を学び、滞在七年の間に有機化学の権威となるが、二九歳で夭折した。

長与は長崎でポンペ、ボードウィン、マンスフェルトの三代のもとで学び、教育にも従事したことから、自分なりに大学のイメージを抱いていた。現実に本場の大学と医学教育に接したことで医学教育の構想を確実にしただけでなく、さらに研究体制の充実に深く感激した。東京医学校を充実するためにさらなるドイツ人教官の招聘を木戸孝允や田中不二麿に要望し、同意は得られたが、莫大な予算を必要とすることから実現には至らず、辛うじて解剖学教師一名の契約を取りつけるにとどまった。

国民健康保護の仕組みに感銘

ベルリンにいてその存在に気づき、医学教育以上に長与の心をとらえたのは国民の健康保護の仕組み、すなわち衛生の取り組みであった。英米視察中の医師制度の調査で、サニタリーとかヘルスという言葉をしばしば耳にし、ベルリンに来てからは、ゲズントハイツプレーゲ（Gesundheitspflege）という言葉を聞くことがたびたびあり、国民一般の健康保護を担当する特殊の行政組織の存在に気づいた。

「これはまさに医学に基礎を置くもので、理科工学、気象、統計等の諸科学を含めて、これらを政策的に運用し、人々の生活（人生）に対する危害を除去し国家の福祉を全うするためのシステムである。流行病、伝染病の予防はもとより、貧民の救済、土地環境の清潔、上下水道の設置、市街、家屋建設の規格管理、薬品、染料、食品（飲食物）の使用と廃棄の管理、取り締まりに至るまで、およそ人間生活の利害にかかわるものについて、大小を問わず網羅して、ひとつの大きな行政部を形成して、国家行政の重要機関となっている」と記述している。医学関係の事業でこれほどまでに重要なことが目の前にたびたび現れていたのに、まさに「廬山に入りて廬山をみず」のように、これまでの半年間をぼんやりと気づかずに過ごしたことを悔やみ、大いに反省した。しかし、過去を悔やんだところで詮なしと早々に心を切り替え、以後、医学、医療制度とともに衛生行政の在り方に留意して十分な情報の収集と整理に精力を注いだ。これを日本に持ち帰り、「文明輸入の土産とすべし」と決意したことを述懐している。

そして注意深くみて回ると、極めて複雑な仕組みで、一部は警察の事務と連携し、一部は地方行政と連携し、日常的なさまざまな人事が絡み、その範囲は極めて広範で、茫漠として、なかなか理解に苦しんだ。その理由として、ドイツは普仏戦争の勝利に勢いづき、ドイツ連邦として一大帝国を創造し、ベルリンを首都として国家建設の最中にあり、過渡期の混乱が目立つことから、ヨーロッパの事情に疎い長与としては全貌を理解することは容易ではなかった。また、ドイツ新帝国の規模は広大で、今の日本が真似をするには不適当と結論し、その様は「屠龍の技を弄するに等しい」*と述べている。

そこで、オランダは小国だが万事が要領よく整備され、特に旧知の人も少なくないことから調査もやりやすいと結論し、大久保大使や田中理事官が滞在中のロンドンに出向いた機会の帰りにオランダに滞在した。オランダは三百年来の旧友の国柄であるとして、とても親切に対応してくれた。また、日本の事情にも他の国々よりは通暁していて、各種の説明でも日本とオランダとの比較をして実例を示し、懇切丁寧に助言してくれた。地方行政の仕組みから始めて、市庁舎や警察署へのヒヤリングも手配してもらい、納得のいくまで情報を収集した。秋から滞在して、オランダで年を越した。明治六（一八七三）年の新春を迎え、各省の理事官一行は、それぞれ都合のよい土地から帰国するようにとの指示を受けた。そこで長与は一月中旬、オランダを発って、ベルリンに立ち寄り旧友に別れを告げ、パリに移動して文部省一行（田中、内村、中島）と合流し、二月一日、マルセーユの港から帰国の途に就いた。

*「屠龍の技」は荘子（列禦寇）に由来する語句で、龍を殺す技術を時間と金を費やして身につけても、龍は実在しないので実際の役には立たないこと。

医制の発布から医師資格制度の確立へ

医制——医療衛生行政指針の策定に向けて

慶応四（一八六八）年六月、新政府は幕府の機関であった「医学所」を復興した。明治二（一八六九）年二月、医学所は大病院（横浜の軍陣病院の後身）と合併して医学校兼病院と称した。同年六月には、これを昌平学校、開成学校と統合し、統合的な教育機関として「大学校」を成立させた。これに伴い医学校兼病院は大学校分局となり、同年一二月、大学校が大学に改組されるとともに大学東校と称した。大学東校は医学教育だけでなく医療行政も所轄したが、明治四（一八七一）年の「大学を廃し文部省を置く」（明四・七・一八太政官布告）により文部省が設置された。明治五（一八七二）年二月、文部省は医学教育と医事行政を一元的に運用するため省内に医務課を設置した。翌年三月には医務局に昇格し、医制すなわち医療制度の立案に取り組んだ。その後、明治八（一八七五）年、医事行政を内務省第七局に移管し、第七局は間もなく衛生局と改称し、この段階で新政府の医事衛生行政は医学教育と分離された。

明治六（一八七三）年六月、太政官から改めて文部省に医制の取り調べ（調査、報告）が命じられた。既に文部省においては初代医務局長の相良知安が作業を進めていたとされるが、欧米の医事衛生事情を視察して帰国したばかりの長与専斎が二代目の医務局長（同年六月）として医制の取り調べを担当することとなった（**図7**）。長与は、欧米諸国では医術の発達とは別に衛生行政が独自の行政分野として確立され、国民の福祉に大きな役割をもつことに強い印象を抱き、わが国の方向性として認識した。欧米のhygiene（ヒギエーネ）の概念を熟考して、「養生」や幕末に考案された「健康」ではなく、「衛生」という訳語を『荘子』の「庚桑楚編」から導入したのは長与である。そして、彼が初代の内務省衛生局長に就任した。

長与専斎は長崎医学所が精得館と改称して明治維新を迎え、大混乱に陥った時期に学生の選挙により館長（校長）に就任し、教育制度を整備した。この混乱期に知事の業務を担っていた長州藩の井上馨の知遇を得た。明治元年には長崎医学校と改称され、教育内容の充実に努めたが、明治三（一八七〇）年に長崎医学校が大学の管轄となり、同年七月に東京へ転勤となった。明治四年に文部省が設置されると、中教授文部少丞に任じられたが、大学東校に出勤することもなく悶々としていた。この頃、岩倉使節団の情報を得て、井上薫を通じて伊藤博文（副使で実質の企画者）や木戸孝允（副使で実質の責任者）を紹介され、自ら売り込んで随行する機会を得ることができた。この使節団には第一章の初めに紹介した川路聖謨の孫の川路寛堂（太郎）も三等書記官として同行した。

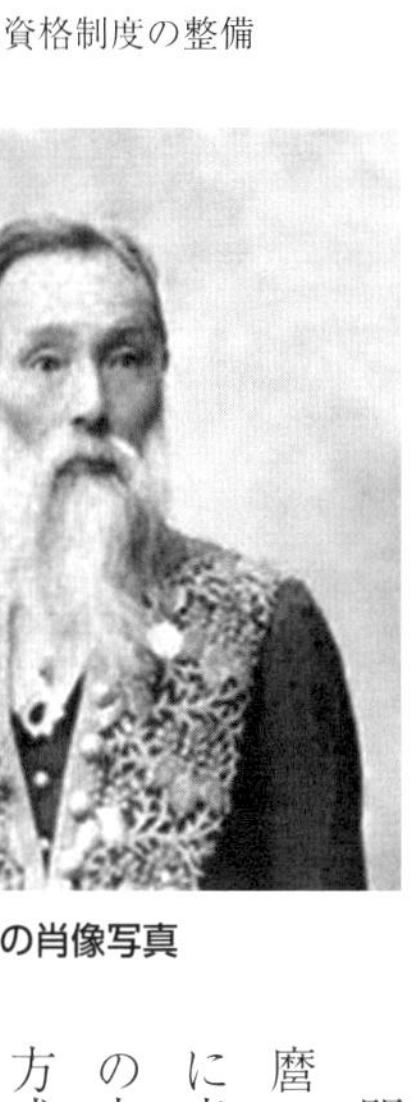

図7　長与専斎の肖像写真

明治四年一一月に横浜を出港した岩倉使節団の文部理事官田中不二麿の随員として、長与専斎はもっぱら医学教育と医事行政の視察調査に意を注いだ。文部理事官一行の具体的任務は、欧米諸国の国民教育の方法、官民の学校設立、費用、募集の方法、諸学科の順序、免状の方式等を調査研究し、官民学校、貿易学校、諸芸術学校、病院、育養院等の現況を視察し、これをわが国で採用して施行する方法と見通しを立てることであった。長与は英米視察中に、サニタリー（sanitary）やヘルス（health）といったキーワードに気づき、当初からの目的地ベルリンにおいてオッフェントリヘ・ヒギエーネ（öffentliche Hygiene）等と称する国家行政の重要機関の存在を理解した。ベルリンでは、順天堂後継者の佐藤進や新政府より派遣された池田謙斎（けんさい）等多くの日本人留学生と旧交を深め、情報も豊富に得られたようである。

医制の発布

長与専斎の自伝は松本順のそれとは好対照で、わが国の医事衛生の諸制度の沿革や起源を正確に記述することを心掛け、勝海舟の語録や松本の自伝に比べるとおもしろさは劣るが、資料的価値は高いとされる。岩倉使節団の外遊中に、新政府内での派閥抗争が激化し、学制改革、地租改正、徴兵令の施行、戸籍法施行、国立銀行条例の公布、陸軍省、海軍省の設置等の改革が実行された。また、太陽暦が採用され、旧暦（陰暦）明治五（一八七二）年一二月三日は、明治六年一月一日となったが、使節団は詳細を知らず「寝耳に水」であったという。この年末には重大事件、すなわち明治六年の政変を生じるが、長与の自伝にはこうした政治に絡む記事はみられない。

長与が中心となって策定した「医制」はわが国の衛生事業の端緒である。その内容には前任者であり旧知の相良知安の作業も尊重されたはずである。医制は七六条からなり、明治六年一二月二七日に文部省において完成し、太政官に上申された。その内容は、①衛生行政の中央・地方行政機構（一〜十一条）、②医学教育の体系（十二〜二六条）、③病院の設立運営基準、医師開業試験ならびにその免許等について（二七〜五二条）、④薬事行政組織、調剤資格（五四〜七六条）、等について具体的に記述した。すなわち、医師開業免許制度の創設、医薬分業体制の確立、開業医制度を国民医療の基礎とすること等が明記された。しかし、太政官の審査機関である左院は、医制を直ちに全面的に施行することは、当時の医学医術の水準、国民の知識水準等からみて、時期尚早であると考え、医制をまず三府（東京、京都、大阪）において医療事情を斟酌しながら、徐々に施行すべきであることを太政官の統括機関である正院に上陳した。その結果、医制は法令というよりは、医事衛生行政の方針を示した訓令としての性格にとどまることとなった。

文部省は明治七（一八七四）年に医制を発布し、まず東京、京都、大阪の順に布告して、西洋医学に立脚した衛生行政の方針を示した。医制の狙いのひとつは、中央政府のもとに西洋医学に基づく医学教育体制を整備し、そのうえに医師開業免許制度をつくることであった。当初は三府でのみ布達された医制による開業免許制度は明治一一年（一八七八）頃にはほぼ全国で実施されるようになっていた。その後、最終的なものとして「医術開業試験規則」および「医師免許規則」が明治一六（一八八三）年一〇月に改正制定された。これらの規則では、期限つきで開業医の子弟には試験を課さない等漢方医（皇漢医）に対する大きな譲歩をしながらも、西洋医学に基づく医師の資格制度はここに整備されたことになる。なお、前年の明治一五年二月、医学校卒業生には無試験で医術開業免状を下付することが布達（後述）されている。

医師開業試験の実施

幕末から明治維新にかけて、藩全体の約半数の百二十一藩で医学教育の施設が存在したというが、儒学や蘭学塾形態で病院に該当する医療施設はなかった。

明治二（一八六九）年二月に医学所と大病院を併せて医学校兼病院とし、同年一二月には大学東校と改称したことを前述した。その前月に大阪医学校を開設し、翌年二月に長崎医学校を大学の所管に移行した。しかし、明治五（一八七二）年八月に学制が発布され、大学、中学、小学の制度が設けられ、全国がそれぞれ学区に分けられた後の混乱期に、大学東校は東校へ、次いで第一大学区医学校へと改称され専門学校となった。大阪と長崎の医学校はそれぞれ明治五年、明治七（一八七四）年に一時的に廃止となった。一方、明治四年七月の廃藩置県後に府県の行政が発達するに伴い、地方でも医療問題に対処するため公立病院の建設が推進された。さらに、西洋医の需要が急であったことから、文部省は各地の公立病院に医学教育機関を設けることを奨励した。病院に併設された医育機関は「医学教場」「医学所」とよばれた。なお、第一大学医学校は明治七年に東京医学校と改称され、明治一〇（一八七七）年に東京開成学校と合併して東京大学となり、東京医学校は東京大学医学部となった。

医制が発布され、明治八（一八七五）年には三府で医制による医師開業試験が施行された。それに先立ち、二月に医師開業試験の実施および開業免許事務手続きを示した。そこでは、従来の開業医には受験を必要とせず、開業免状を下付するとされた。また、実施された試験は平易なものであったことから、急速に全国へ試験制度が普及した。医業開業免許制度が確立されるに伴い、各府県に開設された病院付属の医育機関は病院から独立して医学校となった。当初の試験規則で定められた試験科目は、物理、化学、解剖、生理、病理、内科、外科および薬物学の七科であったが、開業試験受験のために私立の医学校も誕生した。こうして明治一二（一八七九）年における公私立医学校とその生徒数は、公立二一校で二〇五八名、私立二五校で八七五名であった。

しかし、試験および免許事務は地方により著しく粗雑なものがあり、明治一二年二月に内務省は「医師試験規則」を布達して、試験問題は内務省において選定する等試験の全国統一を図った。さらに、医学校の質を確保するため、屍体解剖室の設置、顕微鏡等高価な施設機器を備えること等の施設基準や、臨床実習のための入院設備を有する病院の併設が求められた。

医制が発布されて間もない明治八（一八七五）年六月に衛生事務は文部省から内務省に移管され、長与専斎が初代内務省衛生局長に就任したが、文部省は医育行政と衛生行政の分離を控えて「医制」の一部を改正し、医学教育に関する部分を削除した。こうして医師の養成と医師の業務の所轄官庁が分離し、医育機関に病院が付属する仕組みは一層定着することになる。

医学校の整備

医師開業試験の規則整備を含む事務作業は内務省に移行し、開業免許制度が整備されていくが、官立の医学校卒業生には無試験で免許が交付された。すなわち、明治一五（一八八二）年二月に「医学校卒業生試験ヲ要セス医術開業免状下附方」が布達されたことに合わせて、文部省は「医学校通則」を制定した。文部省は、明治一二年に学制を廃止し、教育令を制定し、教育制度の改革と整備を急速に推進していた。この通則で専門学校としての医学校は甲、乙二種類に分けられ、いずれも教師として医学士を擁する（甲は三名以上、乙は一名以上）こととされたが、その時点で医学士の称号が得られたのはドイツ医学を指向した東京大学医学部のみであった。そして、布達により無試験で免許が交付されたのは甲種医学校の卒業生であった。その結果、各地方の医学校は東京大学医学部出身の医学士を招聘することになり、全国の医学教育はドイツ医学に固定されていった。さらに、その後の教育改革に伴い、体制的にも財政的にも地方の医学校の運営は困難となり、公立医学校の廃止が相次いで生じた。それに伴い、医学校と密接な公立病院も閉鎖、再編成されていく。

この間に、現実の医療ニーズに対応して西洋医学の知識を備えた医師を急速に養成するために、医師開業試験合格を目指す私立医学校として済生学舎が誕生する。済生学舎を立ち上げた長谷川泰（一八四二～一九一二）は順天堂で学び「済生救民」の思想を体得し、さらに西洋医学所で松本順のもとに学んだ（**図8**）。幕府崩壊時には出身の長岡藩に戻り、北越戦争に従軍し、河井継之助の最期を看取った。明治維新後は順天堂同窓の縁で大学東校に就職し、新任のドイツ人教師からドイツ医学を学んだ。しかし、派閥抗争にかかわり、明治七（一八七四）年に長崎医学校校長に栄転の形で左遷され、同校がすぐに廃校となるや教育機材等の備品をすべて東京医学校（東京大学医学部の前身）に移管させた。東京に戻った長谷川は、医師開業試験の情報を得ていたはずで、明治八年末に申請して三日目に東京府知事より学舎の開業許可を得、明治九（一八七六）年四月、本郷に私立医学校済生学舎（後に東京医学専門学校済生学舎）を開校した。東京大学医学部のスタッフを講師として委嘱して、学生に西洋医学を効率よく取得させ、大量の医師開業試験合格者を社

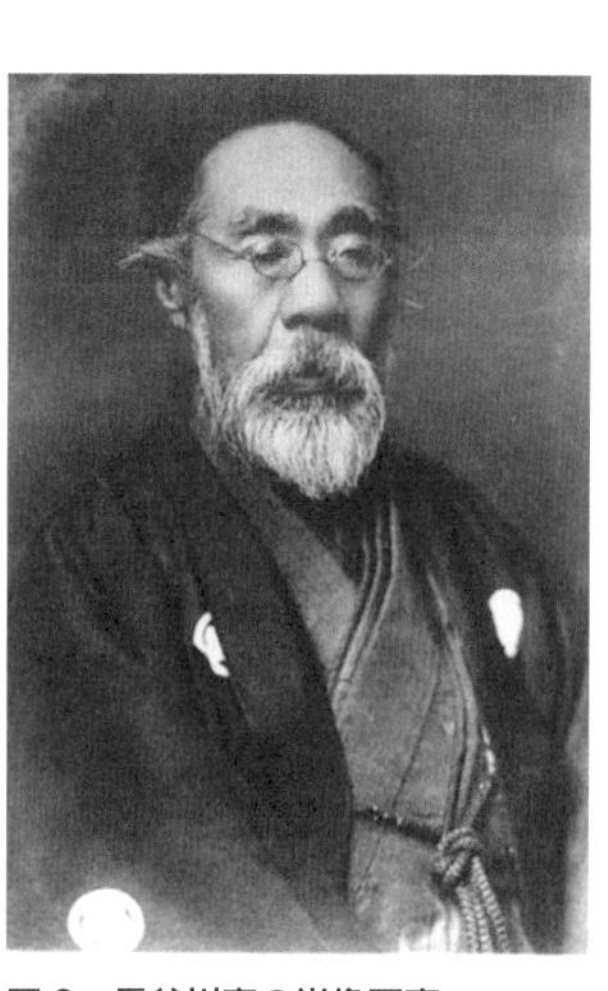

図８　長谷川泰の肖像写真

会に輩出させた。女子の入学も認め、多数の女性医師を誕生させた。

文部省が医学教育機関を厳格に管理し、公立医学校がほぼ壊滅する状況で済生学舎を運営したが、東京大学医学部至上主義の森鷗外からは「これを夷滅せしむのみ」とまで非難される等、次第に文部省筋だけでなく身内ともいうべき内務省系の本郷警察署長からも非を突かれるようになった。明治三六（一九〇三）年三月に専門学校令（明三六・三・二七勅六一）が布告され、公立および私立の専門学校の設立が許可される状況で、その年の夏休みが終わろうとする八月二九日、長谷川は突然、済生学舎の廃校宣言を新聞で公表した。廃校の理由は諸説あるが、今日でも真相は不明である。しかし、長谷川が「医学専門学校として今後維持すべき必要なし」と新聞で書いたとおりであろう。官立医科大学が一校のみでは不足であるとして、もう一校、すなわち京都大学の設置を帝国議会で提言し、同医学部誕生に貢献したのは長谷川であり、非難されはしても東京大学医学部にも人脈を有する長谷川にとって、政策的配慮で強引に済生学舎を維持する必要はなくなっていたということだろう。

この年、成医会講習所として発足し、医師の養成を充実させてきた私立東京慈恵医院医学専門学校が認可され、京都府立医学校、愛知県立医学校、大阪府立医学校も医学専門学校に昇格した。すなわち、「専門学校令」の制定により、太平洋戦争後の学制改革まで続く大学医学部と専門学校による二本立ての医学教育制度が確立されたといえる。

西洋医学の定着と医師資格制度の確立

明治一三（一八八〇）年の医師数が人口十万対一〇三・四人であるのに対して、明治二六（一八九三）年には同九五・七人で、この期間は若干下向きながらほぼ横ばいの状況であった。明治一三年には医師のほとんどが一代限り開業存続が許可された既開業者で占められ（三五、九五一人）、試験合格者は一、三九六人、大学卒業者は四六人に過ぎなかったが、明治二六年には既開業者は二七、三二二人に減少し、試験合格者は六、六二一人、大学卒業者は一、四二八人と急増し、新しい医学を身につけたものが順調に増加していった。西洋医学の教育機関が整備され、普及することに伴い、明治三九（一九〇六）年に「医師法」および「歯科医師法」が制定された。これにより、近代的な医師資格制度の基本が確立された。

明治の医師資格制度で生まれた対照的な医師像――森鷗外と後藤新平

明治初期、医学教育制度のめまぐるしい変遷

明治新政府は早々に、わが国の医事衛生行政と医学教育において西洋医学を採用することを表明したが、さらに徳川幕藩体制下で医業を営んできた医師に対して「漢方医」という呼称を創出してその絶滅を図った。まず、明治七（一八七四）年に医制を制定して資格制度を創設した。

この時代、「家（いえ）」の意識で家業としての医師を継承することは容易でなくなった。とはいえ、政策的に西洋医を急増させる必要があり、前述の長谷川泰による済生学舎が医術開業試験受験を支援した。また、東京医学校（東大医学部の前身）ではドイツから医学教師として招聘したミュレル（Benjamin Carl Leopold Müller, 一八二四～九三）とホフマン（Theodor Eduard Hoffmann, 一八三七～九四）の任期が終了して、日本人教師による授業に移行した。その後、日本人教師が校長に就任すると、明治八（一八七五）年五月に通学生教場（修学年限三年）を設置して、日本人教師による授業により、西洋医の促成を目指した。この制度は明治一三（一八八〇）年に別課と改称され、明治一八（一八八五）年四月に募集を停止し、明治二一（一八八八）年には廃止された。正規の学生は別課生に対して本科生とよばれ、授業も教室も別で、両者に交流はなかったようである。本科生の修業年限は五年で、その前に教養課程に該当する予科（修業年限は明治四（一八七一）年当初三年、翌明治五年からは二年）が設けられ、卒業すると医術開業免状が授与されたが、別課生は医術開業試験に合格する必要があった。別課生の最初の卒業生は明治一二（一

八七九）年五月の三一名であった。

実は、明治四年にミュレルらが赴任するまで、大学東校の時代には正則生（修学年限五年）と変則生（修学年限三年）とがあり、佐藤尚中が校長を辞職する際に変則生の廃止に反対する建言書を出していた経緯がある。

森鷗外とその父

江戸時代から藩主の江戸参勤には藩医が同行することが多かった。明治になり廃藩置県を機として旧藩主（知藩事）達は東京へ強制移住することとなった。このとき、藩医の中で藩主と特にかかわりの大きかったものは藩主とともに東京に移住した。幕末には各藩で、蘭学系医学が急速に普及し、優位化していたので東京へ移住した藩医の多くは蘭方系の医者であったと推察される。森鷗外（林太郎）（一八六二～一九二二）の父、森静男は石見国津和野藩主亀井家の御典医の家系で、旧藩主の東京移住に伴い、明治五（一八七二）年に津和野（現、島根県鹿足郡津和野町）を引き払い家族とともに上京した。十歳で父に従い出郷した鷗外は、以後一度も帰郷することはなかったという。

父静男は、少なくとも江戸と佐倉で蘭方医学を学んだことが記録されている。松本順の門人を列記した「党籍人名小記」や「慶応元年丑年閏月改　佐倉順天塾社中姓名録」にある門人の中に「石州津和野　森静泰」として静男の名があり、佐藤泰然や尚中の門下でもあった。津和野に戻り藩医として勤務した静男から鷗外はオランダ語やオランダ文献を学んだ。

鷗外は、明治六（一八七三）年の十一歳時に年齢を詐称して東京大学医学部（当時の第一大学区医学校、翌年は東京医学校と改称）予科に入学した。当時の入学年齢制限が十四～十七歳であり、明治八（一八七五）年度は十六～二十歳に引き上げられた。鷗外と同期で予科に入学したものは七一名で、本科の入学定員は三〇名であり、進級は厳しい時代であった。鷗外は順調に進級し、本科卒業時の年齢は十九歳であった。

明治の初期、しばらく高等教育の制度の混乱が続いた時代に、東京から距離的および人脈的に離れた地方にいるものほど、中央中心の制度に対応することは困難であった。鷗外の場合は父が藩主に従って東京に出ていたが、さらに「家」の構成員として強力な政府関係者である親戚、すなわち西周(にしあまね)が存在した。

森鷗外の大叔父にあたる西周

直接の血縁はないが、西周(一八二九〜一八九七)にとって鷗外は従兄弟の子にあたる。西周は今日のわが国にとって、森鷗外以上に重大な影響を及ぼしている人物である。鷗外の伝記物の中でユニークな位置づけにある『西周伝』の一見冷ややかな記載にも、周の多大な影響を見るべきである。森家としてみれば正当な血統を受け継ぐのは西周であった。

西周の父は鷗外の曽祖父である森高亮の次男であり、津和野藩の御殿医の家柄である西家の養子となったが、周にとって鷗外は従甥である。西家は瘍医(外科医)であったので、蘭方医の系譜にあると考えられる。周は藩校(養老館)で朱子学を極め、医師を賤業と考えていたが、荻生徂徠の書物と出合うことで実学としての医術に目覚めた。しかし、二十歳のとき、藩主より、一代に限り家業である医者を継がず(いわゆる一代還俗)、儒学に専念するようにという命が下り、大阪や岡山で学んだ後に藩校の塾頭となった。

嘉永六(一八五三)年、江戸藩邸の学問所での講義を命ぜられ準備中に、ペリーが浦賀に来航した。米国艦船を眼前にして衝撃を受けた周は西洋を理解することを急務と考え、脱藩を決意した。これに対して、津和野藩は、罪を親族に及ぼすことなく「無期限の閑を与える」として脱藩を黙認した。脱藩後、周の洋学習得の進捗は目覚ましく、英語は中浜万次郎に学び、安政四(一八五七)年には幕府の蕃書調所の英語の教授手伝並として採用された。ここで、西洋への留学運動を行い、アメリカ留学決定の内命があったが、南北戦争勃発のため、オランダへ変更された。文久二（一八六二）年、支倉常長（一五七一～一六二二）以来、約二五〇年ぶりの幕府遣欧使節団の帰国を前に、入れ替わるように造船技術を学ぶため留学する海軍操練所の榎本武揚、内田正章、赤松則良らとともにオランダに向け出航した。森鷗外が生まれた年である。

周は、「統計学、経済学、政治学、外交術、フランス語、それに愛知学（哲学）」の学習を希望して、ライデン大学教授で経済学者のシモン・フィッセリングに師事した。ここで自然法学や国際公法や経済学だけでなく、コントの実証主義、ミルの功利主義、さらにはカントの思想まで学習し理解した。フィッセリング教授からは惜しまれつつも慶応元年一二月（一八六六年二月）に帰国した。帰国後は幕府直参に取り立てられ、開成所（旧蕃書調所）教授となり、フィッセリング教授より学んだ『万国公法』（国際法）を翻訳出版した。

明治三（一八七〇）年には明治政府の求めに応じて兵部省に出仕し、学制取調御用掛を兼任した。以後政府の官僚・学者として、参謀本部御用掛、文部省御用掛、東京高等師範学校長、元老院議員、東京学士会院会長、貴族院議員等を歴任した。また、明治一六（一八八三）年に開設された獨逸学協会学校の初代校長に就任した（**図9**）。

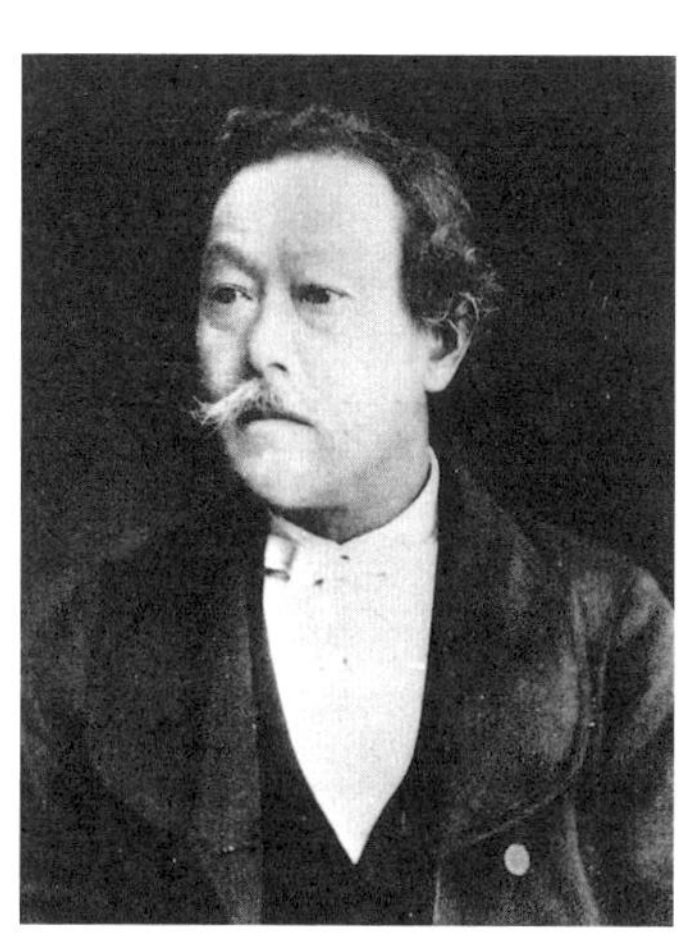

図9　西周の肖像写真

（国立国会図書館近代日本人の肖像）

森鷗外は小説「ヰタ・セクスアリス」〔明治42年(1909)〕において，西周を東先生として登場させた.

周は鷗外の父に、東京大学創立初期の明治政府の医事行政や教育施策動向を伝え、諸種援助を与えた。鷗外が医学校に入学するためにドイツ語の習得を要することから自宅に寄食させ、私塾の進文学社に通学させ、東京大学医学部卒業後の進路として陸軍軍医への道を開き、海軍中将赤松則良の娘との縁談を取り持つ等、鷗外にとって西周は不愉快なほど超えがたい存在であったことだろう。

渋江抽斎の息子と鷗外

西周が死去した明治三〇（一八九七）年一月三一日直後の三月から一〇月にかけて、森鷗外は『西周伝』を執筆した。本書は補訂作業を経て、明治三一（一八九八）年一一月に刊行された。題字は勝海舟による。『西周伝』は、記念出版だったことから短期間で執筆されたため、その思想や人物像には触れず、業績にもほとんど触れていない。実はこれは意図的で、西周を嫌っていたからだとする説がある。しかし、本書が西周の日記や手記、家族からの資料に基づくとしても史実に忠実な伝記として読むべきではなく、後年の史伝を含む創作の様式、世界観を先取りした史伝類似の作品として読むべきであろう。

鷗外晩年の作品に大正五（一九一六）年、新聞に連載した『渋江抽斎（しぶえちゅうさい）』がある。「其の六一」～「六二」で抽斎が亡くなった年を、「抽斎は漢方医で、幕府が蘭法医を公認すると同時に抽斎が歿（ぼっ）した」ことを記述し、その後は抽斎の四人目の妻である五百（いお）に係るエピソードを中心に、抽斎の後裔の記述に費やした。この作品の資料は、抽斎と五百の次男で継嗣となった渋江保（一八五七～一九三〇）による筆録『抽斎没後の渋江家と保、附五百』に全面的に依存している。慶応義塾の卒業生である渋江保にも文筆家の側面があり、鷗外の執筆態度も事実へのこだわりは強くない。

「其の一〇一」～「一〇三」で、渋江保が愛知県中学校長として三河国宝飯郡（ほいごおり）国府町（こふまち）（現、愛知県豊川市の一部）に赴任中の事件について記述している。これらの記述から、鷗外が地方の事情に無頓着で、三河地方の人々には重要な中学校であっても、官立・公立の別に関心が乏しかったことが指摘される。さらにその事件とは、明治一五（一八八二）年に渋江保の親友の武田準平（一八三八～八二）が自由民権運動の渦中に暗殺されたものであるが、鷗外にとり被害者に対する関心はなかった。

武田準平は、江戸に出て蘭方医学の大家伊東玄朴の塾（象先堂）で安政四（一八五七）年から二年間学び、鷗外の記述とは異なり、地元住民のため医業に励んだ。士族ではなかったが、鷗外の父静男に近い学歴の人物であった。また、武田準平の「女婿は東京帝国大学医科大学の別科生になっていて家にいなかった」とある。鷗外が東京大学医学部を卒業したのは明治一四（一八八一）年七月であり、本郷キャンパスで同時期に在籍した可能性が大であるが、エリート医師の鷗外にとって別課生の史料は眼中になかったようである。鷗外は別課生を無視しただけでなく、済生学舎の存在をも嫌悪した。

大政奉還時に西周が起草し、三権分立や象徴天皇を想定したかのごとき議題草案や、明治期においても同様の思想を込めた西周の軍人勅諭の草稿や私擬憲法草案等、西周の業績を空しく感じさせる時世、すなわち絶対主義天皇制国家が確立する過程で、その業績についてはほとんど触れず、鷗外にとって逆らうことのできない当時の最高権力者だった山縣有朋の序文で始まる『西周伝』を執筆した鷗外の心情は複雑なものであっただろう。

明治一五年頃の愛知医学校長としての後藤新平

『渋江抽斎』の中で記述された武田準平暗殺のエピソードは、明治一四年の政変で大隈重信（一八三八～一九二二）が参議を罷免され、自由民権運動が曲がり角を迎えた時代の三河地方での出来事である。抽斎の次男で継嗣の渋江保が赴任した中学校は、三河地区の若者の進学を支援するため、宝飯郡内の武田準平をはじめとする有志が発起して、郡内各村より出資を募り、明治一四（一八八一）年九月に発足した、全国でも珍しい郡立の中学校である。当時、愛知県の県立中学校は明治一〇（一八七七）年に名古屋に創設された愛知県中学校（現、愛知県立旭丘高等学校）の一校のみであった。

武田準平は明治一二（一八七九）年に開催された第一回愛知県会で議長を務め、自由民権運動にもかかわりをもった。武田準平が暗殺された三カ月後の明治一五（一八八二）年四月六日、板垣退助（一八三七〜一九一九）が岐阜での演説会中に暴漢に襲われた。このとき、内藤魯一（一八四六〜一九一一）から往診を求める電報を受け取り、愛知医学校長兼愛知病院長として板垣の治療に当たったのが後藤新平であった。内藤は愛知県下の民権運動家として板垣の秘書を務めていたが、後藤とも多年の知己ということであった。民権運動を弾圧する側の県庁は後藤の管外往診を許可しなかった。しかし、内藤から三度目の電報を手にして後藤は、政府の意向を反映した県庁の指示を無視して岐阜へ向かうことを決断した（**図10**）。

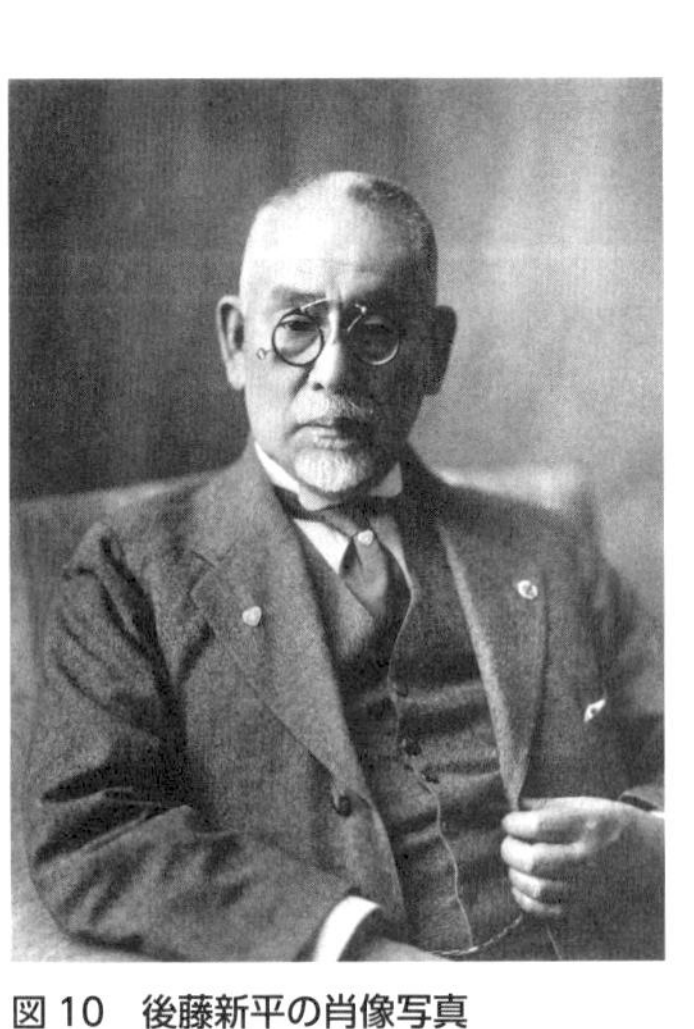

図10　後藤新平の肖像写真
（国立国会図書館近代日本人の肖像）

病院長とはいえ二六歳の若さであった。板垣としては当初政府からの刺客を疑い、後藤をしばらく待たせたという。この事件は、直ちに民権運動を大いに高揚させた。翌日の閣議中に報告を受けた弾圧する側の政府首脳、山縣有朋（一八三八〜一九二二）は天皇に事件を上奏して勅使派遣を決定した。このことで、岐阜や愛知の県庁も警察も態度を豹変させた。天皇の威光と皇室中心主義を最も実感したのは後藤新平であっただろう。後世有名な名言「板垣死すとも自由は死せず」を産んだ事件でもあるが、次の談話も含め事実経過は不詳である。後藤の診療態度に感動した板垣は「あの男は医者にしておくのは惜しいものだ。政治家にすれば、立派なものになれるのだが」と言ったという。しかし、後藤のここまでの経歴とその後の業績をみると、早い時期から政治家を志していたように思える。

すなわち、医師資格を得て早々に愛知医学校長に就任し、そこでの活躍を知った長与専斎の推薦で明治二五（一八九二）年一二月、内務省衛生局長に就任したが、直後に政争ともいうべきお家騒動（相馬事件）に絡み罷免された。明治二八（一八九五）年四月に復権して陸軍の検疫業務に従事して以降、陸軍重鎮の知遇を得て台湾総督府民政長官となり、台湾統治に手腕を発揮した。その後は、明治三九（一九〇六）年に南満洲鉄道初代総裁に就任し、逓信大臣・初代内閣鉄道院総裁、内務大臣、外務大臣としての閣僚経験後、東京市長に転身、さらに関東大震災直後の大正一二（一九二三）年九月二日には内務大臣に就任して帝都復興院総裁を兼務して震災復興計画を立案した。まさに板垣退助の予測通り政治家として活躍した。

森鷗外同様に、本業の医師としての活動については世間的に知られていないが、医師資格における両者の教育歴は対照的である。

腰掛として医者の業を選択

後藤新平は安政四（一八五七）年、水沢藩留守家家臣後藤実崇の長男として、陸中国胆沢郡塩竈村（現、奥州市水沢区）に生まれた。家は貧しく、父は寺子屋を開いて付近の子弟を教育していたという。蘭学者として高名な高野長英（一八〇四〜五〇）は新平の大伯父にあたる。藩内では謀反人とされた高野長英の事績は新平に多大な影響を与え、政治家を志す誘因となったと思われる。

明治維新に際して、水沢藩は宗藩である伊達藩の処分に連座して削封され、藩士は北海道に移住して士族を保つか、郷土に留まり帰農して平民となるかの選択を迫られた。父・実崇は帰農を選んだ。明治二（一八六九）

年三月に東京遷都、六月には版籍奉還、八月には府藩県が全国に設置され、胆沢県庁が水沢城内に置かれた。ここに中央政府から幹部官吏として権知事・武田孝敬、大参事・安場保和、少参事・野田豁通、さらに史生（書記官）として阿川光裕が派遣されてきた。いずれも伊勢以西の出身で、水沢に全く縁故のない人々で言葉も通じなかったことから、地元の人材を少し採用することになった。

安場保和は、新平の祖母の里方の家に止宿していたことから、新平と接する機会も多かった。肥後熊本藩士で横井小楠の高弟であった安場は、当時十三歳の新平の非凡の才を看破し、給仕として採用することとした。給仕は役人の学僕で、昼は学校に通い、家では来客の送迎接待等雑用をこなした。その後まもなく阿川光裕宅に預けられたのは、安場が謹厳実直で兵学と経済に優れた学者肌の阿川に新平の養育を託したためである。この後、新平はこの二人から多大な便宜を得ていくことになる。

当時二五歳の青年阿川の薫陶を得て新平は学問に励み、頭角を明らかにしていく。しかし、明治三（一八七〇）年一〇月、安場が熊本県に赴任することとなり、新平は動揺し、東京での勉強を希望した。明治四年二月、安場の後任、嘉悦氏房の好意により上京し、太政官少史荘村省三の家に書生兼玄関番として住み込むこととなった。しかし、希望と実生活の乖離は甚だしく、滞京一年余で逃げるように帰郷した。

帰郷して間もなく、明治五（一八七二）年一〇月に福島県庁に転任していた阿川から、福島県病院医学校が須賀川に設立されたので、新平にその気があれば学資の面倒をみるとの手紙が父宛に届いた。阿川は新平の才を政治家向きと確信したが、志大、血気盛んで、いささか協調性を欠くことから、しばらくは膝を屈して医者の業を経験して、人間を磨くべきと考えた。新平も医者として生涯を送る気等毛頭なかったが、阿川の好意にすがる以外に遊学の機会は得られないことも事実であり、阿川の官舎のある須賀川に向かった。

医術開業試験合格までの後藤新平

須賀川の医学校は未整備でレベルは低く、原書で学習するために、後藤新平はまず福島洋学校に入学してドイツ語を習得した後に、東京の大学東校を目指すこととした。しかし、福島洋学校は後に英学専修の組織に改められた。明治四（一八七一）年の岩倉使節団に加わりアメリカを視察し、早々に帰国して福島県令となった安場が英学を奨励したためである。福島洋学校は小学校でも英語教育を実施し、安場の娘達は英語を上手に話したという。安場の次女・和子は後に新平夫人となる。

新平は一生を通じて奇行逸話が多く、後年、「俺の真似をしてはいかんぞ。……本当はこんなことをしてはいかんのだ」と近親者によく語っていたという。その奇行が顕著であったのが福島と須賀川時代であった。阿川は学資の仕送りをするだけでなく、福島に出張の折には新平と面談し教導に努めた。そうした折、新平の身勝手さとずさんさに怒った阿川は直ちに新平を須賀川に戻し、明治七（一八七四）年二月に須賀川の医学校に入学させた。

明治九（一八七六）年八月、新平は須賀川の県病院に辞表を提出し、名古屋へ転居し、愛知県病院（愛知医学校を併設）に勤務することとなる。月給十円であった。実は直前まで鶴岡県病院への就活交渉中で、月給三五円まで吊り上げさせたところであった。薄給の愛知県病院への異動は、安場保和が明治八年一二月に福島県令から愛知県令として異動していたこと、阿川光裕も明治九年一月から愛知県庁に出仕していたこと、そして何よりもオーストリアの名医ローレッツ（Albrecht von Roretz, 一八四六〜八四）が招聘され診療し、医学校で教授を務めていたからである。本格的な西洋医学の教育機関で修学した経歴を欠くことは、新平にとって医者としてのコンプレックスを抱かせていたようである。

愛知医学校では、幕末の長崎医学所で松本順とともにポンペに学んだ司馬凌海が教授と訳官を務めていた。

新平は最初阿川家に止宿したが、一〇月からは司馬の家塾から通院してローレッツの指導を受けた。司馬は語学の天才とされたが、奇行癖で知られ協調性も乏しく、ポンペからは破門された経歴の持ち主で、明治一〇（一八七七）年四月には教授を解職となり名古屋を去って行った。この年の六月に新平は医術開業試験*を受験し、そして九月一五日付で医術開業免状を下付された。これにより、後藤新平は正規の医師資格を手にしたわけである。二十歳の年である。

両医師の対照的な教育歴

後藤新平が医師資格を取得した年齢は森鷗外とほぼ同じである。当時の医師資格制度を振り返ると、明治八（一八七五）年医制第三八条の施行後、明治一二（一八七九）年の内務省による「医師試験規則」制定までは免許事務はかなり粗雑で、試験も厳しいものではなかった。後藤新平の学歴として医学校卒業履歴はあいまいであるが、受験は可能であった。なお、愛知医学校で後藤新平が一時的に師事した司馬凌海のような高名な医師については資格が認められた。すなわち、明治一〇（一八七七）年に奉職履歴医の制度が認められ、これによると、維新以来医術をもって官省に勤務あるいは地方公立医学校病院で教授または治療に専任し、当初より一家をなすものに対しては、試験を行うことなく免状を下付するとされたからである。

＊試験の呼称については、明治七（一八七四）年の医制発布後、医師開業試験が整備され、明治一六（一八八三）年の「医術開業試験規則」の改正制定後に医術開業試験の呼称が定着した（一二五頁参照）。

第四章　感染症対策と衛生行政

長与専斎と衛生のイメージ

「衛生」という用語をめぐって

岩倉使節団の欧米歴訪（一八七一～七三年）から帰国した長与専斎（ながよせんさい）は、文部省の医務局長に就任して医制（医療制度）を立案した。明治六（一八七三）年末に上申された長与の医制は七六条よりなり、第一～十一条は全国衛生事務の要領、地方衛生およびその吏員の配置、第十二～二六条は医学教育、第二七～五三条は医術開業試験ならびにその免許、第五四～七六条は薬舗開業試験ならびに免許および薬物の取締りを規定した。明治八（一八七五）年六月に医事行政は内務省第七局に移管され、医制の医学教育に関する条項は文部省の所轄として分離された。また、第七局は衛生局と改称され、長与が初代局長に就任した。

長与は内務省における局名の改称にあたって、医学教育を分離されたので管掌事務は「医務」では相応しくないことから、ヒギエーネ（hygiene）やヘルス（health）を直訳して「健康」あるいは「保健」等の文字の使用を考えた。しかし、露骨でおもしろくないのであれこれ思案したところ、ふと『荘子』の「庚桑楚篇（こうそうそへん）」に〝衛生〟という語句があることを思いついた。『荘子』にある本来の意味とは若干異なるが、字面が高雅で音の響きも悪くないので、健康保護の事務に適用したいことを提案し、採用された。長与が自伝を著した明治三五（一九〇二）年頃には、「衛生」は一般的な用語として定着し、寒村僻地に至るまで普及していた。ただし、真に衛生の意義について理解が進まないことを早い時期から長与は空しく感じていたかもしれない。

「衛生」という用語の命名について、長与にしては珍しく得意顔だったように感じられる。しかし、荘子自身の思想が内篇七篇で叙述されていることに比し、雑篇に分類される庚桑楚篇は思想的には荘子的であっても、荘子の後次的な展開において解釈されるべきである。庚桑楚という人物は老子の弟子とされる。老子の言行として「衛生の経」（生命を全うする根本的な方策）が展開されているが、朱子によると中国仏教における「禅」の思想とされ、今日的な「衛生」とはかなり異なる議論である。

わが国でも「禅」が武家の時代の仏教として普及し、朱子学も導入されたことから、この衛生談義は非常に有名な話である。実は個人衛生の意味で養生の同義語として使用している例は、鎌倉時代の正応元（一二八八）年に丹波行長（ゆきなが）が撰した『衛生秘要抄』にみることができる。さらに、その少し以前の中国では、宋の時代に羅天益が著した『衛生宝鑑』（一二八二年）があり、ジフテリア（馬脾風）の症候論でわが国でも知られている。

幕末から明治初期の翻訳語としての「健康」

衛生と関連の深い「健康」という言葉は、中国の古典『易経』にある「健体（體）康心」に由来し、体が健やかで心が安らかな状態を意味すると教えられてきた。ただし、後述するように「健体康心」という四字熟語の原典については定かでない。「健康」という言葉が使われ始めたのは、江戸時代後期に宇田川榛斎（しんさい）、緒方洪庵、高野長英らによるとされる。榛斎の遺稿を継承した緒方洪庵が、嘉永二（一八四九）年に刊行した労作『病学通論』で身体内部の構造と機能が正常の調子を失っていないものを「健康」としている（三三〇頁～解説）。明治二（一八六九）年、福沢諭吉が著書『西洋事情外編』で英語の health の訳として「健康」という語を使用し、明治七（一八七三）年に『学問のすゝめ』でも「健康」を取り上げた。さらに、西洋医学の導入と普及により「健康」という言葉は一般化した。

また、西周は明六雑誌で「人生三宝説」を提唱し、人生において重要な宝が三つあり、第一に健康（マメ）、第二に知識（チエ）、第三に富有（トミ）であり、この三つを宝とし、これを大切にし、願い求めることが最大福祉を達成するための方略であると述べている。健康に「マメ」のルビを振り、古くからの日本語のイメージ（丈夫で健やか）で説明している。ここで「最大福祉」と説くのは、西がオランダで学んだベンサム（Jeremy Bentham，一七四八～一八三二）やミル（John Stuart Mill，一八〇六～七三）の功利主義の知識を反映したものである。今日的にも再燃した功利主義の議論は単純ではないが、「最大多数の最大幸福」の思想は、国家によるパターナリズム（父権主義）を容認し、公衆衛生学の発達を推進したと思われる。

「衛生」や「健康」、あるいは「社会」に限らず、こうして幕末から明治初期に西洋文化や学問を導入する際に、従来の中国やわが国には存在しない概念を日本語に翻訳する作業は興味深いものである。欧米での health（健康）に関する議論の延長上で、ＷＨＯ（世界保健機関）の設立を前にして生まれた一九四六年の〝health〟の定義（三五四頁参照）は、翻訳語の「健康」概念からは驚きであっただろう。いまだに理解されているのだろうかと疑問に思うこともある。また、〝society〟は社会と訳されているが、福沢諭吉が苦労して「交際」、「人間交際」等と訳出した努力に注目される。今日の公衆衛生において社会医学を考察する際に、社会に「人々」という意味を強調することが大切であるとするなら、この訳出を知ることで社会モデルへの理解を深めることができるだろう。

米英に学ぶ姿勢の崩壊

長与専斎は岩倉使節団に随行し公衆衛生の在り方を学び、英国方式を高く評価した。それは、「英国ハ実ニ自治政治ノ祖宗タリ」「英国ノ衛生ハ早ニ自治ノ各区域ニ萌発シ中央政府ハ其事ノ不均一・不整頓ナルモノヲ調理セルニ過キス、実際ノ事業、先ツ陽極的ニ起リ、政府ノ法律ヲ以テ陰極的ニ政令即チ禁止・取締ノ制限ヲ与ヘルハ却テ事業ノ後ニ在リトス」と述べて、地方で自治的に衛生事業が行われていることに着目した。しかし、わが国の現実の衛生事務は長与の構想したものからはほど遠いものへと展開していった。

明治九（一八七六）年に再度訪米してアメリカの衛生行政を視察し、万国医学会では各国の衛生行政官と懇談した長与は、アメリカの衛生行政が「自治衛生の大義」を尊重し、規則法文は厳正であっても実際の執行にあたっては「寛仮儀容の手段巧みに」用いて苛察深刻の弊害なく、手順も簡潔に事務が運営されていることに感嘆した。そして、視察の成果を「衛生意見」として大久保利通内務卿に提出した。しかしながら、その後のわが国の衛生行政は「極めて厳重強硬の手段を用い、警察的武断効力を用いる」ことへ展開し、長与は改革の必要性を述べるに至った。

岩倉使節団の報告書として、使節団に随行した久米邦武（くにたけ）が太政官少書記官として編集し、明治一一（一八七八）年一二月に刊行出版した『特命全権大使米欧回覧実記』が知られる。『回覧実記』の構成は、五編全百巻のうち、アメリカ二〇巻、イギリス二〇巻、ドイツ一〇巻、フランス九巻、イタリア六巻、ロシア五巻、ベルギー、オーストリア、オランダ各三巻、スウェーデン二巻、デンマーク一巻、その他にヨーロッパ総論、その他である。国別巻数の比率は、少なくとも明治新政府の初期段階では米英に焦点を置いて学ぼうとしていたという事実を意味する。

久米は佐賀藩出身の漢学者で、旧藩主鍋島閑叟（かんそう）（直正（なおまさ））が岩倉具視に推薦したことから使節団に随行することとなった。刊行の時点で、佐賀の乱は遠く、木戸孝允は病没し、西南戦争が終わって一年、大久保利通も暗殺された後であり、既に長与の医制にみられるように米欧視察の公式報告書や成果は次々と明治新政府に反映されつつあった。そして、間もなく米英をモデルとして模倣することは放棄され、前提として明治行政府に共

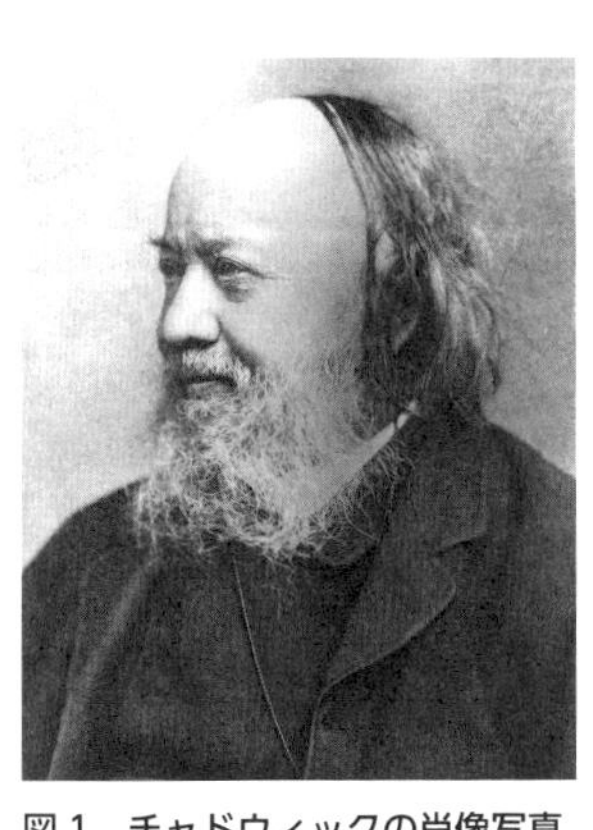

図1　チャドウィックの肖像写真
19世紀の英国で、貧困の背景に疾病があり、疾病の背景に不衛生があることを明らかにし、政策的に上水道の整備や衛生向上を推進した、公衆衛生体制の先駆者とされる。

有されていたであろう天皇制統一国家のイメージに適した体制として、プロイセンのビスマルク（Otto Eduard Leopold Fürst von Bismarck-Schönhausen，一八一五～九八）やモルトケ（Helmuth Karl Bernhard Graf von Moltke，一八〇〇～九一）に共鳴し、国体のモデルとしてドイツ方式を採用していった。

長与専斎が導入を目指し、頓挫することになる英国の衛生体制事情

長与の構想した公衆衛生制度は、人々の健康保護を目的として日常生活全般にかかわり、伝染病の予防や貧民の扶助から上下水道の整備、家屋の建築等を企画し実践する事業であり、英国をモデルとして衛生事業の成否は自治精神の発達に伴うと考えた。

英国では、一八四八年にチャドウィック（Edwin Chadwick，一八〇〇～九〇）（**図1**）が制定に寄与した公衆衛生法によって、中央に保健総局、地方に地方保健局、そして地方保健局に衛生医官を置いた体制が生まれていた。産業革命により工場生産が進み、人口が都市に集中したことで、都市には貧困と不衛生から疾病へという悪循環が生じていた。そこで、殖産興業と生産拡大のために労働人口の確保が富国の条件と考えられ、人々の健康保持が課題としてヨーロッパ先進諸国で認識されるようになっていた。

ベンサムのアシスタントとして功利主義、すなわち「最大多数の最大幸福」という理念を身につけていたチャドウィックは、一八三四年の英国での救貧法の改正法案を起草し、労働者が安易に救貧法に依存することを防ぐとともに、英国全土の不衛生の実態を調査して衛生課題が全国に蔓延していることを明らかにした（**図2**）。

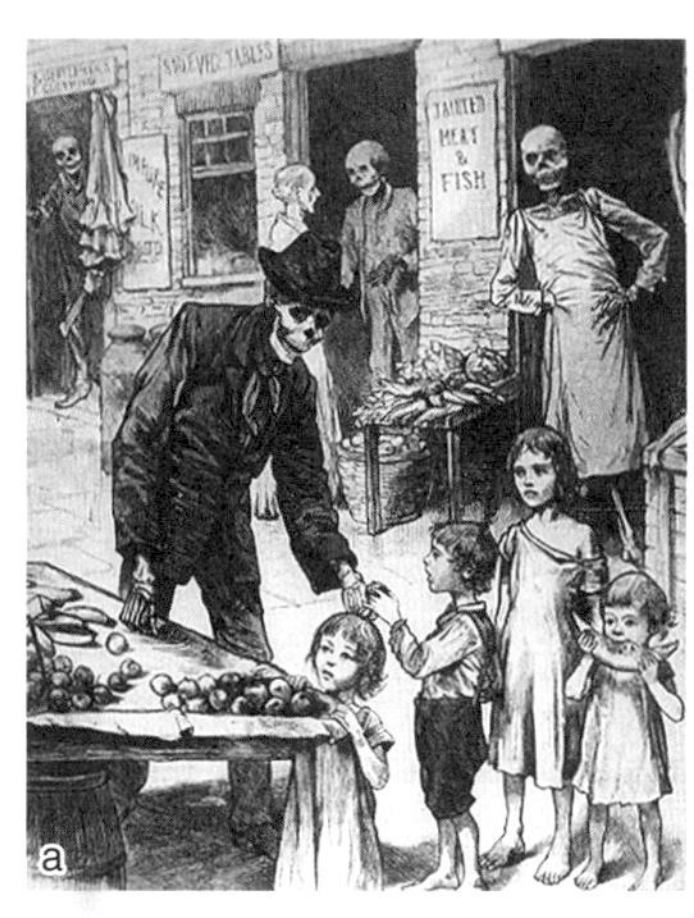

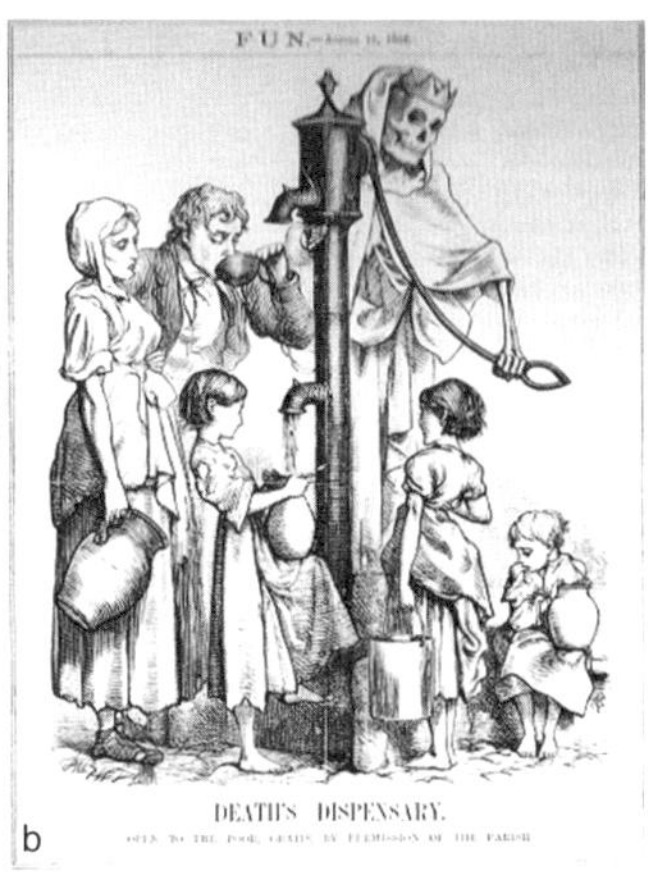

図 2　コレラについての風刺画　（ニューヨーク、Collection William Helfand）

a）コレラの流行が不衛生な食物によることの風刺画。「市はいかにしてコレラを引き起こすかについて衛生委員会へのヒント」。1864 年、ニューヨーク市保健局。

b）風刺木版画（1866 年）。細菌が原因であることが発見される以前であっても汚染が病気の原因であることが知られていたことを示唆する。「死の無料施薬院、教区教会の許可を得て貧困者に無料で開放」とある。

彼は公衆衛生をすべての地域、すべての人口を対象としなくてはならないことから事業の担い手を自治体に想定した。

「最大多数の最大幸福」という功利主義の理念が、国家的統制による公衆衛生発展を推進する要因となったが、「功利主義（utilitarianism）」の訳語の響きを嫌って「公益主義」という訳語が今日的に使用されることもある。国家社会主義と民主主義のいずれの理念としても論じられてきたが、パターナリズムを容認し、しばしば人権と対立することになる。経済学、さらには今日的話題の厚生経済学（welfare economics）においても基本理念に位置づけられる等、功利主義は二十世紀以降今日までの重要命題となっている。なお、哲学という訳語とともに、“proposition”を「命題」と訳したのも西周であった。西周は日本的儒教思想家の荻生徂徠（一六六六～一七二八）の経世（経世済民）論の影響下にミルの“utilitarianism”を「利学」と訳出し、私益と公益の調整を「君子の哲学」と理解したという。

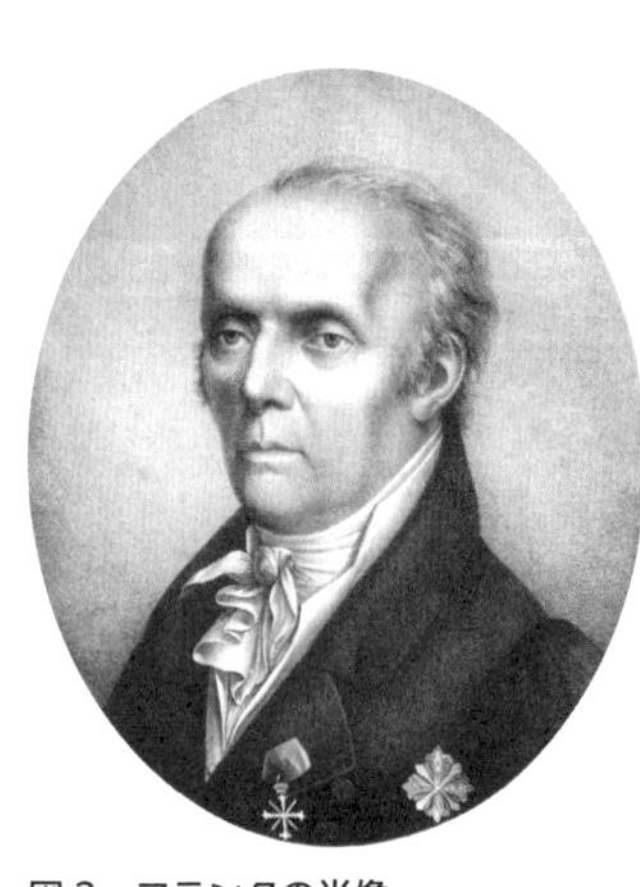

図3　フランクの肖像
（ニューヨーク科学アカデミー蔵）
公衆衛生手法の重要性を確立するために統計を使用した。

英国は多様な議論が交わされる国で、さらに国家社会主義的な統制を目指すものから、もっと自由な体制を目指すものまであり、歴史を共有しないわれわれ日本人に当時の英国の公衆衛生にかかわる組織やそれぞれの機能を理解することは容易でない。したがって実状をみると、それらはうまく機能していないようにみえ、「実施ノ際一大障礙ニ撞着セリ」といった結論が導かれやすい。その後誕生した英国医師会の関与と衛生医官の改革が進展して、今日的な英国の公衆衛生の制度が確立されていく。しかし、個人の自由と権利が強く意識された英国国民においては、国家的な事業としての上水道整備に対しても全面的に賛成されたわけではなかった。一八五四年にタイムズ紙は論説で「われわれは、押しつけの健康ではなく、コレラの感染を選ぶ（We prefer to take our chance with cholera than be bullied into health）」とまで述べ、チャドウィックの政策を批判したという。こうした議論はわが国ではあり得ないかもしれないが、英国では現代でもあり得ることのように思える。

その当時の英国で、ディケンズ（Charles Dickens，一八一二～七〇）は『荒涼館（Bleak House）』という小説で、チャドウィックをモデルとして登場させ、血も涙もない冷酷な人間として描いた。「公衆衛生体制の父」と評されるチャドウィックではあるが、ディケンズの研究者によると「貧者の邪悪な敵、英国一の憎まれもの、反民主主義的精神の持ち主」等と揶揄する評を紹介しているとおり、徹底的な中央集権制を志向したチャドウィックの体制が当時において全面的に支持されたわけではなく、むしろ「プロシア（ドイツ）的」とみられたようである。英国とドイツの対照的な違いは、「公衆衛生におけるドイツ方式は警察を通じて衛生（健康）を強制することであった一方、英国方式は教育と説得を通じて活動することに固執した」ことであり、この言い方は二十世紀の間も常識的に通用した。国家の力で衛生状態をよくするために医事警察（medical police）を強調したのは、十八世紀から十九世紀初頭にかけて膨大な著述〔『完全なる医事警察のシステム』（System einer vollstandigen medicinischen Polizey）（一七七七～七八）〕を刊行したドイツ人のフランク（Johann Peter Frank, 一七四五～一八二一）であった（**図3**）。しかし、この対比について両国とも多様であり、画一的に類型化する点で今日的には疑問が論じられている。

幕末のパンデミック、コレラ大流行

コレラのパンデミック

天然痘や種痘については江戸時代の幕末にかけて、相当量の情報が普及し、診療の実践がなされていたが、明治維新後の医療や衛生行政に重大な影響を与えた感染症としてはコレラ（虎列剌）に注目する必要がある。

コレラがわが国に侵入したのは文政五（一八二二）年のことで、西日本で発生し、中国地方から大阪に拡大し、京都にまで波及した。当時の記録によると、八月末から萩（山口県）で流行がみられ、病状は急性発症の嘔吐と胸腹部の絞扼痛で、「霍乱（かくらん）」のごとくと表現され、経過は劇症で三日以内に死亡した。この疾患に感染して死亡するものは一〇月初旬に至るまでに三千人に達した。また、大阪ではさらに大流行し、日に二百～三百人の死者が出た。この疾患は朝鮮で流行した後、対馬に波及し、それが長州の下関に至り、九州方面および広島から中国地方全体へ、さらに大阪へ拡大した。朝鮮での死者は四万人と伝えられる。わが国での流行は一〇月末に至り、自然に沈静したようである。京都に波及した後、伊勢、桑名にも波及したが、大阪ほどではなく、沼津でも三人ほど類似の症状がみられたが、流行は箱根を越えることはなかった。

その年の二月、オランダ商館長ブロムホーフの江戸参府に随行した商館医のチェルリング（シーボルトの前任者）に面接した医師の桂川甫賢（かつらがわほけん）、大槻玄沢（げんたく）らは、西暦一八二〇～二一年にかけてバタヴィア（現、インドネシアのジャカルタ）でコレラが大流行したことを聞き、早晩わが国にも伝播することを予測していた。その場合には、オランダ船の来航する長崎に入るはずであり、大槻玄沢によると世間的には海外といえば朝鮮を連想するものが多く、異国で流行し始めたという風聞で朝鮮からと曲解されたのだろうと説明された。しかし、前述の記述を含め、風聞のほうが正しかったと考えられる。コレラの伝染病史については第一章のコラム（二一頁〜）で紹介したが、一八二〇年には北京での発症がみられ、海路より陸路での伝播のほうがより重大であった。日本への経路としても、ジャワ（爪哇）および中国南方沿岸地方からだけでなく朝鮮半島経由で伝播したと考えられる。ヨーロッパにコレラが侵入し流行したのは一八二二または二三年（文政五または六年）のことであり、ほぼ日本に侵入したのと同時期であったことから、従来のオランダ医学書にはコレラの記述はなかった。

第二次流行は安政五（一八五八）年で、第一次流行より範囲は広大で、病勢も一層激甚であった（**図4**）。一八五八年七月一三日、長崎出島で下痢と嘔吐で発症した三〇人が記録され、同時にアメリカ蒸気船「ミシシッピー」の乗員にも同様の症状が認められた。この流行はポンペによっても報告されている。コレラは長崎市内外に流行し、ポンペのもとで学んだ松本順（良順）はこのとき患者の治療に奔走している。このときは、既に上海で流行している情報を得て、あらかじめ文献の検索を行い、ポンペも講義で取り上げた。講義のあった週の日曜日、松本順は納涼船で遊び、飲食して、深夜帰宅したところ、知人からの差し入れの料理が届いていた。それを食して就寝したところ直ちにコレラを発症したようである。友人の医師達はコレラの講義を聴いたための心気症のごとくに言ったが、本人は重症で、ポンペの往診を求めた。ポンペ

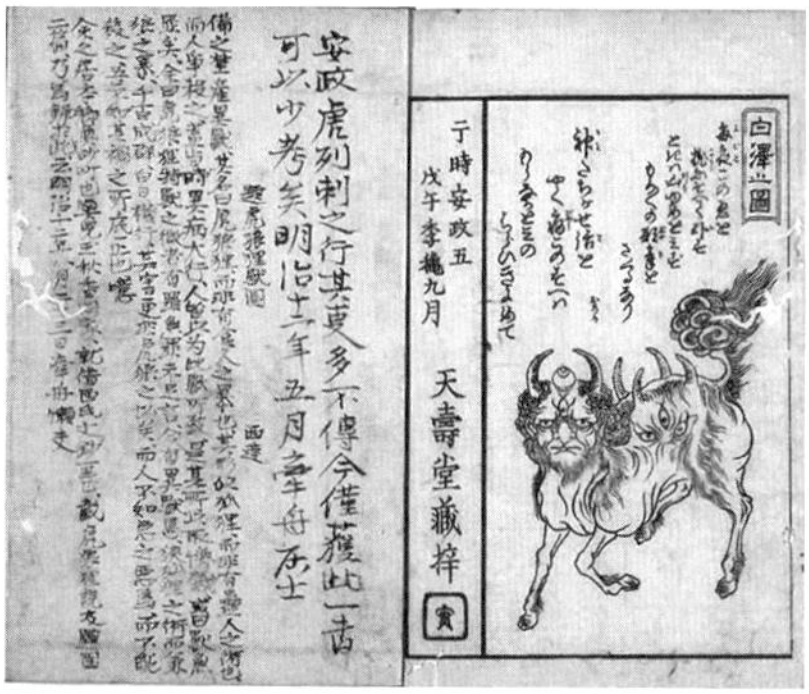

図4　『安政箇労痢流行記』
（東京大学総合図書館蔵）
安政のコレラ流行時に民間で多数流布した養生書のひとつである（金屯道人著、安政5年刊）。森鷗外が明治期に入手し、東京大学総合図書館鷗外文庫に収められている。

の診断はまさしくコレラで、治療薬としてキニーネが処方されている。

この年のコレラは、さらに夏から秋にかけて流行が全国に拡大し、江戸での流行は最も甚大で、死者は武家二万二五五四人、町家一万八六八〇人に達し、九月上旬になってようやく沈静したという。一方で、江戸中の諸寺院より報告された死亡者数は、安政五（一八五八）年七月二七日〜九月二三日の五五日間で、浅草が一万五一四八人、下谷が一万二八四九人、小石川が一九〇七人、牛込が二〇四一人、水道町が七五四人、西本願寺が一万三五〇〇人、東本願寺が一万一八二〇人等、総数二六万八〇五七人との記録がある。これらすべてがコレラによる死亡とは限らないが、流行は下火にはなっても安政六年、万延元（一八六〇）年まで小規模ながら持続した。しかし、江戸での流行に関しては異説があり、コレラはさほど流行していなかった可能性もある。その根拠のひとつとして、第一次流行時と同じく、箱根の関所で旅行者が制限されたことで、偶然の検疫効果を示したかもしれない。

安政五年は江戸で種痘所が開設された年であり、やがて安政の大獄の嵐の中で、川路聖謨（としあきら）は大老井伊直弼（なおすけ）により失脚、翌年は隠居へと追い込まれることになる。聖謨による日記『東洋金鴻』の中でしばしば過去の思い出話が登場するが、安政五年の大流行におけるコレラに関する記述はほとんどみられない。慶応三（一八六七）年一月二八日の記述で大坂町奉行時代を想起して、「今おもえば、コロリの類なるべし」とあり、船舶では飲料水の管理のために石灰が使用されるという聖謨の興味深い考察があるが、当時の大阪でコレラの流行は沈静期にあった。聖謨の日記にあるのは鶏コレラと考えられる。

第三次流行は文久二（一八六二）年のことで、この年の夏に麻疹が流行した後にコレラが大流行した。既にヨーロッパでの最新医学テキストではコレラに関する知識が進歩しており、「コレラには二種類あり、一はコレラ・モルブス又はコレルラギアと呼称されるもので、西国虎列刺（西洋コレラ）とよばれ、従来から存在した流行病で、通常の霍乱である。もう一方はコレラ・オリエンターリス、又はコレラ・アシアチカと呼称されるもので、亜細亜霍乱又は東国吐瀉病がこれに該当する。この疾患は、一種の世界流行病で西国虎列剌とは区別できない」といったレベルに達していた。幕府の命により、洋書調所は教授の杉田玄端（げんぱ）、箕作阮甫（みつくりげんぽ）、坪井信良（しんりょう）、子安鉄五郎らが西洋諸書からコレラに関する文献を翻訳して、フロインコフスの疫毒予防説をはじめとしてコレラ病予防心法、コレラ病流行の理由、コレラ病の治療薬、および検疫説をまとめて、文久二年に『疫毒予防説』として刊行した。その中で、和漢の諸書に記載されている「キュアランタイネ」*を検疫法と訳し、「キュアランタイネとは、おおよそ流行病があると疑われる国から来た船舶および旅客を、用心のため、その地に交通させることを禁じ、別にこれらのために建築した館に、一定時限（四十日）滞在させる。この時限の間は、貨物や書簡も煙であぶることとする」として、当時欧州で行われた検疫法を詳しく紹介した。しかし、わが国では実施するまでには至らなかった。

コレラと「コロリ」

コレラのパンデミックは世界同時進行であり、前述の桂川甫賢、大槻玄沢らは、コレラを音訳して「酷烈辣」として、コレラ・モルブスを直訳して「胆液病」とした。後年、フーフェランドの書物にコウデベストとあることから、直訳して「冷徹液」と名づけたが、多くはこれを用いることなく、コレラの原名が通用した。文政五（一八二二）年以前には、蘭方医を含めて学術的にも存在しない疾病であったことから、対馬ではこれを

*キュアランタイネは〝quarantena〟（イタリア語）。Quarantena の語源は、十四世紀にヨーロッパでペストが大流行した際、ベネチアでペスト患者がいないことを確認するまで船舶の入港を禁じた期間が四十日間であったことに由来する。イタリア語で四十日は〝quaranta giorni〟。

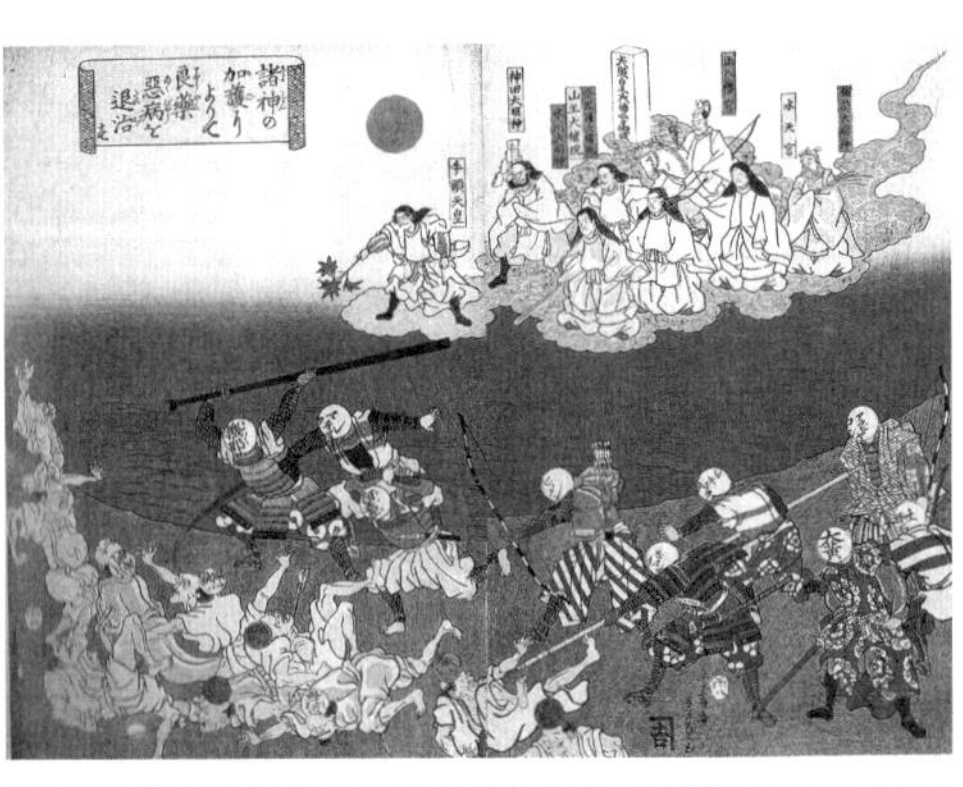

図5　「諸神の加護によりて良薬悪病を退治す」の図（明治初期）（内藤記念くすり博物館蔵）

ジギタリス、セメン、大黄等の薬が「霍乱」「水腫」「痢病」「血の道」等の病気を退治しているのを、神田大明神、氷川大明神、金毘羅大権現等わが国のあらゆる神様が応援している。

「見急」と名づけ、広島では「コロリ」または「横病」と名づけ、大分では「鉄砲」とよび、大阪では「三日コロリ」と名づけた。

川路聖謨もコロリとよんだが、コロリは俗語であり、卒倒することを意味した。それが、流行に伴い「コレラ」の音韻的転用病名のごとく「コロリ」が普及したようである。浅田宗伯の説明によると、「古呂利はもともと皇国（日本）の俗語であって、卒倒のことをさし、昔から病気に関連づけてよばれたものである」とあり、ある書物では「元禄一二年頃の江戸で古呂利というはやり病があり、『そろりと煩いて、ころりと死す』と恐れられ、予防のために南天の実と梅干を煎じて飲むおまじないのような飲み物が広まった」等の逸話を紹介している。「三日コロリ」という呼称は急性疾患で、初発から三日以内に死亡するので、俗によばれたもので、「三日亡」とか「三日倒」等とも記載された。対馬での「見急」は、朝は元気で姿を見せていた人が夕方には死んでいるという急性経過から名づけられたようである。

コレラ菌とコレラの話

イタリアのパッチーニ（Filippo Pacini, 一八一二～八三）が一八五四年にコレラ菌を発見したが、長い間発見者とされていたコッホ（Robert Koch, 一八四三～一九一〇）から訂正されたのは一九六五年のことである。また、コレラの発病に関して、英国のスノー（John Snow, 一八一三～五八）がロンドンの給水とコレラの密接な関連を一八四九年に報告し、一八五四年の流行時に流行地区の共同井戸を閉鎖させることで、その地区の流行を収束させ、併せて明確に調査報告を行った。しかし、周知のごとく彼らの発見は大多数の研究者や行政から認められなかった。その後、ドイツ政府から派遣されたコッホがエジプトのアレクサンドリア、次いでインドのカルカッタでの調査結果としてコレラ菌がコレラの病因菌であることを一八八四年にドイツ政府に報告したことによって、コッホがコレラ菌の発見者として脚光を浴びたわけである。

それでも、ここでペッテンコーファー（Max von Pettenkofer, 一八一八～一九〇一）による有名なコレラ菌自飲実験が一八九二年に実行され、その偶然効果によりコレラ菌原因説は確立されるに至らなかった。実験時、ペッテンコーファーは七四歳、長年の糖尿病歴を有し、酸に弱いコレラ菌に対してあらかじめ重曹を十分量内服して、多量のコレラ菌（推定十億のビブリオ）を飲んだにもかかわらず、軽い下痢を生じたのみでコレラは発症しなかった。実験としては極めて周到にデザインされたものであるが、二十世紀の病原微生物学の進歩に伴い、彼のこの実験は嘲笑の対象となり、今日に至るまで評価は混乱している。彼の悪評が、わが国における下水道普及の遅延と結びつけて説明されるほどであるが、免疫や感染症についての知識は今日でも完全ではない。彼は緒方正規（まさのり）（東京大学医学部衛生学講座の初代教授）、森鷗外（陸軍軍医総監）のドイツ留学時代の恩師であり、彼が推進したドイツ近代衛生学がわが国の衛生学に与えた影響も複雑である。森鷗外の孫の名前である真樟（まくす）は、恩師ペッテンコーファーの名前「マックス」から名づけられたものである。

明治期の伝染病対策と衛生行政

伝染病と西洋近代医学の推移

「伝染病は公衆衛生の母」といわれる。十九世紀の産業社会は都市への労働者の集中により、劣悪な住宅環境に伴う飲食物や排泄物の取り扱いが課題として意識された。対策として、個人レベルでの衛生知識の普及と自己管理、公的な援助による予防接種の普及、強力な行政施策による都市計画の実施、すなわち上下水道の建設が近代国家の成立に合わせて推進された。十四〜十五世紀の西欧社会で「死病」とされたペストの流行では検疫の有効性が確立された。

キリスト教の慈善活動としてのホスピタルが医療の場、今日的な病院へと変貌し始めるのは十八世紀に入ってのことである。設立主体は教会関係はもとより、英国では市民的な有力者が中心となって、大陸諸国では国家、すなわち行政主導によって病院が再建、設立されていった。並行して、医師の養成や医学研究体制も病院とともに発展した。病理解剖の実施が普及し、症状の詳細な観察と記述により、今日的な疾病の分類がなされるようになった。やがて、医療先進国フランスでは十八世紀のフランス革命後頃から、パリ臨床学派の間で「病気をみよ、病人をみるな」という言葉が流行したという。報酬を当てにして病人を選別するのではなく、貧富に関係なく、誰が罹っても同じ病気には同じ治療法を適用すべきであり、そのことにより真に病人を疾病から解放することができると信じられたからであろう。この思想は十九〜二十世紀における急速な医学の進歩をもたらすが、同時に「近代医学は病気ではなく病人をみる」べきであり、「生命（ライフ）の延長だけでなく、生活（ライフ）の充実」も目的とすべきことが主張されるようになる。しかし、病因論に支配され、病人ではなく病気に集中したことの過ちが広く認識されるのはニュルンベルク綱領の策定（一九四七年）を待つことになる。

わが国は、こうしたヨーロッパ諸国における病院の発展に伴う急速な医学と医療の展開の歴史を共有せず、充実した成果に感嘆し、果実を摘み味わうことに終始してきた印象がある。江戸後期の医療面では急性伝染病への対応が最大課題となるが、種痘に関しては天然痘の病原体の知識や関心はなくとも経験的に再発はしないことに気づかれ、独自の人痘種法の開発も試みられていた。そして、ジェンナーの牛痘種法も中国経由あるいはシーボルトら長崎オランダ商館医経由で積極的に導入が企図された。

種痘の普及

長与専斎は、大村藩（現、長崎県大村市）で祖父の代から家業としていた牛痘の種継が気がかりであったことから、岩倉使節団に加わった際にオランダのハーグで犢牛(とくぎゅう)接種の方法を見学し、その器具一式を入手して帰国した。帰国した明治六（一八七三）年秋に、自分で犢牛を購入してオランダで学んだ接種法を試み大成功した。そこで、長与家の私業とするつもりであったが、内務省衛生局の開局にあたって公益のために東京に牛痘種継所の設立を建議し、衛生局所属の事業とした。すなわち、衛生局に最適の人材を得たことで、苦労はあったものの明治期の天然痘対策は順調に推移した。

明治七（一八七四）年には天然痘の流行が激しかったので、牛痘種継所から各府県に新鮮な痘苗を配布して、種痘普及の基礎とした。この時点では種痘の所轄はいまだ文部省医務局であったが、同時に「種痘規則」を定めて、種痘医、種痘方法の従来の取り扱いを整備した。この中で、種痘の接種時期を生後七十日〜満一年の間とし、以後七年ごとに種痘を行うこと等を定めた。明治九（一八七六）年にも天然痘の流行があり、既に所轄が移管していた内務省衛生局は種痘の徹底をさらに強化し、種痘規則に変えて「種痘医規則」を布達し、さらに明治九年五月一八日に「天然痘予防規則」を制定した。その骨子は以下のとおりで、初めて強制種痘の制度を設けるに至った。

（ア）国民は生後一定時期に種痘を受けるべき義務。

（イ）戸籍の送籍の際に種痘済証を提示する義務。

（ウ）種痘を受けなかった場合の罰則、等。

種痘医規則と天然痘予防規則により種痘に関する法制はひとまず整備を終え、種痘の実施状況も政府の意図する程度まで普及徹底していた。

明治時代のコレラの流行

幕末のコレラのパンデミックについては既に紹介したが、明治以降のわが国の伝染病予防行政はコレラ対策を中心として体系化されていった。近代の公衆衛生学の確立と発展の歴史においてはヨーロッパ同様にわが国でも、まさに「コレラ（虎列刺）」こそ「衛生の母」であった。

明治一〇（一八七七）年七月、清国（中国）でコレラが流行という情報を得た政府は、神奈川、兵庫、長崎の三県に入港する船舶を検査し、臨時の避病院（ひびょういん）（伝染病患者を隔離、収容する病院）を設置する等の施策を行った。また、八月には「虎列刺（コレラ）病予防法心得」を各府県に通達して、コレラの侵入に備えた（図6）。

しかし、同年九月に長崎へ侵入したコレラは、西南戦争による軍隊の移動に伴って全国的に流行していった。

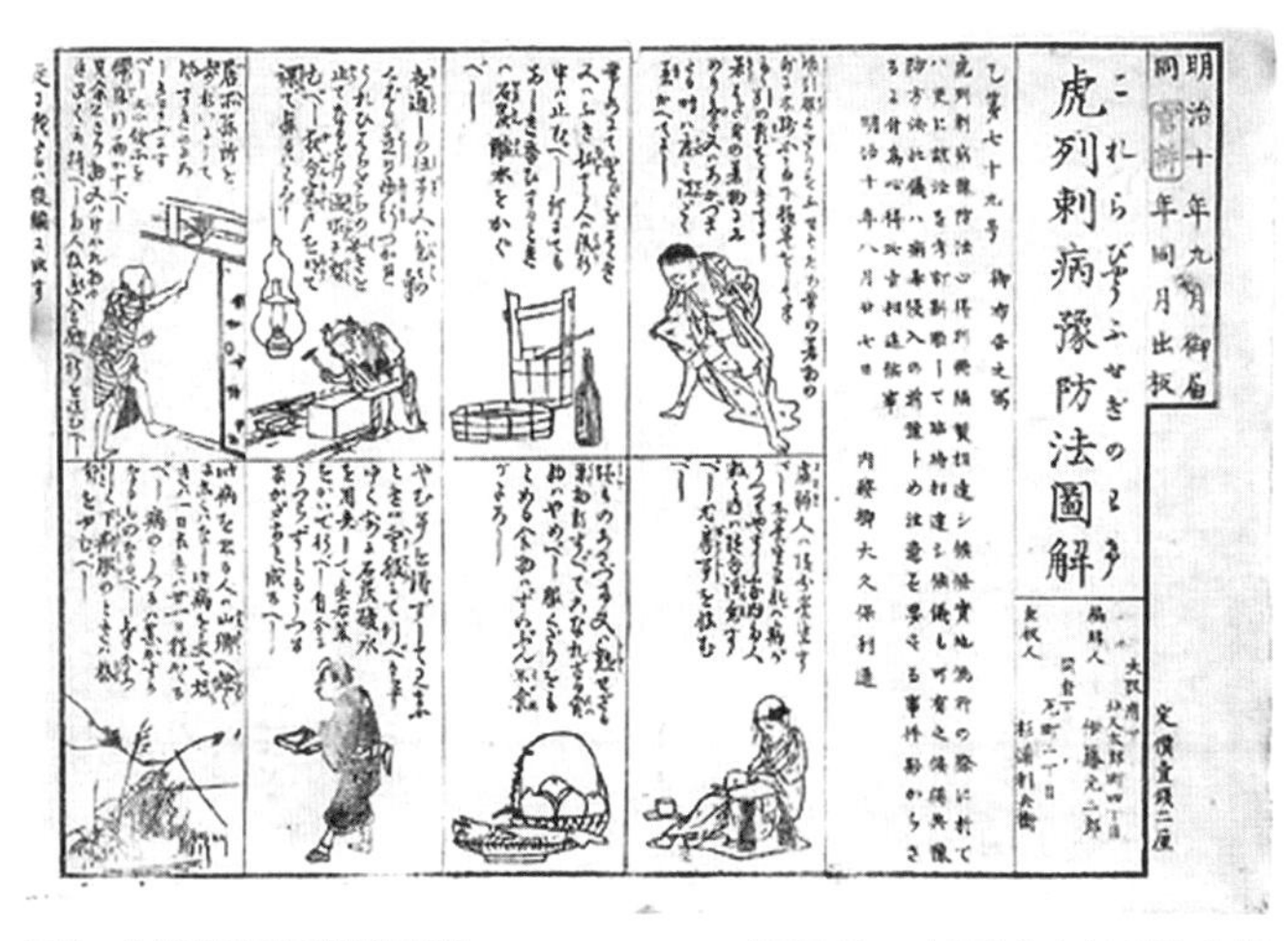

図6　「虎列剌病予防法図解」　（1877年、内藤記念くすり博物館蔵）
明治10年8月27日付で、内務卿大久保利通の名で出版販売されたコレラ予防のための日常生活上の注意に関する図解。

さらに明治一二（一八七九）年には未曾有の大流行となり、患者十六万人、死者十万人を数えた。こうしたコレラの大流行は明治期中頃まで繰り返された。明治一〇年には、患者一万三八一六人、死者八〇二七人が記録され、以降、明治一二年には患者十六万二六三七人、死者十万五七八六人、明治一五（一八八二）年には患者五万一六三一人、死者三万三七八四人、明治一九（一八八六）年には患者十五万五九二三人、死者十万八四〇五人、明治二三（一八九〇）年には患者四万六〇一九人、死者三万五二二七人、明治二八（一八九五）年には患者五万五一四四人、死者四万一五四人を数えたという。以上の数値により死亡率をみると、それぞれ五八・一%、六五%、六五・四%、六九・五%、七六・五%、七六・五%であり、「死病」そのものであった（**図7**）。

明治初頭の数年間は幸運にも伝染病の流行を免れていた。長与専斎の回想によると、「衛生局はその創立以来幸いに悪疫の流行に遭わず」、主に医師制度や薬物取締等の整備に集中することができた。しかし、明治一〇年七月に清国厦門でコレラが流行しているとの急報を領事より受け、急いで船舶検査（検疫）の手続きや避病院設置の準備

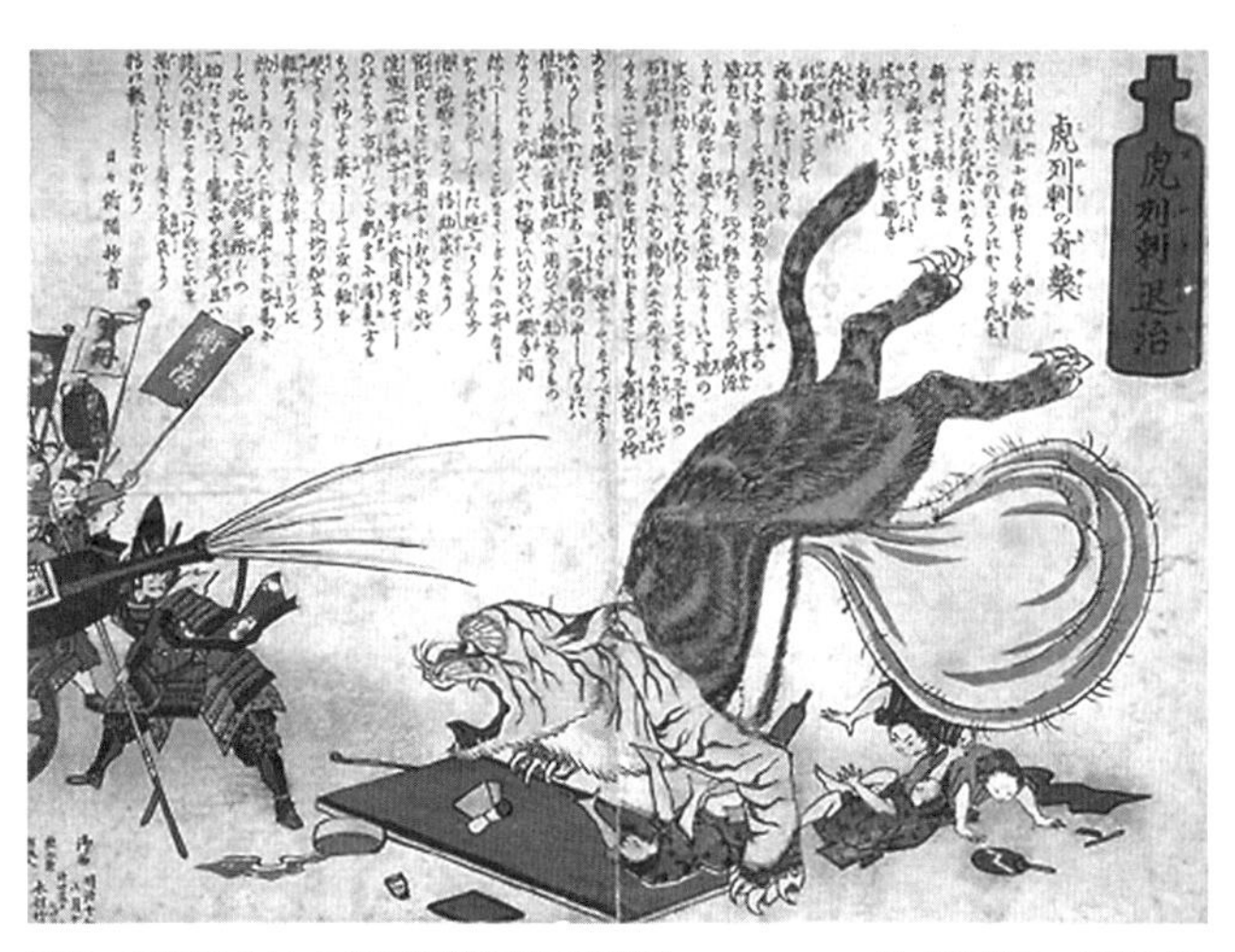

図7　虎列刺（コレラ）退治（虎列刺の奇薬）　（木村竹堂画、1886年）
頭が虎（コ）、体が狼（ロ）、睾丸が狸（リ）の怪獣がコレラの病原として描かれ、衛生隊が消毒薬の石炭酸を噴射している。

をして、まず外務省に各国との調整を要請した。ところが、なぜか船舶検査のことは英国公使に拒絶された。交渉を繰り返すうちに病毒が長崎港に入り、それが横浜に伝わり、その他各地でも散発するようになり、次第に流行の兆しを生じた。たまたま一一月に鹿児島から西南戦争での軍隊の帰還兵を乗せた艦船が神戸に帰着したが、その中に多数の患者を生じていた。「十死に一生を得た気鋭の軍人達」は、一刻も早い上陸を望んだ。検疫のため医官や地方役人が説得に当たったが、制止は不可能で、病毒はたちまち神戸、大阪、京都、大津へと拡がった。

すなわち、明治一〇年二月に西南戦争が始まり、同年九月二日に長崎から船舶で輸送された軍人が大阪陸軍臨時病院でコレラを発病していた。そこで同病院長の石黒忠悳（ただのり）は諸隊に対する「入港検疫規則」を定め、神戸において検疫を実施することとしていた。

大阪陸軍臨時病院は西南戦争の傷病兵を収容する目的で、陸軍がヨーロッパでの普墺戦争（プロイセン-オーストリア戦争、一八六六年）や普仏戦争（プロイセン-フランス戦争、一八七〇～七一年）に倣って急遽設置し、三月末に活動を開始していた。石黒はアメリカ留学時に南北戦争の研究調査により戦時病院の組織活動について学んで帰国していた。当時の陸軍軍医総監は松本順である。そして同年五月、石黒の門を叩いた野望に燃える青年医師（当時は医師資格取得前）が後藤新平である。石黒は、高野長英の縁戚である後藤の噂を知っていたこともあって、傭医として働く便宜を図った。このコレラ事件では、後藤は西京東福寺の境内に急遽設置されたコレラ避病院に急派され貴重な経験を積むことができた（図8）。

内務省衛生局としては、総合的な伝染病対策の必要性を痛感して、明治一二（一八七九）年一月に伝染病予防規則の案を作成し、太政官にその実施を上申していた。しかし、公布に至らぬうちに明治一二年のコレラ大流行が始まったので、応急措置として規則案のうち、コレラに関する部分だけを「虎列刺病予防仮規則」として急遽施行した（図9）。

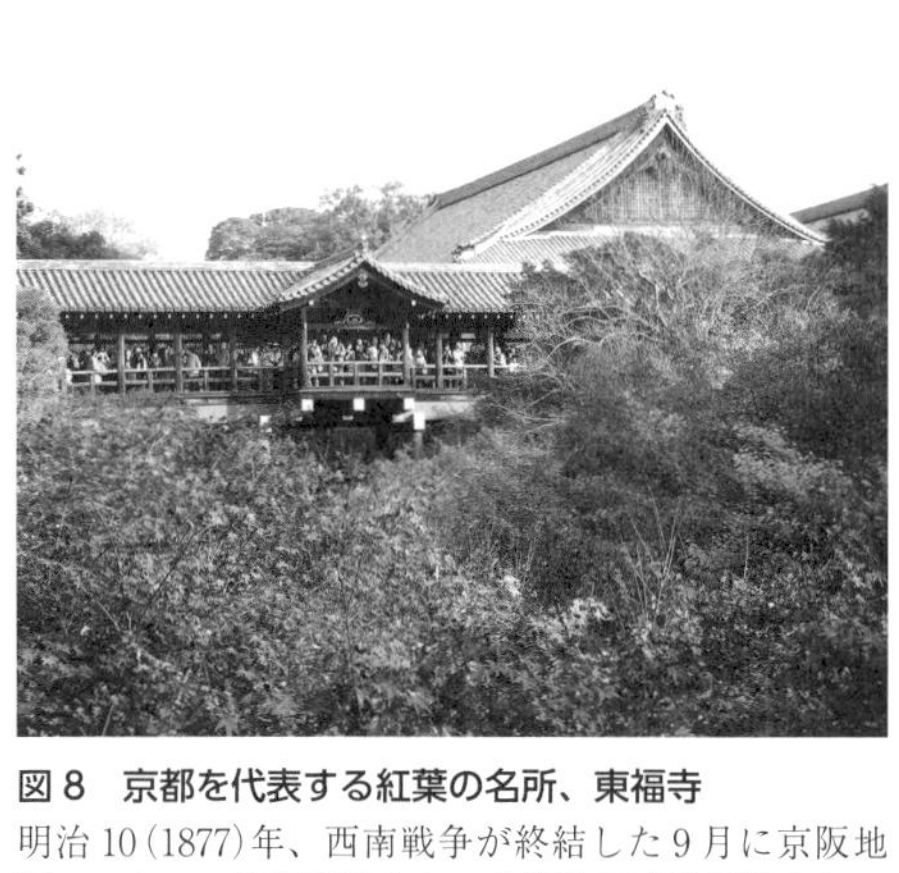

図8　京都を代表する紅葉の名所、東福寺
明治10（1877）年、西南戦争が終結した9月に京阪地区でコレラの流行が拡大し、大阪陸軍病院分院として東福寺内に避病院が設置され、後藤新平らが派遣された（筆者撮影、2012年11月）。

この規則は、（ア）患者発生の届出、（イ）検疫委員の設置、（ウ）避病院の設置、（エ）患家の標示、（オ）患家等の交通遮断、（カ）汚物物件の処分禁止、（キ）清潔方法、消毒方法の施行、（ク）患者の死体の処置（運搬法、火葬）、（ケ）官庁等における予防方法、等について規定した。当時はコレラに対する根本的な治療方法、予防対策が確立されていなかったために、予防措置としての患者の隔離対策と対症療法以外に手段はなかった。

規則の実施にあたって、死病に対して直接かかわる勇気を必要とする役割を遂行できたのは、新しい職種の警察官だけであった。そのため、患者がコレラと診断されれば、警察行政の一

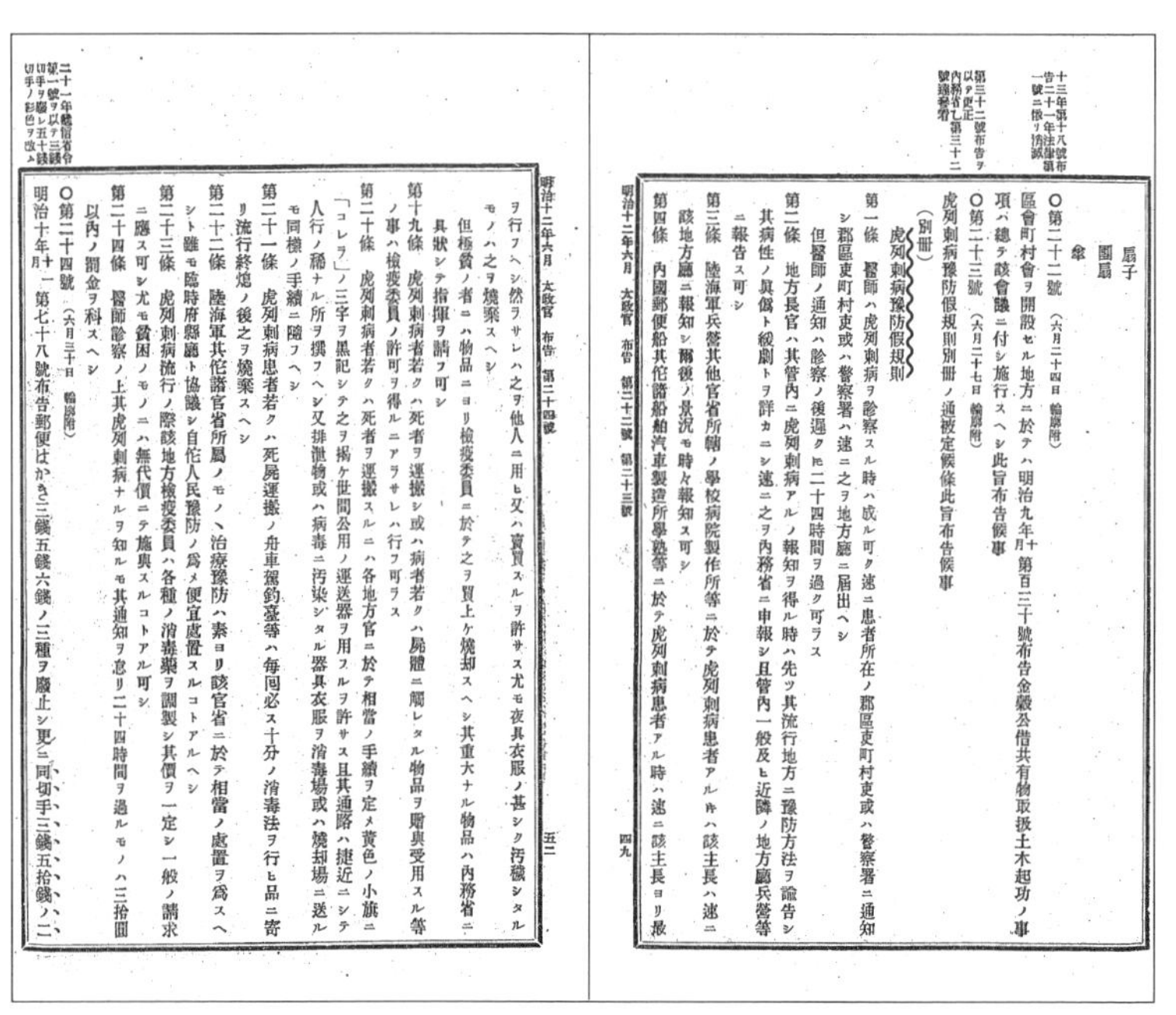
十三年第十八號布告二十一年法律第一號ニ依リ消滅
第三十二號布告ヲ以テ更正内務省乙第三十二號達參看
扇子
團扇
傘
○第二十二號（六月二十四日 輪廓附）
區會町村會ヲ開設セル地方ニ於テハ明治九年十月第百三十號布告金穀公借共有物取扱土木起功ノ事項ハ總テ該會議ニ付シ施行スヘシ此旨布告候事
○第二十三號（六月二十七日 輪廓附）
虎列刺病豫防假規則別冊ノ通被定候條此旨布告候事
（別冊）
虎列刺病豫防假規則
第一條　醫師ハ虎列刺病ヲ診察スル時ハ成ル可ク速ニ患者所在ノ郡區吏町村吏或ハ警察署ニ通知シ郡區吏町村吏或ハ警察署ハ速ニ之ヲ地方廳ニ屆出ヘシ
但醫師ノ通知ハ診察ノ後遲クモ二十四時間ヲ過ク可ラス
第二條　地方長官ハ其管内ニ虎列刺病アルノ報知ヲ得ル時ハ先ツ其流行地方ニ豫防方法ヲ諭告シ其病性ノ眞僞ト緩劇トヲ詳カニシ速ニ之ヲ内務省ニ申報シ且管内一般及ヒ近隣ノ地方廳兵營等ニ報告ス可シ
第三條　陸海軍兵營其他官省所轄ノ學校病院製作所等ニ於テ虎列刺病患者アル節ハ該主長ハ速ニ該地方廳ニ報知シ爾後ノ景況モ時々報知ス可シ
第四條　内國郵便船其佗諸船舶汽車製造所學塾等ニ於テ虎列刺病患者アル時ハ速ニ該主長ヨリ最
明治十二年六月　太政官　布告　第二十二號　第二十三號　四九

二十一年遞信省令第一號ヲ以テ三錢切手ヲ廢シ五十錢切手ノ彩色ヲ改ム
明治十二年六月　太政官　布告　第二十四號　五二
ヲ行フヘシ然ラサレハ之ヲ他人ニ用ヒ又ハ賣買スルヲ許サス尤モ夜具衣服ノ甚シク汚穢シタルモノハ之ヲ燒棄スヘシ
但極貧ノ者ニハ物品ニヨリ檢疫委員ニ於テ之ヲ買上ケ燒却スヘシ其重大ナル物品ハ内務省ニ具狀シテ指揮ヲ請フ可シ
第十九條　虎列刺病者若クハ死者ヲ運搬シ或ハ病者若クハ屍體ニ觸レタル物品ヲ贈與受用スル等ノ事ハ檢疫委員ノ許可ヲ得ルニアラサレハ行フ可ラス
第二十條　虎列刺病者若クハ死者ヲ運搬スルニハ各地方官ニ於テ相當ノ手續ヲ定メ黃色ノ小旗ニ「コレラ」ノ三字ヲ黒記シテ之ヲ揭ケ世間公用ノ運送器ヲ用フルヲ許サス且其通路ハ捷近ニシテ人行ノ稀ナル所ヲ撰フヘシ又排泄物或ハ病毒ニ汚染シタル器具衣服ヲ消毒場或ハ燒却場ニ送ルモ同様ノ手續ニ隨フヘシ
第二十一條　虎列刺病患者若クハ死屍運搬ノ舟車駕釣臺等ハ毎回必ス十分ノ消毒法ヲ行ヒ品ニ寄リ流行終熄ノ後之ヲ燒棄スヘシ
第二十二條　陸海軍其佗諸官省所屬ノモノヽ治療豫防ハ素ヨリ該官省ニ於テ相當ノ處置ヲ爲スヘシト雖モ臨時府縣廳ト協議シ自佗人民豫防ノ爲メ便宜處置スルコトアルヘシ
第二十三條　虎列刺病流行ノ際該地方檢疫委員ハ各種ノ消毒藥ヲ調製シ其價ヲ一定シ一般ノ請求ニ應ス可シ尤モ貧困ノモノニハ無代價ニテ施與スルコトアル可シ
第二十四條　醫師診察ノ上其虎列刺病ナルヲ知ルモ其通知ヲ怠リ二十四時間ヲ過ルモノハ三拾圓以内ノ罰金ヲ科スヘシ
○第二十四號（六月三十日 輪廓附）
明治十年十一月第七十八號布告郵便はかき三錢五錢六錢ノ三種ヲ廢止シ更ニ同、、、切手三錢、、、五拾錢ハ二、、

図9　虎列刺病予防仮規則〔明治12(1879)年6月〕（国立国会図書館デジタルコレクション）
第1条で、医師はコレラ患者をみたら24時間以内に患者所在の軍区吏町村吏または警察署に通知するよう定め、第24条で、コレラ患者をみて24時間以内の通知を怠った場合は30円以内の罰金を科すことを定めている。

環として警察官の権限で患者を避病院に送り、患者の家とその付近の消毒、交通遮断を徹底的に行うのが常となった。その結果、患者の隔離にのみ重点が置かれることになったが、にわかづくりの避病院での治療は極めて貧弱であった。患者が死亡すると直ちに火葬するため、避病院に接して火葬場も設置された。「生きながら病人を捨てて以て苦死せしむる場所」のイメージを生んだ避病院では家族からも全く遮断されたため、人々の間では患者の発生を極力隠すといった行動を生じた。

伝染病予防規則と検疫規則

明治一二（一八七九）年のコレラ大流行は前述の死亡者数にみるとおり、明治以降最大の規模となった。このため内務省は、「虎列刺病予防仮規則」「虎列刺病予防及消毒法心得方」等を公布して予防に努める一方、同年七月二日付でコレラ病流行地方より横浜に入港する船船を神奈川県長浦で十日間停船させるよう布達した。しかし、その直後、ドイツ船へスペリア号の規則違反事件が起こり、当時の新聞は政府の軟弱外交と外国の横暴を論難した。ヘスペリア号事件とは、同年七月、西日本でのコレラ大流行を受けた日本当局がドイツ汽船ヘスペリア号（コレラ流行地の清国から神戸へ直行）に対し長浦（現、神奈川県横須賀市）での検疫を要求したところ、ドイツ船は独自調査を根拠にわが国の規則を無視して出航し、砲艦の護衛のもと横浜港への入港を強行した。このことがコレラが関東地方で流行する要因になったといわれる。

ヘスペリア号事件の最中の明治一二年七月一四日、わが国で最初の統一的検疫規則である「海港虎列刺病伝染予防規則」を制定布告した。これはわが国で最初に公布された検疫規則であり、現在、この日を検疫記念日としている。この規則は同年七月一八日、日本人および外国人医師で構成される中央衛生会の審議を経て「検疫停船規則」と改正された。当時の寺島宗則（むねのり）外務卿がこの規則を各国公使に通告したところ、アメリカは直ちに承諾し、ドイツ、フランスは修正案を提出し、その他の諸国は反論しなかったが、英国公使パークスの反対等があり、結局対外的には適用されるに至らなかった。検疫停船規則は明治三二（一八九九）年に「海港検疫法」が制定されるまで存続したが、この間の検疫はわが国が制定した規則の施行を各国公使に依頼する形で行われた。

明治一三（一八八〇）年、「伝染病予防規則」の布告に合わせて旧刑法の中で「伝染病予防規則ニ関スル罪」が規定され、入港船舶からの上陸または陸揚げを規制した。明治一五（一八八二）年には「虎列刺病流行地方ヨリ来ル船舶検査規則」の布告、翌年の「虎列刺病流行地方ヨリ来ル内外船舶検査手続」の布達、明治二四（一八九一）年の「海外諸港ヨリ来航スル船舶ニ対シ検疫ノ件」の公布等検疫の努力がなされた。明治二七（一八九四）年七月、日清戦争開始直前に日英通商航海条約が署名され、この条約は五年間の準備期間を置き、明治三二（一八九九）年七月から実施された。これにより条約改正がほぼ実現し、治外法権の撤廃と関税自主権の一部回復が図られ、わが国だけで検疫規則を制定し得るに至った。

コレラ施策が歪めた衛生のイメージ

医制を立案した長与の構想によって、各地方に医務取締を設置し、明治一二（一八七九）年七月には外国人医師を含めた諮問機関として中央衛生会が設置された。地方には各府県に地方衛生会を設置するとともに衛生課を設置し、町村に住民の公選による衛生委員の配置等、英国をモデルとして民主的な体制を企図してきた。しかし、国家的な方向性としての中央集権政治体制の強化、強力な感染症対策への急速なニーズの認識は、民主的体制の育成を許容せず、明治一九（一八八五）年に地方の地方衛生会、衛生課、衛生委員が廃止され、こうした衛生行政は警察部に移管され、上意下達方式が確立されていく。

中央に倣って地方でも「虎列刺病予防方」が布達され、住民の生活はさまざまに規制された。明治一二年流行時の大分県の例では、神社仏閣での祭礼や市場の禁止、別府での入浴禁止（県では別府の浜脇温泉を感染源とみていたため）、監獄への食物差し入れ禁止、川や海での遊泳禁止、学校や私塾の解散等が命じられ、開港での検疫だけでなく街道でも多数の検疫所が設置され、人々の移動が制限された。地方でも厳重な検疫や消毒に加えて、コレラ患者は警察官により強制的に避病院へ隔離され、死後直ちに火葬された。患者の家族にとって避病院送りは死別同然であった。明治一〇（一八七七）年のコレラ流行時の東京での避病院収容者における死亡率は六九％で、全国的なコレラ死亡率五八％より高く、まさに「避病院」は「死病院」であった。

こうした状況で、明治初期のコレラ一揆やコレラ除けの祈祷から集会に発展したコレラ祭り（「悪疫送り」は村落共同体での「祭り」として行われた）等、民衆の反応と事件に関する地方文献は数多い。こうした民衆の行動に対して、当時の自由民権派の多くは民衆を「愚民」または「無知な小民」と厳しく批判したことにも注目すべきである。個々には検疫委員の行うべき消毒法の説明や衛生知識の普及活動に尽力した民権活動家もいたが、コレラに関しては、多くの民権活動家は県政の側にあって官吏や警察官と一体であったことに文明開化期の混乱をみることができる。

　コレラの流行に際して、人権の配慮されない時代の避病院への強制隔離を嫌い、患者を隠蔽する行動は自然であり、伝染病患者の届け出と避病院への収容を義務づけられた医師は、「公益」を命じる法律と患者に対する「慈悲心」の板挟みになったとしても不思議はない。前述の「虎列刺予防仮規則」の第二四条には、「医師診療の上、其虎列刺なるを知るも其通知を怠り二四時間を過ぐるものは三十円以内の罰金を科すべし」と規定されていた。時期は異なるが、明治二六（一八九三）年に処分を受けた医師は二二三人（同年の医師総数は三万九六〇一人）で、その大半は伝染病隠蔽の罪に問われたものだったという。当時の医師が伝染病患者を届け出ずに隠蔽に手を貸した背景は、単なる同情だけではなく複雑なものであったが、医師の倫理として議論を要するエピソードである。

明治維新の偉業

　明治維新の偉業では幕末に英国、オランダ、アメリカ等に合法あるいは違法に留学した人材が十全に活用された。江戸城総攻撃の予定された慶応四（一八六八）年三月一五日の前日、明治天皇が天地神明に誓う形式、天神地祇御誓祭の儀式において五箇条の御誓文（ごせいもん）が提示された。

　その趣旨は、「独裁を否定して、あらゆる重要事項は公開の議論に基づいて決定、すなわち人々の政治参加の拡大を図り、個人の能力を発揮できる社会をつくり、古い慣習にとらわれずにその標準に従い、国際社会に参加して新知識を導入することで、天皇の統治する国の基礎とすべき」ということであった。しかし、急速に近代国家建設が展開する過程で、大日本帝国憲法の発布、教育勅語の制定により御誓文は忘れ去られたかのごとくとなった。そして、太平洋戦争後の昭和二一（一九四六）年元旦の昭和天皇による「新日本建設に関する詔書」において改めて想起され、大日本帝国憲法の改正手続きに従って、同年一一月三日、現行のいわゆる昭和憲法（日本国憲法）へと改訂されたわけである。

社会思想史学者の阪上孝はハンナ・アーレント（Hannah Arendt, 一九〇六～七五）による革命中の二つの幻想を引用しつつ明治維新に当てはめて、人々は革命の中でまず復興の幻想をもって革命に身を投じ、次いで過去との完全な断絶の幻想に到達し、しばらくして過去との断絶を含んだ連続性が現れると論じている。初代司法卿の江藤新平（一八三四～七四）がナポレオン法典を翻訳してそのままわが国の民法典に採用しようと考えたということは、律令体制すら忘れた過去断絶の幻想とみることができるだろう。しかし、やがてそのナポレオン法典作成の中心人物とされるポルタリス（Jean Étienne Marie Portalis, 一七四六～一八〇七）の発言のごとく、「立法者には彼が代表している国の習俗、性格、政治的・宗教的状態を顧慮することが必要である」ことが強調されるようになっていく。

司法と行政の分立

明治新政府の事業の第一歩は、明治元（一八六八）年一〇月二八日に発布された藩治職制である。徳川幕府は各大名の領主権、すなわち藩の自治権をかなり認めていた。たとえば、江戸時代には大名は領民の死刑の決定権をもっていたが、維新により藩であっても死刑は必ず勅裁を仰ぐよう布告された。地方自治を許容した徳川幕藩体制から中央集権国家への布石であり、各地での藩政改革が強要され、明治四（一八七一）年七月、廃藩置県が断行され、藩治職制は自動的に消滅した。各藩の跡に県が置かれ、三府三〇二県となり、同年一一月までに三府七二県へと整理されていく。

司法権の行政権からの分立は、御誓文提示の二カ月後に布告された政体書の三権分立規定に由来する。明治四年一二月に司法省東京裁判所が設置され、翌年四月に江藤新平が司法卿に就任して各地に司法省の管轄する裁判所が設置されていった。御誓文にせよ政体書にせよ、アメリカ合衆国の独立宣言や憲法に学ぶところが大で、わが国の現状とはかけ離れたものであった。司法省にしても正規の法学教育を受けたものはなく、司法官のほとんどは行政官からの転任者であり、実務上は行政官が裁判を担当したわけであった。欧米に倣った司法組織をつくるという理念上の作業は、律令制導入に遡るわが国の伝統的行動様式であり、江戸時代とは全く異なる時代が始まることへの人々による認識を促進したことであろう。

同時進行で明治五（一八七二）年には、戸籍の編成が開始され（壬申（じんしん）戸籍の施行）、地所永代売買の禁令が解除され、学制が発布され（翌年末までに約一万二千六百校の小学校を設立）、陸軍省と海軍省を設置し、徴兵告諭が発布され（明治七（一八七四）年から徴兵制実施）、郵便制度が実施された。官営富岡製糸場が開業したのもこの年である。しかし、明治五年は年間を通して政府の主要メンバーは岩倉使節団として欧米視察旅行中であった。

治安維持のための警察の始まり

行政からの司法の分離というが、むしろ前近代社会の統治の仕組みでは「人民の訴えを聴く」民事裁判や、「人民の獄を断ずる」刑事裁判が地方官（役人）の重要な役割であり、行政と司法は区別されず一体であり、むしろ行政は司法に従属する形で存在したと考えるべきであろう。その行政において、執行機関として警察官や消防職員は、歴史的に保健医療介護の領域、特に公衆衛生と密接な関連を有する。

江戸時代には一般的な治安維持のための業務は奉行所や代官所に勤務する武士が担い、刑事犯逮捕の責任者も武士であった。江戸には南北の町奉行所があり、地方では地名を冠した遠国奉行所があった。奉行所には与力、同心といった今日の警察官に相当する職員がいたが、人数は少なく、実際の犯罪捜査や犯人の捕縛は同心等の委託を受けた「目明し」や「岡っ引」といった武士ではない階層の人々が実行した。また、江戸の木戸番や地方の町村で日常的な警備に当たったのは被差別部落の人々を含む庶民であり、番人を管理して今日的な警察事務を行ったのは庄屋や町名主といった百姓や町人身分の村役人達であった。

明治維新で新政府により占領された形の東京では、新政府の命を受けた諸藩が取り締まりのため兵隊を差し出し、市中警備を行っていた。明治二（一八六九）年一一月に東京府がこれを選抜して引き継ぎ、府兵とした。廃藩置県後の明治四（一八七一）年一〇月にこれに代える邏卒（治安のため見回りする兵卒。patrolmanのことで後述する巡査に呼称変更された）三千名を置くが、このうち二千名は鹿児島から招かれた人々であったという。また、各地方では、明治五（一八七二）年一月に、城下に残されていた旧各藩の常備隊を解隊して、石高に応じて「捕亡吏」を置くように命じ、藩兵に代わる治安維持の実力部隊とした。しかし、予算が乏しいこともあって、その活動は都市部に集中した。農村部では、戸長や区長、あるいは江戸時代以来の番人達が警察活動を継続した。

同年八月二八日には司法省に警保寮が置かれ、全国の警察を管掌することとなった。警保寮の目的は「国中を安静ならしめ、人民の健康を保護する為にして、その安静健康を妨げる者を予防する」とあり、発生した犯罪の捜査や犯人逮捕に当たる司法警察だけではなく、犯罪の予防に当たる行政警察の職務を併せて行うことであった。この犯罪予防の役割は、従来の番人や町村役人の職務であったが、警保寮は違式詿違条例（軽犯罪法の類）を制定して、具体的な禁止条項を挙げて取り締まった。ここでは裸体や上着を脱いで肩を露出すること

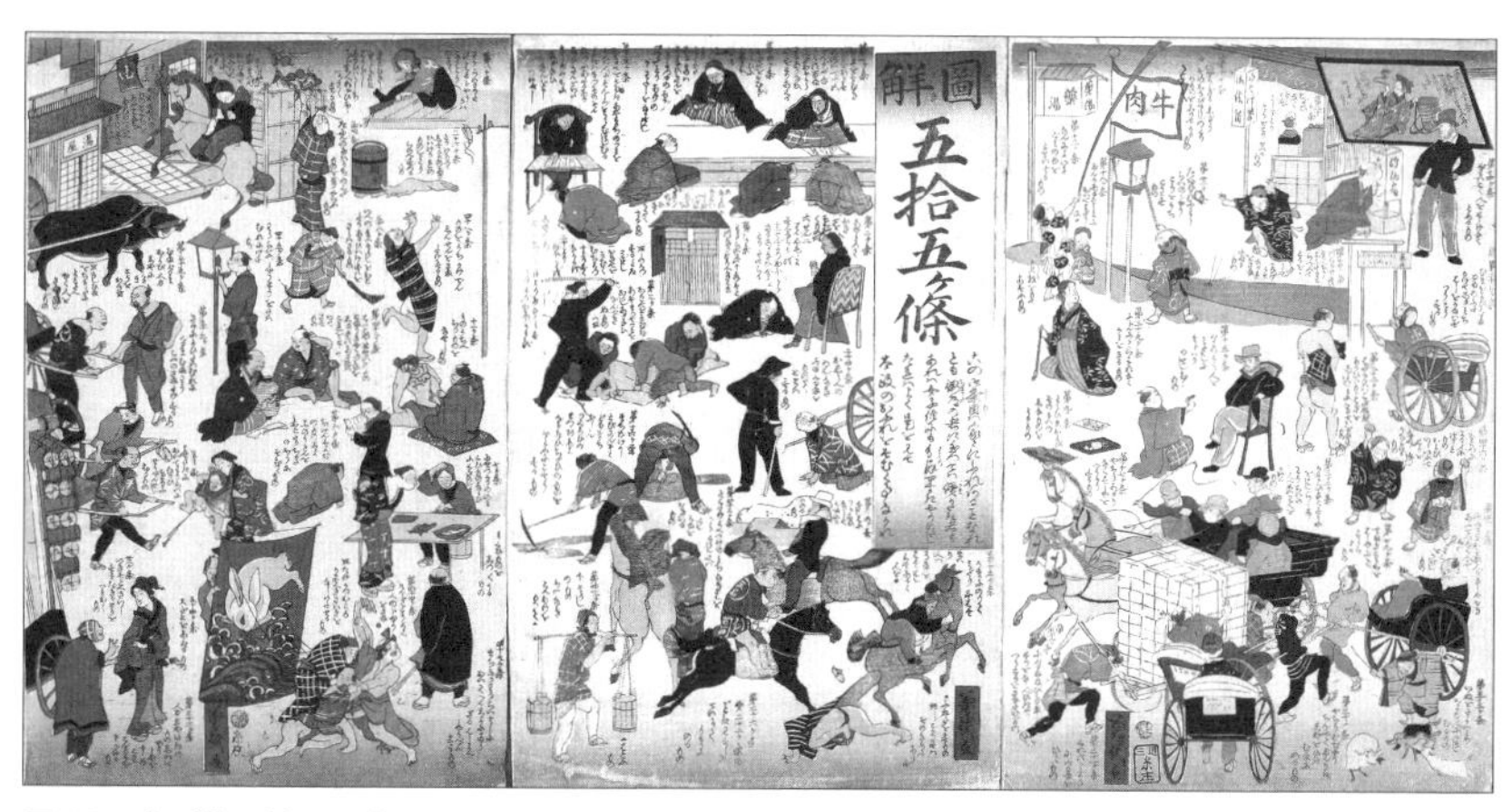

図 10 「図解 五拾五ケ條」（早稲田大学図書館蔵）
今日の軽犯罪法に相当する「違式詿違条例」の内容を図解してわかりやすくした錦絵。

（祖裼）の禁止や往来での小便禁止といった風俗の文明化も意図された。これらは、ヨーロッパの警察制度を模したものでもあり、人民の健康の保護と犯罪予防を目的とした（**図10**）。

明治六（一八七三）年九月に、一年間ヨーロッパに派遣され、主としてパリでフランスの警察制度を調査した警保助兼大警視の川路利良（一八三四〜七九）（**図11**）が帰国し、警察制度についての建議を行った。川路は鹿児島から東京に駆り出された邏卒の隊長であったので、番人制度を批判した。町人である番人は「卑弱の傭夫」であり、首都の警備体制としては軟弱で治安維持には役立たないと断じた。「邏卒に軍人を用ふるは欧州の通例」と述べ、ヨーロッパでは武士がいないので兵卒を用いざるを得ないが、わが国にはいまだ武士が多数いるので、番人を廃止して士族を邏卒に当てるべきとした。同年一一月に内務省を新設して内務卿に就任した大久保利通は川路の建議を容れ、翌年一月、川路は内務省に移管された警保寮のもとに新設された東京警視庁の長、

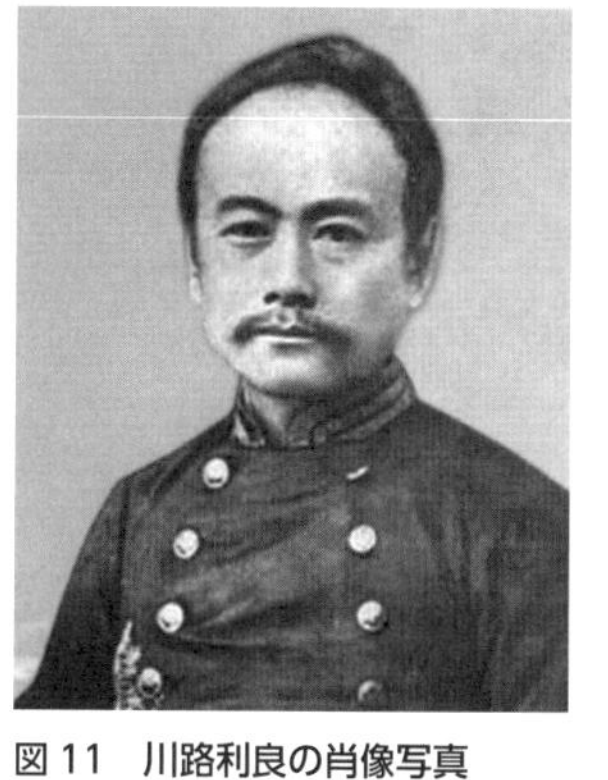

図 11 川路利良の肖像写真

大警視となった。そして、新たに十六府県から二千人の邏卒を募り、邏卒改め巡査によって東京の警察が担われることとなった。

新たな巡査制度により、東京では違式詿違条例により処罰されたものは通常犯罪逮捕者の三倍以上に増加した。明治七（一八七四）年の条例違反での処罰者一万三七五一名中、最も多い違反は往来での立小便の八〇二六名であった。番人時代には、番人は住民のからかいの対象とされ、目前でわざと立小便をするものもいたという。次いで、東京以外の府県では地方官会議の場で警察制度が議論され、邏卒の採用資格が議決された。地方官会議は民撰議院設立へのステップとして複雑な背景を有したが、結果的には警視庁同様に士族がその資格に該当することとなった。ここで、邏卒改め巡査という職名が一般士族にも就職しやすいものとして重要であった。明治初年に一時期士族と平民の間に「卒」という身分が設定されたが、卒は足軽等最下級の士族を思わせる名称であった。巡査という新しい名称の効果もあって、明治八（一八七五）年六月の全国の警察官は一万六千名余に達していたという。

衛生自治と衛生警察

長与専斎は衛生行政について、「人民は人民同志、その町その村の内に衛生組合などいえるを設けて互いに相諭し相戒しめ、防疫の道理も自然に腹に入りて予防も陰陽なく行われ、警察の取締りと相待ちて寛厳の宜しきを制するこそ政事の妙用とも謂うべき」と述べ、人々が主体的にかかわる衛生自治を目指していた。警察の取り締まりを否定していたわけではないが、明治二〇年代前半には伝染病予防心得書の改定において衛生自治の進捗を信じていたようである。しかし、回顧録を刊行した明治三五（一九〇二）年頃には、「警察一手持ちの衛生行政」へ移行した明治一九（一八八六）年の官制改革の事態を「明治一九年の頓挫」と位置づけた。そ

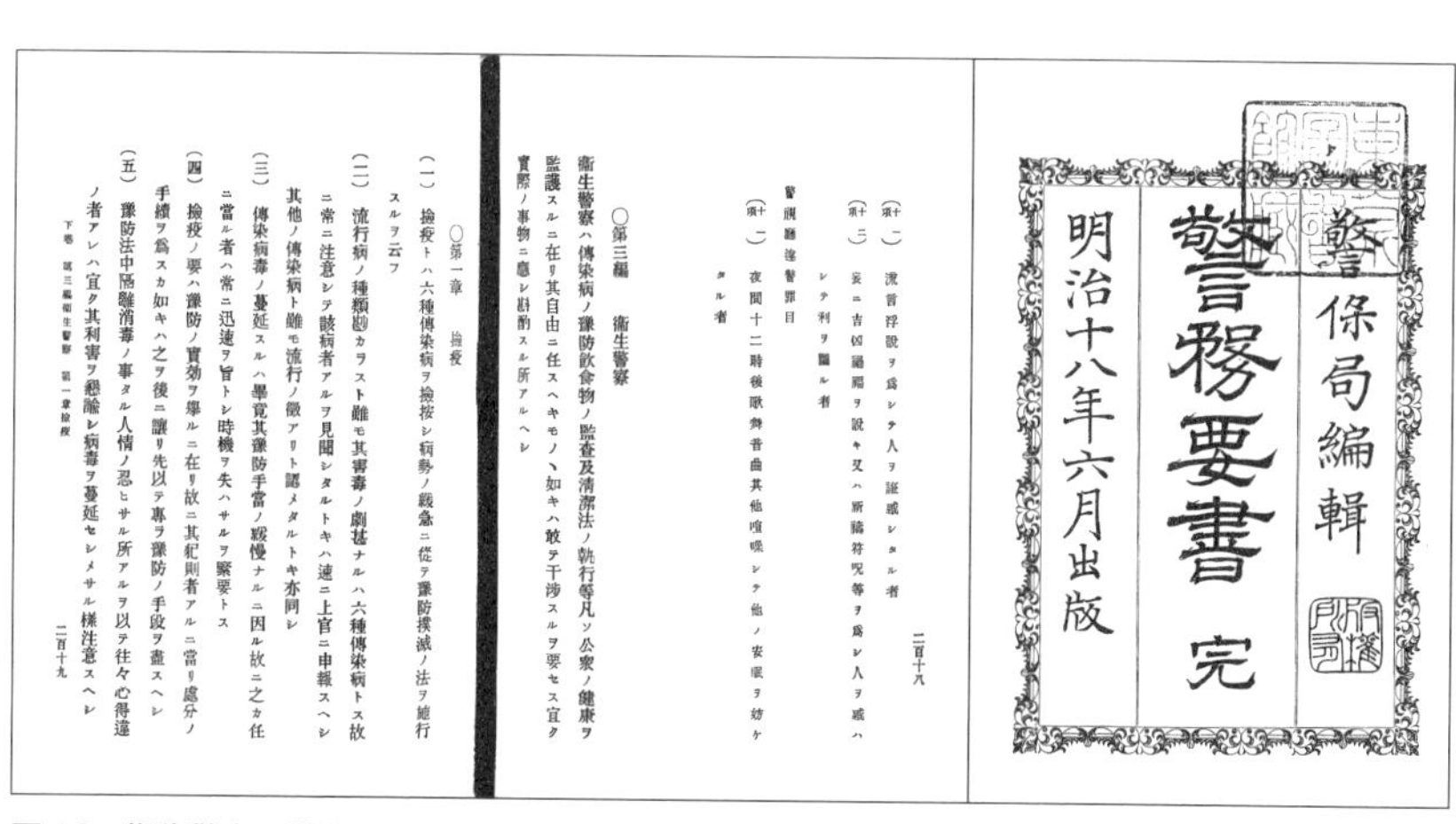
警保局編輯
警務要書　完
明治十八年六月出版

（十一項）流言浮説ヲ爲シテ人ヲ誑惑シタル者
（十二項）妄ニ吉凶禍福ヲ説キ又ハ祈禱符呪等ヲ爲シ人ヲ惑ハシテ利ヲ圖ル者
二百十八
警視廳違警罪目
（十一項）夜間十二時後歌舞音曲其他喧噪シテ他ノ安眠ヲ妨ケタル者

○第三編　衛生警察
衛生警察ハ傳染病ノ豫防飲食物ノ監査及清潔法ノ執行等凡ソ公衆ノ健康ヲ監護スルニ在リ其自由ニ任スヘキモノヽ如キハ敢テ干渉スルヲ要セス宜ク實際ノ事物ニ應シ斟酌スル所アルヘシ

○第一章　撿疫
（一）撿疫トハ六種傳染病ヲ撿按シ病勢ノ緩急ニ從テ豫防撲滅ノ法ヲ施行スルヲ云フ
（二）流行病ノ種類尠カラスト雖モ其害毒ノ劇甚ナルハ六種傳染病トス故ニ常ニ注意シテ該病者アルヲ見聞シタルトキハ速ニ上官ニ申報スヘシ其他ノ傳染病ト雖モ流行ノ徴アリト認メタルトキ亦同シ
（三）傳染病毒ノ蔓延スルハ畢竟其豫防手當ノ緩慢ナルニ因ル故ニ之カ任ニ當ル者ハ常ニ迅速ヲ旨トシ時機ヲ失ハサルヲ緊要トス
（四）撿疫ノ要ハ豫防ノ實効ヲ擧ルニ在リ故ニ其犯則者アルニ當リ處分ノ手續ヲ爲スカ如キハ之ヲ後ニ讓リ先以テ專ラ豫防ノ手段ヲ盡スヘシ
（五）豫防法中隔離消毒ノ事タル人情ノ忍ヒサル所アルヲ以テ往々心得違ノ者アレハ宜ク其利害ヲ懇諭シ病毒ヲ蔓延セシメサル樣注意スヘシ
下巻　第三編衛生警察　第一章撿疫　二百十九

図 12　衛生警察の業務を規定した明治 18 年の「警務要書」の一節

（内務省警保局編：警務要書。内務省警保局、博聞社、1885 年）（国立国会図書館蔵）

下巻第三編が「衛生警察」で、検疫、種痘、医薬等警察官の職務について、要旨と手順が説明されている。第 1 編の「安寧警察」に人命急変と瘋癲等衛生関係業務が含まれ、既にこの時点で国民の健康と公衆衛生が実質的に警察業務に移行していたかのごとくである。

して、当初の計画どおりに遂行できていたならばとの思いもあるが、「時勢の変遷はまた是非もなきことにこそ」と結んでいる。こうした事態は内務省内の衛生事務の第一義的権限の掌握をめぐる衛生局と警保局のセクショナリズムの顕在化とする見方もある。明治一八（一八八五）年に編纂された警務要書には衛生業務が大量に含まれ、警察制度の導入当初より、衛生警察が主要な業務として位置づけられていたことが推察される（**図12**）。

この時代、わが国は欧米に学び、最先端の社会の仕組みづくりを模倣することに努めたが、欧米においても産業革命を経て近代国家を整備しつつあり、行政と司法の分離の実務も今日に至るまで一様ではない。Policeが警察の意で使用されるようになったのは十八世紀以後のことであり、警察という訳語も制度の導入時に造語されたものである。フランスの制度を模倣したが、明治国家構築の展開（時勢の変遷）に伴いわが国独自の警察機構が確立されていく。しかし、衛生自治を目指した事業や活動は全くの徒労というものではなく、衛生組合の活動や、民間や自治体中心の衛生工事は継続されたわけであり、衛生知識の啓発と普及

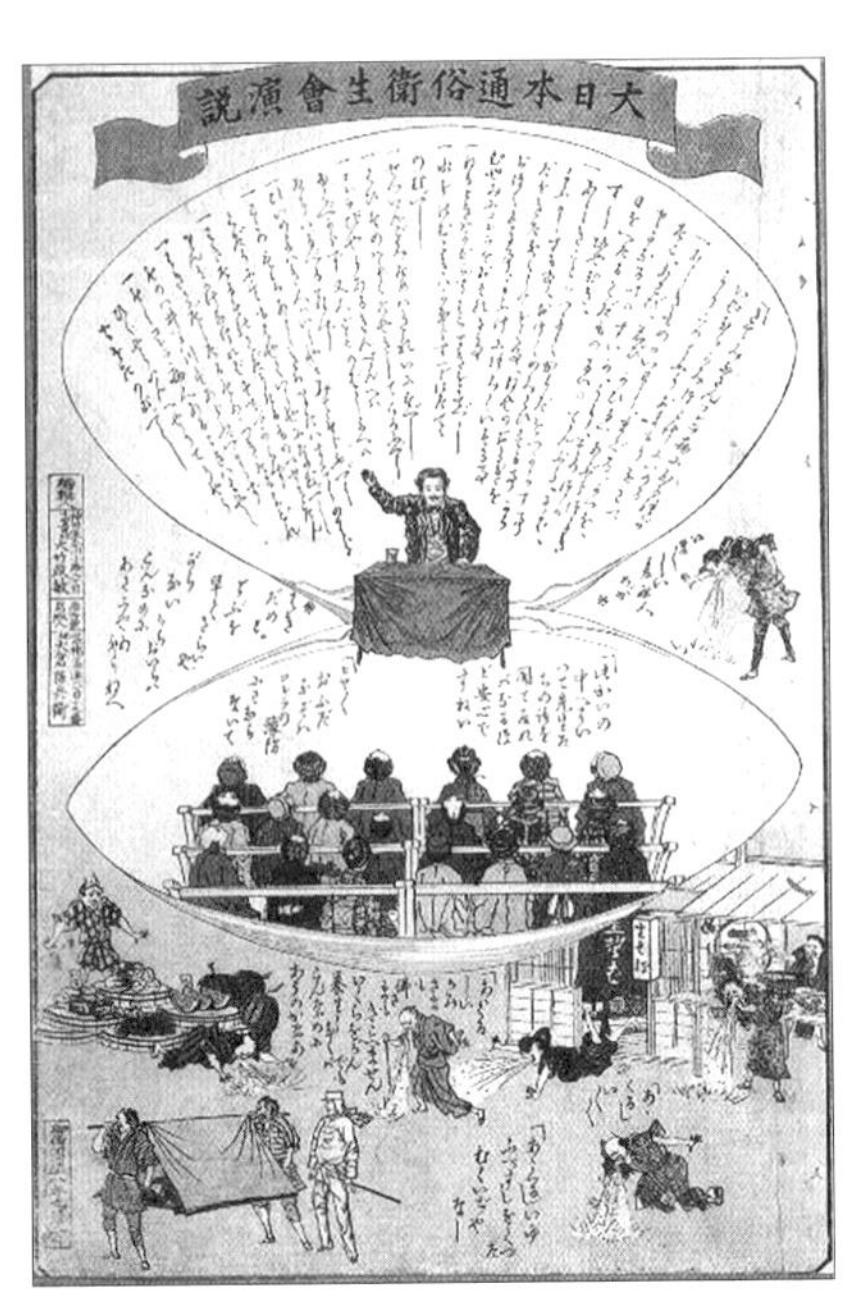

図 13　衛生知識の啓発活動
（東京大学法学部附属明治新聞雑誌文庫蔵）
『官報号外』明治 18（1885）年 9 月 5 日号「自己予防ノ概略」の内容をわかりやすく錦絵にしたもの。大日本通俗衛生会と称して、貝（衛生会のカイに掛けて）の中で、「皆さん、コレラになるのが嫌なら、御仏に祈るよりこのとおりに守りなさい」と呼び掛け、衛生知識に基づく予防法を説明している。貝の外では、疫病に苦しむ人々が描かれている。

を目的として明治一六（一八八三）年五月に設立された「大日本私立衛生会」の果たした役割も大きい。

大日本私立衛生会の設立総会には一二五〇余名の参加者があった。設立総会で承認された役員は、会頭佐野常民（日本赤十字社の創始者）、副会頭長与専斎、幹事松山棟庵（慶應義塾医学所校長）、田代基徳（陸軍軍医学校長）、白根専一（内務官僚で後に逓信大臣）、太田実（衛生局報告副課長）、永井久一郎（衛生局統計課長）、高木兼寛（後に海軍軍医総監、東京慈恵会医科大学の創設者）、三宅秀（東京大学医学部長、その後医科大学長）、石黒忠悳（後の陸軍軍医総監、陸軍省医務局長）、長谷川泰（後に内務省衛生局長）であり、これら幹部は内務省衛生局の官僚や陸海軍の軍医、医科大学教授で占められ、実際には半官半民の組織だった。しかし、衛生会の会員は翌年には約五千人へ急増し、以後も六千人前後の会員（医師だけでなく、知識人や実業家を結集）を擁した。その活動は、各地の衛生事情の調査、毎月の常会や講演会の開催、衛生会雑誌の刊行等で、明治三七（一九〇四）年に日本衛生学会が設立されるまで衛生に関する議論を主導した（**図13**）。

衛生知識の啓発では、日本家屋の問題（寝室と居間と食堂を兼用、不衛生な小家屋の密集、家屋改良を妨げる因習等）、米飯中心の食生活の是非（脚気論争等）、靴と下駄の比較、洋服と和服の優劣、子どもを背負うことの是非等、日常生活にかかわるさまざまな問題が論じられたという。

脚気論争に関しては、高木の提唱により海軍は明治一七（一八八四）年に兵隊の食事を改善して脚気患者を激減させたが、森鷗外は明治二一（一八八八）年一一月の大日本衛生会の常会で「非日本食論は将に其根拠を失はんとす」と題する講演を行い、高木の提唱に対して全面的に反論した。脚気の原因に関して鷗外は過ちを犯したが、さまざまなわが国の生活習慣の実態調査に基づく是非の議論の必要性は多くの会員の認めるところであった。

福沢諭吉は明治一七年一月の常会に招かれての講演で、日本人の入浴温度が高過ぎて健康に悪いと考えてきたことを自己批判して、銭湯の温度を下げろ等と言ってはならないと述べたという。明治維新から時を経て、過去との全面的な断絶の熱狂から覚めて連続が再認識される段階を迎えていたようである。

さて、明治二四（一八九一）年に体調不良を理由に衛生局長を辞職した長与は、後任として後藤新平に期待したが、明治二六（一八九三）年一一月に相馬事件に連座したとして拘留中であった後藤は局長を罷免された。その後任には医師が適当とする長与の主張を無視して、翌年二月に内務次官が広島県書記官陸軍歩兵大尉高田善一を衛生局長に就任させた。その理由を当時の大手新聞は高田が「たいい（大医＝大尉）」だからと揶揄したという。既に同年の地方官官制改革において地方の衛生行政は、各府県に設置された警察部が「高等警察、行政警察及衛生ノ事務ヲ掌ル」とされたことで、警察の所管するところとなっていた。

新局長就任にあたって、内務大臣代理として内務次官が衛生行政が警察に移管されたことについて見解を表明した。その中で「衛生のこと」は「警察の行為のみでとどまる」わけではなく、衛生行政には行政自治の観念が必要で、これを実行するのは市町村吏員であることを述べ、長与の立場に配慮したようである。実際に地方によっては、伝染病予防のため市町村吏員や衛生組合が活用され、地方の私立衛生会が講習会を企画したり啓発活動を行ったりしたという。

衛生行政に関して長与の構想どおり、明治八（一八七五）年に初めて各町村に医務取締を設置し、しばらくして衛生委員と名称を改め、郡町村の衛生事務を取り扱わせた。明治一二（一八七九）年には地方庁に衛生課を置き、ときどき衛生局に課員を集めて講習会を行い、また連合地方衛生会を設けて施策の得失を検証したり、啓発活動を工夫したりしたが、こうした努力は明治一九（一八八六）年にすべて廃止され、衛生事務は警察吏の一手に帰すことになった。「明治一九年の頓挫」であるが、長与が還暦を迎え回顧談を刊行した明治三五（一九〇二）年頃には、警察の力だけでは伝染病予防が達成できないことに改めて気づかれるようになり、「近年ようやく衛生組合、市町村医等の仕組みを設け、自治団体の組織中に衛生担当者を備うることとはなりし」と述べ、前述のごとく「時勢の変遷」として納得したようである。

伝染病予防法の制定

明治一二（一八七九）年のコレラの大流行の経験を踏まえて、明治一三年七月に「伝染病予防規則」が各種の伝染病に対する総合的規則として制定された。これは中央衛生会*に諮ってまとめたもので、全文二四条からなり、（ア）伝染病をコレラ、腸チフス、赤痢、ジフテリア、発疹チフス、痘瘡および地方官が内務省の許可を得て定める疾病としたこと、（イ）六種伝染病の全部について医師の届け出、避病院の設置、患者の収容、患家の標示に関する規定を設けたこと、その他を含め近代医学上必要とされる事項をひととおり網羅していた。

この予防規則の施行後もコレラの世界流行のたびにわが国でも大流行を生じ、予防規則が活用された。コレラの流行は地方の衛生行政機構の整備の必要性を広く認識させた。また、国内での交通や海外との交流が盛んになるとともに、コレラ以外の感染症の流行がみられるようになった。特に、明治初（一八六八）年には熊本と愛媛の一部に地方病として存在した赤痢が、明治二三（一八九〇）年までには四国と九州一円に蔓延し、明治二〇年代後半には全国各地に拡大した。そして、明治二六～二七（一八九三～九四）年にかけては赤痢による死者は八万人に達したという。

この間に、明治二一（一八八八）年の「市制町村制」の制定および明治二三年の「府県制」の制定に合わせて、明治二三年に「伝染病予防規則」を改正して、伝染病予防は原則的に市町村の負担する事務であることが推進された。明治二六（一八九三）年の地方官官制の改正によって、地方衛生行政は府県警察部衛生課の管轄となり、「中央の内務省衛生局―地方の府県警察部衛生課」という中央集権的な衛生行政機構が確立された。さらに、翌明治二七年には「伝染病予防上必要ノ諸経費ニ関スル件」により伝染病予防費の負担区分を定め、市町村の負担する諸費については府県税または地方税がその全部または一部を補助することができるようにして事務の円滑な運用を図った。こうして地方制度の改革により伝染病予防規則の運用が普及したが、適確な運用には至らず、一方で伝染病学は急速に進歩していた。

明治二七年、日清戦争（明治二七～二八年）が勃発する直前より中国では広州、次いで香港といった大都市でペストの大流行を生じて、パンデミックの様相を呈し始めていた。この年、香港在住の外務省関係者より、ペストの流行情報や、悪疫の詳細が外務省へ電報で通報された。ペストの日本上陸も時間の問題と認識され、伝染病予防規則の再検討がなされたが、もはや改正では新事態に即応困難とされ、明治三〇（一八九七）年四月に今日まで続く「伝染病予防法」が制定された。

また、日清戦争開始直前に日英通商航海条約が署名され、各国との条約改正へ進展し、治外法権の撤廃と関

＊中央衛生会は明治一二（一八七九）年、内務省内に検疫停船等に関して審議するため関係官吏等に外国人医師を加えて設置されていた。

税自主権の一部の回復が図られた。日英通商航海条約の実施された明治三二（一八九九）年に、伝染病予防法第三三条の規定「海外諸港及台湾ヨリ来ル船舶ニ対シ施行スル検疫ハ別ニ定ムル所ニ依ル」に基づき、恒久的検疫法である「海港検疫法」が公布され、同年八月から施行された。こうして外国の干渉を受けることなくわが国独自で海港検疫を実施できる体制が確立された。

日本でのペスト流行

伝染病の大流行は歴史に影響することはよく知られている。中でも最も有名なものはペストであろう。『疫病と世界史』（原題 "Plagues and Peoples", 一九七六）で有名なマクニール（William Hardy McNeill, 一九一七～二〇一六）は、中世ヨーロッパのペスト大流行は中国・雲南に由来し、モンゴル軍のヨーロッパ侵攻によってもたらされたという仮説を提唱した。今日では中東起源の可能性が高いとされているが、宋や元の時代、さらに明代末期から清代の初期に華北でペストが流行した可能性は高いとされている。しかし、日本列島には侵入した記録がない。

ペストがわが国に初めて上陸したのは明治二九（一八九六）年三月のことである。すなわち、香港から横浜に入港したアメリカ汽船の中国人乗客中にペスト患者が発見された。患者は間もなく横浜の中国人病院で亡くなり埋葬されたが、ペストが疑われたことで、墓が掘り起こされペストによる死亡であったことが確認されたという。実はその前にも、長崎で明治二七（一八九四）年に香港からの船舶に乗り組んでいたアメリカ人水夫がペストで死亡していたという。こうした状況で、前述の「伝染病予防法」が明治三〇年に制定されたわけである。

その後も香港から横浜に入港した船でペスト患者が発見された。横浜税関での検疫は強化され、明治二九～

四二（一八九六〜一九〇九）年に合計十六隻のペスト関係船舶（船員、乗客等からペスト患者を発見）があり、発航ないし寄港地域は香港の他に上海、台湾の基隆（キールン）、高雄、インドのボンベイ（現、ムンバイ）であった。ペストが発生すると横浜市当局は、交通遮断、ネズミの駆除とネズミの買い上げ、感染地域の建造物の買い上げと焼却、衛生講和会の開催、避病院の設置を実施した。家屋の焼却は警察が実施した（**図14**）。

この間の明治三二（一八九九）年六月、台湾から横浜に入港した船舶の乗組員二名がペストと診断され、同年一一月五日には台湾より帰国して門司に上陸した横浜の会社員が帰郷途中の広島県で発病し死亡した。さらに一一月八日には神戸、二〇日には大阪、浜松でもペスト患者が発生し亡くなった。こうして明治三二年中に神戸、大阪にペストが流行し、その後数年にわたりペスト流行が続いた。

明治三二年にペスト流行の兆しを憂慮した内務省は、直ちに各地方長官に対してペストの発生およびその予

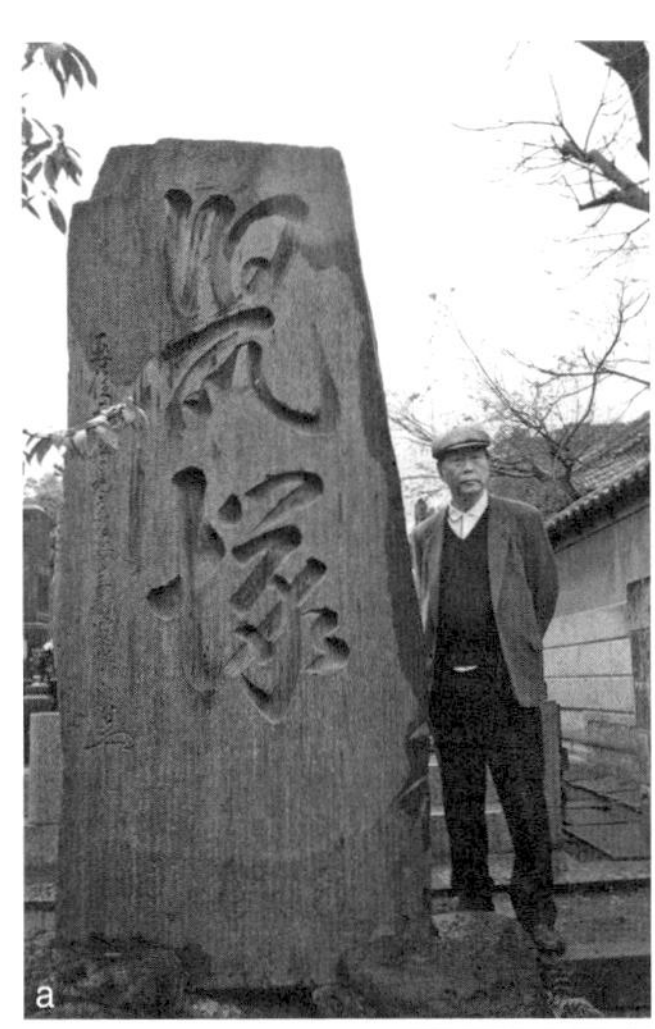

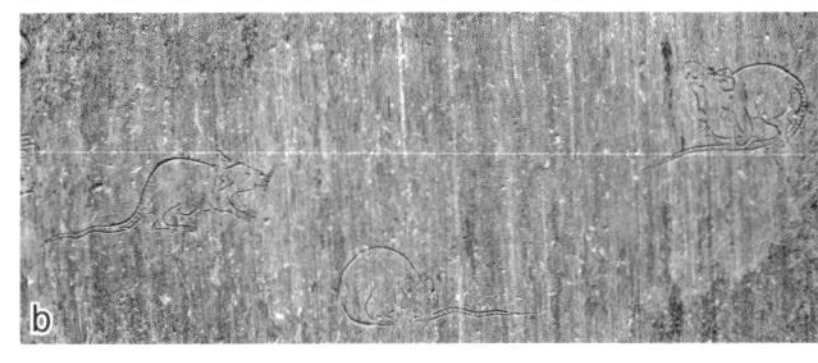

図 14　鼠塚（祥雲寺）

（筆者撮影、2015 年 4 月 5 日）

a）鼠塚。

b）鼠塚の下半にネズミが描かれている。

横浜だけでなく、東京でも、そして全国で、ペストの親戚であるとしてネズミの捕獲作戦が展開した。東京市は明治 32（1899）年 12 月、ネズミ 1 匹 5 銭で買い上げることとしたところ、1 年後の捕獲数は 300 万匹を超えたという。そのネズミを供養するため、東京広尾の祥雲寺にネズミの供養塔が建てられ、今や名所のひとつになっている。さらに、当時の様子は落語の「藪入り」に詳しく、ネズミの捕獲を警察が管轄して実施したことを今に伝えている。

防について訓令を発し、その予防撲滅に動いた。国内では全国的に防疫体制が浸透したことで、その後の二七年間でペスト患者の発生は二九〇五人（内、死亡二四二〇人）にとどまり、昭和五年（一九三〇）年に二名の犠牲者が出たのを最後に国内のペスト発生は終焉したとされている。

中国でのペスト流行とペスト菌

中国でペストは雲南の地方病として知られていたが、十九世紀後半になって広東省全域に広がっていた。その経緯は不詳である。阿片戦争（一八四〇～四二年）により香港は英国の植民地となったが、清朝政府はインド産阿片の中国への密輸を禁じて厳しく取り締まったことから中国国内で阿片の生産が始まった。その生産地のひとつが雲南であったこと、漢人の雲南への進出、開発により環境変化を生じ、中国産阿片交易の活性化を背景として雲南起源のペストが広東省に伝播したとする説が有力である。

広東省の地方史によると一八九二年に「鼠疫」とよばれたペスト発生の記録がある。「鼠疫」は、先にネズミが倒れ、その後、人が倒れるための呼称で、地方史では「同治年間にベトナムから広西にもたらされたものが、光緒庚寅年（一八九〇）に広州、雷州へ伝わった」としている。一八九四年に広東省の省都である広州で流行し、三～六月の間で約四万人が死亡したといわれる。このときの調査で、ペストは密集し、かつ粗末な家に住んでいた下層階級の間で流行し、外国租界ではペストの患者が発生しなかったことが報告されている。広州での流行に続いて、同年五月には香港でもペストが発生した。その後、中国沿海部の大都市である上海や天津、さらには台湾や満州へとペストは広がっていった。

香港でペストが流行したことで、欧米列強諸国は自国や植民地への感染拡大を懸念して、細菌学者や医師を派遣して原因の究明に努めた。日本からも多くの医師が香港に出向いたが、中でも北里柴三郎（大日本私立衛生会附属伝染病研究所所長、一八五二〜一九三一）と青山胤通（たねみち）（東京帝国大学医学部教授、一八五九〜一九一七）の活動が有名である。両者は政府の命により香港での流行の状況と病原菌の探索、予防法の研究を目的として派遣された。明治二七（一八九四）年六月五日に横浜港を出発し、一二日に到着して間もなく、北里は同月一五日にペスト菌を発見したことを日本に打電し、内務大臣は六月二〇日に「黒死病ノ病原発見セリ」の電報を受け取ったという。一方、患者の診療と病理解剖に熱中した青山はペストに罹患して危篤状態に陥った。

当時の香港でのペスト患者は致死率九五％であり、青山が生還したことは奇跡とされ、日本だけでなく香港でも話題となった。香港の人々は青山の命掛けの仕事に対し、感謝の意を表するためひとつの道路を青山公路（青山通り）と命名し、今日に至っている。香港で日本人の名称を冠した道路は唯一青山公路のみということである。青山による報告書「香港百志土（ペスト）略報」（一八九四年）では、中国人のペスト患者の致死率は七〇〜九〇％なのに対して、日本人は五〇％程度、英国人は二％程度に過ぎず、治療法の問題や栄養状態の不良をその原因として述べている。

北里は「ペスト病調査復命書」（一八九四年）においてペスト菌を発見したことを述べ、英国のLancet誌に中間報告が掲載された。ほぼ同時期に、フランスのパスツール研究所から派遣されたイェルサン（Alexandre EJ Yersin, 一八六三〜一九四三）も香港でペスト菌を発見し、フランス科学アカデミー紀要に研究成果を発表した。今日、学名としてペスト菌はYersinia pestis（一九四四年にPasteurella pestisから、すなわちパスツールからイェルサンにちなんだ名称に変更することが提唱され、一九六七年に採用）とされている。日本政府の準備した研究機材と環境はイェルサンが羨むほど圧倒的に優れていたこともあって、北里は香港到着二日後にペスト菌を発見したとされる。北里とイェルサンのペスト菌の性状に関する相違は、前者がグラム陽性球菌とし、後者はグラム陰性桿菌としたことであった。この点に関して北里は、明治三二（一八九九）年秋に神戸でペストを調査した際に自己の誤りを認めざるを得なかった。

イェルサンは文献や評伝で知る限り、同時代の詩人ランボー（Arthur Rimbaud, 一八五四～九一）に通じる資質をもった風変わりな科学者として共感を抱かせるユニークな人物である。スイス生まれで、フランスの国籍を取得し、パスツール研究所で研究に従事した後、ロマンを求めて船医となり、ベトナム（当時の仏領インドシナ）に落ち着いた。インドシナ政府から派遣された香港での業績の後は、ベトナムのニャチャンでパスツール研究所を設立し、ハノイの医科大学学長等を務め、自由な生活を大切に生き、ニャチャンで亡くなった。

中世ヨーロッパの黒死病

ペストは英語では〝plague〟、ドイツ語では〝Pest〟であるが、学名に用いられるラテン語の〝pestis〟は疫病を意味する言葉で、フランス語でもペスト菌が発見されるまでpestisはすべての伝染性疾患を指す言葉であったという。したがって、歴史的考察で明らかにされた症状と現在のペスト流行における知識から、リンパ節腫大が明らかで、高熱と多発する皮下出血により皮膚が黒色調になり、死に至る黒死病（black death）こそ紛れもなくペスト（腺ペスト）であったと考えられる。近年、英国ロンドンで中世の黒死病犠牲者の墓より検出されたペスト菌のゲノムが十四世紀のものと現在のものとではほとんど変化していないことが判明し、話題となった。

中世ヨーロッパの歴史に多大な影響を及ぼしたペスト大流行は、モンゴル帝国の誕生によりユーラシア大陸東西の交易が盛んになったことが背景にあるとされてきた。モンゴル軍がポーランドに侵攻したワールシュタットの戦いは一二四一年、元の建国は一二七一年、ヴェネツィアの商人マルコ・ポーロ（Marco Polo, 一二五四～一三二四）が元の大都（現、北京市）に着いたのは一二七五年、帰郷して『東方見聞録』を口述したのは一二

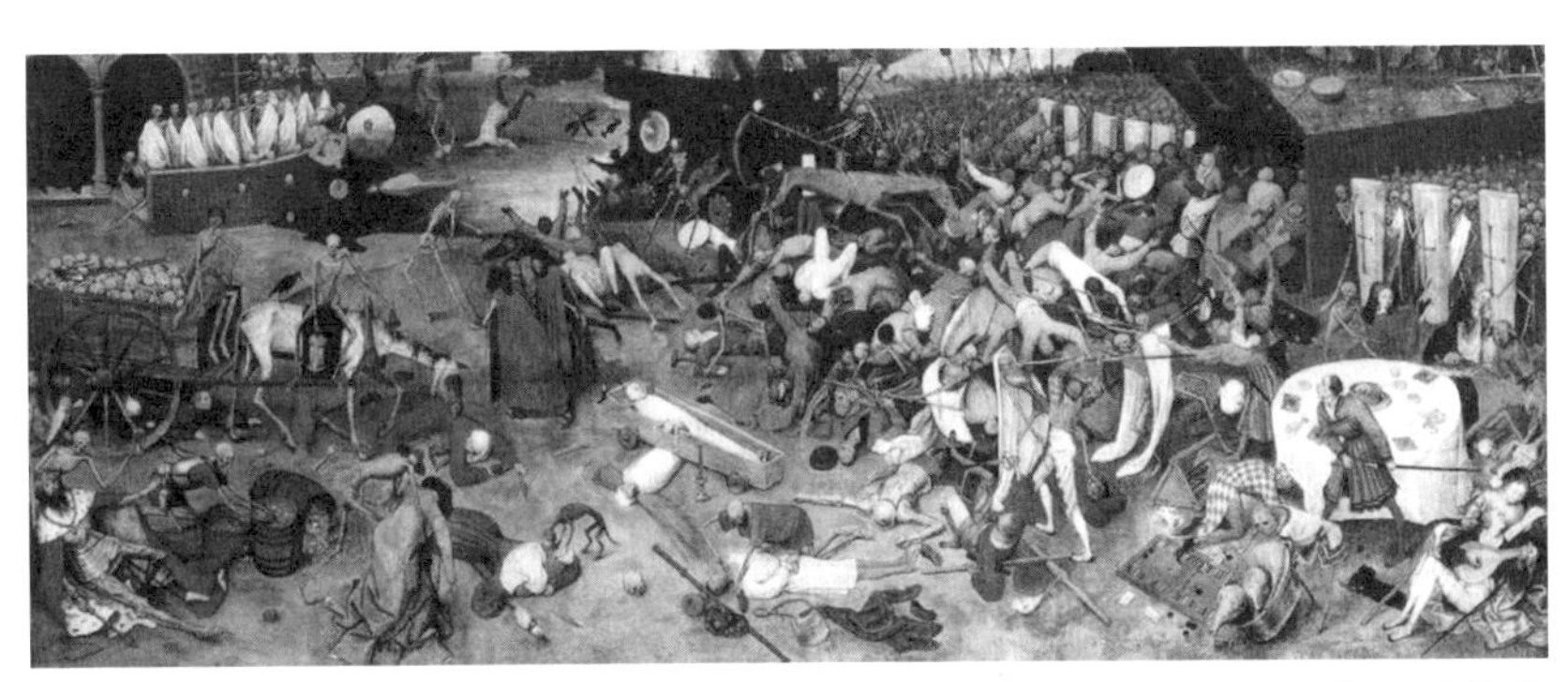

図 15　ブリューゲル画「死の勝利」（下半分）　（プラド美術館蔵）
ペスト流行を素材にしたとされるブリューゲル（Pieter Bruegel de Oude、1525 頃～69）の「死の勝利」より下半分。画面左手には荷台に髑髏（どくろ）を満載した死神が馬の亡骸にまたがり、右寄り中央と右手には骸骨の軍団が、そして右下でご馳走の最中の人間に死神達が群がって来ている。

九八年のことである。一三三四年に中国の杭州で大量の悪疫死亡が記録され、これが雲南由来のペストであったと考えられている。もっとも、近年の研究では中世ヨーロッパのペストは、前述のごとく中東起源の可能性が高いとされている。マルコ・ポーロの旅程やモンゴル帝国の版図をみると、複数の経路がペストの伝播にかかわったことだろう。ジパングこと日本列島は含まれていなかった。

ヨーロッパ側の記録では、一三四七年一〇月にイタリア、シチリア島のメッシーナにペストが上陸したことが大流行の発端とされている。この年に当時のヨーロッパの人口の約四分の一が死亡し、以後十四世紀末までに三回の大流行と頻回の小流行を繰り返し、当時のヨーロッパの人口の三分の一～三分の二が死亡したと推定されているようである（**図15**）。この数字は農村人口の激減を意味し、封建領主に対する農民の地位を高め農奴制を崩壊させたといわれる。また、神への祈りの無力が人々に実感され、キリスト教社会での宗教改革の重大な要因となった。文学や芸術にも多大な影響を与えたようである（**図16**）。「メメント・モリ（memento mori. 死を忘れるな）」という標語が流布したのもこの頃である。

東洋から来た船が黒死病をもたらすことに気づいたヴェネツィア共和国が強制的に港外に船舶を停泊させる法律を制定したことが検

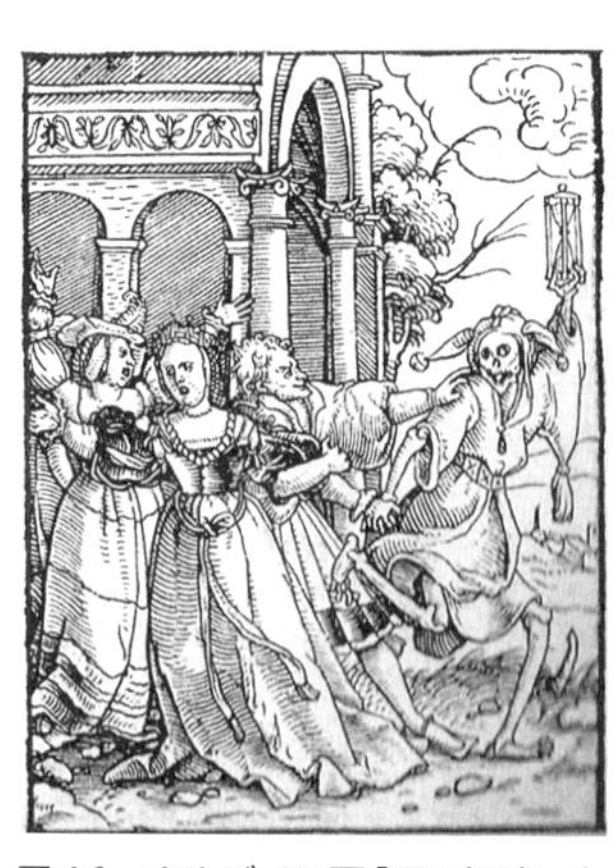

図16　ホルバイン画「死の舞踏―女王」

（メトロポリタン美術館蔵）
中世ヨーロッパでペスト大流行の時代に頻繁に取り上げられた画題に「死の舞踏」があり、図はホルバイン〔Hans Holbein（der Jüngere）、1497～1543〕によるもの。

疫（quarantine）の始まりであることは既に紹介した。当時のイタリア・ヴェローナを舞台としたシェイクスピアの『ロミオとジュリエット』にもペストの影響が重要で説得力のある悲劇の仕掛けに使われている。フランシスコ会の修道士ロレンスは仮死状態を演出するジュリエットの手紙をロミオに届ける途中、同伴者とともに"the infectious pestilence"（伝染性疫病）すなわちペストが疑われ、家に閉じ込められた日々を送ることとなり、ロミオに手紙を手渡すことができないまま、主人公男女の悲劇的な死を迎える。このヴェローナを舞台とした物語がロンドンで初演された一五九五年の三年前にもペストがロンドンで流行し、劇場が閉鎖されることがあったという。

急性伝染病から慢性伝染病へ

明治初期の西洋文化啓発活動

わが国の衛生行政は、幕末から明治維新を経て急性伝染病に対する防疫対策から出発して、「明治一九年の頓挫」という表現に象徴されるように明治一九（一八八五）年以降はもっぱら警察による取り締まりの方法によって行われてきた。

明治維新後の十年間に、さまざまに西洋文化の啓発活動がなされた。福沢諭吉は『学問のすゝめ』初編冒頭においてアメリカ独立宣言に由来する「天は人の上に人を造らず人の下に人を造らずと言えり」を紹介した。そして自由と平等、人権の重視について述べた。中村正直はスマイルズの〝Self-Help〟を翻訳して『西国立志編』と題して紹介し、序文において「一人の命は、全地球より重し」と述べた（図17）。なぜ兵法書ではなく自助論の翻訳なのかを問われて、西洋諸国が強いのは兵によるのではなく「人民に自主の権のあるによる」と答えた。本書においても天にまつわる名言「天はみずから助くるものを助く（Heaven helps those who help themselves）」で始まり、国法の意義は保護にあり、すなわち「人民の生命を保護し、人民自主の権を保護し、人民の産業を保護するまでのことなり」と訳出した。キーワードのライト（right）は、やがて「権利」という訳語が定着していく。

明六社の啓発活動を今日に伝える明六雑誌をみても、ヨーロッパ近代に至る思想が忠実に紹介されている。

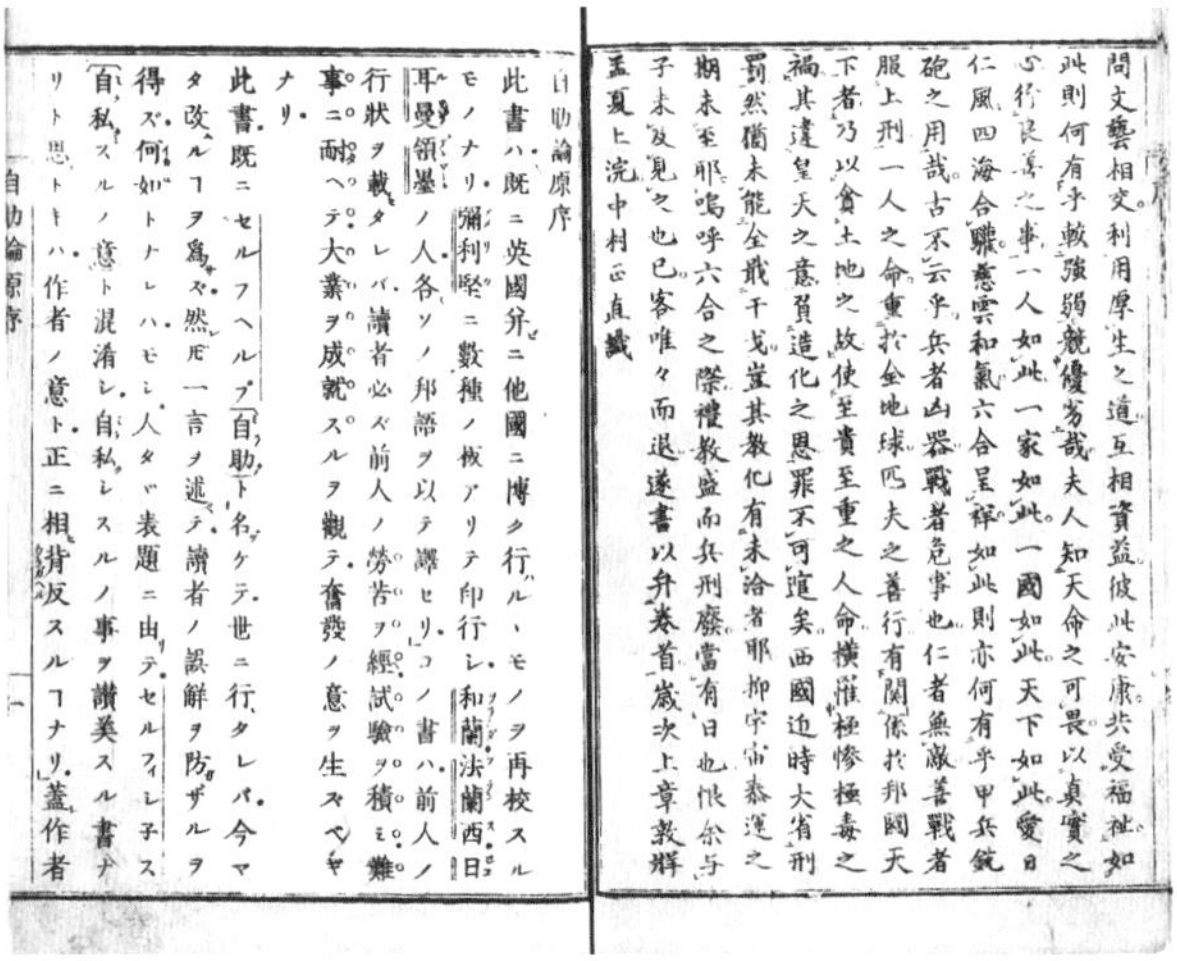
間文藝相交利用厚生之道互相資益彼此安康共受福祉如
此則何有乎軋強弱競優劣哉夫人知天命之可畏以真實之
心行良善之事一人如此一家如此一國如此天下如此愛日
仁風四海合驩慶雲和氣六合呈祥如此則亦何有乎甲兵銃
砲之用哉古不云乎兵者凶器戰者危事也仁者無敵善戰者
服上刑一人之命重於全地球匹夫之善行有関係於邦國天
下者乃以貪土地之故使至貴至重之人命横罹極惨極毒之
禍其違皇天之意負造化之恩罪不可逭矣西國近時大省刑
罰然猶未能全戢干戈豈其教化有未洽者耶抑宇宙泰運之
期未至耶嗚呼六合之際禮教盛而兵刑廢當有日也恨余与
子未及見之也已客唯々而退遂書以弁卷首歳次上章敦牂
孟夏上浣中村正直識

自助論原序
此書ハ既ニ英國并ニ他國ニ博ク行ハル、モノヲ再校スル
モノナリ彌利堅ニ數種ノ板アリテ印行レ和蘭法蘭西日
耳曼領墨ノ人各ソノ邦語ヲ以テ譯セリコノ書ハ前人ノ
行状ヲ載タレバ讀者必ズ前人ノ勞苦ヲ經試驗ヲ積ミ難
事ニ耐ヘテ大業ヲ成就スルヲ觀テ奮發ノ意ヲ生ズベキ
ナリ
此書既ニセルフヘルプ自助ト名ケテ世ニ行タレバ今マ
タ改ルヿヲ爲ズ然ドモ一言ヲ述テ讀者ノ誤解ヲ防ザルヲ
得ズ何如トナレハモヽ人々ヾ表題ニ由テセルフィレ子ス
自私スルノ意ト混淆レ自私レスルノ事ヲ讃美スル書ナ
リト思トキハ作者ノ意ト正ニ相背反スルヿナリ蓋作者
自助論原序 一

図 17　『西国立志編』（木下版）より、中村正直による第 1 編序、2〜3 頁
（国立国会図書館デジタルコレクション）
明治維新により帰国を余儀なくされた中村正直が徳川家達に仕え、静岡藩執政の大久保一翁が藩の資金を借出し、翻訳出版した。

しかしわが国では、江戸時代に培われた活力を背景に、日本列島に住む人々の一体化と東アジアにおいて西洋的外形整備を急速に実現させたが、人権を重視する思想と行動を生み出した西洋の歴史を共有しないことから、人権に関しては今日まで困難な課題を残しているように感じる。

自由民権運動の活動家の思いもさまざまであったが、大日本帝国憲法の発布と議会の開設に向けて国家第一の価値意識が醸成され、その成功体験は太平洋戦争における敗戦後も人民よりも国家の権利優先を揺るぎなく持続させてきた。明治期前半に確立された体制のひとつとして、慢性疾患としての結核やハンセン病等の感染症対策が強化され、特にハンセン病に関しては人々にも深刻なイメージを植えつけ、わが国でしか普及しなかった特有の対応を生み出したように思われる。

厚生省の設置

昭和一三（一九三八）年の厚生省設置は、当面する中国大陸への侵攻拡大と太平洋戦争を想定したロジスティック、すなわち戦闘地域への衛生学的後方支援の強化を目的としたが、それは帝国陸軍の悲願でもあった。第一次近衛内閣の組閣にあたって陸軍大臣として杉山元が入閣する陸軍の条件のひとつが衛生省の設立であった。

長与専斎が名称を着想して以来わが国の衛生行政は内務省衛生局が担当してきたが、その独立を願うひとつの潮流が陸軍にあった。いわゆる日中戦争を目前にした昭和一一（一九三六）年に寺内陸軍大臣は定例閣議で、「壮丁の徴兵検査不合格の増加、農村子弟・学生の体力低下、国民の結核及びトラホームの蔓延、世界に類をみない乳幼児の死亡率等、国家の衛生の現状は憂慮に堪えない」と発言した。これを機に衛生局の分離独立を目指す機運が高まり、名称の候補は社会保健省をはじめ衛生省、社会省、済生省等複数あったが、陸軍は「社会」の名称を不適切としていたわけではなかった。ところが、近衛内閣が「保健社会省」の名称で枢密院に諮問したところ、保健は保険と混同しやすく、時局から「社会」の言葉は穏当ではないとして書経にある「厚生」という文字が選定された。

日本の衛生思想の普及と成果

日本帝国陸軍が軍事における衛生対策の重要性を実感し、世界に証明したのが日露戦争である。日露戦争において軍医部長として明治三七〜三九（一九〇四〜〇六）年にかけて出征したのは森鷗外であった。その功績もあって明治四〇（一九〇七）年に陸軍軍医総監に昇進した。日露戦争における重大な転機は旅順攻囲戦にあり、この作戦で乃木希典大将と鷗外の信頼関係も深まったものと推察される。

マクニールによると、軍事医学行政の飛躍的進歩は二十世紀に入って実現する。クリミヤ戦争（一八五三〜五六年）で、英国兵は赤痢による病死者のほうが、ロシア軍の武器による戦死者の合計より一〇倍も多かった。

それから半世紀後のボーア戦争（一八九九〜一九〇二年）でも、公式記録の報ずる英国軍の病死者は、敵軍の軍事行動による死者の五倍に上った。ところが、それからわずか二年後の日露戦争（一九〇四〜〇五年）での日本軍の病死者（病気による損耗）は、敵軍の軍事行動による死者の四分の一以下であった。それは組織的な予防接種と厳重な予防管理の成果であった。その後の十年間に、世界の主要国の軍隊では日本軍の実施したとおりにすることが常道となった。すなわち、腸チフス、天然痘、破傷風等のありふれた感染症の一連の予防接種を制度化して新兵に受けさせるようになった。第一次世界大戦直前の十年間に発疹チフスの伝染におけるシラミの果たす役割が明らかにされ、兵隊も着ている服もシラミ駆除用の施設を通過させることとされた。その結果、大戦中の北フランスの塹壕内で数百万の兵員を集中させる未曾有の西部戦線における作戦が可能となった。

わが国では軍隊とはいえ、強圧的な予防衛生施策が抵抗なく実現できる国家が完成していた。それは明治維新後早期からの衛生思想の普及と取締手法の実践の成果ということができる。

慢性伝染病の予防

わが国の衛生行政における警察的な取り締まりの対策が一応の成果を収めて急性伝染病の危険が遠のく一方で、社会の近代化に伴い、結核等の各種慢性疾患の予防対策や、乳児死亡対策、さらに国民の体位・健康に関する問題が、新たにクローズアップされるようになった。これらの対策としては、従来の感染を取り締まるという手法ではなく、早期発見、早期治療が必要であり、さらに問題に対症的に対応するだけではなく、国民の生活環境、生活内容の在り方を根本的に改善することが必要と考えられるようになった。

日露戦争以後の明治末期から大正の初めにかけての時期は、第一次世界大戦による好況の時期に当たり、産業の重化学工業化、公共資本の整備が進んだ。しかし、肺結核の蔓延はさらに激しくなり、乳児死亡率も諸外国に比べて著しく高いままであった。そこで、社会経済や国民の生活程度・習慣に原因が想定され、国民の健康状態、国民の健康を損なう原因とその除去ならびに健康の保持増進について調査研究するために、政府は大正五（一九一六）年に「保健衛生調査会」を設置した。

大正八（一九一九）年には保健衛生調査会の建議を基本とし、結核予防対策を総合強化した「結核予防法」が制定された。昭和に入ると結核に関する研究の進歩を反映して、結核菌に感染したものが必ず発病するとは限らないことから、感染した人の身体状況や生活環境等のうちの発病因子を明らかにし、これを除去することで発病を予防できると考えられるようになった。その実行がどの程度なされたかは疑問であるが、ハンセン病とは好対照の対応がなされていったことに注目すべきであろう。ハンセン病は古くからわが国に存在し、どの時代にも相当数の患者が全国にいたと思われる。しかし、社会的に大きな問題となるのは明治以降であり、しかも政府の施策の対象となるのは明治中期以後であった。それは、急性伝染病の予防対策と同じ消毒、強制隔離という手法による取り締まり対策であり、「明治四〇（一九〇七）年三月一九日法律第十一号」が制定され、この法律番号のみの「癩予防法」がその名称に改正されたのは昭和六（一九三一）年四月の法律第五八号によってであった。

日中戦争拡大に向けての健康課題として、死亡者数はハンセン病より結核のほうが圧倒的に大であることは周知であったにもかかわらず、強制収容が強化されたのはハンセン病のほうであった。そして、太平洋戦争末期に治療薬が国内でも合成され、国際的に隔離は不要との見解が認識されつつあった戦後に、強制隔離が強化されたわが国の独自性と人々の意識は今日的にも解消されているのか疑問である。熊本県の黒川温泉事件（ハンセン病元患者宿泊拒否事件）は平成一五（二〇〇三）年の出来事である。

ハンセン病者の隔離運動

養育院の変遷

明治新政府は江戸改め東京に遷都し、当面の重要課題として首都の掌握と治安維持のため、単身で生活自立困難な浮浪者のための授産・保護施設を開設した（九三頁参照）。これは、江戸町会所を基盤として運営されたが、町会所は明治五（一八七二）年五月に廃止され、その全財産は八月に東京市民救済のため新設された東京営繕会議所（その後、東京会議所）に引き継がれた。次いで、同年一〇月にロシア皇子を迎えるため営繕会議所の附属機関として救育所（明治八年に養育院と改称）を創設し、浅草の長谷部善七の取り扱いのもとに府下の浮浪者を捕縛し、本郷の加賀藩上屋敷（現、東京大学）に約二四〇名を収容するに至った。

救育所は、明治六（一八七三）年二月には上野護国院跡（現、東京芸術大学の一部）へ移転した。同年三月には行旅病人と棄児の収容が行われるようになり、六月には不具者（肢体不自由者）で生活に困窮しているものに拡大され、さらに明治七年一二月に「恤救規則（じゅっきゅうきそく）」*が制定され、収容者は貧困により生活に窮するものに拡大された。明治八年一〇月には狂人室が設けられ、癲狂者五名が収容された。

明治九（一八七六）年五月、養育院は東京府の事業となり、渋沢栄一が事務長に就任した。次いで、博物館建設のため明治一二年十月に神田和泉町の藤堂藩上屋敷跡（現、三井記念病院）に移転した。この年の八月に、従来の事務長を院長と改称した。明治一四（一八八一）年二月になると平時の事務は幹事へ分任と決定された。

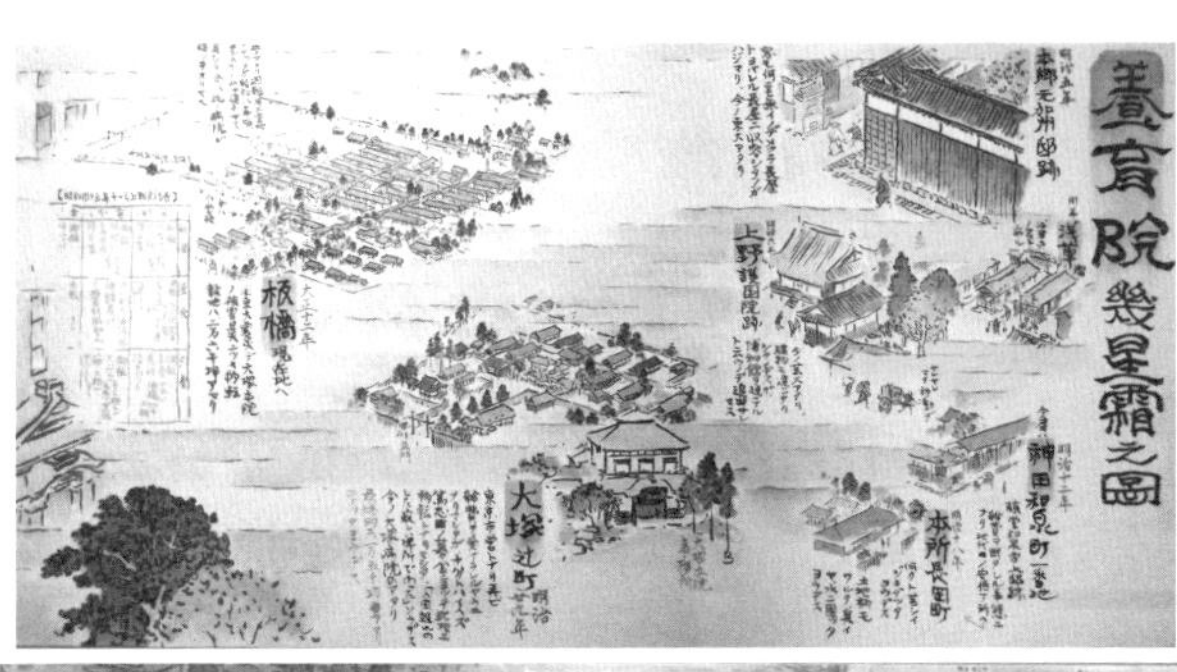

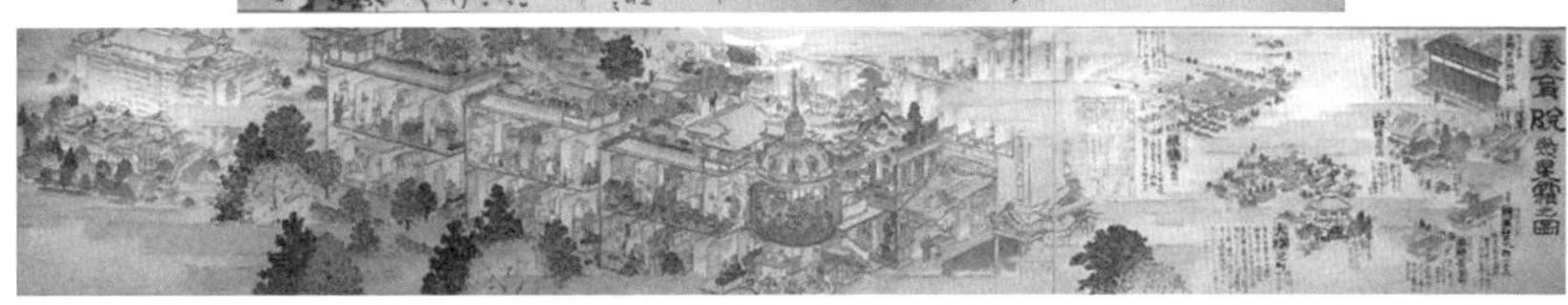

図18　養育院幾星霜之圖（上：一部、下：全体図）（山口 晃、2013年）（東京都健康長寿医療センター蔵）

また、明治一八（一八八五）年七月に府営から私的委任経営時代に移行し、一二月に養育院は本所長岡町（現、墨田区）に移転した。明治二二（一八八九）年の東京市制施行に伴い、再び東京市に経営が移管され、明治二三年に「東京市養育院」となった（**図18**）。

その後の養育院は、明治二九（一八九六）年三月に大塚辻町に大規模施設を建設して移転し（現、都立大塚病院、監察医務院）、大正一二（一九二三）年九月の関東大震災で壊滅したが、板橋の競馬場跡に開設されていた養育院板橋分院を基盤にして、急

＊恤救規則は、生活困窮者の公的救済を目的として明治新政府が明治七年に発布した救貧法（太政官達第一六二号）。その対象は、養老二（七一八）年の養老律令の「戸令（こりょう）」における「鰥寡条（かんかじょう）」を踏襲したとされる。律令制では、要援護対象者を、「鰥寡（かんか）」、「孤独（こどく）」、「貧窮（びんぐ）」、「老疾（ろうしち）」の範囲に属するもので、かつ自分では暮らせない人とした。「鰥」とは六一歳以上で妻のいないもの、「寡」とは五十歳以上で夫のいないもの、「孤」は十六歳以下で父のないもの、「独」は六一歳以上で子のないもの、「貧窮」は財貨に困窮しているもの、「老」は六六歳以上のもの、「疾」は傷病・障害のあるものである。

遽移転した。以来、順次整備されて東京都健康長寿医療センターとして現在に至るが、平成一一（一九九九）年一二月、東京都議会において養育院廃止条例が可決され、「養育院」の名称は消滅した。

養育院のハンセン病者

養育院は、わが国の医療と福祉におけるさまざまな事業の源流のひとつとみなされているが、幹事として渋沢栄一院長を補佐して、慈善事業を展開させたことでは安達憲忠（のりただ）（一八五七～一九三〇）が多大な貢献をした。安達は、岡山で自由民権運動に携わり、入獄歴もあったが、上京して明治二一（一八八八）年に東京府に奉職し、渋沢の勧めで明治二四（一八九一）年二月から養育院にかかわり、翌年から幹事として活躍することになる。

養育院は当初、生活困窮者と行旅病人および棄児の収容が主な目的であったが、安達の回顧談によると収容者の中には常時ハンセン病者が混在していた。「癩病の五～六名くらいは昔から絶えることはなかったが、ただ不潔の病気であると考えただけだったので、普通の病室に収容していた」という。

光田健輔が養育院に新任

光田（みつだ）健輔（一八七六～一九六四）が養育院に医員として新任されたのは明治三一（一八九八）年三月のことである。光田は、ハンセン病者が他の病者と同室している状況を見て、「癩病は伝染病であるのに他の病者と同室に入れたり、健康室へ雑居させたりしては危険であるから、速やかに離隔せねばならぬ」と申し出た。これに対して安達は「大学の下宿にも、病院へ治療に通う癩病が同室しているそうです」と答え、重大なこととは考えていないふうであった。そこで、光田は安達に顕微鏡で癩菌を見せ、この菌によって伝染することを強調した。

そうした頃、重度の結節癩の少年が入院してきた。少年は七歳のときから酒屋に奉公して住み込んだが、その主人が「癩」を病んでいた。風呂に入るのも主人の後から入るという習慣で、十二歳頃に斑紋を生じ、次第に増悪して、顔面にも醜い結節を生じた。そのため得意廻りもできなくなり解雇された。他で働くこともできないまま乞食となって東京に出てきたところ、浮浪者として警察に捕縛され、養育院に送られてきた。

そこで、光田は渋沢院長にも同席してもらって伝染の話をした。渋沢も「癩が伝染病である」ことを知って驚いたという。当時、安達は一般人として「癩病は遺伝病即血統病である」と考えていたようであり、このことを医長の入沢達吉（一八六五～一九三八）に確認し、改めて安達は渋沢院長に光田から詳しく説明する機会を設定した。

光田健輔は、山口県の現在の防府市に生まれ、高等小学校卒業後上京し、賀古鶴所（かこつるど）（一八五五～一九三一）宅で住み込み書生をしながら、済生学舎に学び、明治二九（一八九六）年一〇月に医術開業試験に合格した。その年、東京帝国大学医科大学選科*に入学し、病理学の研究を志した。賀古は森鷗外の親友とされた人物である。入沢達吉は後に東京帝国大学教授、附属医院長、医学部長としてわが国の内科学確立に貢献したが、明治三〇（一八九七）年四月から東京府養育院医長を務めていた。

医術開業試験により医師資格を得た医師ではなく、帝国大学医科大学の卒業生である入沢から伝染病であることを確認したことは決定的であったことだろう。渋沢の性格上、伝染病と判明した以上、現状を放置することはできないとして、養育院内に離隔する設備を光田と相談して早急に考案するよう安達に指示した。さらに、東京市内に特別な収容施設を設置することを含め、東京市長に相談することとした。

＊選科：明治一九（一八八六）年三月に「帝国大学令」の公布に伴い諸規則が定められた。その中で大学院とは別に分科大学には選科生を置き、課程中の一課もしくは数課を選び専修する制度を設けた。

養育院は、今日の東京大学医学部（名称が制度上、たびたび改称されたので、以後は現在の呼称で記述）の臨床実習の場として、大学から派遣された医師に入院患者の医療を依存していた。医療における養育院としての自立性を高めるため、明治三四（一九〇一）年四月の東京市会で「養育院医員設置の件」が可決され、有給医員二名が制度化された。明治三一（一八九八）年三月から出入りした光田については安達も当初から医員とよんだようであるが、正式の有給派遣は明治三一年七月からである。前述の段階ではハンセン病の病理学を志し専門としたことで、研究のため学友の推薦があって養育院に着任したということである。

医員制度発足以前からの派遣医師も含めて東大医学部卒業生の大半が在職期間一年未満であった。一方、光田が正式に東京市養育院医員の辞令を交付されたのは明治三八（一九〇五）年であり、その後副医長として、さらに明治四二（一九〇九）年九月に東京府東村山村に開院した全生（ぜんしょう）病院（現、国立療養所多磨（たま）全生園）の医長として転出するまで、通算十一年間も養育院に在職したことは当時としては極めて異例であった。

野口英世は北里柴三郎所長の伝染病研究所で理不尽な待遇差別を体験したことが、後に国内医学会への訣別の遠因となったことは周知の逸話であるが、済生学舎において同期であったとされる光田にとっても養育院での待遇には鬱屈したものがあったと推察される。また野口ほどではないが、突飛な行動もみられている。光田は太平洋戦争での敗戦後もハンセン病者の強制隔離を推進し、改めて制定目前の「らい予防法」に貢献した功績により、昭和二六（一九五一）年文化勲章を受章した。回顧的文章を数多く残している中で、学歴コンプレックスからの発言も知られており、大学の先生を一番嫌いだからと、O先生を批判して「レプラ（筆者注：ハンセン病）のことなんか何もわかっていやしないんですよ、見当違いのことが多くてね」と述べている。ここでO先生とは小笠原登（一八八八～一九七〇）であると推察されているようだが、木下杢太郎こと太田正雄（一八八五～一九四五）（図19）と考えるべきであろう。しかし、昭和一五（一九四〇）年に映画化されキネマ旬報第一位となるほど脚光を浴びた小川正子（一九〇二～四三）の『小島の春―ある女医の手記』（図20）（昭和一三年、長崎書店）への批評を通じて、ハンセン病の強制隔離と断種（優性保護）政策を暗に批判したこの皮膚科学の権威である太田が終戦直後に早逝しなかったとしても、明治半ばに確立されたわが国の行動様式から、事情は変わらなかったことだろう。

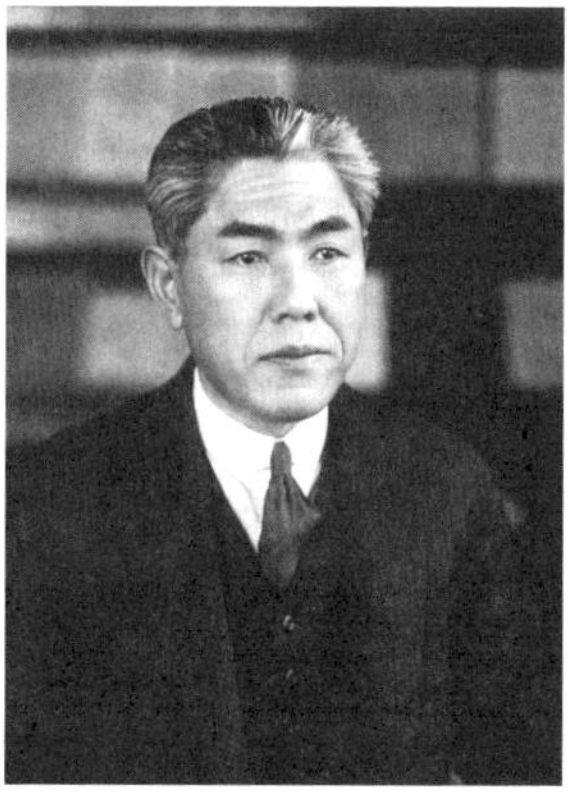

図19　太田正雄の肖像写真

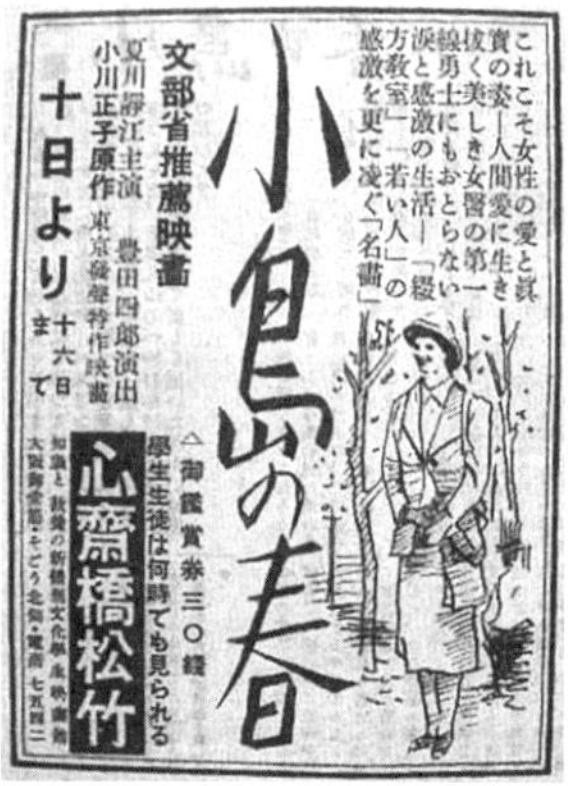

図20　映画「小島の春」のチラシ

養育院におけるハンセン病隔離病室

光田のハンセン病「離隔」に向けた活動は、東京大学病理学研究室で学ぶ間の明治三〇（一八九七）年にベルリンで開催された第一回万国癩病予防会議の情報に触発されたことに始まる。養育院に着任してからは、安達に隔離病室を進言するとともに、ハンセン病者が集まることで知られた熊本の実態調査に出かけ、四国の金毘羅、甲斐の身延、群馬の草津等神仏の信仰や霊泉の効験を求めて患者が集まる状況を整理して、ハンセン病隔離所設置への啓発活動を精力的に展開した。渋沢院長も、東京での隔離施設開設のため、市参事会での光田の講演を設定して支援した。

渋沢が東京市長をはじめ議会構成員にハンセン病隔離施設の開設を説明し始めた当時は、東京市議会と帝国議会のかなりの構成員が重なった時代で、日本国家の問題として論じられた。伝染病として東京に無料の「離隔所」を設けると、全国で浮浪する該当患者が東京に流れ込み、容易ならぬ事態になり、単に東京市だけの問題ではなく、国家問題として解決には時間を要することから、まず養育院内にできるだけの「離隔設備」をつくり、世論を喚起することを目指すというのが渋沢の結論であった。

こうした事情で、明治三四（一九〇一）年九月に回春病室と名づけられた、「わが国における癩病離隔の最初の試み」が実施されたわけである。当然のごとく、光田が率先して患者の治療を引き受けることとなった。しかし、光田の行動様式から、既に二年前から六種伝染病室の近くの空き部屋を使用してハンセン病の「離隔病室」を開設していたようである。六種伝染病とは、急性伝染病対策として指定されたコレラ、腸チフス、赤痢、ジフテリア、発疹チフス、痘瘡であるが、明治三〇（一八九七）年制定の伝染病予防法によって、ペストと猩紅熱が追加されていた。

「癩予防法」制定の時代

光田の精力的な啓発活動と、医学については素人を自認する安達、そして渋沢の後援により、明治四〇（一九〇七）年の帝国議会において「癩予防ニ関スル件法律案」が提出され、二月に衆議院、三月に貴族院で政府原案どおりに可決された。この法律第十一号が施行されたのは明治四二年で、名称が「癩予防法」に改称されたのは昭和六（一九三一）年のことである。この法律により、全国にハンセン病の隔離施設が建設され、法律の施行に合わせて誕生した全生病院の医長として光田は転出し、大正三（一九一四）年に同院長に就任した。その後も、光田らの活動は強制絶対隔離、「無癩県運動」へと精力的に展開されていく。しかし、今日的にはもちろんのこと当時としても不思議な主張であるにもかかわらず、わが国独自の状況を生み出したことの検証は容易ではない。

ハンセン病の中世ヨーロッパにおける減少を、光田は「欧州において奏功したごとく離隔法により該病を根絶するほかに方法はない」として主張した。しかし、必ずしも正しい主張ではなかった。十三世紀に全キリスト教世界で癩者収容所は町々の外側に建設され、その数一万九千に達したという。その施設の趣旨は同時代のわが国と同様に慈善的救済事業であった。その多くが空になったのはペストの流行が大きな要因と考えられた。その後は、より感染力の強い結核の流行が関与し、社会整備にも関心が抱かれるようになる。一方、近代の公衆衛生は急性伝染病に多大な成果を上げるが、同時期にディケンズのように公衆衛生の父チャドウィックを冷酷非道な人物として描き批判する人々が活躍した（一四八頁参照）。わが国では「明治一九年の頓挫」に象徴されるように警察の強権的取り締まりに依存せざるを得なかったということである。

ハンセンが病原菌を発見したのは明治四（一八七一）年であり、ベルツが知らなかったとは思えない。ドイツも予防には隔離を是とする見解が優位であったが、強制収容を目指すことではなかった。一方で、感染症の知識が普及するとともに、一般的に感染しやすい体質、素因に関しても注目されていたはずである。光田は「ベルツ氏は遺伝説に加担し」と非難しているが、草津温泉を激賞したベルツは、梅毒と同様にハンセン病も隔離を必要としないことを述べただけであろう。梅毒に関してはわが国の性風俗の歴史的背景もあって、混浴ですら近年まで一般的であった。ベルツが構想したとおりに、結核に関するサナトリウムが草津に建設されていたなら療養所は単なる収容施設化の歴史をたどらなかったかもしれない。光田自身の言動においても、強制隔離と断種を推進しながら、体質の関与を認め、強制隔離は必要ないと言っているかのごとき発言が記録されている。しかし、この仮説は断種を合法的に継続させる根拠にもなったようである。

光田は癩予防法の必要性を主張するにあたり、東大医学部の施設でハンセン病者を通院治療させることはペスト患者を外来患者として受け入れることと大差ないとまで断言したという。

この法律の制定に積極的に関与した人々として、医学界では土肥慶蔵（一八六六〜一九三一）と北里柴三郎、行政官として内務省衛生局長の窪田静太郎（一八六五〜一九四六）が挙げられる。土肥は東大医学部で皮膚科学を確立した権威者で、ヨーロッパ留学中にベルリンで開催された第一回万国癩病予防会議にも出席した。窪田は明治三六（一九〇三）年に衛生局長に就任したが、医師ではない。隔離施設を強力に主張したのは衆議院議員で元警視庁警察医長の山根正次（やまねまさつぐ）（一八五八〜一九二五、現在の日本医科大学に連なる私立日本医学校の初代校長）であった。むしろ、窪田は山根に反論して慢性伝染病であるから必ずしも隔離を必要としないと明言している。土肥、北里、山根ら東大医学部卒業生の態度や発言が、東大法学部卒業の窪田の発言よりも議員には説得力があったということだろう。

当時、既にわが国は軍事国家の整備に向けて猛進を始めていたようで、徴兵に不都合で偏見の対象となっていた疾患について国家的管理を強化していた。ベルツが明治三八（一九〇五）年にドイツへ帰国するのを待っていたかのように「癩予防法」が議会に諮られた。その数年前、明治三三（一九〇〇）年に「精神病者監護法」が成立している。この政策に対して、ドイツ留学から帰国したばかりの呉秀三は名言*を残しているが、その後の経歴からは精神障害者の収容政策を強化することに逆らうことはできなかった。わが国で精神病学の講義を開始したとされるベルツも、この法律についてはコメントを残していないようである。

戦前の「癩予防法」は、プロミンの有効性が確立され、隔離だけがハンセン病の予防法ではないことが国際的に認識されていた戦後の昭和二八（一九五三）年に患者の強制隔離を正当化し、隔離政策を強化する「らい予防法」（法律第二一四号）に改正、制定された。さらに優生保護法により断種を合法化し、推進した。この法律が廃止されたのは、平成八（一九九六）年の「らい予防法の廃止に関する法律」をもってである。さらに、これは平成二〇（二〇〇八）年に制定され、翌年から施行された「ハンセン病問題の解決の促進に関する法律」

によって廃止された。強制隔離の推進では、盛んに「人道的」立場が強調されたが、人権への配慮はなく、戦後の憲法に記載された「基本的人権」の尊重はいまだに難しい課題のように感じる。

＊わが国で公立の精神病院がひとつの時代に、この最初の精神病者に関する法律で規定された私宅監置室の実態調査を呉秀三と樫田五郎らが実施した。大正七（一九一八）年に『精神病者私宅監置ノ実況及ビ其統計的観察』と題する報告書を発表し、その第七章「意見」において、「我邦十何万ノ精神病者ハ実ニ此病ヲ受ケタルノ不幸ノ外ニ、此邦ニ生レタルノ不幸ヲ重ヌルモノト云フベシ」との感慨を記述している。この私宅監置制度は昭和二五（一九五〇）年の精神衛生法の制定により廃止されたが、ハンセン病者同様に精神病者の戦後の処遇についてはさらなる検証を必要とするように思える。

国民病とよばれた結核のイメージ

ヨーロッパにおける肺結核の流行

結核はハンセン病よりも古い時代から人類の疾病として存在したが、肺病としての結核患者数の増大は都市に人口が集中し始めた中世から近代に入ってのことである。その結果、イタリアやスペイン等ヨーロッパ南部の都市では肺病は伝染するという学説が生まれた。病理学者は医学生が肺病死者に触れることを禁じ、中部イタリアのルッカ王国では一六九九年に、結核を伝染病として結核予防法を公布したという。その後、イタリアの各都市やスペインでも結核予防法が制定された。

ところが取り締まり中心で人権を無視した法律は厳しすぎることが問題視され、感染説に対する確実な証拠がないまま、十八世紀半ばにはほとんど廃止同然となっていた。しかし、肺病を忌避し、差別する風習が生まれ持続した。そのため、音楽家のパガニーニが下宿で喀血すると直ちに追い出され、賠償金を請求されたという逸話や、結核のショパンがジョルジュ・サンドとイタリアに療養に出かけたところ、どこの町でも宿泊を拒否され、やっとの思いでパリに帰り着いたという有名な逸話が生まれた。

この間にも感染説についてはいくつかの観察に基づく証拠が積み重ねられ、ついには一八八二年にコッホによる結核菌発見の完璧な報告がベルリン大学生理学研究所で行われた。このとき、細菌病因説に反対していた当時の医学界の最高権威者ルドルフ・ウィルヒョウ教授は発言することなく席を立ったという。すなわち、感染説と並んで、体質や遺伝素因と結びつける学説も生まれていた。また、若く才能ある人物が消耗（consumption）して死に至る病は文芸作品でも頻繁に取り上げられるようになっていた。そこでは伝染に対する深刻さは乏しく、英国の詩人バイロン（George Gordon Byron，一七八八～一八二四）は、女性達に自分が美しく死ぬように見えることから「肺病で死にたい」という願望を漏らしたという。コッホの発見を契機として、肺病は観察に基づく「消耗」から病理学的知見に基づく「結核（tuberculosis）」へと呼称も変化していった。

ヨーロッパでは十四世紀以降、結核菌は各地で癩病菌を追い払い、十七世紀に肺病流行のピークに達した。十八世紀後半からの産業革命に伴う産業都市の発展に伴い再度患者数の上昇に転じたが、十九世紀半ばには減少し始める。ハンセン病では疾病競合の仮説やペスト流行の影響だけでなく、生活環境の改善が患者数減少に関与したのであろう。発病が絶望をもたらした肺病においては社会環境の整備とともに、栄養や運動の役割等啓発活動に伴う個人レベルでの知識の普及が死亡率の低下に寄与した。

わが国でも江戸時代後半になって労咳、すなわち「消耗して咳を伴う」肺結核が目立ち始めたが、本格的な流行拡大は明治時代になって都市化や近代工業化等のヨーロッパ近代の条件が整ってからである。

明治時代の肺結核流行と対策

明治維新前後の社会経済的混乱と、それに続く急速な近代化に伴い、農民層は没落する一方、繊維産業を中心に工業が発達し、それに伴って人口の都市集中化がみられた。この過程で、東京、大阪等大都市に下層民の居住するスラムが形成されるようになり、急速に結核病者が増加したと推察されている。明治一五（一八八二）年、内務省衛生局は「肺病ハ近時繁殖ノ徴候ヲ呈シ年々為ニ鬼籍ニ上ル者鮮少ナラサルニ拠リ特ニ肺病ノ調査ニ著手」した。コッホが結核菌発見を報告した年のことである。

日清戦争後にわが国は繊維産業を中心に第二次企業勃興期を迎えたが、工場での劣悪な労働条件や衛生状態が工場労働者の健康状態を著しく悪化させた。こうして結核への関心が高まり、明治三二(一八九九)年、政府は初めて肺結核死亡者数の全国的調査を行った。その結果、明治三二年中に六万六四〇八人が肺結核の感染で死亡したことが報告され、死亡率は人口十万人対一五三人であった。その後死亡率はさらに増大し、特に紡績工場における女工の結核が社会問題へと発展していく。

なお、その翌年一二月に内務省が初めて行ったハンセン病患者調査では、患者数三万三五九人であった。死亡率は不詳であるが、全生存患者数は結核死亡者数の半数以下であった。

このような状況下で政府は結核予防に関する法令の整備に着手した。明治三一(一八九八)年に「学校伝染病予防及消毒方法」が制定され、肺結核に罹った職員、生徒について原則登校禁止、学校の一時閉鎖等が定められ、明治三三(一九〇〇)年に「牛乳営業取締規則」を定めて結核牛から人間への感染予防を図り、明治三四(一九〇一)年には「畜牛結核予防法」を制定して、結核に罹患している牛の撲殺を規定した。

さらに、明治三七(一九〇四)年に内務省令「肺結核予防ニ関スル件」の公布によって肺結核予防の方策が樹立された。この内務省令は、公共の場所における痰壺設置と肺結核患者を他の患者と隔離することを義務づけたが、世間から「唾壺令」または「痰壺令」と揶揄されるほどで有効な対策といえるものではなかった。しかし、十五年後の大正八(一九一九)年になって、肺結核の流行規模の大きさと国民一般の健康への悪影響によって不安に駆り立てられた政府は、改めて「結核予防法」を制定した。

全部で十五条からなるこの法律は、結核患者・死者の居住場所等の消毒予防、公衆の集まる場所への結核予防施設の設置を義務づけた。また、結核菌を伝播する危険のあるものの就業を禁止し、採光および換気条件が不十分な建物の使用を制限、または禁止する他、人口五万人以上の都市に対して結核療養所の設置を命じることができること、そして、この法律の予防措置あるいは禁止事項に関して違反したものに対して百円以下の罰金刑を科すること等を定めた。なお、医師による結核患者の届け出制度が設けられたのは、保健所法が制定された昭和一二（一九三七）年の本法律一部改正時のことである。しかし、その後の経過にみられたように、基本的には急性伝染病の予防対策に近く、衛生警察に依存した取り締まり体制であるから、結核死亡率の改善は目立つものではなかった。

女工の結核発症機序を解明した石原修

日清戦争を経た一八九〇年代後半から、社会主義者だけでなく、工場労働者の保護に関する政策決定にかかわった官僚達は、繊維女工をはじめとする出稼ぎ型の工場労働者が強いられた劣悪な労働条件や彼らの苦しい生活状況を訴える報告書や統計資料を数多く作成し、「労働問題」について世論に警告を発するようになった。こうした経緯で、政府は明治四四（一九一一）年に工場法（法律第四六号）を可決し、工場法付属法令の施行により、工場労働者の労働・生活環境の改善を模索した。その中で注目されたのは、農商務省嘱託医の石原修（一八八五～一九四七）による繊維産業における重病の発生率とその伝染のメカニズムを詳細に研究した報告である。

前述のように政府は明治一五（一八八二）年以降、肺病に関する諸調査を実施するようになった。石原は、その中で工場法制定にあたって参照された調査結果を考慮しながら、明治四三～四四（一九一〇～一一）年に製糸業、紡績業、織物業という三種類の繊維工業に従事した出稼ぎ型女性労働者の衛生状態に関する調査を行った。ここで、紡績業で働いて死亡した女工の死亡率が異常に少ないことに気づいたことから、工場経営者が「病人を工場内で死なせないように、病気が悪くなるとすぐ郷里へ帰へらせる」という事実を明らかにした。

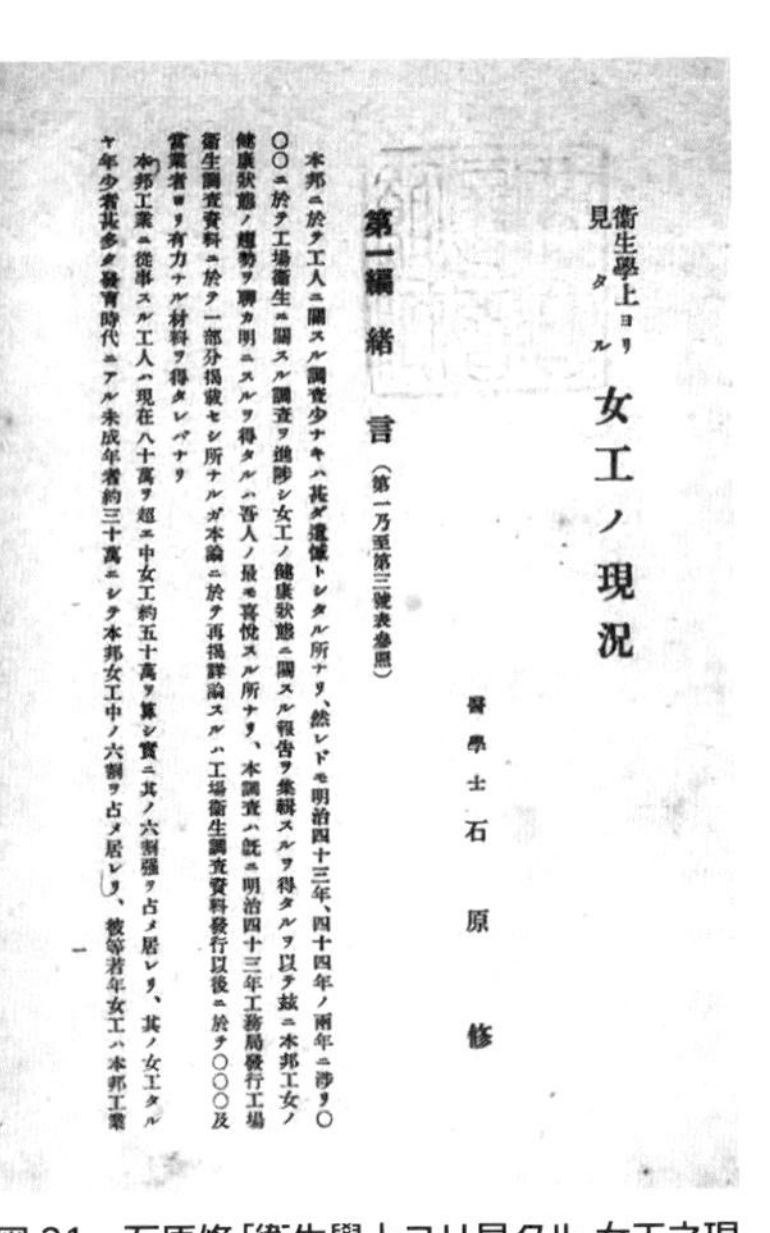
衛生學上ヨリ見タル 女工ノ現況

醫學士 石原修

第一編 緒言（第一乃至第三號表參照）

本邦ニ於テ工人ニ關スル調査少ナキハ甚ダ遺憾トシタル所ナリ、然レドモ明治四十三年、四十四年ノ兩年ニ渉リ〇〇ニ於テ工場衛生ニ關スル調査ヲ遂行シ女工ノ健康狀態ニ關スル報告ヲ集輯スルヲ得タルヲ以テ玆ニ本邦工女ノ健康狀態ノ趨勢ヲ聊カ明ニスルヲ得タルハ吾人ノ最モ喜悅スル所ナリ、本調査ハ既ニ明治四十三年工務局發行工場衛生調査資料ニ於テ一部分掲載セシ所ナルガ本論ニ於テ再掲詳論スルハ工場衛生調査資料發行以後ニ於テ〇〇〇及當業者ヨリ有力ナル材料ヲ得タレバナリ

本邦工業ニ從事スル工人ハ現在八十萬ヲ超ニ中女工約五十萬ヲ算シ實ニ其ノ六割強ヲ占メ居レリ、其ノ女工タルヤ年少者甚多ク發育時代ニアル未成年者約三十萬ニシテ本邦女工中ノ六割ヲ占メ居レリ、彼等若年女工ハ本邦工業

図21　石原修「衛生學上ヨリ見タル 女工之現況」（国家医学会、大正2年）より

石原が「女工と結核」の講演（1913年）に合わせて発表した論文の第一編緒言の第1頁。

そこで、地元に帰った女工の健康状態も調査することを決め、繊維工場内の調査と農村調査を合わせた大規模な研究の結果は、大正二（一九一三）年一〇月に開催された国家医学会例会で「女工と結核」という題で発表された（図21）。

石原は、二十万人の出稼ぎ型女性労働者の調査により、繊維工場で罹患した疾病を原因とする女工の死亡率の高さを分析し、その過半数の死亡原因が結核であったことを明らかにした。

こうした調査に基づき、彼は女工の処遇に対する繊維工場の経営者の態度を問題にし、工場における長時間労働と深夜業が結核をはじめとする重病の原因となり、そこに不衛生な寄宿舎での過密居住が感染の拡大に拍車をかけ、さらには出稼ぎ型労働者の工場結核が農村へ伝染するというメカニズムを明らかにした。明治一五年の調査開始以来三十年を経て公布された工場法が施行されたのは、成立からさらに五年後の大正五（一九一六）年のことであった。

その後、石原は農商務省で行政に携わり、第一次世界大戦後の大正八（一九一九）年に設立されたＩＬＯ（国際労働機関）会議に大正一〇（一九二一）年に日本政府委員として出席する等活躍した。大正一五（一九二六）年からは大阪帝国大学衛生学教授として産業衛生を実践的学問とすべく努力したが、国家の政策にとっては不都合とされたようで、昭和八（一九三三）年には文官分限令（明治三二年の勅令による官吏の任免に関する法律、戦後の国家公務員法により効力消失）で休職となり二年後に退官した。後任の教授は「わが国の衛生学は官権衛生学である」と述べたそうである。偶然ではあろうが、結核死亡率はピーク時の大正七（一九一八）年に人口十万対二五七・一であったことに比して、当時の昭和七、八年頃には一八〇前後まで低下傾向にあったものが、厚生省が設置された昭和一三年には二〇九・六、戦時中データが途切れる直前の昭和一八年には二三五・三まで上昇していった。

第五章　江戸文明社会における蘭学・洋学の展開

江戸時代の医師の西洋医学志向とシャムベルゲル

蘭学が隆盛を迎えた背景

晩年の杉田玄白（一七三三～一八一七）は、蘭学の隆盛期を迎えて、蘭学がもてはやされる半面、誇張され誤った無知がまかり通る風潮を嘆き、仲間と学習を志した頃の苦労を書き残そうとした。それが『蘭学事始（ことはじめ）』である。その中で、西洋医学の伝来について、「外科の技術が今日まで残り、まず南蛮流とよばれる流儀があり、次いでオランダ船以外は来航禁止になると和蘭（オランダ）流外科と称するものが広まった」と述べている。次いで、日本人による最初の西洋医学の流派として、南蛮通詞の西吉兵衛が南蛮流を学んだ後、和蘭流も学び、南蛮和蘭両流を兼ね西流とよばれ、幕府にも登用されたことを紹介している。さらに、栗崎流のこと、『解体新書』の出版に向けて協力を求めた桂川家のこと、カスパル流外科のこと、関連して吉雄流、楢林流という和蘭通詞の家系に発した医家を紹介している。その中で「また古来カスパル流という外科あり」という記述に注目される。「これは寛永二十年、南部山田浦へ漂流ありし和蘭船の人数の内、江戸へ召し呼ばれたる中に、カスパル某という外科あり」という誤った記述が続く。このカスパルとは初代宗門改役の井上筑後守政重に注目されたオランダ商館医のカスパル・シャムベルゲル（Caspar Schamberger，一六二三～一七〇六）である。

『蘭学事始』は福沢諭吉らの出版により、広く知られることとなったが、自筆本は定かでなく、題名も他に『蘭東事始』、『和蘭事始』があり、『解体新書』の全面改訂も含めて弟子の大槻玄沢（一七五七～一八二七）の果たした役割が大である。玄白は、本書の翌年、八四歳時に『耄耋独語』を執筆したが、表題どおりの自覚症状があり、弟子の大槻玄沢に後事を託したものと思われる。

幕末の種痘の急速な普及には、既にいくつかの私的な蘭学塾が存在し、全国から塾生が集まり、オランダ流西洋医学を志し、あるいは興味をもつ医師達のネットワークが形成されていた背景がある。田沼意次が政策を推進した時代に、蘭学は急速に普及し、隆盛を迎えた。田沼を失脚させ、寛政の改革を断行した松平定信が、洋学を禁止しても、現実には医学だけでなく西洋の実用科学と技術への関心と、私的な学習機会は増大し続けた。その背景としては、国益のため西欧との交易国をオランダに限定し、国内的には邪教としての反キリスト教思想を浸透させる一方で、当初から積極的に西洋の文物の導入を心掛けた幕閣が少なくなかったということがある。

大槻玄沢は、長崎での経験をもとに寛政六年閏一一月一一日（一七九五年一月一日）に自分の蘭学塾芝蘭堂に大勢の蘭学者を集め、江戸で西洋料理による「オランダ正月」の宴会を企画した。この年、ヨーロッパではフランス革命軍によりオランダが占領され、バタヴィア（現、インドネシアのジャカルタ）のオランダ東インド会社はフランスの勢力下に置かれ、寛政九（一七九七）年にオランダ商館はアメリカ船とバタヴィアにて傭船契約を結ぶことになった。すなわち、契約に基づき、アメリカ船に所定の料金を支払い、日本等との貿易を継続した。オランダが再独立して、文化一四（一八一七）年に再度オランダ船が入港するまで、長崎出島に入港したのはオランダ国旗を掲げたアメリカ船で、この頃に日米貿易が開始されていた。オランダ東インド会社は寛政一一（一七九九）年に解散したが、その後のアジア海域は英国により制圧されていった。

シャムベルゲルの半生

カスパル流外科の始祖、カスパル・シャムベルゲルは一六二三年、ドイツのライプチヒで生まれた（**図１**）。父はケーニッヒスベルクからライプチヒに移住したワイン商人で、彼が六歳の頃に亡くなった。十四歳からの三年間、ライプチヒにおいて外科医ギルド長クリストフ・バッヘルト（Christoph Bachert）に外科学の基礎を学び、一六四〇年に外科医の資格を与えられた。当時、三十年戦争で荒廃した中央ヨーロッパにおいてはペストをはじめさまざまな伝染病が多発していた。

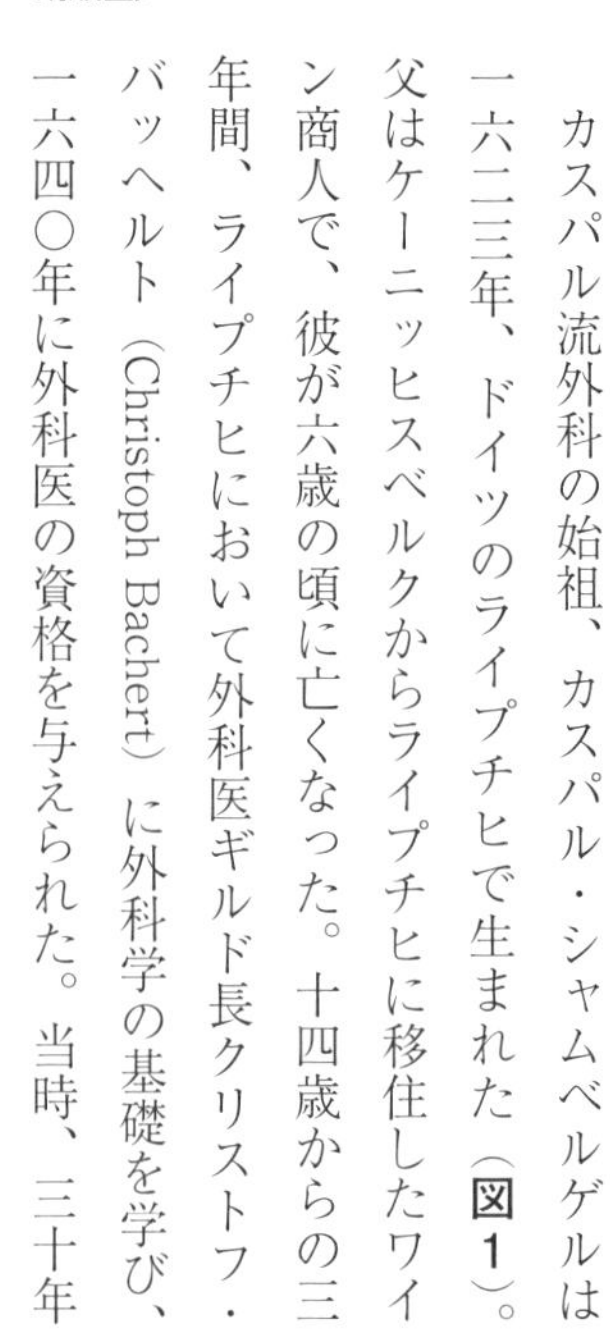
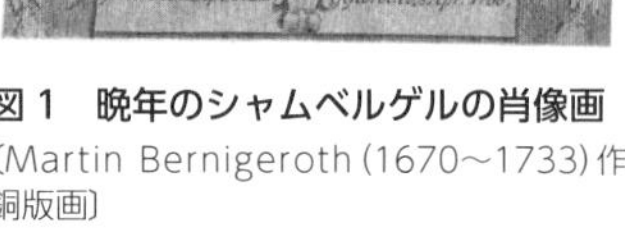

図１　晩年のシャムベルゲルの肖像画
〔Martin Bernigeroth（1670〜1733）作、銅版画〕

外科医の職人資格を得た後はギルドの掟に従って修行の旅に出て、中欧、北欧を転々とし、最後にアムステルダムにたどり着き、ここで東インド会社に応募し、検定試験を受けて合格、採用された。一六四〇年頃のことである。当時の外科学では既にアンブロア・パレの外科書が普及していたようである。シャムベルゲルは大学教育を受けた医師ではないが、東インド会社の商人達は理髪屋（Barbier，理髪外科医）を単に外科医（Chirurgijn）とよんでいた。

シャムベルゲルはわが国の医学史上、重要な役割を果たしたが、帰国後は商人としての生活を選択し、大商人として成功した。彼が帰国したのは一六五七年頃で、ライプチヒ市公文書館での調査では一六五八年一一月八日に市民権を獲得している。公文書館の記録は詳細で、「市民にして商人（Bürger und Handelsmann）」とされたシャムベルゲルが最初の妻と死別した後、再婚した妻の父は聖ヨハネ病院の院長で商人でもあった。再婚した妻が一六八四年一一月に亡くなった後、六二歳頃に三九歳の未亡人と三度目の結婚をしている。一七〇六年に八三歳で亡くなった。多数の子どもをもうけたが、二人目の妻との間に生まれたヨハン・クリスティアン・シャムベルゲル（Johann Christian Schamberger, 一六六七〜一七〇六）は、医学をオランダのライデンで学び、一六八九年ライプチヒ大学で博士号を取得し、同大学の生理学教授、解剖学教授を務め、学長にも選ばれたという。

江戸でのシャムベルゲル

シャムベルゲルは二度江戸に滞在し、患者の治療にあたり、大目付井上筑後守政重の高い評価を受けた。彼は新商館長ブロウクホルスト（Anthonio van Brouckhorst）とともに慶安二（一六四九）年八月七日に出島に到着したが、着任前から日本側の注目を集めていたようである。着任して間もなく、四名の日本人に、直ちに外科の授業を行うようにと長崎奉行馬場三郎左衛門からの依頼が伝えられた。

特使フリシウス（Andries Frisius）と商館長ブロウクホルストの使節団は一一月二五日に出立し、一二月三一日に江戸に到着した。そして、三週間後には長崎奉行馬場より、スウェーデン生まれとされる臼砲の砲術士官スヘーデル（Juriaan Schaedel）とともに、シャムベルゲルが使節団が長崎に帰った後もしばらく江戸に残るよう伝えられた。他にスヘーデルの助手として伍長、事務官としてひとりの商館員も江戸に残ることとなった。ブレスケンス号事件＊の最終解決のための使節団一行に彼らが加えられた理由が、最先端技術移転に対する幕府の期待を満たすためであったからである。

＊ブレスケンス号事件とは、寛永二〇（一六四三）年にオランダの探検船ブレスケンス号が南部盛岡藩領の山田浦に漂着して、船長ら乗組員が上陸したところ捕縛され、密航した宣教師を疑われ江戸に護送された出来事である。この事件の詮議を井上政重が担当した。

慶安三（一六五〇）年二月六日、長崎奉行馬場の書記官が腕を負傷したために診療を依頼されたのが、シャムベルゲルの江戸での最初の医療活動であった。その四日後の夕方、小田原城主稲葉美濃守正則が腕の診察のためシャムベルゲルを屋敷へよんだ。稲葉はこの治療に大変感銘を受けたらしく、一六六〇年代に至るまで医療品をたくさん注文し、侍医をオランダ人外科医のもとで学ばせている。その後も、井上の命を受けてあちらこちらへ往診するシャムベルゲルと通詞のために二台の駕籠が購入された。

井上配下の通詞達はポルトガル語を介してシャムベルゲルと頻繁に接触した。また、高齢で膀胱結石やカタル症状に苦しむ井上の主治医であった藤作（Tosacko）も井上屋敷でのシャムベルゲルの説明に同席した。藤作自身も彼の治療を受けている。シャムベルゲルがわが国を去った後に多種多様な医薬品を注文していることから、この間に西洋の医療器具や医薬品について相当の知識を得たと推察される。藤作が学習し、収集した資料はカスパル流外科の普及に寄与したことが推察されるが、彼の死後間もない明暦三（一六五七）年の明暦大火で焼失した。

一六四〇年代から商館長が医薬品を江戸へ持参することもあったので、井上や老中の屋敷にはある程度の西洋の常備薬があった。特使フリシウスも医薬品を持参しており、老中や井上に献上された。こうした医薬品の説明もシャムベルゲルが行った。彼は毎日のように外出し、身分の高低にかかわらず診療を行った。そのために、医薬品や医療器具、医学書等を長崎から取り寄せる必要があった。多忙な診療に追われた原因は、上役に媚びへつらう通詞猪俣伝兵衛（?～一六六四）の思惑もあったようで、長崎から同行した伝兵衛への苦情が記録されている。

実は、外科医以上に、幕閣にとっては砲術仕官スヘーデルへの期待が大であった。将軍家光をはじめとして、最新火器（臼砲）やヨーロッパの戦術への関心が高かったのは当然であろう。スヘーデルは攻城戦の演習指導を行い、攻城戦に必要な測量技術の指導も行い、わが国への三角測量、すなわち三角関数の数学知識の伝達にも貢献した。ただし、三角関数は理解されなかったようで、相似を利用した作図による測量法が紅毛流として普及することになった。幕府の軍学者北条氏長はスヘーデルの指導を受けて『攻城 阿蘭陀由里安牟相伝』としてまとめ、将軍家光に献上した（図2）。

慶安三（一六五〇）年八月と九月に老中と大目付井上の臨席のもとに行われた臼砲射撃をスヘーデルが教授、披露した後に、江戸に残されていた四名の西洋人は長崎へ帰ることが許された。彼らが長崎に帰着したのは一一月一日のことであった。この頃、棄教して沢野忠庵と名乗っていた、遠藤周作の『沈黙』に登場するイエズス会宣教師フェレイラが死去している。沢野も南蛮流とよばれた西洋医学の伝授に貢献した。

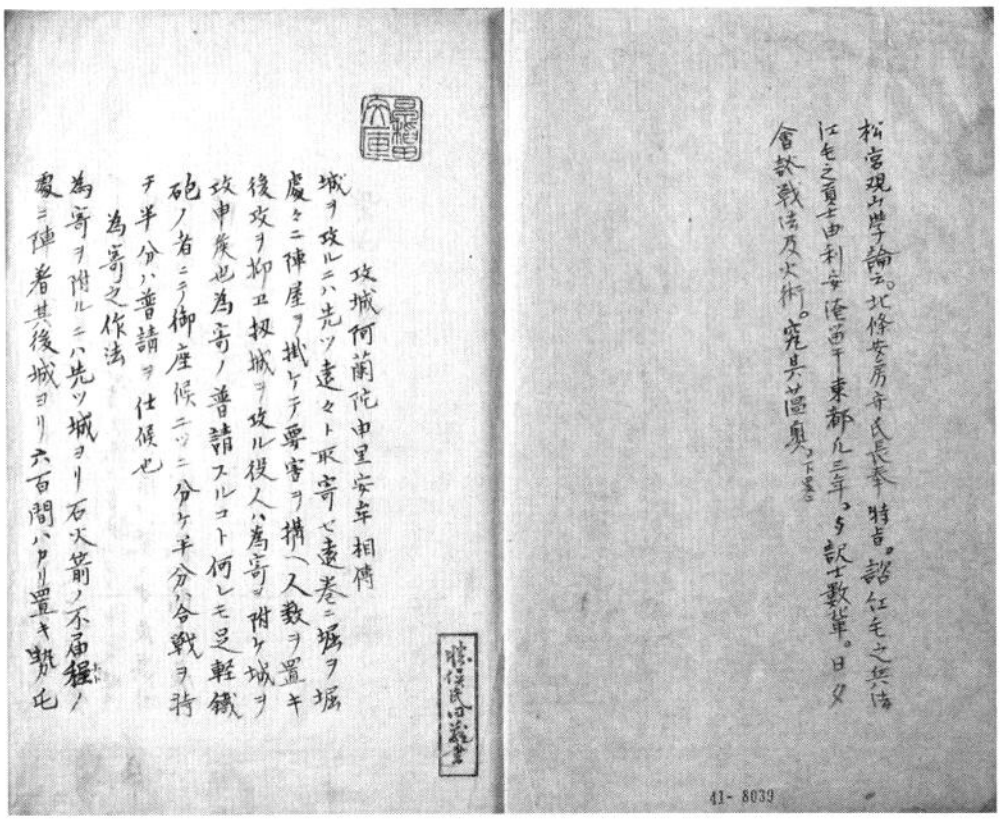

図2『攻城 阿蘭陀由里安牟相伝』（早稲田大学図書館蔵）
北条氏長がスヘーデルから学び報告書としてまとめた軍学書。

井上筑後守の西洋医学への関心

シャムベルゲルは長崎に戻って休む間もなく、十日後には新商館長ピーテル・ステルテミウス（Pieter Sterthemius）の江戸参府に同行して長崎を発ち、慶安四（一六五一）年一月五日に江戸に到着した。新商館長が、着いてすぐに通詞を大目付井上のもとにやり、シャムベルゲルが来ていることを告げると、シャムベルゲルは翌朝に井上邸への招待を受けた。一月八日に再びステルテミウスは商人二名とシャムベルゲルを井上邸へ同伴した。このときもシャムベルゲルはひとり残って、外科学の説

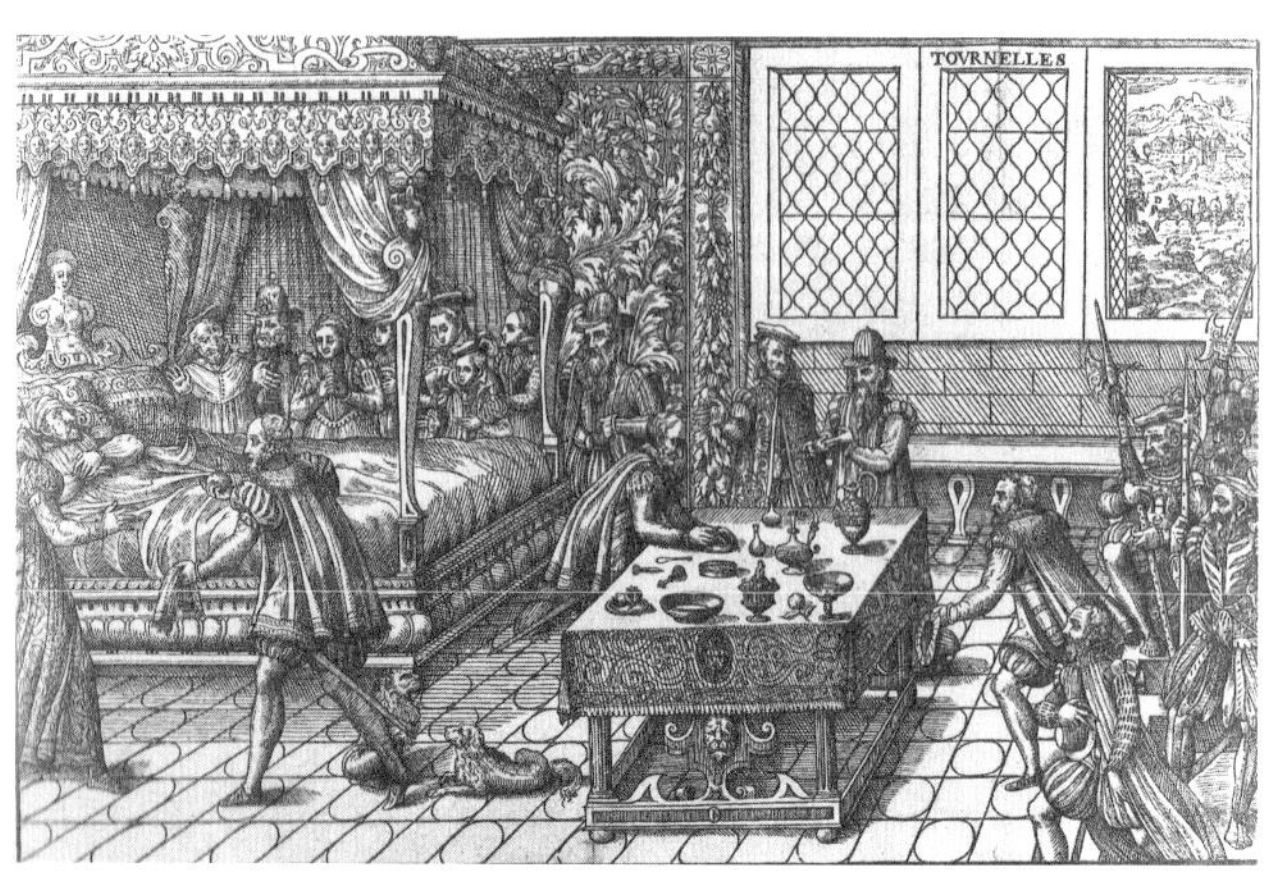

図3　フランス王アンリ２世の臨終（1559年7月10日）

〔Jean Perrissinによる木版画（1570年頃）〕

パレとヴェサリウスは王の治療と診断のため招聘されていた。中央テーブル後方右がヴェサリウス、左がパレ。

明を求められた。井上の要請に応じてシャムベルゲルは一月の間ほとんど毎日患者をみて回り、二月にもこのような往診は続いている。井上は通詞の志築孫兵衛に向かって、「今年オランダ人が持参した珍品の中にある医薬品は特に評判がよく、シャムベルゲルが毎日行っている善い治療は非常に喜ばしいことだ」と言っている。シャムベルゲルは井上の屋敷をたびたび訪れていたが、ポルトガル語の通詞であった孫兵衛はオランダ語を解さなかったので、シャムベルゲルのほうがポルトガル語を使いこなしたのであろう。三月二四日に将軍との謁見を終えて、出島へ帰着したのは同年五月三日であった。

寛永七（一六三〇）年の禁書令により、キリスト教関係書の密輸入を防ぐために書籍は輸入禁止だったが、井上は寛永一八（一六四一）年一〇月に商館長のマクシミリアン・ル・メール（Maximiliaan le Maire）に薬学、外科学、航海術の書は例外だと口頭で伝えていた。シャムベルゲルが出島から江戸に送らせた医学書の中には解剖書や外科学書も含まれていたと思われる。井上は解剖書を慶安三（一六五〇）年夏と、承応元（一六五二）年春の二度注文しているが、それはヴェサリウスの解剖書『De humani corporis fabrica（人体の構造）』であった可能性が推察されている。井上は、江戸にはポルトガル語の通詞しかいなかったことから、二度目にはこの書がポルトガル語であることを要望した（**図3**）。

井上は、承応元年二月二四日に商館長一行が江戸を発つ前に注文の品に関する長いリストを渡したが、その中に義手四本と義足二本が含まれていた。その機能についての指定内容から、義手と義足の銅版画つきのアンブロア・パレの『大外科学全集』から思いつかれたことが示唆されている。

カスパル流外科を伝えた日本の医師達

西洋医学の一大潮流となったカスパル流外科では医学史上数多くの医家名が挙げられる。その中には南蛮流外科の栗崎道有（くりさきどうう）や、シャムベルゲルの四代後任の商館医ハンコのもとに井上の指示で頻繁に通って、医学情報を吸収した向井元升（むかいげんしょう）まで含まれる。

シャムベルゲルは毎日の診療依頼に追われて、江戸でも長崎でも連続講義で弟子を養成する余裕はなかったと思われることから、後世にカスパル流の文献を残す立場にあったのは通詞の猪俣伝兵衛である。伝兵衛はオランダ語よりポルトガル語に精通していたが、慶安三（一六五〇）年四月にオランダ東インド会社の特使フリシウス一行が長崎に戻った後もシャムベルゲルらとともに江戸に残った。そして、半年間にわたりさまざまな患者の治療に当たったシャムベルゲルの説明、指示、処方等を通訳した唯一の通詞であった。井上の指示によると思われるが、伝兵衛は慶安三年九月および一〇月（一〇月および一一月）にカスパル流治療法についての報告書を長崎奉行に提出した。したがって、後に紅毛流医学とよばれる西洋医学の伝達で決定的な功労者であったことは確かである。しかし、当時の商館員は彼を狡猾で商売気の強い人物と評していた。明暦元（一六五五）

年には通詞志築孫兵衛とともに商館からの幕府への献上品、珍品の一部を江戸で勝手に売りさばいていたことが発覚して、通詞を辞職することになった。皮肉なことに、伝兵衛はこれを機として医師の道を歩き始めたということである。

カスパル流外科を広めた医師としては河口良庵（春益、一六二九～八七）が知られる。彼の父は平戸の松浦侯の家臣で、同じ平戸のポルトガル通詞の猪俣伝兵衛を知っていて、伝兵衛からさまざまな資料を入手した可能性がある。さらにはシャムベルゲルが長崎到着早々に教えを受けた四人の若い医師のひとりであった可能性も論じられている。一六六〇年代の後半に京都に移住して開業した河口には多数の門弟があり、それぞれに河口から「免許皆伝」の免状を授けられ、いくつかの家系に伝えられてきた。

河口は一六七〇年頃に大洲（現、愛媛県大洲市）へ移住し、そこでシャムベルゲルやその後任医師達の西洋医術と中国医学を融合して体系化した『外科要訣全書』（寛文一〇（一六七〇）年）をまとめた。河口は貞享四（一六八七）年、大洲で没したが、継続的に長崎出島のオランダ商館からの情報を収集して学習し、京都と大洲でも多くの弟子を養成したことから、彼のテキストは幾重にも写本され、急速にカスパル流、あるいは紅毛流外科医術が全国的に広まったと考えられる。約百年後に生まれ、わが国で初めて全身麻酔による乳がん手術を成功させたことで知られる華岡青洲（一七六〇～一八三五）もカスパル流外科の系譜にある。

京都での河口の孫弟子にあたる岸本宗圓政時による『阿蘭陀外科和朝世系之図』には、「加須波留」（Caspar Schamberger，出島滞在期間一六四九～五一年）、「阿無須与利安」（Hans Juriaen Hancko，同一六五五～五七年）、「須庭賓」（Steven de la Tombe，同一六五七～六〇年）、「阿留曼須」（Herman Katz，同一六六〇～六二年）といったオランダ商館医の漢字名が目につくという。

江戸時代の西洋医学導入では、出島のオランダ商館に駐在したヨーロッパの医師を通じて、初期から積極的に働きかけたことが明らかである。体系的な医師の養成は幕末を待つことになるが、そのときどきに理解できる範囲で諸流派として変貌して広まった。初期にはオランダ商館でも公用語としてポルトガル語が通用しており、ポルトガル語を経由した文献であっても南蛮医学というよりはいわゆる紅毛医学、すなわちオランダ医学であった可能性を考えるべきであろう。シャムベルゲルはその象徴的存在である。当時のヨーロッパでは医者よりも商人のステータスが高かったことも興味深い事実である。

ケンペルのみた理想の国、日本

ケンペルの執筆した『日本誌』

ケンペル（Engelbert Kaempfer, 一六五一～一七一六）は元禄三（一六九〇）年九月から二年間長崎出島に滞在し、商館長の江戸参府に従って、江戸と長崎往復を二度経験した。この間に、精力的に博物学的資料収集と日本社会や文化を観察し、メモを残した。帰国後は旅行記である『廻国奇観』（ラテン語で著述）を一七一二年に刊行した。

彼は一六八三年三月にストックホルムを出発して、モスクワで若き日（十一歳）のピョートル大帝（一六七二～一七二五）に拝謁し、ペルシアの首都イスファハンに滞在する間に、オランダの東インド会社に就職し、バタヴィアを経て、たまたま長崎出島の専属医募集を知り応募し、採用された。日本での生活に満足し、一六九二年一〇月末日に長崎を発ち、バタヴィアでアムステルダム行きの船に乗り継ぎ、一六九三年一〇月にオランダに到着した。この冒険旅行記が『廻国奇観』であり、「鎖国論」として知られる日本の外交政策を高く評価する章がある。ちなみに、古代ペルシアの碑文を記録して、「楔形文字」と名づけたのは彼である（**図4**）。

オランダに帰着して直ちに、ライデン大学医学部に入学した。そこで、「海外で観察された十の医学的問題について」と題する学位論文（ラテン語）を提出し、ライデンでの厳しい口頭試問もクリアして、一六九四年四月に医学博士号を取得した。その後は、なぜかオランダで就職することなく、故郷のドイツ・レムゴー（現、ドイツ連邦共和国に属す市）に帰り、医院を開業した。彼は『今日の日本』の著作を構想していたが、果たすことなく一七一六年一一月、死去した。ケンペルの没後、彼の原稿を含む遺品を購入した英国のスローン（Hans Sloane，一六六〇～一七五三）卿の司書役を務めていたチューリッヒ生まれの医師ショイヒツァー（Johann Caspar Scheuchzer，一七〇二～二九）により『日本誌』（The History of Japan）として英訳され、一七二七年にロンドンで出版された。その後、オランダ語版、フランス語版、ドイツ語版が出版された（**図5**）。レムゴー生まれの啓蒙主義者ドーム（Christian Wilhelm von Dohm，一七五一～一八二〇）によって編集されたドイツ語版が出版されたのは一七七七～七九年のことである。スローンは収集家としても名高く、大英博物館の開設にもかかわりを有する医師である。したがって、ケンペルの収集品と遺稿は大英博物館に所蔵されている。

彼の『日本誌』は版により記述ニュアンスが異なるが、欧米人における日本観を形成することになる。幕末に来航して幕府に開港を迫ったペリーは日本遠征時に本書を携行した。カントもマルクスも日本については本書の知識より論述したかのごとくである。欧米人にだけでなく、日本人にも多大な影響を与えた。志筑忠雄が『日本誌』の付録にある「日本国においては正当な理由から自国民には海外出国が、外国人には渡来が禁じられ、そのうえこの国と他の世界の国々との交流が一切禁じられていることの実証」を『鎖国論』として訳出したのは享和元（一八〇一）年であるが、『日本誌』はオランダ語訳が出た早い時期から日本国内で読まれていた。ケンペルの日本讃辞は、国学の皇国史観や攘夷論者の安住的自己満足感を育成、

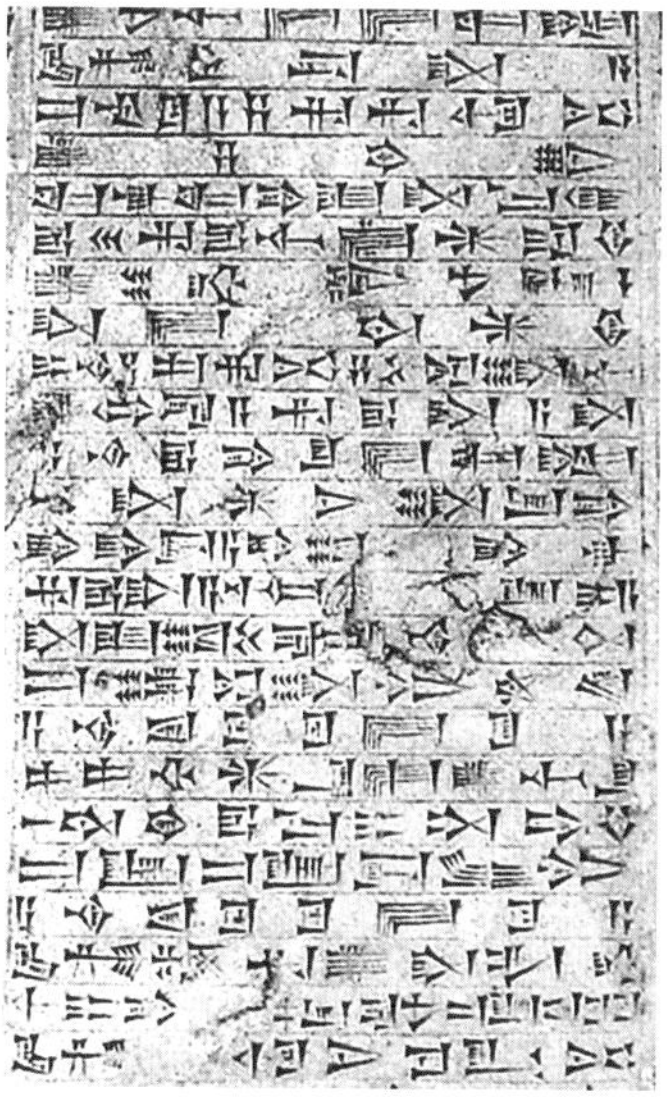

図４　楔形文字　（大英博物館所蔵）
ケンペルの『廻国奇観』で記述され、最古の文字とされる。

増大させることにもなった。一方、ケンペルが理想的な国王とした五代将軍綱吉（一六四六〜一七〇九）の評価については、日本国内で採用されなかったことも興味深い歴史的事実である（**図6**）。

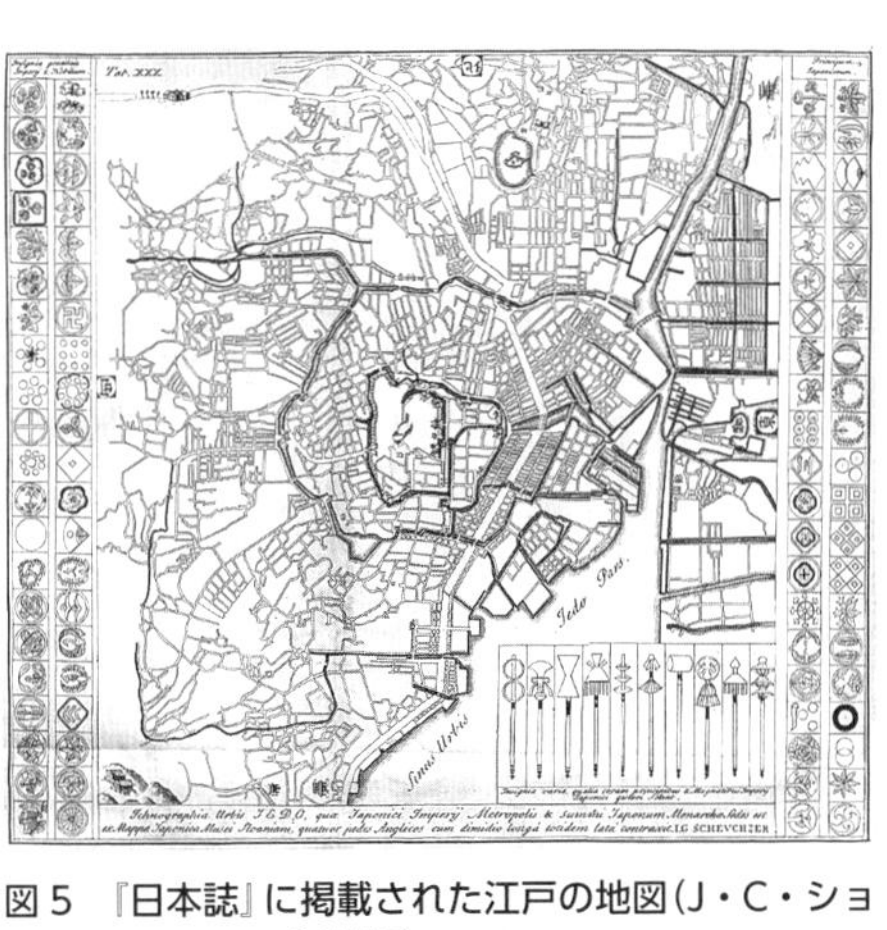

図5　『日本誌』に掲載された江戸の地図（J・C・ショイヒツァー制作版）

徳川綱吉の治世、元禄時代

　ザビエルはマラッカで日本人アンジロウ（ヤジロウ）と出会い、新しく発見された国々の内でスペインやポルトガルにとって最も優れた国民であろうと考えるようになり、日本での布教活動でもそれを実感した。マラッカの多くのポルトガル人も同様に感じたことは、当時の日本人の知的水準の高さであった。徳川幕府の誕生にかけて兵農分離が進み、武士が城下町に集住するようになり、年貢徴収をはじめさまざまな村落行政が村落の住人に委託される村請制が普及した。それを担える住人の知的能力、特に指導者層の知的能力が全国的に備わっていたから実現できたことである。家康は百姓の武装解除をさらに進めるとともに、幕府の代官所や奉行所への直訴を認め、訴訟の仕組みも整備した。

　戦時体制から太平社会に向けた法整備と並行して、戦国末期以来の河川の治水工事の普及と農地開発により、耕地面積の拡大と農業生産の飛躍的増大がみられた。街道の整備や運河づくり等交通網の整備も進み、こうした社会投資が一段落する頃から年貢率が引き下げられていった。徳川時代初期には、家康が「農民は生かさぬよう、殺さぬよう」と言ったと伝わるほど農民に過酷な七公三民であった年貢率は、元禄の頃には三公七民となり、領主と農民の取り分は逆転した。年貢率の引き下げ、すなわち有史以来の大減税施策は四代将軍家綱の時代から明らかになり、五代将軍綱吉の時代にはそれを定着させる経済的仕組みづくりがなされ、町民文化や農村文化が展開した。荻原重秀や柳沢吉保（やなぎさわよしやす）といった有能な官僚の存在にも注目される。綱吉没後も、俗に「生類憐みの令」とよばれた生命尊重の施策の行き過ぎへの修正がみられたが、「生類憐みの令」の基本的思想は継続された。しかし、その根底にある農民の完全武装解除は、鉄砲の使用をめぐって、現代に通じる非人差別を生み出すことにもなる。路線修正を手掛けた新井白石の頃の年貢率は二八・九％で、江戸時代初期の半分以下になっていた。

「生類憐みの令」の意義

綱吉の人気を著しく低下させたいわゆる「生類憐みの令」の悪評は、負の側面が反対勢力により誇張して述べられたことに由来する。人を含めた動物（特に牛馬）を遺棄することを禁じ、厳罰をもって臨むことを天領だけではなく諸藩にも命じた一連の幕府の法令をよぶ。犬の愛護令と誤解されてきたが、実際には捨子・捨牛馬の禁令のほうが、犬に関する諸令よりも、早く厳しく、また全国への徹底が図られた。生類を「しょうるい」と読むことで仏教思想に由来することが示唆されるが、「人は万物の長」として人を他の動物・畜類と区別する観念はキリスト教の世界観でもある。

人間の子どもに対する意識は今日とは異なり、綱吉の時代に至るまで「間引き」が当たり前に行われてきた。それは水子供養のレベ

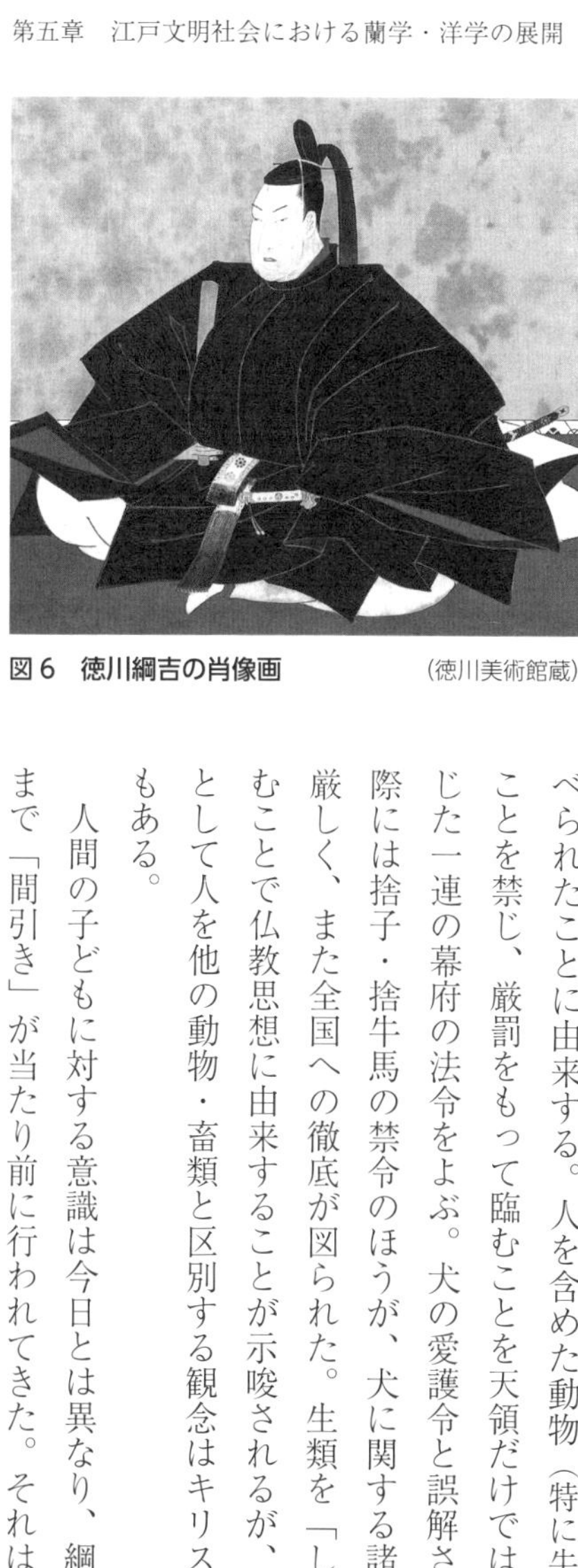

図６　徳川綱吉の肖像画　（徳川美術館蔵）

ルではなく、犬の餌としても供されていた。フロイスも犬の餌として乳児を一定の場所に棄てる実情を紹介している。一連の幕法の中で、貞享四（一六八七）年正月に出された、病牛馬を捨てることと併せて病人を捨てることの禁令が初期の「生類憐みの令」として重視されている。捨子についても、発見したら届け出の義務と養育を命じた。東アジアでは現在もみられる犬を食用とする習慣は、わが国ではこの時代に消滅した。

綱吉の五代将軍継承の事情を理解し、綱吉を尊敬し、綱吉の墓の片隅に自らの墓石を建てさせた吉宗への八代将軍継承の事情は興味深いものである。この時代に将軍の権限が改めて強化され、天下泰平の時代を迎え、今日の日本文化が開花し、やがてほころびの徴候も現れ始める。権力を行使した綱吉時代の政策で最も注目すべきものは、貞享四（一六八七）年に「諸国鉄砲改め」を命じたことであろう。その結果、在村すなわち農民層の所有する鉄砲が武士層よりもはるかに多いことが明らかにされた。新田開発に伴い、田畑を荒らす狐、猪、鹿等の野獣や鳥類を駆除する必要があり、鉄砲が普及した。戦国時代には、堺の商人を通さず入手するため、大名領国によっては鉄砲製造者を育成した。戦乱の収束と併せて実施された刀狩により鉄砲も拠出の対象とされたが、民間需要に支えられた鉄砲の生産は幕末まで持続した。しかし、それらは脅し鉄砲・猟師鉄砲であり、軍事目的ではないので新式銃の研究開発はなされなかった。

諸国鉄砲改めは、生類憐みの志の趣旨で全国に徹底され、人民の武装解除を実現させた。国家権力による人民の武力の抑止策としては画期的なものであった。じゃんけんゲームの一種に狐拳があり、そのルールは「狐は庄屋に勝ち、鉄砲（猟師）は狐に勝ち、庄屋は鉄砲に勝つ」である。この時代に小農民の成長と庄屋による管理下に鉄砲所持者を賤民扱いする賤視観念が新たに生まれた可能性が指摘されている。

綱吉の時代のヨーロッパ社会

ケンペルは一六五一年九月一六日にレムゴーで、聖ニコライ教会の主任牧師の次男として生まれた。彼が生まれる三年前、一六四八年にウェストファリア条約の締結によって三十年戦争が終結した。

三十年戦争はボヘミアにおけるプロテスタントの反乱をきっかけに生じたことから、カトリックとプロテスタントとの間の宗教戦争の側面があるが、ヨーロッパ中央部に君臨した神聖ローマ帝国の混乱を背景に民族間、国家間の対立と権力闘争がヨーロッパ全体に拡大し、フランス王国ブルボン家とオーストリア大公国ハプスブルク家との覇権争いが明確になっていった。

先行して、一五六八年にネーデルランド（わが国での呼称はオランダ）がスペイン支配に抵抗して反乱を起こした。プロテスタントが広まっていたことに対してカトリックのスペイン国王による弾圧が反乱を誘発した。八十年戦争あるいはオランダ独立戦争とよばれるものである。この戦争でカルヴァン派が優位な北部ネーデルランド諸州は団結を強め、ネーデルランド共和国として一六〇二年に連合東インド会社（オランダ東インド会社）を設立してアジアに進出した。ウェストファリア条約でネーデルランドの独立が承認され一段落したが、ネーデルランドはこの戦乱時代にポルトガルとスペインから制海権を奪取し、アジア圏をはじめ国際貿易で多大な利益を上げるようになり、十七世紀は「オランダの世紀」とよばれるほどの繁栄を迎えた。

ウェストファリア条約は、近代国際法の源流として現代の国際関係にも影響を及ぼしている。この条約で、一五五五年のアウクスブルクの和議（プロテスタントのルター派とカトリック教会派との抗争の終結）が再確認された。この和議ではルター派の信仰は認められた一方、新たにドイツ中に急速に広まったカルヴァン派の信教自由は認められず宗教戦争が再燃していた中、ウェストファリア条約でようやくカルヴァン派の信仰が認められ、宗教戦争は一段落した。この条約の最も重要な側面は、ドイツの約三百諸侯が独立した領邦として、立法権、課税権、外交権をもつ主権国家として承認されたことである。ハプスブルク家はその後も君臨し続けるが、神聖ローマ帝国としては実質的解体を意味し、この条約は「神聖ローマ帝国の死亡証明書」とよばれることとなった。

三十年戦争が終結に向かう頃、英国では一六四二年にピューリタン（清教徒）革命とよばれる内乱を生じ、一六四九年に王政が打倒され共和政が成立した。その後クロムウェルによる独裁政治、王政復古（一六六〇年）、オランダの介入に伴う英蘭戦争、名誉革命（一六八八～八九年）を経て、議会制民主主義と責任内閣制の基礎が整えられていった。一方で、オランダの衰退とともに、英国東インド会社がオランダから利権を奪取し、大英帝国として海上覇権を確立していく。

ケンペルが生まれ育ったレムゴー市

レムゴーは三十年戦争で荒廃したドイツの小国リッペ伯爵領にあって、ハンザ同盟に加盟する都市として十三世紀から発展し、都市の特権を有していた。この地方はルター派に属していたが、十七世紀初頭にカルヴァン派に改宗した際にレムゴー市だけはルター派にとどまり特権を確保したという。十六世紀の宗教改革以降、キリスト教諸宗派（主として、カトリック、ルター派、カルヴァン派、英国国教会）の対立が三十年戦争の要因となったが、ウェストファリア条約の成立以降も、ドイツの政治においては宗派的対立が持続した。さらに、ルネサンス期を経ても知識人層における呪術的世界像は隆盛を誇り、近代科学の祖のひとりに挙げられる英国のニュートン（Sir Isaac Newton，一六四二～一七二七）でさえオカルト科学の錬金術に熱中したことはよく知られている。一般民衆においてはキリスト教以前の民間信仰の側面である呪術的世界像を持続させており、十六～十七世紀には魔女狩りの全盛時代を迎えていた。地域差もあったが、レムゴー市は十七世紀を通じてドイツにおける魔女狩りの中心地のひとつであった。

ケンペルはこうした魔女狩りの雰囲気の蔓延する環境で、公共の見世物として魔女の火刑をみて育ったはずである。ケンペルの父はルター派の牧師として魔女裁判の犠牲者の告白を聴く役割を演じていたが、牧師である義兄が魔女裁判で死刑に処せられたことから魔女裁判に批判的な立場をとるようになり、レムゴー市を離れることになった。その子のケンペルは当時の中産的知識人の子弟と同様、ラテン語を学びいくつかの都市で高等教育を受け、二六歳のときにケーニヒスベルクの医学部に入学した。その後、当時北部ヨーロッパの強国として発展していたスウェーデンに関心を抱き、一六八一年にウプスラに遊学した。スウェーデンにとどまる間に、スウェーデン国王がロシアとペルシアに派遣する使節団の秘書として採用された。そして、一六八三年三月にストックホルムを出発することとなり、これがケンペルの冒険旅行の始まりであった。

ケンペルがみた綱吉と理想の国、日本

綱吉の政治も徳川幕府の歴代将軍の政策に沿ったものであったが、彼を名君として扱うことはいまだにわが国では少数意見である。少なくとも戦乱で荒廃し、宗派対立や呪術的世界観に支配され、魔女狩りが横行する世界から訪れたケンペルは別世界のごとくに感動したことであろう。綱吉の好奇心にあふれた質問と、そこから醸し出される教養も卓越したものであった。綱吉は儒教に深い造詣を有するだけでなく、仏教や南蛮書籍にも目を通していたはずである。

ケンペルがみた綱吉の時代は、平和で、秩序が整い、正直が尊重され、極悪犯罪も目立たず、庶民文化の大発展中にあった。やがて経済体制のほころびを呈し始める直前の、長崎、大阪、京都、江戸の町々の繁栄と街道沿いの人々の幸福そうな生活を目撃したわけである。有能で、向学心顕著な若者である今村源右衛門英生と

いう助手を育成し、今村の協力によりさまざまな情報と資料を入手できた。日本人の宗教観を含め行動様式を、ヨーロッパやストックホルムを出発以来見聞したアラブや東南アジア諸国と比較し、ロシアで体験したロシア正教よりも儒教をプロテスタントの教義に近いと感じたようである。そして、ヨーロッパがモデルにすべきユートピアのごとく讃美するに至り、儒教への深い学識を有し、好奇心旺盛で、ケンペルにいろいろと質問や要求をした綱吉を高く評価した。

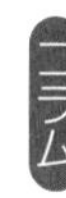
コラム

ケンペルによりヨーロッパに紹介された日本の鍼治施術

按摩は、江戸時代以前から視覚障害者の職業として普及しつつあったと推察されるが、鍼については稀有の例とされた盲人の鍼師山瀬琢一検校の門下生である杉山和一（わいち）（一六一〇〜九四）（**図**）が独自に、今日のわが国に伝わる鍼術を開発したことで、比較的容易に視覚障害者に鍼治施術の技術習得を可能にした。彼の考案した管針法はケンペルによりヨーロッパに紹介された。

按摩や鍼治では多くの流派が生まれた。今日においても同様であるが、中では杉山流が基本と考えられるほど、杉山和一検校の影響は大である。さらに、杉山の施術を評価し、鍼術の振興と三療（按摩、鍼、灸による療法）を視覚障害者の生業とすることを後援した五代将軍綱吉の功績を忘れてはならない。講談の類ではあるが、綱吉から恩賞の希望を問われた杉山は「目が欲しい」と答えたところ、本所一つ目に約二千坪の土地を与えられたという。本所の屋敷の話は事実で、杉山はここで元禄五（一六九二）年頃に鍼治講習所（杉山流鍼治導引稽古所）を開設、全国に類似の講習所の開設を推進し、さらに臨床研究と合わせて教科書を作成する等して、鍼灸按摩師の養成に努めた。

ヨーロッパの思想とは異なる発想から日本的制度がさまざまに展開した時代において、視覚障害者に対する体系的な職業教育がなされたことも世界的には例のないものだった。世界最初の盲学校は、一七八四年にアユイ（Valentin Haüy，一七四五〜一八二二）らによってフランスのパリに開設されたものとされ、職業教育にも取り組んでいるが、杉山により開設が推進され、全国的に展開した鍼治講習所の活動はフランスよりも約百年先行している。

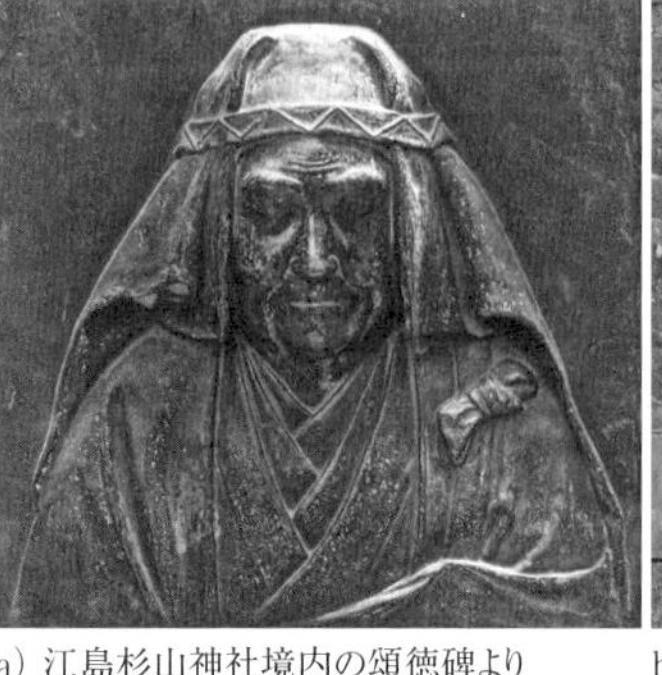

a）江島杉山神社境内の頌徳碑より

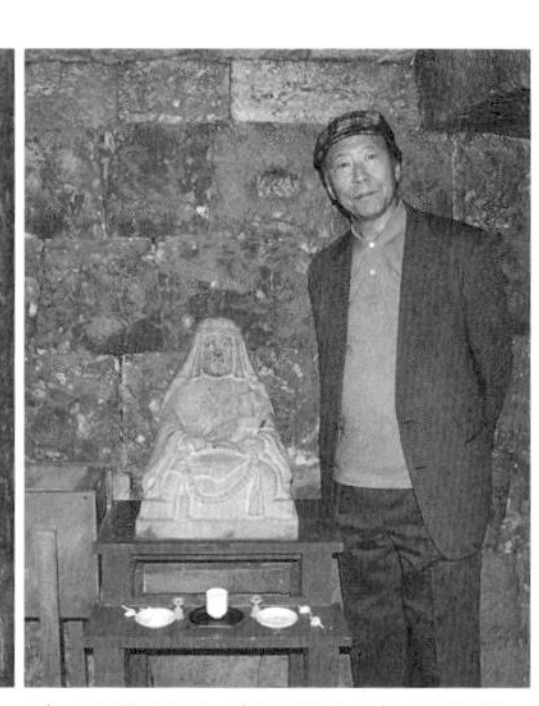

b）江島杉山神社岩屋内の座像

図　杉山和一像

岩屋(b)は、将軍綱吉の命により江の島弁財天を勧請して総録屋敷内に建立されたことにちなむもので、人面蛇身の宇賀神が祀られている。(筆者撮影、2015年5月6日)

日本列島の社会経済と文化が飛躍的に発展したのは、病弱な家綱を補佐し、早くから幕政に関与した綱吉の時代である。綱吉は徳川十五代将軍の中では最も英明で先進的に政策を推進したにもかかわらず、最近まで極めて不評であったのは明治維新後の歴史教育に負うところが大である。杉山は家綱の治療にもかかわったとされ、オランダのライデン大学出身の内科医のテン・ライネが来日したのは、家綱の治療のため幕府がオランダ国に要請した結果である。テン・ライネは帰国後ロンドンで日本と中国の鍼灸を「Acupunctura」という訳語を創出して紹介した。後年、ケンペルが杉山の考案により普及した管針法をヨーロッパに詳しく紹介したことで、鍼術はヨーロッパ人に広く知られるようになった。

按摩術における杉山流の勢いを伝えるエピソードを大隈三好氏が紹介している。もともと晴眼者の按摩師も存在したが、江戸日本橋で晴眼の吉田久庵というものが按摩を開業して三代目の時代になると、杉山流に対峙するほどに盛んになった。すると明治維新直前の文久年間に、按摩数十人が吉田流家元の日本橋の吉田家に集結して座り込みを行った。「明眼のもの盲目のものの業をなしては、盲目者は活計に苦しむにつき」、廃業するかまたは自分達を養えと抗議した。吉田家はこれを不当であるとして南町奉行所に訴えた。奉行は晴眼者の按摩は路上を流して歩くことはなく、病家の招きに応じて施療するだけなので、盲人の不利益とはならないと裁定した。そして、

「盲目者の行為不法なり」として一つ目の盲目取締杉山家を招喚して、座り込みを行った盲人達を引き渡した。

灸治に関してもわが国独自の発展をした。わが国の灸は「モグサ」として、戦国時代に東南アジアに進出した日本人により広められ、フロイスらが「火のボタン」として紹介した灸は、バタヴィア在住の牧師ブショフ（Hermann Buschoff, 一六二〇?～七四）によって「Moxa」としてヨーロッパに紹介された。その結果、ある時期には日本産のモグサは龍涎香（りゅうぜんこう）類似品（モグサに火をつけるための道具として推奨された線香）よりも高価だったという。日本産モグサの原料はヨモギであり、ケンペルやシーボルト等来日した多くのオランダ商館医が、わが国の植物調査に熱心であった動機づけに関与した可能性がある。しかし、皮膚に熱傷を生じさせる灸はヨーロッパでは、施術法の伝達を欠いたこともあり、「東洋の野蛮な国の奇妙な風習」として実用化されることはなく、生薬としてのモグサの利用もすぐに衰退した。一方、わが国では誰でも実施できる手軽な治療法として、比較的近年まで民間に普及していた。ただし、鍼と按摩のような「盲人」の名人・上手は生まれることはなかった。

杉田玄白と大槻玄沢

奥羽一関の蘭方医

話題を江戸時代の蘭学に戻す。伊達家仙台藩が密かに、しかし公然と大切に管理保管した慶長遣欧使節に関する資料を閲覧して、大槻玄沢は約二百年を隔てた昔に思いをめぐらせ、感慨に浸った。当時、既に江戸の最有力蘭学者として多くの門弟に囲まれた玄沢であったが、若き日の彼を江戸の杉田玄白のもとに入門させたのは建部清庵（一七一二〜八二）であった。

清庵の父は江戸育ちの医師であったが、主家との不和があって奥州に下り、江刺郡岩谷堂（現、岩手県奥州市江刺）で医業を営む間に、その評判が一関藩主田村侯の耳に入り、藩医として仕官することになった。父の指示があったと思われるが、清庵は十八歳頃に仙台に出て、仙台藩医松井寿哲に医術を学んだ。その後、田村侯に従い江戸に上った機にオランダ医学を学び、七年後に帰郷して父の跡を継いだ。江戸では、幕府医官の桂川甫筑に弟子入りを願ったが許されなかったという。三七歳で家督を相続して一関藩医となってからは、一度も一関を出ることはなかった。

杉田玄白は八三歳時の、文化一二（一八一五）年に回想録を書き留め、孫弟子達に役立つよう大槻玄沢に事実関係の修正を含めて校閲を託した。それが玄沢によりまとめられた『蘭東事始』であり、明治時代になって福沢諭吉によって普及した『蘭学事始』である。本書において建部清庵と書簡を交換するに至った経緯を含めてたびたび建部について述べている。この回想録は大槻玄沢が目を通して必要な修正がなされているので、この三者にとってはなじみの逸話であっただろう（図7）。

まだ『解体新書』を刊行する前のことだったが、「奥州一ノ関の医官建部清庵（由正）といへる人、はるかに翁が名を聞き伝えて、平生記し置きたる疑問を送りしことあり」と、杉田玄白は紹介している。その手紙には、建部清庵の二十年来の懸念として、これまでのオランダ流外科では片仮名書きの伝文書がこの流派のテキストとされてきたことが残念で、世の中で学識者が現れて、その昔中国で仏経典を漢文に翻訳したように、オランダの書籍を日本語に訳してくれることを待望していた。もし翻訳書があれば、正真正銘のオランダ流医学が達成されるはずだと玄白は激励された。当時、玄白らはいわゆる『ターヘル・アナトミア』の粗訳を完了していたが、過去に類書がないことから刊行することに不安を感じていたようである。しかし、建部からの手紙と、その後の建部との書簡のやり取りから本書の出版意義を確信したという。

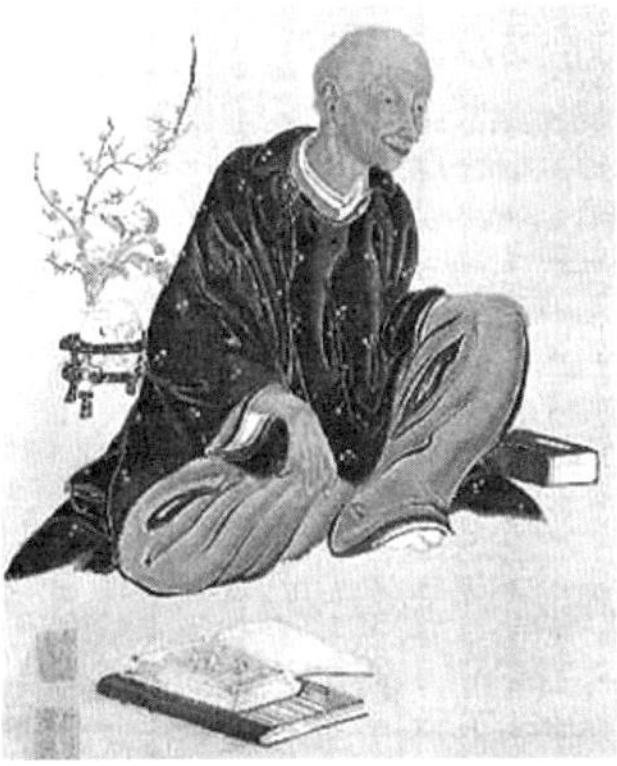

建部清庵の日頃の疑問を江戸の蘭学大家に問い合わせるべく、その門弟によって届けられた手紙は杉田玄白を深く感動させ、それへの返書によって建部も大感激した。以来、遠く離れて顔を合わせたこともない両者であったが、同好の志として強い絆を生じた。そして、たびたびの手紙のやり取りがなされるようになり、その主な書簡は大槻玄沢と杉田伯元らによって編纂され『和蘭医事問答』のタイトルで、寛政七（一七九五）年に出版され、オランダ医学を学ぶ初学者のテキストとして広まった（図8）。建部は自分の息子達とともに大槻玄沢も杉田玄白の私塾天真楼に入門させたが、両者が対面したことは終生なかった。建部の次男の亮策は一関に戻り、

図7　杉田玄白の肖像画（石川大浪筆）

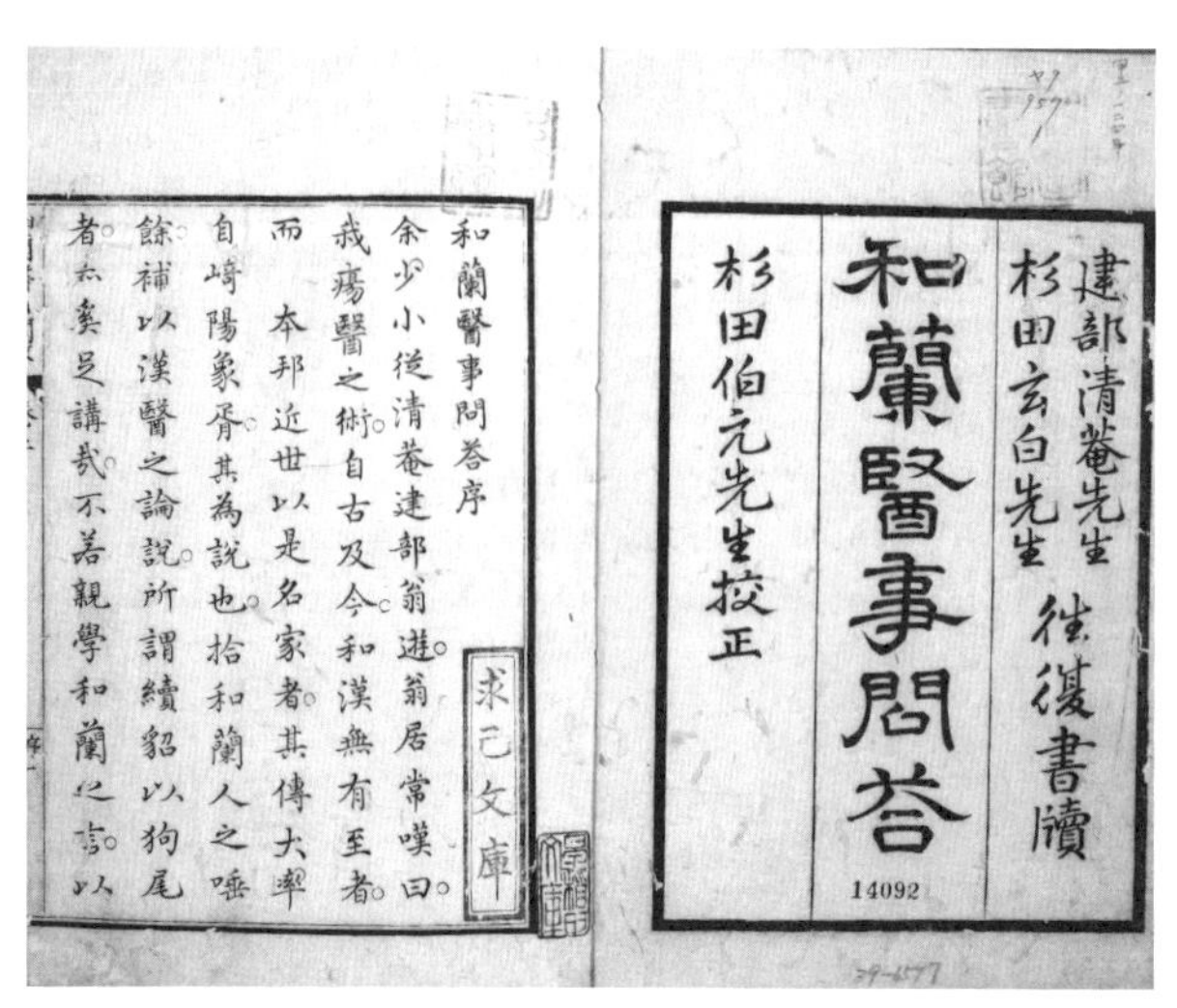
建部清菴先生
杉田玄白先生　往復書牘
和蘭醫事問答
杉田伯元先生校正

和蘭醫事問答序
余少小從清菴建部翁遊。翁居常嘆曰
我瘍醫之術自古及今。和漢無有至者。
而本邦近世以是名家者。其傳大率
自崎陽象胥其為説也。拾和蘭人之唾
餘。補以漢醫之論説。所謂續貂以狗尾
者。未足講哉。不若親學和蘭之言。以

図８　『和蘭医事問答』（寛政７年版）　（早稲田大学図書館蔵）
建部清庵と杉田玄白の往復書簡を大槻玄沢と杉田伯元（清庵の５男で玄白の養子となり杉田家を継ぐ）らが編纂した。序文は大槻玄沢による。寛政の改革を経て、蘭学の隆盛に寄与した１冊である。

父の跡を継いで同じく建部清庵を名乗った。そして、五男の勤は杉田玄白と大槻玄沢の薫陶を受けて、玄白の養子に迎えられ、跡を継いで天真楼を運営した杉田伯元その人である。

『解体新書』について

杉田玄白の父は若狭国（福井県）の小浜藩医で、玄白は享保一八（一七三三）年に江戸牛込の小浜藩酒井家の下屋敷に生まれた。十七、八歳頃、幕府医官でオランダ医学の西玄哲に就いて外科を学び、また宮瀬竜門に就いて四書五経を学んだ。二二歳のとき、同僚の小杉玄適（一七三一～九一）が京都から帰り、山脇東洋、吉益東洞（よしますとうどう）等の諸家が京都では古医道を主張していると話したのを聴いて、自分の医学が旧式であることに気づき学び直す必要を実感したという。ここで、荻生（おぎゅう）徂徠（そらい）の学風に属する宮瀬竜門に学んだことに注目される。徂徠は朱子学、さらには陽明学をも後世の解釈として批判するわが国独自の儒学の流れにあって、原典としての古典文献と実証的な思考を重視した。古医道の主張も古医方とよばれ、古典文献と実証を重視した医師グループにあって、山脇東洋は幕府の許可を得て、わが国で初めて人体解剖の観察を手掛けた。このとき、協力したのが小浜藩医の小杉玄適であった（六〇頁参照）。

以下は『蘭学事始』の叙述による、玄白が『解体新書』の翻訳出版を思い立つまでのエピソードである。明和八（一七七一）年に中川淳庵（一七三九～八六）が長崎屋（長崎出島のオランダ商館長が西洋医師等を伴って江戸参府時に利用した定宿）から借出した『ターヘル・アナトミア』という解剖学図説書（クルムス著、ディクテン蘭訳：人体の構造とその各部の機能の図解・解説、一七三四）を持って玄白のもとを訪れ、希望するものがあれば売り渡すことを伝えた。一字一句たりとも読むことはできなかったが、身体内景図説の生々しさに「これ必ず実験して図説したるもの」と理解して、購入を小浜藩家老岡新三衛門に申し入れた。岡は、朱子学の山崎闇斎（やまざきあんさい）の流れを汲む学者でもあった。玄白には、これといって役立てる目当てはなかったが、必ず役立つと主張したところ、あっさりと購入されたという。玄白が入手した初めてのオランダ書籍であった。

続いて、「日頃、平賀源内と出会った頃に語り合ったことを、その後いろいろと見聞してみると、オランダの学術は実測窮理で驚くことばかりである」と述懐する。「窮理」とは『易経』に由来する朱子学の概念で、事物に則してその「理を窮める」ことであるが、それが思弁的・抽象的なものではなく「実測」と結びついていることに感嘆している。玄白が、西洋の学術が実証的で、実用の学であることを認識する素地を備えていたということである。「窮理」の語は明治時代には西洋の自然科学、あるいは「物理学」を意味するようになる。

図説を入手して間もなく、偶然にも長崎から同じ医学書を持ち帰った前野良沢（一七二三～一八〇三）や中川淳庵らとともに千住骨ヶ原（現、東京都荒川区南千住、小塚原刑場跡）で死体の腑分けを実際に検分し、解剖図説の正確さに驚嘆した。

当時は医師が直接人体解剖を実行したわけではない。このとき、注目すべきことは非常にベテランのものが腑分けを担当したことである。実は、穢多の虎松というものが熟練と聞いて担当に指名しておいたが、急に体調を崩したということで、その祖父で年齢は九十歳になる老人が代わりに出仕してきた。彼は至って健常で、若い頃より腑分けをたびたび手掛けており、その際に立ち会った官医も従来の医学書（医経）に記された五臓六腑とは異なることに困惑していたという。すなわち、山脇東洋以前から、牛馬の解体だけでなくヒトでも非公開で解剖（解体腑分け）がなされていた可能性が示唆される。経験豊富な九十歳の腑分け担当者の臓器摘出の手順は極めて適切で、玄白と良沢が持参した図説との照合を助けた。腑分けが終わって、玄白、良沢、淳庵の三人は連れ立って帰路につき、先刻の実験すべてに驚嘆したことを語り合った。玄白が「何とかして本書の一部でも新たに翻訳したならば、身体の内外に関する知識が得られ、日常診療に大いに役立てることができる。何とかして通詞の手を借りずに読み解きたいものだ」と述べたところ、長崎でオランダ語を学んだ前野良沢は「以前からオランダ書籍を読み解きたいと願っていたが、賛同する良友を欠き、残念に思っていた」と答え、それならば善は急げという諺もあることで、翌日から良沢の家に集まり、翻訳の算段を始めたわけである。

儒学の素養と蘭学

『解体新書』は漢文で書かれていることを忘れてはならない。後述するように、大槻玄沢も儒学の素養を基本にもっている。学術書は漢文で記述することが当然であった。「神経」、「脳髄」、「軟骨」、「十二指腸」、「盲腸」等の現在に生きる医学用語はこうした漢文の素養によって誕生したものである。

蘭学の由来に始まり、オランダ医学書を入手して、骨ヶ原での腑分けを体験し、『ターヘル・アナトミア』翻訳の苦労を回顧した『蘭学事始』上巻の最後に、「実に不昧者（くらからざるもの）は心とやらにて」一年以上過ぎる頃には訳語も増え、読むにしたがって外国の事情も自然と理解できるようになったと述べる。とはいえ、毎年春に江戸に参府する通詞達に難解な部分を訊ねることもあった。

ここで、「不昧者は心」に関して江戸時代の俗言とする緒方富雄の注釈は誤りで、江戸時代にはそうした俗言はなかったことが指摘されている。『蘭学事始』には格言の類が頻繁に登場するが、これは若干異なるようである。『和蘭医事問答』の中にも「実に不昧者心とやらにて、次第に相分」とある。前述の玄白が師事した宮瀬竜門は荻生徂徠の高弟服部南郭の門人である。荻生徂徠の古文辞学の達成を示すとされ、徂徠学派の基本文献のひとつである『学則』に、「不朽なるものは文にして《不朽者文》、その書具（つぶさ）に存す。……昧からざるものは心か《不昧者心邪》。……」という句がみられる。古代語（儒学の原典）は現代語とは大きく異なるが、「心」は愚かではないので、辛抱強く読み続けると理解できるようになる、という徂徠の学問論である。「わからぬことでも心掛け次第でわかるようになる」は理性的な認識力の強調であり、杉田玄白の蘭学学習の基本的信念であったと考えられる。

また、『蘭学事始』の下巻では、自分が生きている短期間で、蘭学がここまで盛んになるとは思ってもみなかったことだと悦に入る。そして、今になってその理由を考えると、漢学は哲学的で理解できるまでに時間を要するが、蘭学は実学で、実物を辞書にそのまま記述してあるので理解しやすいためか、あるいは長い漢学の伝統に培われた知的蓄積があったから急速に発展できたものか、どちらであるかは定かでないと述べている。しかし、玄白の素養や『解体新書』が漢文で書かれていることを考慮すると、双方の契機が組み合わさったから急速に蘭学が発展できたと言いたかったのであろう。

玄白が評価した大槻玄沢

蘭学が急速に隆盛を迎えた背景に、この領域は自然に広まる機運があったようでもあるとして、前述の建部清庵について紹介し、次いで大槻玄沢について以下のように詳しく論じている。

「東奥の建部氏、翁には二十歳ばかりも長じたる翁なるが……」と述べる。建部は玄白の返書に大喜びしたが、自分は歳を取り過ぎていると言って息子の亮策と弟子の大槻玄沢を上京させ玄白のもとに入門させた。大槻玄沢の資質を観察すると、すべてにおいて学ぶ際には実地に即したものでなければ取り上げることをせず、確実に自分で理解できたものでなければ、話したり書いたりすることはなかった。一見して豪快さはないが、浮わついたことは一切嫌い、オランダの学問を追究するに適した生来の素質があった。玄白は彼の才能と人物を気に入り、できるだけ教育に努めた。その後は前野良沢に依頼して、直に蘭学を学ばせた。すると、熱心に勉学に励み、良沢もその人物を理解して学問の真髄を伝授したので、間もなく蘭書を理解する能力を身につけた。学習にあたっては、中川淳庵や桂川法眼（桂川甫周）、あるいは蘭学好きの福知山侯（朽木昌綱、一七五〇〜一八〇二）らとも往来して蘭学を講義し、研究した。その結果、さらに目標を大きくして、長崎に遊学して直接通詞の家に入門して学びたいと申し出たので、玄白も良沢も大いに喜んで許可した。

玄白は、若く元気がある今、勉学に励み、この遊学を達成できれば、目指す学業は一層進展するはずだと玄沢を激励した。玄沢も一層奮起して、その志を固めた。しかし、貧乏だったので自力ではどうにもしようがなかった。当時は玄白の家計もゆとりがなかったが、同学の朋でもあった福知山侯が多大の援助を申し出てくれた。こうして長崎に行き、本木栄之進（良永、一七三五〜九四）という通詞の家に寄食して教育を受けた。長崎で十分な修行を積んで、江戸に戻った。その後は江戸に永住できるようになった。

長崎に遊学する以前に、玄沢は学習のため『蘭学楷梯』という書物を編集してあったが、江戸に戻ってから

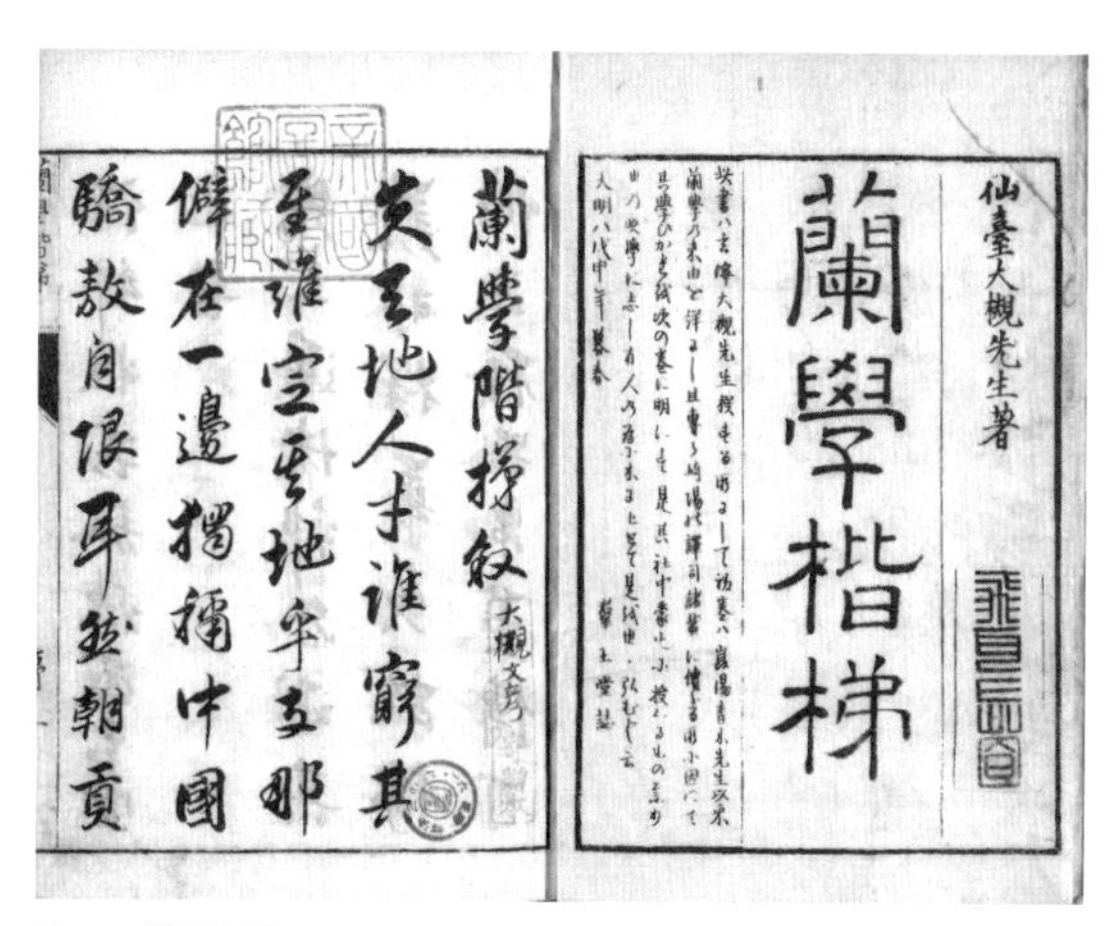

図9　『蘭学階梯』　（国立国会図書館デジタルコレクション）
大槻玄沢が天明3(1783)年にまとめた蘭学の学習ノートをもとに、仙台藩医として江戸詰めを命じられた後の天明8(1788)年頃に出版した。「階梯」は入門書の意味。

改訂出版して同好の人々に公開した。この書物が出てから、世間の有志はこれを読んで新たに発憤して、蘭学学習を志したものが少なくなかった。玄沢が現れて、こうした書物を出版したことも、「翁が本志を天の助け給ふのひとつにやと思ひしことなり」と結んでいる（**図9**）。

杉田玄白と前野良沢という性格の著しく異なる師匠に学び、両師匠より敬愛されたことから、その通り名「玄沢」は両師匠から一字ずつもらったと信じられるほどである。しかし、本名は茂質（しげかた）で、号は磐水であるが、「玄沢」は父が壮年期に名乗ったものであり、郷里の黒（＝玄）沢にちなんだものであるという。一見朴訥にみえたとしても、極めて社交的で政治力もあり、その業績は杉田玄白の行動様式を踏襲したかのごとくである。

長崎から江戸に戻った大槻玄沢は、江戸詰めの仙台藩医となり、寛政元（一七八九）年頃に私塾芝蘭堂（しらんどう）を開設した。芝蘭堂は玄白の天真楼と親密に交流し、門弟達は両塾に出入りするものが少なくなかったようである。芝蘭堂で学んだ弟子達は郷里に戻り、新たに蘭学の普及に努めるようになっていく。

文化八（一八一一）年五月、幕府の天文方高橋景保（かげやす）（一七八五～一八二九）は、外交文書の往復に長崎の通詞の手ばかりを借りずに、江戸でもその仕事ができる役所をつくる必要があるとしたことから、幕府は天文方に蘭（蛮）書和解御用（洋書の翻訳機関）を設け、馬場佐十郎（貞由、一七八七～一八二二）と大槻玄沢を採用した。このことを玄白は大層喜んだ。

志のあるものは誰でも入塾を受け入れ、身分にも地域にも制限の壁がないのが私塾の特徴で、蘭学に限らずさまざまな私塾が競ったことが江戸時代に独自の学術が展開できた原動力であった。しかし、その私塾の指導者は体制に取り込まれることを喜んで受け入れたようである。玄沢が蘭書和解御用の担当に就任したことを玄白は「翁が宿世の願ひ満足せりと云うべし」と書き、玄沢自身も「この業の本懐にして先覚の宿志を達せりと云うべし」と喜びを書き残している。幕末に適塾の緒方洪庵は「有難迷惑」と言いながら、医学所の頭取を引き受けた。自由な洋学の場で育った玄沢であったが、蘭学を幕府権力の統制下に置くべきと主張するようになったという。蘭書和解御用は東京大学の源流となった。

『解体新書』の大改訂

学習信条と翻訳技術

蘭学振興の起爆剤となったとされる『解体新書』の原典は、ドイツのクルムス（Johann Adam Kulmus, 一六八九〜一七四五）の著書『Anatomische Tabellen』（一七二二年に初版、一七三二年再版）を、オランダのディクテン（Gerard Dicten, 一六九六?〜一七七〇）が一七三四年にオランダ語訳し、『Ontleedkundige Tafelen』として出版したものとされる。前野良沢、杉田玄白、中川淳庵らが中心となって日本語訳に努め、安永三（一七七四）年に出版された。しかし、実質的には純粋な翻訳書というより、本書を基本として、いくつもの洋書（おそらく中国語版を含めて）を参照して編修されたもので、誤訳だらけでもあった。オランダ語に最も習熟していた前野良沢にとって出版を急ぐことは不本意であったのだろう、翻訳者として名を連ねていない。玄白も、このことには気づいていたようで、後に大槻玄沢に改訂を託すこととなった。

前野良沢（一七二三〜一八〇三）は幼少時に両親を亡くし、親戚の淀藩医宮田全沢に養育され、その縁で中津藩医の前野家を継ぐこととなった。宮田全沢は古医方の流れを汲む医者であるだけでなく、儒学・芸術を広く学び、奇人扱いされるほどだった。良沢にも影響を及ぼし、世間で絶滅しそうな学芸ほど、しっかり学習するよう諭したという。良沢も吉益東洞流の古医方を学んだが、たまたまみせられたオランダ書籍に触発され、四七歳のとき、青木昆陽（幕府儒学者で、八代将軍吉宗の指示でオランダ語を学習。一六九八〜一七六九）に就い

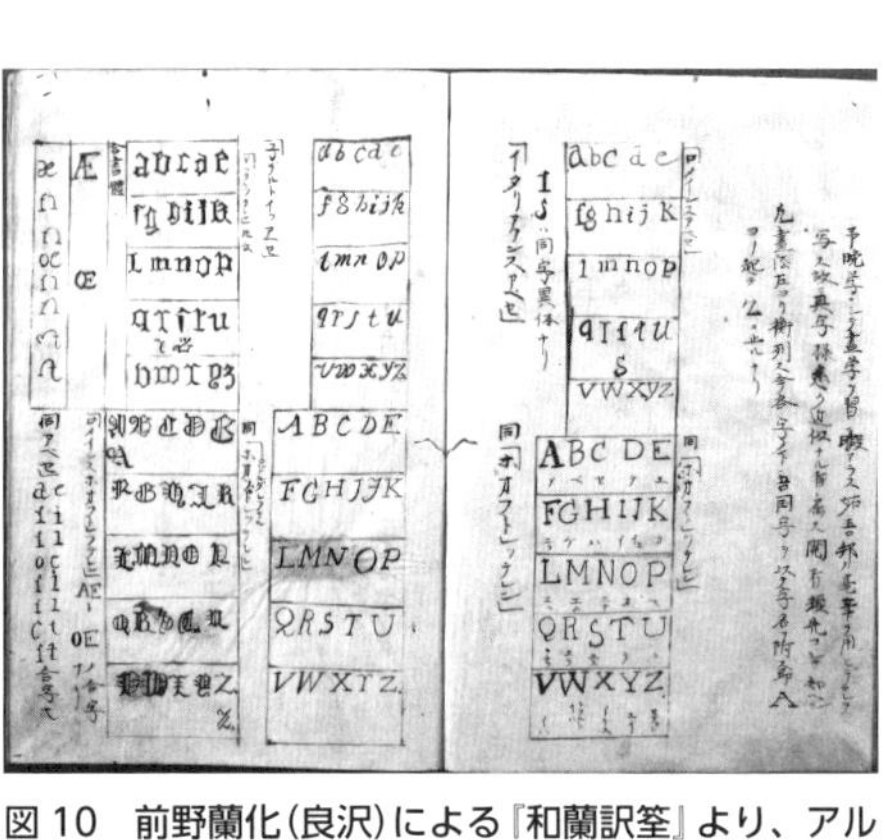

図10　前野蘭化（良沢）による『和蘭訳筌』より、アルファベット文字の筆記について
（早稲田大学図書館蔵）

てオランダ語を学習した。さらに、藩主中津侯（奥平昌鹿（おくだいらまさか）、一七四四〜八〇）に従って中津に赴くことになったとき、長崎に遊学することを願い出て許された。中津侯は蘭学に従事することを激励し、今後は医業を廃して蘭学に専念するよう命じたという。長崎では通詞の吉雄や楢林らに就いて学び、中津侯の支援を受けて通詞らの訳した書籍や洋書を数冊購入して江戸に持ち帰った（図10）。

前野良沢はオランダ語の入門書として『蘭訳筌』（後に増補改訂され『和蘭訳筌』）を執筆した。この書名にある「筌」は荻生徂徠の編纂した字書（辞書）『訳文筌蹄』を踏まえた書名とされる。「筌」の意味は魚を捕るための竹製のワナであるが、古文辞に習熟するために字書は有用な道具ではあるが、字書にすべてを求めてはならないという徂徠の主張が込められている。

杉田玄白にも徂徠の影響が少なくないが、大槻玄沢の学習信条は徂徠の影響そのままである。玄沢は『蘭訳梯航』の中で、「漢土の書も、其国音にて直読せざれば、其真の意味は解しがたく、逆読してこれを解するは、実は上すべりの牽強なりと語りし人あり。西文も、横行こそかわれども、皆従頭直下なれば、これ亦、其類にもあらんか」と述べている。ここにある漢土の書の読み方、理解の仕方は荻生徂徠の主張に通じる。徂徠は、伝統的漢文訓読法では正しく内容を理解することは困難であると論じた。中国語と日本語とは別個の言語体系であり、「和訓廻環の読」（訓読）は、この二つの言語の差異を無視するものであり、漢文は「従頭直下」に音読するのが望ましい、と主張し、弟子の教育においても実践した。すなわち、初学者に対して、まず初級中国語を学習し、俗語を教え、中国語の発音で文章を音読し、その後に日本語に翻訳することとした。まさに語学学習の基本であるが、伝統的漢文訓読法も英文和訳法も、少なくとも筆者らの受けた教育は旧態依然であり、「従頭直下」ではなく、もっぱら「ひっくり返して」訳すことを教わった。

しかし、この訓読法は翻訳技術としては有用である。実は大槻玄沢も、蘭書の翻訳ではその精神を学ぶ必要はなく、実用的な知識を求めることを急ぐべきであるから、当面は「和訓廻環」の読解法が有用であるとした。そして、この漢文訓読法を蘭和翻訳に転用した手法を考案したのは、玄沢の蘭学の師である前野良沢であったという。徂徠が目指す儒教本来の道徳学の習得とは異なり、蘭学の目的は、芸術すなわち科学技術のわが国への導入にあると大槻玄沢は断言した。

荻生徂徠と、その時代

江戸時代後期に隆盛となった蘭学者には荻生徂徠の古文辞学から学んだものが少なくない。徂徠が活躍したのは、歴代将軍の中で最も英明で行動力を伴った五代綱吉の時代である。綱吉は、林羅山が上野不忍池近くに開いた私塾（忍岡聖堂）を、元禄三（一六九〇）年に湯島（神田台）への移転を命じ、翌年高崎藩主松平輝貞を総奉行として、莫大な費用を投じて聖堂を竣工させた。これは朱子学を官学化する流れをつくったことになるが、元禄時代には朱子学でも林家だけでなく、山崎闇斎らの南学があり、朱子学を排斥する熊沢蕃山らの陽明学、伊藤仁斎（じんさい）らの古学、それを発展させた荻生徂徠らの古文辞学が生まれ、活発に展開した。天文学の渋川春海、『養生訓』で有名な貝原益軒、和算の関孝和等の実学も盛んになった。井原西鶴、近松門左衛門、松尾芭蕉らの文芸人が活躍した時代でもある。能楽に関してはいささか綱吉の「狂」が過ぎたようであるが、現代の能楽も元禄時代に開花したものが少なくない。既にキリスト教に神経をとがらすこともなく、林羅山が論破したはずの「地球説」は儒学者の間でも常識となりつつあった。

実学を重視する姿勢は、綱吉を尊敬した八代将軍吉宗に引き継がれ、蘭学の隆盛を生む。幕府の実学重視は、聖堂の朱子学を荒廃させていったが、朱子学を好む松平定信が老中首座となると寛政の異学の禁（一七九〇年）により聖堂の役割が見直された。大槻玄沢が芝蘭堂を開設した頃である。その結果、寛政九（一七九七）年に林家の私塾は幕府直轄の昌平坂学問所となった。今日に連なる政府による教育統制の始まりであるが、綱吉、そして吉宗の時代に発展した私塾は蘭学塾を含めて増加し続け、有力藩は藩ごとに教育機関（藩校）を設立して、独自の子弟教育に努めた。

元禄時代の民衆の経済的進歩は現世的、享楽的風潮を強めたが、同時に合理主義・実証主義の思想を賦活した。庶民の生活変化はかなり急速に展開したようである。荻生徂徠は十四歳だった延宝七（一六七九）年、当時館林藩主であった綱吉の侍医を勤めていた父が綱吉の怒りを買い、江戸払いとなって上総本納村（現、千葉県茂原市）に逃れていた。元禄五（一六九二）年、父の赦免に伴って江戸に戻ったところ、江戸の町の雰囲気はすっかり様変わりしていた。この間、徂徠は学問に励んできたが、日常接する漁民や農民の生活に学び、かつて林家で学んだ朱子学から実用の学である古学へ移り、さらには経世済民論へと発展させていったという。

江戸に戻った徂徠は芝増上寺の近くに私塾を開いたが、有名な落語の小噺「徂徠豆腐」に取り上げられたほど貧乏暮らしであったという。こうした徂徠の学識を評価して家臣に抜擢したのは柳沢吉保である。綱吉の知遇も得たが、綱吉の没後は新井白石により排斥される。柳沢家からも離れ、日本橋茅場町に私塾・蘐園塾を開いた。伝説の類ではあるが、隣には俳人の宝井其角が住み、「梅が香や隣は荻生惣右衛門」の句で知られる。多くの門弟が集まり、蘐園学派を形成し、吉宗の八代将軍就任により復権する。仕官することは断ったが、吉宗の諮問に応えて書かれた『政談』で知られる。また、中国（明）の基本法典を解説した『明律国字解』では、追放刑（流刑）の非を述べ、徒刑のような自由刑が適当と解説した（**図11**）。現代思想としては危険な側面を含むが、当時の「新しい時代」の社会の在り方への発想として興味深いものが多い。中でも、「学問は歴史に極まり候事に候」（『徂徠先生問答書』）には同意である。

『解体新書』で参照した洋書類

元禄時代に培われた原典の重視と実証主義的学風において、杉田玄白は『解体新書』の翻訳出版で複数の西洋医学書を参照した。本書は巻一～四（本文）と付図一巻からなる五冊本である。玄白は、掲載した図と学説は、多くのオランダの解剖書を参考にして、最もわかりやすいものを選び、解説したと述べ、書籍を列挙している。

それによると、採用した書籍は図に関して、『トンミュス解体書』、『ブランカール解体書』、『カスパル解体書』、『コイテル解体書』（ラテン語）、『アンブル外科書解体篇』、学説に関して、『カスパル解体書』（ラテン語）、『ヘスリンキース解体書』、『パルヘイン解体書』、『バルシトス解体書』、『ミスケル解体書』（アルメニア国の書籍）である。また、西洋では中国を「支那（シーナ）」とよぶが、本書では「漢」として中国語を漢書、漢語と表記した、とある。

『トンミュス解体書』とは、デンマークの医師バルトリン（Thomas Bartholin，一六一六～八〇）による人体解剖書である。『ブ

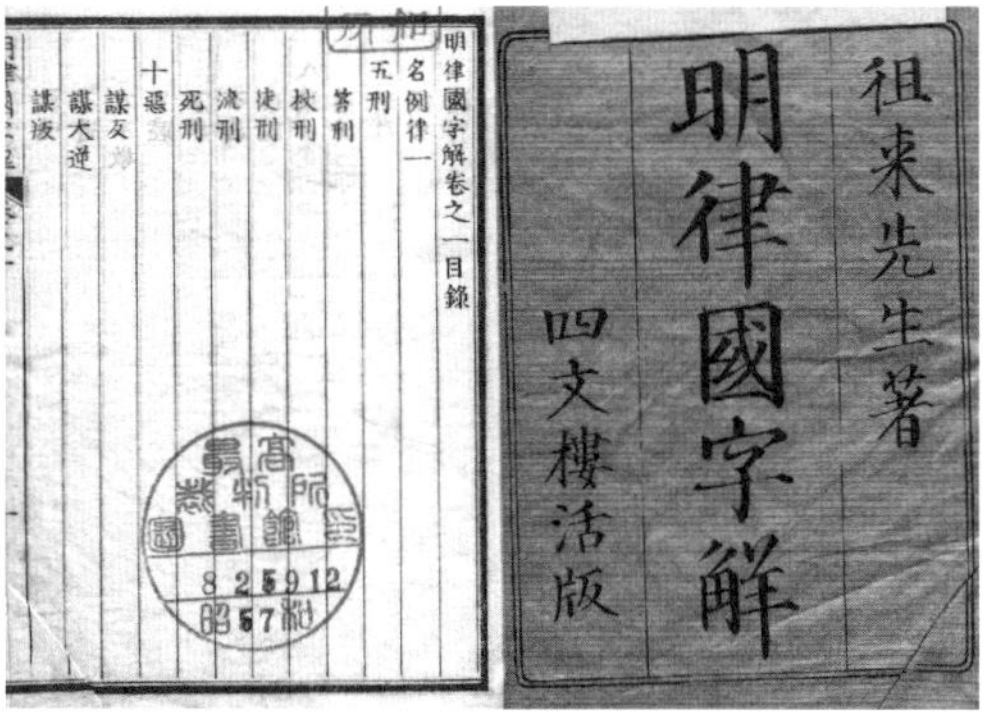

図11　荻生徂徠著『明律国字解』巻之１目次
（国立国会図書館デジタルコレクション）
ここで、追放刑を否定し、これに代えて自由刑とすることを述べた。

ランカール解体書』とは、オランダ人医師ブランカールト（Stephen Blankaart, 一六五〇～一七〇四）による解剖学書である。『カスパル解体書』とは、デンマークの解剖学者バルトリン（Caspar Bartholin the Elder, 一五八五～一六二九）による人体解剖図である。『コイテル解体書』とは、オランダの解剖学者コイター（Volcher Coiter, 一五三四～七六）による解剖図である。『アンブル外科書』とは、パレによる外科学書である。『ヘスリンキース解体書』とは、ドイツ生まれの解剖学者フェスリンク（Johann Vesling, 一五九八～一六四九）による解剖学書で、山脇東洋の蔵書となっていた。『パルヘイン解体書』とは、ベルギー地方の外科医パルファン（Jan Palfijn, 一六五〇～一七三〇）による解剖学書である。これらの多くはオランダ語訳されたものが江戸時代に輸入されていた。また、スペイン生まれの解剖学者アムスコ（Juan Valverde de Amusco, 一五二五?～八八?）による解剖書のオランダ語版扉絵は、模写されて『解体新書』の扉絵に使用されたとされる。

こうした複数の西洋解剖学書が参照され、多くの図が採用されていることから『解体新書』は、クルムスによる著書の翻訳書というよりは、杉田玄白主宰のオランダ書翻訳グループにより編纂された人体解剖図説というべきものである。

『重訂解体新書』の出版

大槻玄沢が、建部清庵の推薦で玄白のもとに入門したのは、二二歳の安永七（一七七八）年であり、『解体新書』が出版された四年後であった。大槻玄沢は玄白の指示により、『解体新書』の全面改訂に精力を注いだ。玄沢の私塾芝蘭堂の塾生はもとより、玄白の私塾天真楼を継承した杉田伯元は建部清庵の息子であり、大槻玄沢の弟子でもあったことから双方の塾生が改訂作業に取り組んだ。その『重訂解体新書』は寛政一〇（一七九八）年にはほぼ完成していたが、出版は諸般の事情で文政九（一八二六）年、玄沢没年の一年前であったという。

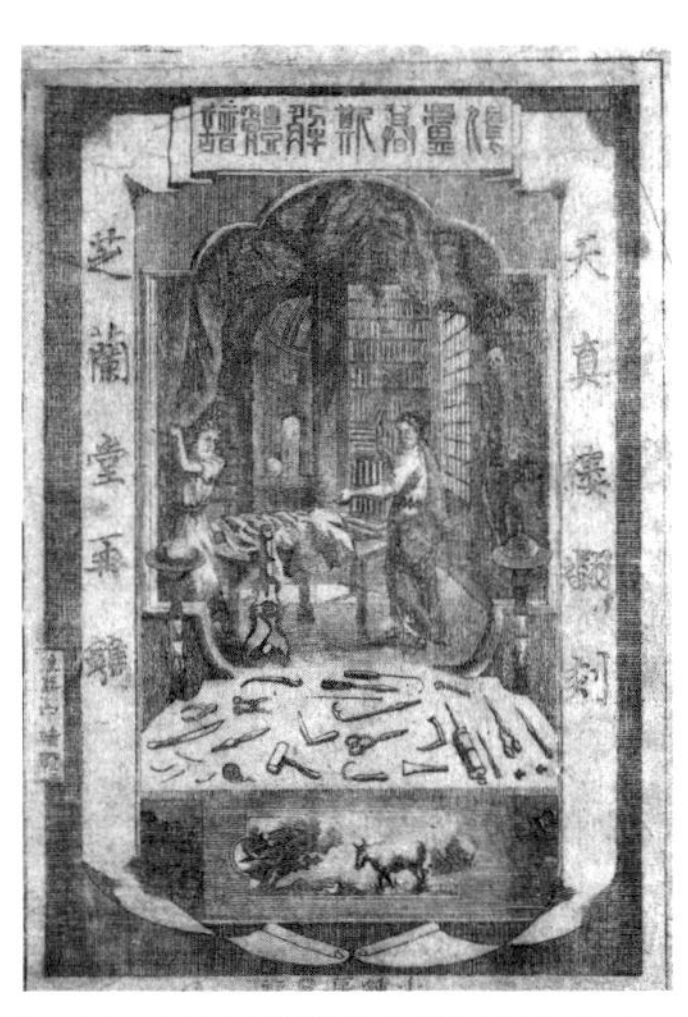

図12 『重訂解体新書』銅版全図の扉
（国立国会図書館デジタルコレクション）
右に「天真楼翻刻」、左に「芝蘭堂再鐫」とあり、大槻玄沢のもとで両方の塾生が共同して編纂にかかわり刊行された。

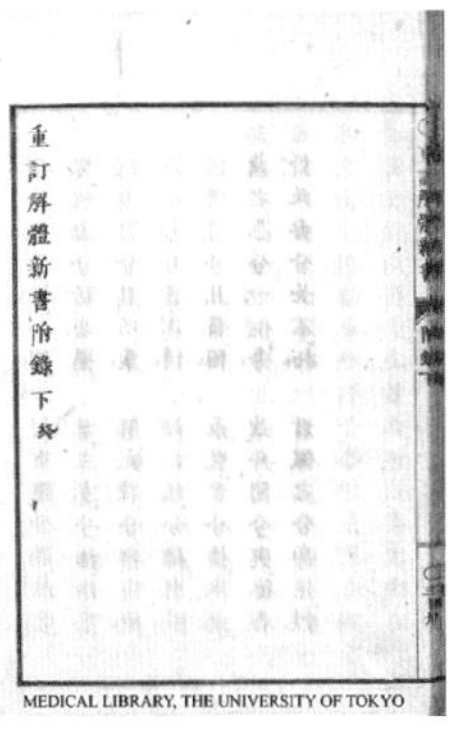

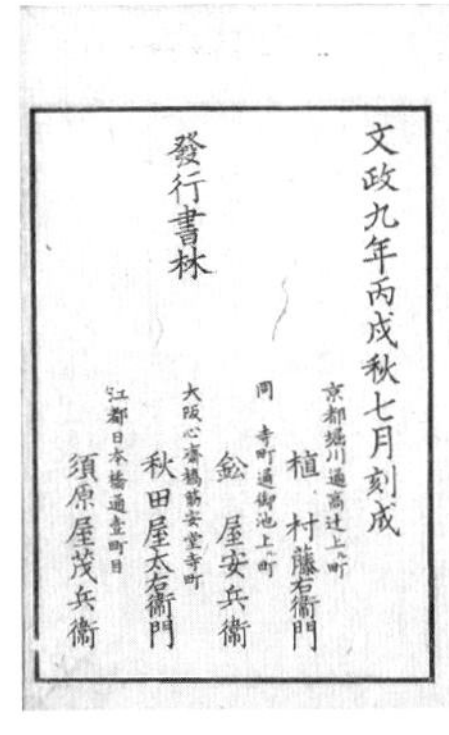

図13 『重訂解体新書』付録下巻奥付
（東京大学医学図書館蔵）
『解体新書』を質量的にはるかに増大した本書の出版では、原稿完成後出版まで約30年の歳月を要した。『解体新書』を出版した須原屋市兵衛ではなく、本家である須原屋茂兵衛という出版業者の存在が重要であった。

序説一冊、本文四冊、名義解六冊、付録二冊よりなり全部で十三冊、さらに中伊三郎（一七九三？〜一八六〇）による銅版画解剖図一冊からなる（図12）。本文四冊は、もとの『解体新書』の内容にほぼ一致し、誤訳箇所は認められるものの、その正確さは数段上回るという。名義解は用語解説で、クルムスの原書にある注釈や参照した西洋解剖学書からの注釈をまとめてある。付録では和漢の学説をまとめ、特に漢籍から大量に引用して西洋医学を説明した。

　これだけの大作の専門書を出版するのは現代的に想像しても容易ではない。その費用は、福知山侯の資金援助で出版された『蘭学階梯』の比ではない。完璧主義者といわれた玄沢ではあったが、大幅な出版遅れの理由は完璧を目指してではなく出版業界にあったことが考察されている（二七八頁参照）（図13）。なお、『解体新書』は『重訂解体新書』が出版された後も再版された記念碑的書物であった。後者は、訳語の選定に十分な吟味がなされ、数多くの中国書籍（漢書）の参照もなされ、今日の基本的医学解剖学用語は玄沢による訳語が定着したとされるほどである。

中国書籍の影響

『重訂解体新書』に引用された漢籍の種類は『内径』、『鍼灸甲乙経』、『本草綱目』、『証治準縄』、『物理小識』、『医学原始』等二十種類以上に及び、その引用頻度が一番高かったのは『医学原始』、次いで『物理小識』とされる。『医学原始』は中国の医師、王宏翰（?～一七〇〇）が一六八八年に完成し、全四巻、計六七篇から構成された医学書で、中国医学の典籍と宋・元時代医家の学説をまとめ、人体の臓腑気血を論述したが、その中には西洋医学と性理学（中国宋時代の朱子らが唱えた人間の本性について論及した学説で、理学ともいう）を多く取り入れ、人体の生理現象と病理変化の説明を企図した。

王宏翰は清代の医家で、キリスト教徒であり、イエズス会宣教師とともに医学も含めた洋学の研究を行った。『医学原始』は、『主制群徴』、『空際格致』、『性学觕述』等イエズス会士が漢文で編述したもの、あるいは彼らが中国語に訳した洋書から西洋医学知識を多く引用し、それは三十篇以上に及ぶ。『主制群徴』（一六二九年）は、イタリア人の湯若望（Johann Adam Schall von Bell. 一五九一～一六六六）の著書で全二巻からなり、人体構造と生理機能等の医学知識に言及している。『空際格致』（一六三三年）は、イタリア人の高一志（Alfonso Vagnoni. 一五六六～一六四〇）が著した自然哲学の専門書である。近世以前にヨーロッパに流布された内容で、古代ギリシアの四元素説と生理解剖の知識に言及している。『性学觕述』は、イタリア人の艾儒略（Giulio Aleni. 一五八二～一六四九）らによる宗教、神学、性理学の専門書で、全八巻からなる。その中に、生理学、病理学の記述がある。

『物理小識』は明代の学者方以智（一六一一～七一）が完成した全十二巻からなる百科全書の類である。彼は、湯若望らイエズス会士との交流を通じて西洋医学の解剖学、神経学、生理学の知識を得た。巻之三の「人身類」の中に、その西洋医学の引用がみられる。方以智は、西洋医学は実際の観察と計測に優れているが、奥深い深遠な考察が不備であるとしながら、西洋医学の生理学的・解剖学的知識を取り入れ中西医学匯通（かいつう）、すなわち中国医学と西洋医学の合成を企図した最初の中国人とされる。しかし、イエズス会のカトリックの医学理論はヒポクラテスやガレノスに由来する中世医学であり、内科的診療技術に関して優れた点を見い出すことはなく、これらの書籍も中国で重視されることは乏しかった。

杉田玄白はしばしば『物理小識』を参考にしたとされるが、大槻玄沢はこれらの中国書籍を大いに参照し、しばしばその誤りも指摘しながら、用語や学説を整理した。玄沢が『医学原始』や『物理小識』から抄録した西洋医学知識は、すべてイエズス会宣教師の著書から引用したものであった。漢文になじんだ玄沢らわが国の知識人にとって、漢文（中国語）での西洋近代医学知識は『解体新書』の重訂に多大な寄与をなしたことは疑いない。また、百科事典のひな型であった『物理小識』は医学以外にも西洋の自然科学を摂取する江戸時代の蘭学者がしばしば利用したようである。

梅毒の専門医・杉田玄白

儒学を背景とした江戸時代の医師

技術職、職人としての医師が下層の身分から、それなりに尊重され、生計が成り立つようになるのは江戸時代になってからのことである。施療に対して対価を支払うことのできる人々が増加したからであり、四代将軍家綱、次いで五代綱吉の時代に明らかになる。

創造主の存在を前提に世界の秩序と創造物の本態を明らかにし、創造主に代わって有用な道具を開発・創造するという西洋の学問は、知識を愛する哲学（philosophyすなわち愛知）の中で実証的な科学を分化させた。西欧中世から近代への社会展開で、科学技術の果たした役割は大で、それは現代まで持続している。戦国時代に、その西欧の萌芽を植えつけられたわが国では、科学から「神」を排除し、伝統的な学問において「真実の学問」を意味する実学を日常社会で役立つ「実用の学問」の意味へと変貌させていく。その過程で蘭学の果たした役割は極めて大である。

八代将軍吉宗の時代にオランダ語の習得と洋書の読解に基づく洋学の有用性が実感された。吉宗の信頼を背景に九代将軍家重、次いで十代家治のもとで政策を推進した田沼意次の時代に洋学は蘭学として急速に隆盛を迎えた。

わが国の洋学（蘭学）の特徴は医師が多面的にかかわったことである。医師は儒学等漢学の素養を基盤として医学書を読解する必要があった。その典型を荻生徂徠と北渓（一六七三～一七五四）兄弟にみることができる。徂徠の父は後に将軍となる綱吉に仕えた医師であったが、綱吉の勘気が解けて江戸に戻った後に、徂徠は貧乏でも儒学者としての道を選んだ。独自の学説を展開し、その後の蘭学や国学をはじめ諸学の発展に大きな影響を与えた。父の医業を継承したのは弟の北渓であったが、彼も将軍吉宗の侍医、すなわち幕府医官に任命されただけでなく、兄同様に吉宗の顧問として重用された。実は彼の医官時代の名は玄覧で、極めて例外的に医官から儒官に転じることを認められ、直ちに北渓と改名したわけであった。

中国では科挙制度の定着で、形骸化した儒教を改革するために古典が再興され、朱子（朱熹、一一三〇～一二〇〇）等が四書五経を選定整備する間に、医学も体系化が推進された。わが国へは儒教改革が朱子学として導入されることと並行して、中国で体系化された李朱医学も導入された。仏教色を排除して再興された足利学校では、経典として易経が重視されたが、中国の医学書にも関心をもつものが少なくなく、曲直瀬道三のような臨床を重視しつつ、独自の医学体系を構築する医師が出現した。医学書を読みこなすためには儒学、漢学を基礎として身につけることが必須とみなされるようになっていた。それでも、正規の武士としては認められない学者としては医者よりも儒学者のほうが世間的には尊敬される存在であった。

通訳者の吉雄耕牛

産業振興のために実用的な学問を奨励した八代将軍吉宗は、将軍就任直後から西洋の馬（ペルシャ馬）の輸入に執着を示し、馬術師（調教師）の派遣を含めて実現させた。西洋馬の特別注文書の作成、輸入されたペルシャ馬の点検、飼育法、馬の疾病やケガの治療法等についてオランダ人から聴取し、翻訳して将軍に提出したのは、かつてケンペルが資料収集の協力者として慎重に養成した通詞の今村英生であった。今村が西洋の学問

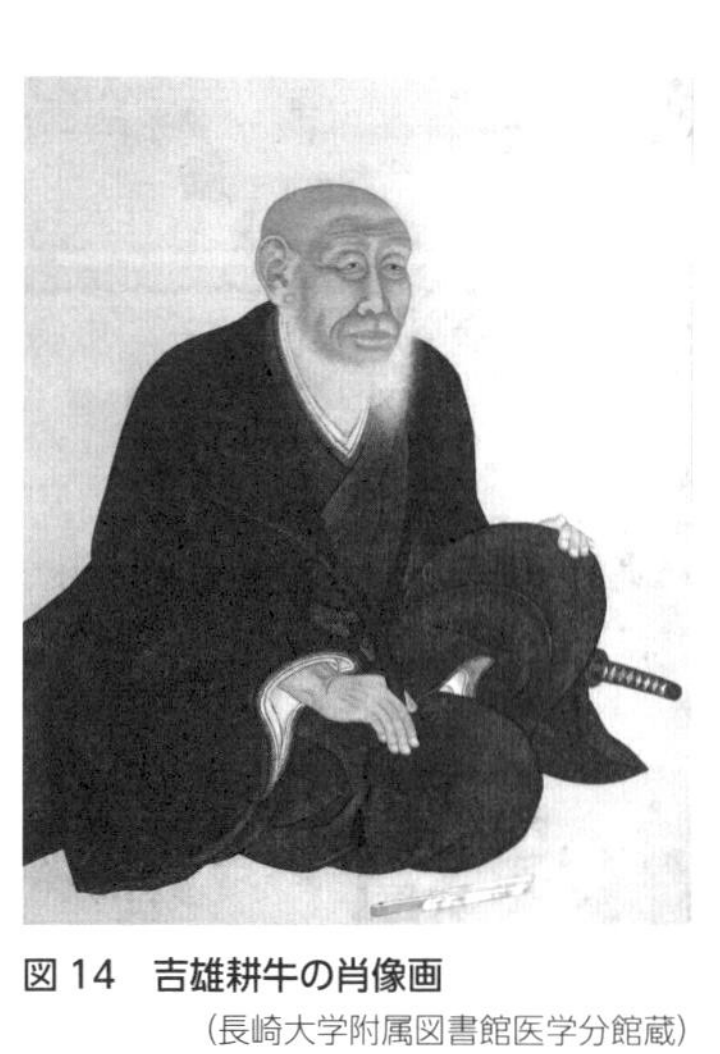

図14　吉雄耕牛の肖像画
（長崎大学附属図書館医学分館蔵）

の有用性を実感させたことが、将軍吉宗の蘭学振興への意欲を高めた。ただし、厳格な禁教下のことであり、今村の存在と功績は近年まで明らかにされることはなかった。吉宗は輸入禁書の制限を緩和し、幕府医官の野呂元丈（一六九三〜一七六一）に西洋の本草書（植物学書）の調査を命じ、古学を学んだ儒学者の青木昆陽にオランダ語の学習を命じた。二人は、毎年春に江戸参府で滞在したオランダ商館長（カピタン）や商館医、通詞達からオランダ語を学んだようである。その通詞の中で最も重要な役割を果たし、名声を高めたのは吉雄幸左衛門耕牛（一七二四〜一八〇〇）（図14）であった。

代々オランダ通詞の家系に生まれた耕牛は、幼い頃からオランダ語を学び、二五歳という異例の若さで寛延元（一七四八）年には通詞の最高位である大通詞となった。青木昆陽は耕牛からオランダ語を学んだが、その没年以前の耕牛の江戸参府同行は、確認できるのは宝暦一一（一七六一）年、明和二（一七六五）年、明和六（一七六九）年の三回であるという。しかし、その後は江戸番通詞としてたびたび訪れたと推察される。耕牛は通訳を担当しつつ、オランダ商館駐在の医師から医学を学ぶだけでなく、洋書の読解や翻訳により、天文学、地理学、本草学（ほんぞうがく）等の洋学知識では当時のわが国の第一人者に育った。耕牛にも学んだ青木昆陽はオランダ語の単語帳の作成を発想し、青木に弟子入りした前野良沢は青木の没後、長崎に遊学して耕牛ら通詞に学び、独自に辞書づくりを心掛けた。

杉田玄白が前野良沢に連れられて、江戸参府中のカピタン宿（長崎屋）を訪れたのは明和三（一七六六）年春が最初とされる。このときの大通詞は西善三郎（?〜一七六八）で、玄白はこのときからカピタンや商館医、通詞らとの交渉をもつようになった。なお、このときには両名とも、オランダ語の習得は生半可な努力でなるものではないので諦めるよう諭されたという。その玄白は明和六（一七六九）年、江戸に参府した吉雄耕牛に初対面にもかかわらず、直ちに入門を申し込んだ。それは、既に耕牛が外科医（和蘭流）として名声が高かったからだという。耕牛は、晩年には大通詞を辞して、外科医としての仕事や学術に専念するようになったが、杉田玄白らは儒学の素養を欠く通詞を学者としては軽視していた。したがって、『解体新書』の翻訳出版においても、事実はともかく、「通詞らの手をからず」読解しようと発起した。ところが、いざ出版に際しては耕牛に校閲を依頼し、序文の寄稿を懇願したわけである。

『解体新書』の序文

序文は以下のような内容である。オランダ国の技術は非常に優れ、天文学や医学、器械の製造、衣服の縫製等世界最高で、世界中に交易を広げていると述べ、日蘭関係の歴史、わが国におけるオランダの学術に対する関心と学習希望者の実態を悲観的に語る。次いで、自己紹介し、父祖の代から通訳の技術に慣れ親しみ、通訳に関しては奥義を窮めるほどになったが、オランダの学問とその進歩についての理解は容易でないと述べる。次いで、前野良沢との出会いについて語り、解体新書の翻訳に良沢が大きくかかわったことを示唆している。毎年オランダ人が江戸に参府する機会には毎回良沢が頻繁に訪ねて来て、しばしば同好の士を同伴した。しかし、江戸の風俗は浅薄で派手好きで、利をむさぼるものが多いと思っているので、良沢以外はうさんくさく思っていた。ところが、今年（安永二（一七七三）年）、自分が参府の折に良沢が杉田玄白を連れてきた。玄白は彼等の訳した『解体新書』を出して、「自分は良沢に学び、この蘭書を選び、良沢に従って解釈し、良沢に従

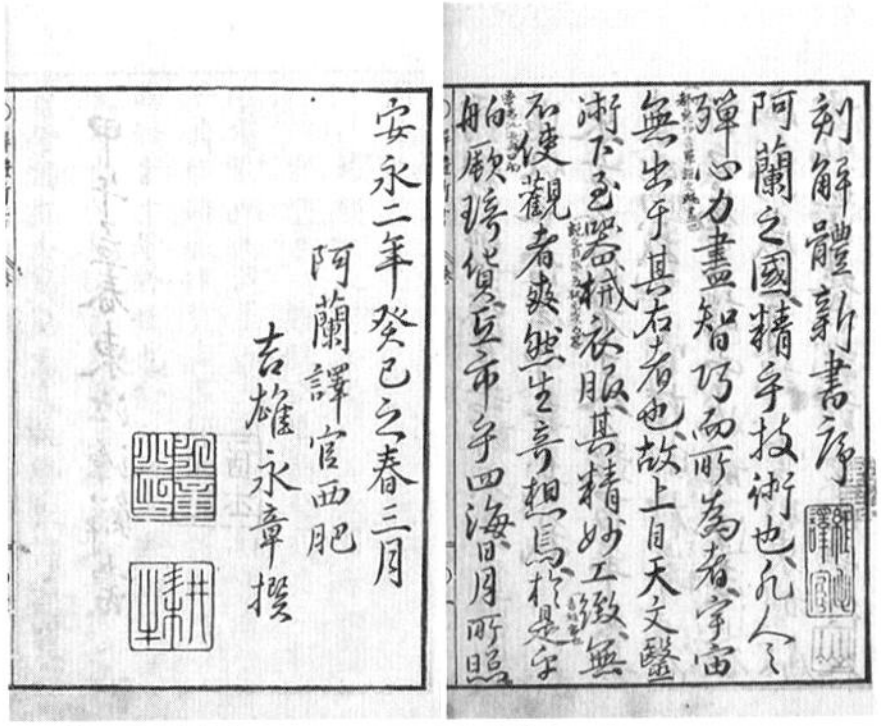
刻解體新書序
阿蘭之國精乎技術也凡人之彈心力盡智巧而所爲者宇宙無出乎其右者也故上自天文醫術下至器械衣服其精妙工緻無不使觀者爽然生奇想焉於是乎舶齎瑣貨互市乎四海月所照
安永二年癸巳之春三月
阿蘭譯官西肥
吉雄永章撰

a）『解体新書』（東京大学図書館蔵）

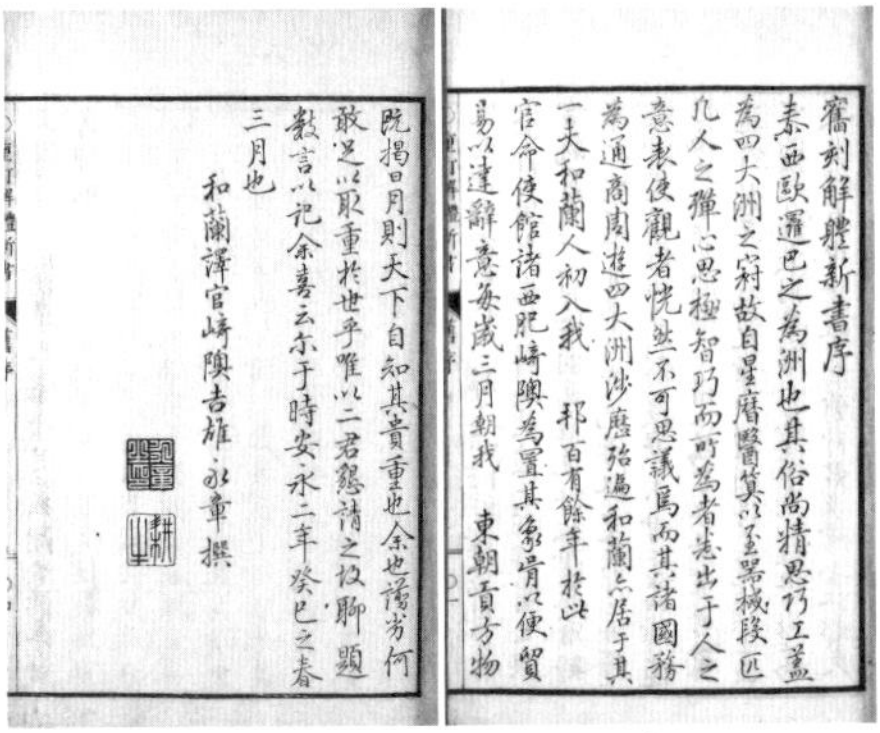
舊刻解體新書序
泰西歐邏巴之爲洲也其俗尚精思巧工蓋
爲四大洲之冠故自星曆醫算以至器械段匠
凡人之殫心思極智巧而所爲者悉出于人之
意表使觀者恍然不可思議焉而其諸國務
爲通商周遊四大洲涉歷殆遍和蘭亦居于其
一夫和蘭人初入我　邦百有餘年於此
官命使館諸西肥崎陽爲置其象胥以便貿
易以達辭意每歲三月朝我　東朝貢方物
既揭日月則天下自知其貴重也余也譾劣何
敢足以取重於世乎唯以二君懇請之故聊題
數言以祀余喜云爾于時安永二年癸巳之春
三月也
和蘭譯官崎陽吉雄永章撰

b）『重訂解体新書』（早稲田大学図書館蔵）

図 15　吉雄耕牛による序文の文頭と末尾

漢文の素養の疑わしい耕牛の序文を大槻玄沢は全面的に修文改訂した。

って翻訳し、やっとこうしたものをつくり上げることができた。そこで、先生にご校閲いただき、疑問の箇所を質問させてほしい」と述べた。その場で、一読して、内容が詳細で論旨が通っていることに感嘆し、本書の誕生を快挙として讃えたところ、二人は「これは自分達の功績ではなく、まさに先生の徳の表れであるので、是非序文をご執筆いただき、永く栄誉としたい」と述べた。自分は文章（漢文）に自信がないのでと断ったが、納得されず、是非にというので受けることとした。しかし、本書の価値は年月が経てば自然に理解されることであるので、自分の序文で値打ちを上げる必要はなく、自分と二人との出会いの経緯を紹介して序文とすることとした。

以上のような内容が漢文で記述されている。『解体新書』では各巻の初めに、杉田玄白（訳）、中川淳庵（校）、石川玄常（参）、桂川甫周（閲）とあるが、前野良沢の名はどこにも記述されていない。『解体新書』の全現代語訳を刊行した酒井シヅは注釈で、「序文はうまいとはいえない」とコメントし、大槻玄沢は『重訂解体新書』において耕牛の序文をつくり直したことを紹介している。『解体新書』と改訂版の「當刻解體新書序」（『解体新書』刊行にあたっての序）を比較してみると、全面的に修文、改訂されたというべきであろう（**図15**）。後年、耕牛が主催した長崎（崎陽）の私塾成秀館の門弟は千人を超えたともいわれ、江戸の芝蘭堂や天真楼の門弟数を凌ぐほどであったことを知ると、玄沢の作業が漢学の素養だけを理由にしたとは考えられず、崎陽学派への対抗意識を感じさせる。

吉雄耕牛とツンベルク

耕牛は少年時代からオランダ商館医の指導を受け、オランダ語訳の外科書にも親しんでいたが、大通詞に就任して以後はバウエル（G.R.Bauer, 在日一七五九～六二）をはじめ、歴代商館医の指導を受け、また親しく交流した。中でも、耕牛が五十歳を過ぎて交流したツンベルク（Carl Pieter Thunberg, 一七四三～一八二八、在日一七七五～七六）とは、日本の植物や鉱物の採集、さらに日本の通貨の収集に関して親身に協力する一方で、当時のヨーロッパの最新医学を学んだ。彼がツンベルクから伝授された処方箋で特筆されるものが梅毒治療薬としてのスウィーテン水である。

ツンベルクは通常の商館医とは異なる学歴と学識を有した。彼はスウェーデン人で、近代植物学の創始者ともされ、医師でもあったリンネ（Carl von Linne, 一七〇七～七八）の直弟子である。ウプサラ大学のリンネのもとで一七七二年に医学博士の学位を取得した後、海外での研究を希望したことで、リンネは彼をオランダの有力者に紹介した。オランダの支援者達は彼を日本に送り込み、彼が日本の植物標本のコレクションを作成することを希望して、東インド会社の特派外科医の職を提供した。その頃、彼は臨床医学の中心地となりつつあったパリでも学び、オテル・デウ（Hotel Dieu, 六六頁参照）で研修を受けたという。

ツンベルクは日本行きを前提に、まず、オランダ語学習のためケープ植民地に派遣されたが、ここに約三年間滞在して、多くの植物標本を収集して「ケープ植物学の父」とよばれるまでの業績を上げた。さらにホッテントット語の語彙集を作成する等、今日でも引用される現地人の生活を記録した。彼はアムステルダムを発って三年半以上経過した一七七五年五月一八日にバタヴィアに入港し、同年八月一四日、長崎出島に到着した。ちょうど『解体新書』が出版された翌年である。新しく着任する商館医が格別の学識を有する臨床医であることは、既に知られていたようである。江戸参府の折には、待ち構えていたように桂川甫周と中川淳庵が毎日のように通って洋学の学習に励んだ。ツンベルクも二人を高く評価し、熱心に指導した。帰国後も二人との書簡のやり取りが続き、彼らからの手紙のうち三十二通が現在もウプサラ大学に保存されているという。

ツンベルクは来日前にケンペルの著書を熟読していたようで、帰国に際してもロンドンに立ち寄り、ケンペルの原稿、植物標本類、スケッチ等を確認し、日本に関する自分の著述を準備した。ケンペルの時代から八十年が過ぎてわが国の西洋人に対する意識も通訳事情も大きく変化し、言葉はポルトガル語からオランダ語が通用するようになっていた。ケンペルの著作に触発されたと思われるが、日本では梅毒が蔓延しているので治療薬へのニーズが大であると考え、治療薬として昇汞（しょうこう）（塩化第二水銀）を持参した。水銀は古来、医薬品として使用されてきたが、当時、スウィーテン水が開発されていた。

梅毒治療で水銀水の普及――耕牛から玄白へ

ツンベルクはスウィーテン水を長崎で吉雄耕牛に伝授しただけでなく、江戸でも京都でも医師達に伝えたようである。しかし、誰もが正確に理解し得たわけではない。水銀は用量を誤れば毒性が強い危険薬物である。以前より、梅毒治療に水銀水が処方され、有効との知識を耕牛はオランダ書を通じてもっていた。安全性の確立された最新の処方として、ウィーンでの医学改革に貢献したスウィーテン（Gerard van Swieten, 一七〇〇〜

七二）が一七五四年に公表した0.104％昇汞液の内服療法について教わり、耕牛による著作とされる『紅毛秘事記』に正確な記述を残した。

ツンベルクは自分が教えた水銀水（Aqua mercurialis）の有効性が日本に蔓延している梅毒で実証され、非常に感謝され、普及したことを、後年スウェーデンの王立科学アカデミーでの「日本国民」に関する講演の中で述べている。それ以前には日本でも流涎療法（水銀の中毒量を処方し、副作用で流涎を生じることを指標にした治療法）がオランダから伝わっていたという。『紅毛秘事記』には、スウィーテン水だけでなく、水銀用量の異なる数種類の処方が記述され、強目の処方（強方）として0.342％昇汞水が含まれている。耕牛から、スウィーテン水を含めて昇汞水を用いた梅毒治療法が杉田玄白に伝授されたとされる。

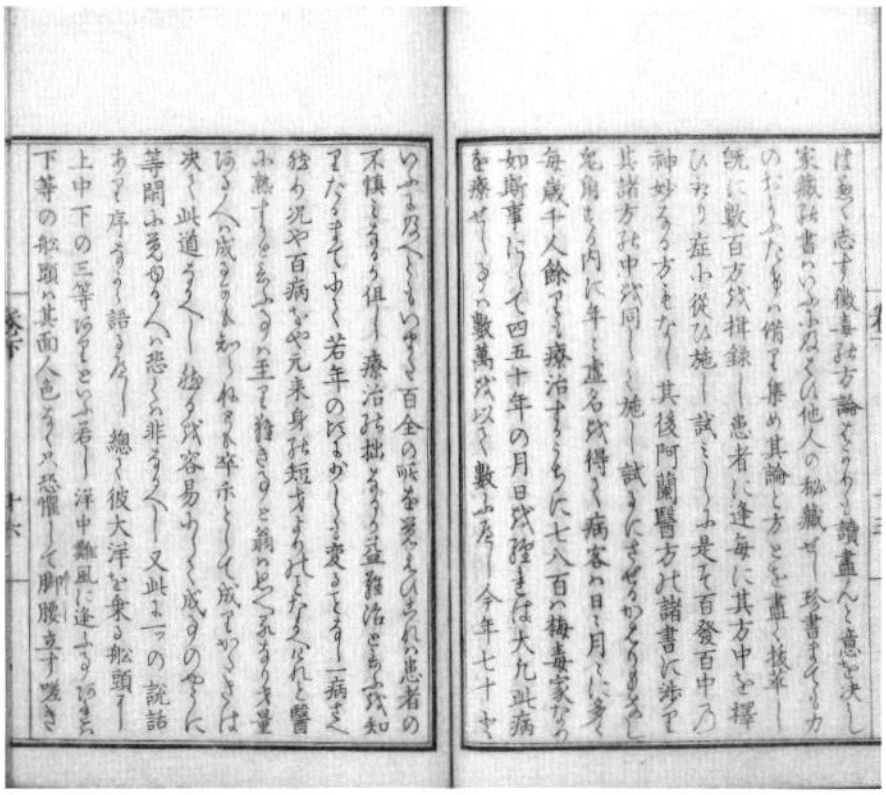

図16　『形影夜話』　（早稲田大学図書館蔵）
杉田玄白は『形影夜話』において、梅毒の専門医を目指した半生を振り返り、治療に熟達することの困難さを述べている。本書は、緒方富雄による訳注で出版（医歯薬出版、1974年）されているが、医師を目指すものにとって『蘭学事始』をはるかに凌ぐ良書である。

七十歳頃の杉田玄白の門前には「病客群を成し」、暇がないほどであったが、藩邸での当直を命じられた徒然に『形影夜話』を執筆している。その中で、若い頃に梅毒治療の達人を目指したが、壮年に有名になると受療希望患者が増大し、「一年に千人余りも治療することになったが、その中で梅毒の患者が七～八百人という多数である」ことを述懐している（**図16**）。さらに、梅毒治療については処方に関する論説をすべて読み尽くそうと決意して、他人が秘蔵している珍しい書物もできるだけ借りて、梅毒処方に関する理論と処方をすべて抜き書きして、患者ごとにその症状に従って試してみたが百発百中といったものではなかった。その後、オランダ医書にも当たり、同じように試してみたが、納得のいく処方には出合わなかったといった主旨の記述がある。

杉田玄白の処方は耕牛の記載した強方に近かったようで、門弟の小林令助（一七六九～一八五一）からの問い合わせに答えた書簡で、0.32％昇汞水を一日三回投与する処方を指示している。『紅毛秘事記』に記載された処方例では、一日量中の昇汞の量はスウィーテンの原法（0.104％）では0.0312～0.0624g、強方（0.342％）では0.1027～0.1540gとあり、匙加減は医師の経験に委ねられていたものであろう。また、同様に玄白から小林令助への書簡で、昇汞水の需要が高まり、舶来品を待っていても埒が明かないこと、国内でも各地で採掘された水銀から昇汞生産が可能となっていたことが示唆されている。

嵐山から桂川へ

「草葉の蔭」とよばれた玄白

杉田玄白らは千住骨ヶ原での腑分けを検分した翌日、前野良沢宅でいわゆる『ターヘル・アナトミア』の翻訳に取り掛かり、具体的に翻訳作業の段取りを考えた。オランダ通詞の助けを借りたくはないと思っても、玄白にはオランダ語の読解力は極めて乏しかったようで、前野良沢が頼りであった。中川淳庵にもオランダ語の素養があり、幕府医官の法眼桂川甫三（国訓、一七三〇〜八三）の息子で秀才の誉れが高い桂川甫周（国瑞〔くにあきら〕、一七五一〜一八〇九）が参加したことで、翻訳作業は軌道に乗ったようである。次第に翻訳作業に参加する人々が増えていくが、学問の塾とは異なり、同好会の仲間連中といった集まりで、この翻訳グループを「社中」とよんでいた。まさに、society のイメージである。社中では、オーガナイザーとしての玄白の才能が発揮された。玄白は第一の盟主として良沢の名を挙げ、師弟関係にとらわれず、比較的自由な討議の場を生み出した。

既に紹介したとおり、『解体新書』は単一書籍の翻訳ではなく、複数のオランダ語訳された西洋書籍の翻訳に加えて、関連する漢訳洋書を参照し、解剖学の教科書編集を目指したものである（二三七、二四一頁参照）。その訳者は玄白となっているが、玄白の役割は翻訳原稿を漢文として草稿を作成することであった。翻訳編集作業の回を重ねるうちに、参加者は解剖学を中心に、医学だけでなく百科全書的に西洋科学全般にも関心が拡大していった。中でも、本草学（植物学）は治療薬とのかかわりが大きい。こうして社中では、この西洋学問を、

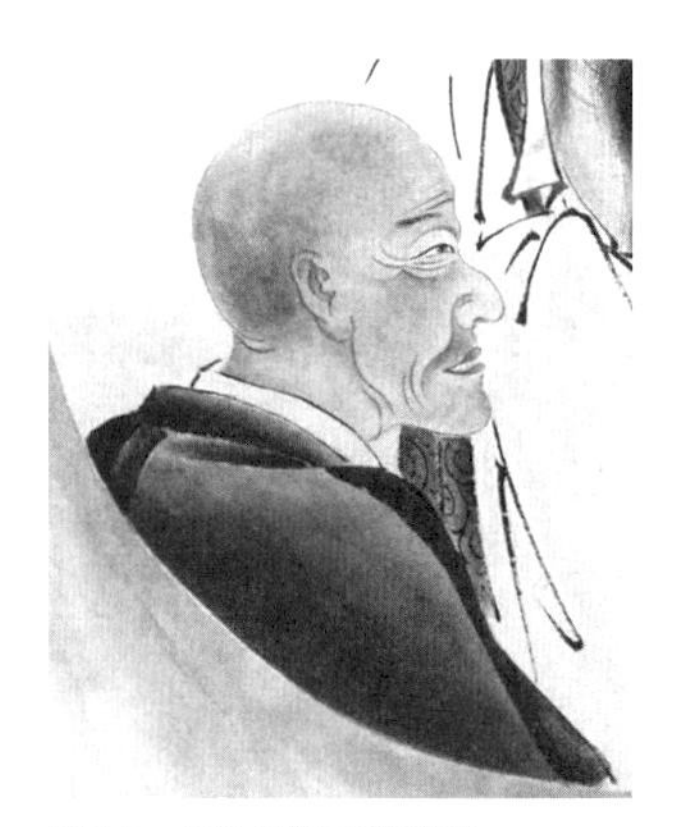

図18　朽木昌綱の肖像画

（東京大学史料編纂所データベース）

38歳で丹波福知山藩の第8代藩主となる以前、20歳を過ぎた頃、前野良沢に入門して蘭学を学び、多くの蘭学者と交流し、大槻玄沢の『蘭学階梯』では序文を寄稿した。若年より古銭収集を趣味とし、蘭学仲間やオランダ商館長を通じて西洋貨幣を収集したことで知られた。図17の番付中央に記された行司の中央に配されている福知山侯その人である。

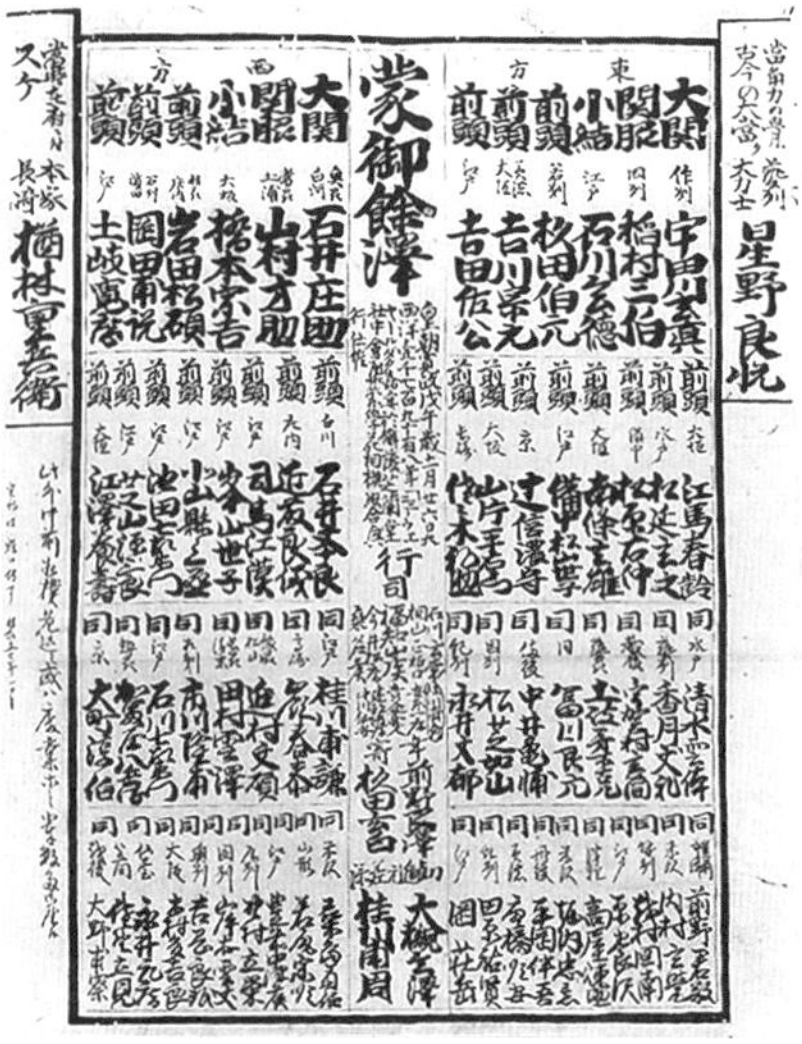

図17　蘭学者相撲見立番付

（早稲田大学図書館蔵）

寛政年間の蘭学者100余名を相撲の番付に見立てたものである。大槻玄沢の蘭学塾芝蘭堂でのオランダ正月の余興に書かれたものといわれ、書写のまま津山藩主松平斉民が収集・製作した『芸海余波』に収められている。中央下段に年寄として前野良沢、杉田玄白、その下に勧進元として、大槻玄沢と桂川甫周の氏名が認められる。

誰言うともなく「蘭学」という新名称でよぶようになった。そして、関東では「蘭学」が自然と通称されるようになったという。すなわち、「蘭学」という呼称は長崎ではなく江戸で生まれたものである。そして、寛政の改革という冬の時代を経て、蘭癖（らんぺき）大名とよばれる薩摩藩主島津重豪（しげひで）（一七四五〜一八三三）や福知山藩主朽木昌綱（一七五〇〜一八〇二）らの支援もあり、蘭学は隆盛の時代を迎えることになる（**図17、18**）。

玄白は社中の会合の日が待ち遠しく、子どもが祭りを見に行くような心地で、前夜から夜が明けるのを待ちかねた。会の評判が広がると、江戸には浮わついた人も多いので、付和雷同して社中に参加するものもあったという。玄白は一日も早く翻訳を完成させて出版したいと願い、会合の夜には翻訳原稿を整理して漢文の草稿を進めた。その結果、足掛け四年で、草稿を十一回も見直し、版下を出版屋に渡すことができた。『蘭学事始』から推察されるように、玄白ははじめから刊行出版することを考えていたようである。『解体新書』の翻訳過程で、翻訳を急かす玄白は、「先んずれば人を制す」といった説明をして、「自分は年寄りで身体も弱いので、早くしないと本書をみるのは草葉の蔭からになる」と口癖のように言っていたので、桂川甫周は玄白を「草葉の蔭」とよぶようになった。現実には玄白は長生きして、文化一四（一八一七）年に八五歳で没したが、彼にあだ名をつけた若い連中のほうが先に草葉の蔭になったことを、玄白は『蘭学事始』で回想している。中川淳庵は天明六（一七八六）年に四七歳で亡くなり、桂川甫周も文化六（一八〇九）年に五八歳で亡くなった。翻訳開始時の玄白は三九歳、前野良沢は四九歳、中川淳庵は三二歳、桂川甫周は二〇歳であった。

幕府医官、奥医師桂川家

杉田玄白を「草葉の蔭」とよんだ桂川甫周について、玄白は「いろいろな人が出入りした中で、桂川甫周君は極めて優秀で、抜群の才能をもち、オランダ書籍を翻訳し解読する能力は第一であった。彼の父甫三は青木先生（昆陽）からアベセといくつかのオランダ語を教わっていた下地もあって、退屈することなく毎回出席した」と紹介している。桂川家は、初代の甫筑がオランダ（和蘭）流外科を学び、五代将軍綱吉の時代に甲府藩主であって六代将軍職を継ぐ綱豊（後の家宣）に仕え、後に奥医師として採用されて以来、幕府医官を務めてきた家柄である。

桂川甫周はその四代目に当たり、『解体新書』の翻訳事業に参加する二年前の明和六（一七六九）年に奥医師に採用され、天明三（一七八三）年に外科系医官の最高位である法眼に叙せられた。ところが、天明六（一七八六）年に大奥のスキャンダルで奥医師を罷免され、寄合（よりあい）医師とされたが、寛政五（一七九三）年に再び奥

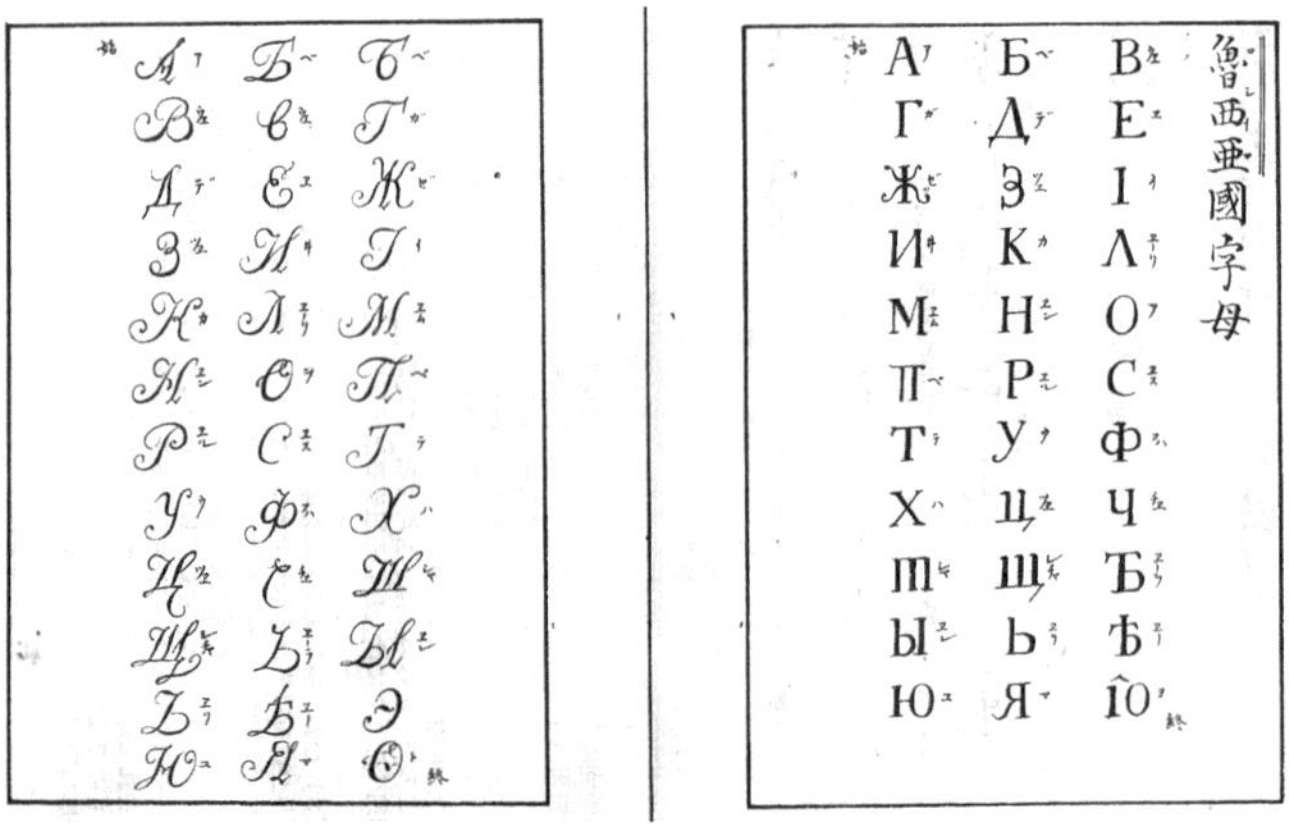

図19　桂川甫周『北槎聞略』（寛政6年刊）より（国立公文書館デジタルアーカイブ）
甫周は、ロシア漂流民大黒屋光太夫らより聴取したロシアの国情に基づき、関係書籍の知識を合わせて編纂した本書の巻6で、ヨーロッパ諸国の文字はそれぞれ多少の差異があり、ロシアの字母は31で、音はあるが意味はなく、仮名文字のように1字1音として単独使用はできない、と説明している。

医師に復帰した。この間の事実関係は不祥である。ちょうど田沼意次が失脚して、松平定信による寛政改革の初期に奥医師を罷免され、定信の失脚直前に奥医師に返り咲いたようである。玄白らは『解体新書』の出版にあたり発禁処分、絶版とされることを危惧して、桂川家を尊重したといわれるが、それは全くの杞憂で田沼意次は洋書の翻訳出版を奨励していた。この書籍は桂川甫三を通じて将軍家にも献上された（**図19**）。

桂川家初代の甫筑については既に紹介したとおり（八三頁〜参照）、御蔵島の三宅島からの独立に尽力したようである。幕末から明治を生きた桂川家第七代甫周（国興（くにおき）、一八二六〜八一）の娘の今泉みねは、桂川家と御蔵島の関係を言い伝えとして紹介している。すなわち、御蔵島の人が年に一度江戸表に出てきては挨拶のため桂川家を訪れ、大量の薪や椎茸を届け、膏薬を持ち帰っていた。それは、御蔵島で奥山交竹院と、当時の神主の栗本蔵人と桂川甫筑（初代）の三人が三宝神社（東京都御蔵島村）に祀られていることの反映であったが、歴史的事実は伝えられていない。代わりに、以下のような吉利支丹魔法の逸話を伝えている。

「また一説には、桂川が吉利支丹の魔法をつかって切り落した首をつないで治したということで島流しになりました。その島がさてこそ御蔵島であったそうですが、その後公方様がご病気で容易に御平癒なく、桂川を呼べとの御声がかりで呼びもどされまして、さいわい公方様は御本復になられましたので何なりと望みをとの御仰せ、そこで流人島のみくら島にどうか江戸表との交通を年一回だけでもお許しありたいとお願い申し上げたとかいう、こうした伝説が誰言うとなく桂川の中でながく言い伝わって来ましたが、吉野博士のおしらべによりますと、桂川の代々の中で、島に行ったものはないそうでございます」

玄白が『蘭学事始』を叙述したときの桂川家は五代目甫筑（国宝〈くにとみ〉）の時代で、この人物は幕府医官の本道（内科系）多紀家から甫周が養子として迎えたものである。多紀家は、明和二（一七六五）年以来、医師養成の私塾躋寿館〈せいじゅかん〉を創設し経営してきたが、寛政三（一七九一）年に幕府、すなわち松平定信はこれを官営として医学館と称し、多紀氏にその館長を命じた。伝統医学（今日的には漢方とよばれる）が中心であったが、当時の医学館総裁の多紀元簡〈もとやす〉（号は桂山、一七五五〜一八一〇）は考証学派の中心的存在で、後世は洋方医学が広まることを予言したという。

出島オランダ商館医による医学伝授

桂川家では初代の甫筑（邦教〈くにみち〉、一六六一〜一七四七）について、大和の生まれで、旧姓は森島小助といったが、蘭方の始祖嵐山甫安に師事し、師とともに長崎に遊学し、アルマンおよびダンネルについて外科を学ぶ、と伝えている。これを『蘭学事始』では、今の桂川君の御祖父甫三は玄白が若い頃から親しく頻繁に交流したことから話してくれたとして、「その師は嵐山甫安という平戸侯の医官で、平戸侯より出島在館のオランダ外科に委託され、熱心に学習した。今とは異なる時代だが、特別に外国人と接することが自由に許されていたとのことである」と述べ、甫筑先生は師に付き添って出島にも行ったことがあるが、もっぱら嵐山の流法（診療手技）を伝授された、と紹介している。

名前の挙がった嵐山甫安が師事したオランダの外科医アルマンはヘルマヌス・カッツ（Hermanus Katz，一六六一～六二在勤）、またダンネルはダニエル・ブッシュ（Daniel Busch，一六六二～六五在勤）である。したがって、年齢からして甫筑は直接この両商館医と接したことはなかったと考えられる。

平戸、さらに出島に移転後もオランダ商館には常時医薬関係者が駐在していた。一六三〇年以降の約七十年間についてみると、三〇名以上の医師が交代で在勤し、オランダ以外の国籍の医師も含まれた。また、船医として長崎に来航したが、出島商館に居住することなく帰港したものは、この数倍を超えたとみられる。これら医師の多くは外科医で、オランダの東インド会社のバタヴィア総督の管理下にあり、来日時には日本人の診療も行った。当時の身分として、シャムベルゲルが帰国後は商人として活躍したように、外科医は商人よりも下であった。しかし、日本国内では西洋外科医の技術と知識の優れていることが、次第に知れ渡り、幕府としても西洋医学の導入を企図するようになった。その結果、商館に在勤する医師のもとに、意欲のある日本人医師を派遣して、西洋医学を学習させるようになった。

こうして西洋外科学への関心は西日本の諸藩に広まり、出島商館で医学の講義を受けたものが受講の証明として免許状の交付を求めるようになった。最初の証明書は波多野玄洞の要望により一六五八年に発行されたとされる。最後は福岡藩医原三信（第六代）に対して一六八五年一〇月一八日付（貞享二年九月二一日）で、停泊中のオランダ船で外科医として勤務していたコロウヌ（Albert Croon）という医師による。この間の事情は複雑で、江戸城での謁見では五代将軍綱吉から注目され高く評価されたオベ（Hendrik Obe）の講義を受けたはずであるが、一六八六年に密貿易事件が発覚し、オベらはその上司を含めて国外追放処分となった。その後も出島商館で医学の講義を受ける日本人医師は持続したようだが、オランダ医師による証明書（免許状）の発行は行われなくなった。事件の影響というより、カスパル流外科、あるいは紅毛流外科の普及により、日本人蘭方医が門弟に免許や皆伝等を与える仕組みができたようである。

商館医のホフマン（Willem Hoffman, 一六七一～七六在勤）により、延宝三（一六七五）年一月一六日付で免状を授与された臼杵稲葉侯に仕えた医師の江藤幸庵（俊幸、一六四〇～一七〇三）は、老中久世大和守廣之より稲葉侯を介して御典薬、すなわち幕府医官に推挙したいと打診を受けたが、断っている。戦国武士の家の出であり、士大夫（さむらい）に復することを願っていたためである。しかし、当時は幕府上層部がオランダ流外科医を幕府医官に採用する強い意向を示しただけでなく、諸藩の大名も西洋流派の医師を召し抱えることに熱心であった。嵐山甫安の弟子、桂川甫筑が甲府藩主の徳川綱豊に仕官したのは元禄九（一六九六）年のことであった。

嵐山流からの桂川

甫安は寛永一〇（一六三三）年に生まれ、父の判田（半田、伴田）三郎兵衛は筑前から平戸へ移住した商人であった。この年に奉書船以外の海外渡航が禁止された。松浦鎮信（まつらしげのぶ）（一六二二～一七〇三）が平戸藩主となったのは寛永一四（一六三七）年で、寛永一八（一六四一）年の平戸オランダ商館の長崎出島への移転は平戸の商人には重大な打撃をもたらした。厳しい時代に次男として生まれた甫安は商人ではなく、医師を目指した。貿易商人としての父は通詞の役割も有したようで、甫安もオランダ語に多少はなじんでいたと思われる。寛文元（一六六一）年、藩主に認められ医官となっていた甫安は、平戸侯の意向を受け、長崎奉行所の許可を得て出島のオランダ商館で外科医術の修業に励むこととなった。

既に前例はあったようであるが、出島に出入りするにはさまざまな規制があり、規則に従う起請文には血判を要した。わが国の風俗や地理に関する情報の漏洩等余計な会話がなされないよう通詞だけでなく監視役の目付も付き添ったはずである。寛文元年九月に起請文を提出した後、商館医を訪問することになったが、当時の商館医は前述のカッツであった。商館医にとって、日本人医師の養成は本来の職務ではなく、通詞を介した医学や医療の教授は関係者全員に多大な負担を強いたことであろう。一六六二年一一月に離日準備を進めていたカッツに対して、平戸侯は銀三十枚を贈り褒賞した。カッツの離日後は後任のブッシュのもとで医学修業が継続された。さらに同時期に商館医として滞在したケルペン（Abraham van Kerpen, 一六六二～六三在勤）やフィッセル（Herman Visscher, 一六六三～六四在勤）からも授業を受けたようである。その後にオランダ商館に出入りした医師に比し、例外的に長期にわたり商館の外科医に師事した甫安は、ブッシュからグレゴリオ暦一六六五年一月二一日付でオランダ語の修業証書（免許状）を受けた。さらに、オランダ通詞七名と出島乙名（オランダ人への監督責任者）が署名した「訳文」が付されているが、原文と和訳・解説文には不一致が目立つという。

その後、判田李庵と名乗る甫安は商館長の江戸参府の際にカッツに同行した帰路と思われるが、京都に滞在して公家の診療に従事した。一条家をはじめ高位の人々への治療で称賛されたようで、しばらく京都にとどまる間に嵐山姓を賜わった。大和出身の森島邦教（桂川甫筑）が甫安に師事したのは、満十歳の寛文一一（一六七一）年とされ、その後は師とともに長崎を訪ねることもあっただろう。甫安からオランダ流外科を着実に学び、師から認められた邦教は嵐山の流れを汲むとして桂川を名乗ることになった。また、甫安にちなみ甫筑と称するようになった。そして、平戸藩医の嵐山甫安に代わって京都で開業し、公家衆の信頼を得たようである。元禄九（一六九六）年五月、京都を離れ江戸に出て徳川綱豊（甲府宰相徳川綱重の長男）に仕えることになった。

綱豊は延宝七（一六七九）年、左大臣近衛基熙（もとひろ）の娘（後の天英院）を正室としていた。甫安を引き継いだ甫筑は一条家、八条宮家等の診療にあたり、その血縁関係にある近衛家ともかかわりを有したことから綱豊によばれたものと推察される。

宝永元（一七〇四）年、綱豊は五代将軍綱吉の後継として、江戸城西丸に入ることとなった。甫筑も寄合医師となり、さらに宝永五年には西丸奥医師に昇進した。翌年、綱吉が没すると、綱豊が六代将軍家宣となり、甲府在番以来の側近である間部詮房（まなべあきふさ）を側用人、新井白石を侍講に登用した。後の白石の『西洋紀聞』等西洋知識整理には、旧知の仲にあった桂川甫筑の助言もあったことであろう。甫筑は江戸城本丸の奥医師となり、築地に広大な屋敷を拝領し、蘭方医としての江戸桂川家を確立した。

自然の勢いを確信した蘭学者達

江戸時代の学問への動機づけ

十六世紀末にカトリック宣教師により活字印刷の技術がもたらされたが、江戸の出版文化を支えたのは高度な木版印刷の技術であった。それ以前にも寺院等で木版印刷がなされるようになったが、書物は写本によって伝わるものであり、知識の伝搬は限られたものであった。重要な技術は奥義として伝授され、写本により限られたもののみが所有した。江戸時代から明治初頭にかけても多くの写本がつくられたが、江戸時代の中頃からは木版による大量印刷が可能となり、貸本業も含めて硬軟さまざまな書物が商品として市場に出され、流通するようになった。

儒教や仏教の古典、説話、わが国の文芸書、実用的な技術書や解説書、趣味や娯楽の書物、旅の案内書等、同時代の世界を見渡しても例のないほど書物の活況時代を迎えたわけである。その背景には木版印刷の技術的発展とともに、庶民の識字率の高まり、それを推進した江戸中期以降の身分を超えた教育の普及が挙げられる。「教育の爆発」と表現されるほどである。そして、絵入り、ルビ付きの通俗的な書物は三都（江戸、京都、大阪）の庶民にとっては身近なものとなった（図20）。

科挙制度によって学力次第で官僚として身分的な上昇への道が開かれていたとされる中国大陸諸国と異なり、江戸時代は身分制が確立され、学問や知識の習得が必ずしも身分の上昇をもたらすことはなかった。しか

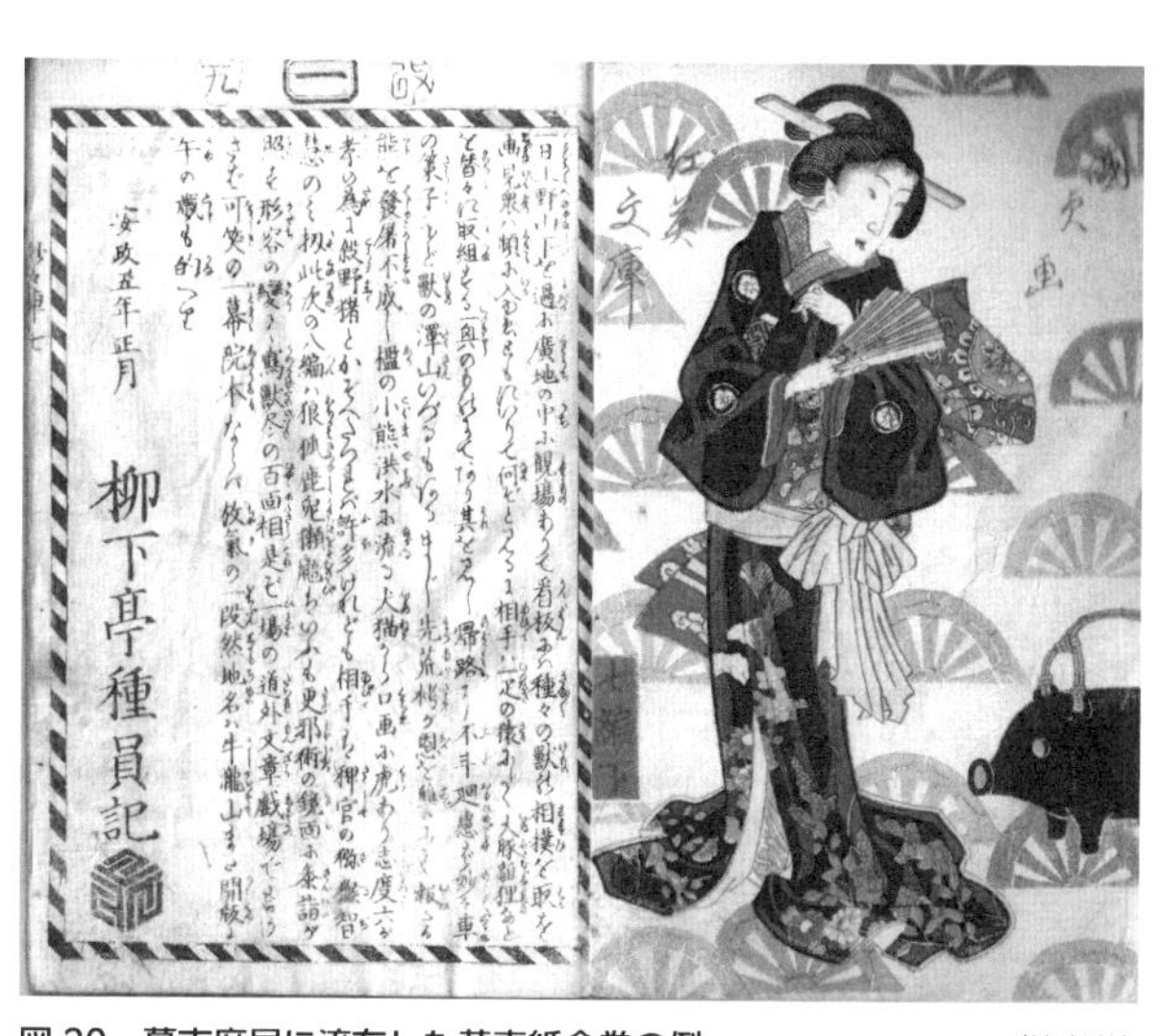

図 20　幕末庶民に流布した黄表紙合巻の例　（筆者蔵）

し、五代将軍綱吉や八代将軍吉宗は、専制君主としての政策遂行のために御側御用人の職制を設けて、門閥にとらわれない人材登用を実行し、著しい成果を上げた。身分社会ではあったが、人材登用の理念は継承され、「家」を存続するための養子縁組の慣習により幕末にかけて川路聖謨のような貧困浪人の子弟の活躍を可能とした。下級武士の子弟であっても学問と武芸に励む動機づけは維持された。

　綱吉の時代までに、七公三民から三公七民にシフトした税制は基本的に維持され、荻原重秀のような勘定奉行の出現により、単純に農民からの年貢取り立てを増大するのではなく、経済施策により幕府財政を再構築する思想が誕生した。また武士の城下町への集住が完了すると、名主や庄屋とよばれる地域社会の指導者に農村の運営が委ねられることとなった。彼らは自らの地域を運営するため、実用的な学問や知識を必要とした。そこでは農民層の階層化が進展するが、下層の小作人でも読み書き、そろばんの知識が求められるようになる。江戸時代中期以降、幕末にかけて寺子屋のような庶民の教育施設が全国的に普及した。

蘭学を開花させた田沼時代

賄賂政治で悪名高い田沼意次（一七一九～八八）が政策を遂行した田沼時代は、江戸時代稀にみる自由な気風に満ちていたとされる。今日の日本文化を形づくる庶民の活力が開花した化政文化を準備した宝暦・天明期すなわち田沼時代は、田沼意次の刺殺を企図したことのある松平定信により全否定されたかのごとくであった。しかし、時勢すなわち自然の勢いを止めることはできないようで、定信が牛耳り教導したつもりの十一代将軍家斉が成人すると、恩義を忘れなかった家斉により田沼家は復権する。すなわち、文政二（一八一九）年に意次の四男の田沼意正は若年寄となり、同六年には一万石ではあるが相良に帰封され、同八年には側用人となった。明治時代になると、田沼家は大名家として華族に列せられている。

五代将軍綱吉の時代にも悪名高い柳沢吉保（一六五九～一七一四）が活躍して、元禄時代に象徴される庶民文化を台頭させた。吉保は、綱吉の将軍就任以前の館林宰相時代から側近として信頼を獲得し、将軍に意見しコントロールを企図する門閥を無視して抜擢された。守旧派の有力者を押しのけて、近代につながる政治経済改革に関与したが、威光を借りた将軍綱吉が没すると急速に失脚し、新政権により悪評が確立される。綱吉が後継と定めた六代将軍家宣の新政権でも間部詮房が側用人として活躍する。複雑な門閥争いと駆け引きを経て登場した八代将軍吉宗は譜代大名から嫌われた側用人を廃止したが、専制政治を実行するために綱吉以上に直属の人材登用を行った。役職に必要な格づけのために「足高」を制度化し、御側御用取次を設け、実質的には側用人の役割を復活させた。

吉宗は紀州から同行した足軽の家柄であった田沼意行を登用して六百石取の旗本に取り立てた。吉宗は長子相続を重視し、譜代大名から評判のよい次男の田安宗武ではなく、家重を世子と定めた。そして、田沼意行の子である意次を、享保一九（一七三四）年に家重の小姓に配置した。吉宗は延享二（一七四五）年に西丸へ隠居し、新将軍家重とともに意次は本丸勤務となり、吉宗が没する二カ月前の寛延四（一七五一）年四月に御用取次となった。宝暦一〇（一七六〇）年に家重は引退し、家治が十代将軍となるが、意次は御用取次としてとどまり、明和四（一七六七）年に側用人に任ぜられた。さらに、明和六（一七六九）年八月には側用人のまま老中格となり、明和九（一七七二）年一月には老中に異動した。田沼意次が側用人・老中として幕政の実権を握っていた明和四年から天明六（一七八六）年の時期を田沼時代という。

オランダ語辞書への関心

日本人がヨーロッパ系の言語と出合ったのは十六世紀半ばのことであり、まずポルトガル語、スペイン語、古典ラテン語等を学び始めた。語学学習はポルトガル語を中心に、イエズス会によるキリスト教の布教活動時代にピークに達し、ローマ字が考案され、西洋語をカタカナで表記することが行われるようになった。やがて、十六世紀末には天草のコレジオ（七七頁参照）で『ラテン、ポルトガル、日本語対訳辞典』が刊行されるまでに至る。その一冊は、一六五二年にオランダ遣日使節団が江戸に参府した折に、随行したスウェーデン人が大目付井上筑後守宅で「ポルトガル人が天草で刷った辞典」としてみせられたことが知られている。

また、シドッチが来日時に持参した洋書の中に、「デキショナアリヨムというわが国の言葉をしるして、彼方の語を以て翻訳せし」書籍があったことを新井白石が『西洋紀聞』に記載し、これが『ラテン、ポルトガル、日本語対訳辞典』であると想定されている。また、ツンベルクは来日直後より日本語の勉強を始めたが、外国人が日本語を学ぶときに役立つ辞書の有無を通詞に探索させたところ、某通詞宅に「日本の天草にあるイエズス会のコレジオにおいて刊行」された九〇六頁からなる『ラテン、ポルトガル、日本語対訳辞典』を見い出した。その通詞は祖先から受け継いだものであると述べ、ツンベルクが購入を希望したものの、いかなる高額を提示しても譲ろうとはしなかったという。

ポルトガル人が追放され、寛永一八（一六四一）年にオランダ人が平戸から出島に移住させられた当時、平戸の通詞も出島に移動したが、オランダ語に熟達したものはなく、オランダ人がポルトガル語を使用した。オランダ商館側も幕府もオランダ語の通詞養成のため、オランダ語学習を奨励したが、元禄三（一六九〇）年のケンペル来日時にもオランダ語の達者な通詞はほとんどいなかった。ケンペルは、当時十九歳の今村源右衛門英生を見い出し、重点的にオランダ語とラテン語の教授指導に努めた。医学や薬品名にはラテン語に由来するものが少なくなかったからである。享保五（一七二〇）年一月、将軍吉宗が輸入禁書の一部を解禁したことで、オランダ語学習熱が急速に高まった。

新井白石の西洋知識

宝永五（一七〇八）年八月、日本人武士の出で立ちで屋久島に上陸したイタリアの宣教師シドッチは、直ちに捕縛され取り調べのため長崎に送られてきた。通訳を担当したのは今村英生であったが、より正確な意思疎通を図るため、実際にはラテン語を解するイタリア出身の商館員ドウ（Adriaen Douw）がシドッチの供述をオランダ語に訳し、英生らがそれをさらに日本語に訳した。その結果が『異国人口書』として幕府に報告された。同時に英生はラテン語習得を命じられ、ドウについて学習を始めるとともにシドッチの世話係にもなった。六代将軍家宣の側近であった新井白石はシドッチの供述書に満足せず、直接尋問して対応を裁定するため江戸への護送を命じた。宝永六年、シドッチは英生らに付き添われ一一月半ばに江戸に到着後、直ちに小日向のキリシタン屋敷に収監された。以後数回にわたり白石は英生のラテン語を介しシドッチを尋問し、そのつど英生等を私邸におよび、尋問内容の復習と確認を行った。

白石がシドッチを尋問したのは実質わずか四日であり、『西洋紀聞』と『采覧異言』を執筆するだけの知識は、その前後の十分な資料検索と今村英生を主とする通詞より得た情報によるものであった。しかし、シドッチの博識と人物に感銘を受け、天文地理をはじめとして西洋の自然科学について現実感をもって理解した。白石は辞書の作成を意識して執筆したわけではないが、両書から抽出し、スペイン語、ポルトガル語、オランダ語、マライ語等の異国語、さらには日本語を転訛した語を加えて分類すると、仮名書きオランダ語は約三五〇語に整理されるという。

『西洋紀聞』の執筆は一七一五年頃と推察されているが、刊行されたものではなく秘匿されていたものが次第に流布して、一八〇〇年前後から十九世紀初頭に広く知られるようになった。享和二（一八〇二）年、大槻玄沢の高弟のひとり、山村才助（やまむらさいすけ）（一七七〇～一八〇七）はオランダ語地理書の翻訳作業を通じて、新井白石の世界地理書である『采覧異言』に訂正・補足を施し、『訂正増訳采覧異言』を執筆刊行した。その巻頭で杉田伯元と大槻玄沢の序文が新井白石の偉業をたたえている。

前野良沢こと蘭化の想い

前野良沢（一七二三～一八〇三）は蘭学に専心することで自らを「蘭化」と称した。良沢自身は楽山と号したが、主君の奥平昌鹿が彼を「和蘭の化け物」とよんだことから、蘭化とも号するようになり、仲間からもそうよばれるようになったという。彼の蘭学の師は青木昆陽で、辞書、語彙集として『和蘭文字略考』を著した。昆陽の没後に長崎で学んだ良沢は『和蘭類語』や『和蘭訳筌』というオランダ語の語彙集や学習法を執筆した。会話には適さないが、漢文の読解に倣ったオランダ語読解法を考案したわけである。『解体新書』の編纂に向けた読書会では盟主とみなされたが、医師に復することもなく、学究に明け暮れ、晩年は困窮した生活を送っ

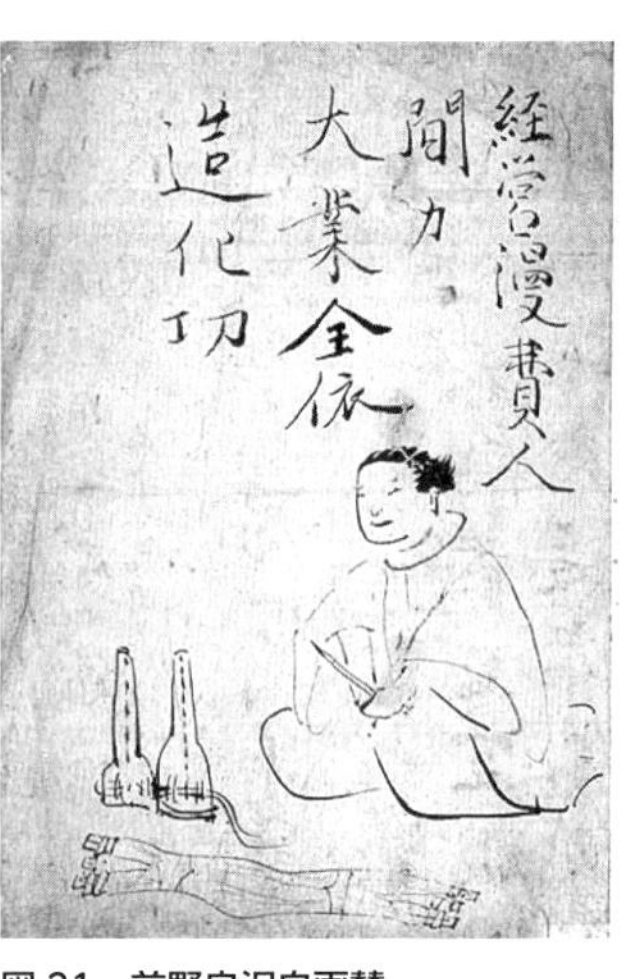

図21　前野良沢自画賛
（早稲田大学図書館蔵）
桂川家に残された良沢による賛。

た。

彼の江戸時代の肖像画としては自画賛（**図21**）の人物像以外には存在せず、それも桂川家に保存されていたもので、描かれた人物は桂川甫周と考えるべきかもしれない。以来、そこに書かれた賛の「経営漫費人間力　大業全依造化功」（経営はみだりに人間の力を費やす　大業は全く造化の功による）の意図するところと、人物の前に描かれた品物について話題とされてきた。その品物は馬具で、馬の鞍に取りつけられたピストル入れと馬の腹帯であることが結論された。その由来は、寛政四（一七九二）年九月、根室に寄港したロシアの最初の遣日使節ラクスマン（Adam Kirilovich Laksman, 一七六六～一八〇三?）ら一行が、翌年再来日して箱館で上陸し、松前まで大名行列並みの物々しさで移動した際に伴った馬二頭の馬具であるという。その時のピストル二挺はピストル入れとともに幕府派遣の二名の宣諭使に贈られた。

遣日使節とともに送還された漂流民の大黒屋光太夫らは、寛政五年九月に十一代将軍家斉（一七七三～一八四一）の内覧を受けた。このときに同席し、引き続きロシア事情について聴取し、報告書を作成することとなった甫周のもとにそれらの品物が届けられていたと推察することができる。この将軍内覧の席で、ヨーロッパに名を知られる日本人として、中川淳庵と桂川甫周の名が挙げられた。両名が知られていたのはツンベルクの著書によるが、光太夫らの面倒をみたラクスマンの父が植物学者であったことからツンベルクの『日本植物誌』を熟読していたからであろう。

賛の解釈については、狂歌の流行した時代を背景に興味深い考察がある。この自画賛図の執筆時期を寛政五

（一七九三）年、あるいはそれ以後の間もない年に推定して、桂川甫周宅でほっと一息ついて「人間の努力のむなしさを嘆きつつ、自然の勢い（時勢）で世は開けるのだ」と自分自身と甫周らの蘭学仲間を慰めている言葉であるという。

ロシアの女帝エカテリーナ二世の命によるこのロシア使節の来日は、田沼時代より既に予想されたことであるが、田沼意次により計画された北海道開拓や北方周辺諸島の調査を破棄し、担当責任者をことごとく処分した松平定信はただ困惑するのみであっただろう。意次への恩義を忘れない聡明な将軍家斉が自分の意思を表明するようになると、さすがの定信も、ロシア使節が再来日した寛政五年の七月に老中を辞職せざるを得なくなった。

蘭学者への弾圧を経て

桂川甫周は寛政五年一月、幕府書庫に所蔵されていたヒュブネル（Johann Hübner）のオランダ語地理書『Geographie』（一七一一年）のうち、ロシアに関する部分を『魯西亜誌』として翻訳に取り掛かり、五月には田沼意次失脚直後の七年前に格下げされた寄合医師の閑職から奥医師へ復帰した。このときから、将軍侍医としての職務に加えて、『蘭学事始』に記されているように翻訳和解の任務が加えられた。外交問題が逼迫してきたことを幕閣が認識したからである。

ロシア問題は地理的条件から仙台藩の蘭学者にとっての関心事であり、彼らは前野良沢と親密な付き合いがあった。大槻玄沢を仙台藩医に推挙した工藤平助は松前藩士と交流をもち、吉雄耕牛等長崎の通詞とも親しく、ロシアの情報を得て『赤蝦夷風説考』（一七八一～八三）を著作したことで田沼意次を動かすことになった。平助の弟分とされた林子平は『三国通覧図説』（一七八五年刊）に加えて、『海国兵談』を天明六（一七八六）年に

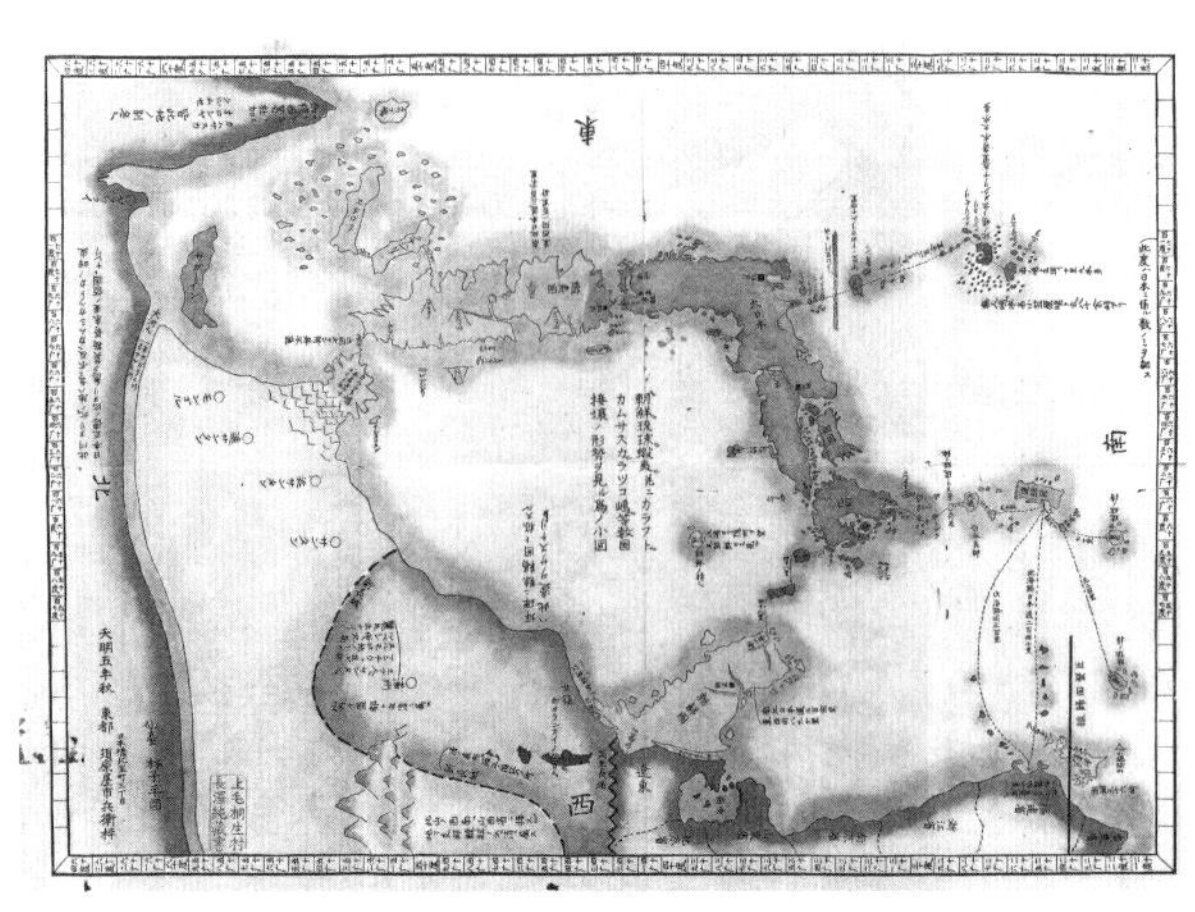

図22　林子平による『三国通覧図説』(1785年)における日本列島と近隣の地図　(早稲田大学図書館蔵)
序文を桂川甫周が執筆。寛政の改革で発禁処分となる。

脱稿し、平助による序文を得て、天明八（一七八八）年以降順次刊行し、寛政三（一七九一）年に全十六巻が刊行の運びとなった（**図22**）。しかし、既に失脚していた意次に代わる老中松平定信により『海国兵談』は発刊禁止となり、版木も没収され、既に刊行されていた『三国通覧図説』も発売禁止となり、子平は江戸を追われて仙台での蟄居を命じられ、寛政五（一七九三）年六月に憤死した。また、江戸の前野良沢の家に家族のごとく出入りしていた高山彦九郎は、尊王開国思想を展開して吉田松陰等に多大な影響を与えることになるが、同じ頃、定信に追い詰められ、九州久留米で自刃した。

前野良沢にとっては痛恨の時節であったが、晩年の良沢を支え、大垣藩医として美濃に蘭学塾を開講し、幕末に蘭学塾が全国展開される素地を作った江間春齢（蘭斎）が良沢のもとに入門したのは寛政五年のことであり、翌年閏一一月一一日（グレゴリオ暦で一七九五年一月一日）には良沢を師と仰ぐ大槻玄沢が江戸の芝蘭堂でオランダ正月といわれる新年会を開催した。こうした時期、良沢は桂川甫周宅でロシア問題を論じながら、明るい未来を信じて前述の自画賛図を執筆したということである。

なお、発刊禁止とされた林子平の『三国通覧図説』は、序文を執筆した桂川甫周によって長崎よりオランダ、ドイツへと渡り、ロシアでヨーロッパの各言語に翻訳された。また、帰郷して蘭学塾を開設した江間蘭斎は、大槻玄沢からの書簡で、「訳語一万余言御憶記成され」と激賞された。そして、吉雄耕牛が重視し、良沢が熱心に取り組んだ『五液診法』は、引き継いだ江間蘭斎により文化一三（一八一六）年に出版されることになった。これはボイセン（Henricus Buyzen）の医学書『Practijk der Medicine』（一七二九年）に含まれた人体の排泄物（尿、便、汗、涎、嘔吐物）の観察に基づく診断学テキストである。

寛政改革の目玉「棄捐令」

松平定信による寛政改革の目玉のひとつは、天明の大飢饉を背景に生じた世情不穏に対して、商業資本の拡大が農業生産基盤を否定し破壊するとして、株仲間や専売制を規制し棄捐令を発令したことである。

幕臣である旗本と御家人の俸禄は幕府の御米蔵から玄米で、春夏冬の三季に分けて支給された。御蔵米の支給日には、支給される禄米の俵に自分の氏名を書いた札を差し込んだ。支給日には札差で大混乱を生じるようになり、御米蔵の近くにある水茶屋や商人に御蔵米の受領を依頼するようになった。やがて、幕臣達の依頼を受けて御蔵米受領の代理をするものを「札差」とよび、八代将軍吉宗の享保九（一七二四）年に株仲間として公認された。

幕臣達は支給された御蔵米のうち、食扶持として使用する以外の大部分は売却して換金する必要があった。そこで、代理商人の札差は売却の世話もすることになり、受領と売却でそれぞれ手数料を受け取った。さらに、幕臣達の受け取るべき御蔵米を担保にして金を貸し付けて利息を受け取った。貸金の利息は享保九年に町奉行大岡越前守の支配で札差を株仲間に公認した時には年一五％で、寛政改革後の寛政六（一七九四）年以降はほぼ年一〇％までに抑制された。幕閣の頂点に立つもの達が経世済民に無理解で、幕臣達には借金返済の才覚はなく、既に借金地獄に陥っていた。

寛政元（一七八九）年九月に発令した棄捐令は、信義を重視した定信が、絶対的権力を行使して借金苦の幕臣を救済するために「借金の踏み倒し」を正当化したものである。棄捐金額は、八八人の札差で総額百十八万七千八百両（現代の感覚で、約百二十億円）に上ったとある。「夢見る思い」で定信を賛美した幕臣達も結果的に借金を断られ、生活が立ち行かなくなった。これに対して、棄捐令によって損害を受けた札差等を救済するために資金の貸付を行い、札差事業や旗本、御家人への貸付に支障がないように配慮した猿屋町会所を発案したのは田沼時代以来の勘定奉行久世広民であった。

江戸十八大通のひとり桂川甫周

札差の生活に関して田沼時代の天明年間（一七八一～八九）に十八大通とよばれる放蕩者のグループの存在が知られた。大通は花柳界の事情に通じた嫖客（ひょうきゃく）（遊郭等で遊興する男性）という意味で、山東京伝（さんとうきょうでん）（一七六一～一八一六）による随筆『蜘蛛の糸巻』には「天明の頃、花車風流を事とするものを大通」等と称して「十八大通とて、十八人のありけり」としているが、この十八は単に数が多いことを意味したようである。大口屋治兵衛、下野屋十兵衛等多くは札差であったが、中には奥医師の桂川甫周、国学者の村田春海、町年寄の樽屋与右衛門等が含まれた。また、ある本では桂川甫周（森羅万象（しんらまんぞう））と記すものがあるが、カッコ内の森羅万象は実弟の森島中良（一七五四～一八一〇）である。放蕩者とはいえ、無駄に大金をばらまいて派手な遊びをするのではなく、芸事や遊びに通じて、優雅に振る舞うことに意を注いだようである。文化・文政時代にかけて「通（つう）」とは、あらゆる世事・人情の機微に通じ、派手にして派手でなく、洒落を知って洒落を隠すように振る舞うことを意味するようになっていく。

桂川甫周が田沼意次の失脚直後の天明六（一七八六）年一〇月七日付で寄合に降格されたのは、甫周が諸芸に優れ容姿端麗な「通人」として大奥の女中衆にも大変な人気であることが台頭しつつあった新たな権力筋に障ったという説があるが、真相は不詳である。

オランダ学術情報の江戸の窓口

オランダ流外科医として奥医師に就任した桂川甫筑以来三代目の桂川甫三（国訓）には、四代目を継ぐ甫周（国瑞）と次男で甫斎（森島中良、一七五四～一八一〇）を名乗る息子達がいた。

初代甫筑は享保九（一七二四）年三月に、江戸参府時に八代将軍吉宗に拝謁したオランダ人との対談を許され、そこでの疑義不明についてはオランダ人定宿の長崎屋での対談に持ち越された。これを機に、オランダ人との対談が桂川家の仕事として、また特権として、毎年恒例化していった。特に三代目の甫三は学芸一般に関心を示し、将軍拝礼後のオランダ人との長崎屋での対談には自分の息子達を含め、多くの門人を同席させた。オランダが医学だけでなく天文学や植物学等自然科学全般に優れていることが江戸で知られるようになり、毎年願い出て許可を得る必要はあったが、門人と称して長崎屋に同行するものもあったという。長崎では古くからの常法があって、みだりに旅館に出入りすることはできなかったが、当時の江戸ではかなり自由度が高かったようである。蘭学者達はこの機会を利用して知識だけでなく、書籍や標本、器械類を競って求めるようになっていた。こうして、何事にも寛大で交友を大事にした甫三の桂川家に出入りする医師で蘭学者のひとりに、『蘭学事始』にも登場する平賀源内（一七二八～八〇）がいた。

源内は本草学、物産学を専門として、桂川家だけでなく青木昆陽とも交流した。彼は宝暦年間にオランダからの物品知識をもとにたびたび物産展（薬品会）を開催して成功させただけでなく、作家として江戸中に知られるようになった。戯作者としては風来山人（ふうらいさんじん）、浄瑠璃作者としては福内鬼外（ふくうちきがい）、殖産事業家としては天竺浪人（てんじくろうにん）、等の筆名を用いた。

甫周、中良の兄弟は桂川家に出入りする多彩な才能に触発され、学識を拡大しつつ感性を洗練させていった。やがて、中良は次男の気楽さもあって自由奔放な平賀源内に共感するようになり、源内を戯作の師と仰ぎ、安永八（一七七九）年頃から戯作活動を開始した。戯作家として成功した中良には多数の筆名が知られ、その代表が森羅万象である。源内を師としたことから、二世風来山人、二世福内鬼外を称したこともある。やがて訪れる言論と出版の冬の時代には、医業と蘭学に専心し、桂川甫斎（甫粲）を名乗ることもあり、寛政四（一七九二）年には松平定信に請われて長崎の通詞であった石井庄助とともに白河藩に仕えたりもした。

後年、中良は戯作を再開する。『南総里見八犬伝』で有名な滝沢馬琴は森羅万象に関する記事を残し、森羅万象は法眼桂川甫周の舎弟の森島中良の筆名で、初めは万象亭と号したが、その後は多数の変名を使用したので、「便宜異称同人なるを知るべし」と解説している。さらに、中良の蘭学と戯作の師が風来山人（平賀源内）であること、さらに山東京伝の作風に対するコメントが原因で京伝と絶交することになったことも紹介している。その京伝ですら、自分の作品の中で中良が執筆刊行した『紅毛雑話』の一部を借用している。

蘭学知識を庶民向けに執筆した『紅毛雑話』

禁書の制を緩和して、農業や薬物に関連深い本草学をはじめ天文学、地理学、器械や道具類の製作等西洋の受容に熱意を示した将軍吉宗以来の博物学的関心は、町人層の経済的繁栄を背景に江戸庶民の間にも蘭学啓発書が好奇の的となるなど高まっていた。戯作活動を続けてきた森羅万象が、初めて蘭学関連書籍を執筆し、天明七（一七八七）年に刊行したのが『紅毛雑話』であった（**図23**）。江戸の新興書店で蘭学書の出版に意欲を示した申椒堂、すなわち須原屋市兵衛の強い要請によるものとされる。本書の奥付によると、「三都発行書肆（書

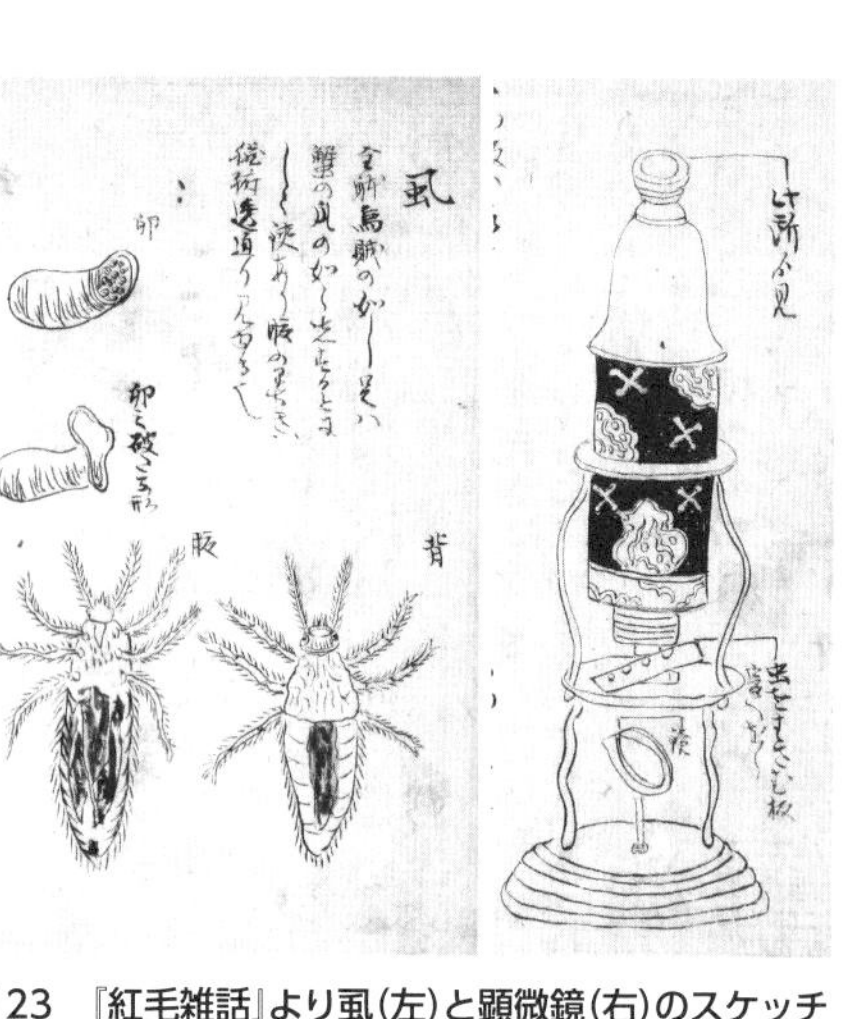

図23 『紅毛雑話』より虱（左）と顕微鏡（右）のスケッチ
（早稲田大学図書館蔵、坪内逍遥旧蔵）

店）」として市兵衛の本家の須原屋茂兵衛以下江戸の書店七軒、京都、尾張、大阪の書店四軒合わせて十一書店の十二名が名を連ねている。大層な人気であった。なお、安永三（一七七四）年の『解体新書』を刊行したのも須原屋市兵衛であった。しかし、寛政四（一七九二）年に林子平の処罰に連座し、市兵衛が刊行した『三国通覧図説』の版木も没収・絶版となり、罰金が科せられた。その前年の山東京伝に対する手鎖五十日、出版元の蔦屋重三郎に対する闕所（財産没収）ほどではなかったが、後の大槻玄沢による『重訂解体新書』を刊行する力は失われてしまった。

『紅毛雑話』の序文は、兄の桂川甫周と家友の大槻玄沢により、巻末には前野達（良沢の子、良庵）と宇田川玄随が跋文（後書）を寄せている。いずれも漢文で、大槻玄沢の序文では中良を「天性の資質により和漢の学問に才能を発揮し、軽妙洒脱の文章や話しぶりで、著述には誤りがない」と絶賛している。中良自身による執筆は和文で、その凡例で、「本書は桂川法眼（甫周）が公許を得て、毎春に参府する紅毛人の宿舎を訪ね、医薬品や洋書等の翻訳に伴う疑義を質問したり、いろいろと珍しい話を聴いたりしたことを、聴きっぱなしにすることなく覚え書きを残した。また、洋書の学習会に参加する人々の話も覚え書きに残してきた。多彩な話題を集めた雑録であり、本来公にすべきものではない」と記している。田沼時代ぎりぎり最後の快挙であった。

本書には、玄沢が長崎遊学中に体験したオランダ正月のメニューとして、芝蘭堂の新元会で提供した献立が掲載されている。その他、本書の内容は「阿蘭陀の開国」に始まり、「バドミントン」、「病院」、「貧窮院」、「幼児院」、「顕微鏡」、「飛行船」、「洋服」、「エレキテル」、「ライオンの図」、「切腹に対する西洋人の驚き」等多種多彩である。中良の師の平賀源内は「紅毛」を「オランダ」の意味で使用したが、本書では「紅夷国の名」として詳述している。わが国で「ヲランダ」というのは転音で、実は「ホルランド（Holland）」であると紹介している。

グレゴリオ暦一七九五年一月一日の新元会図をみると、西洋医術の祖・ヒポクラテスとみられる人物像が描き込まれ、「蘭学会盟引」と称する大槻玄沢による漢文の賀讃（祝賀とその趣意書）が認められ、三つの大机を囲んで総勢二九名の社友の和やかな姿がある。机の上に箸はなく、代わりにナイフとフォークが認められる（**図24**）。右端奥に気取った洋装で椅子に腰かけている人物は第八代薩摩藩主で将軍家斉の義父島津重豪（一七四五〜一八三三）とみなされ、その手前の黒の羽織に坊主頭で僧侶風の人物が森島中良である。江戸の蘭学者達が公然と集い、実に愉快そうである。この宴会は、以来幕末まで大槻家により毎年のように開催されることになった。

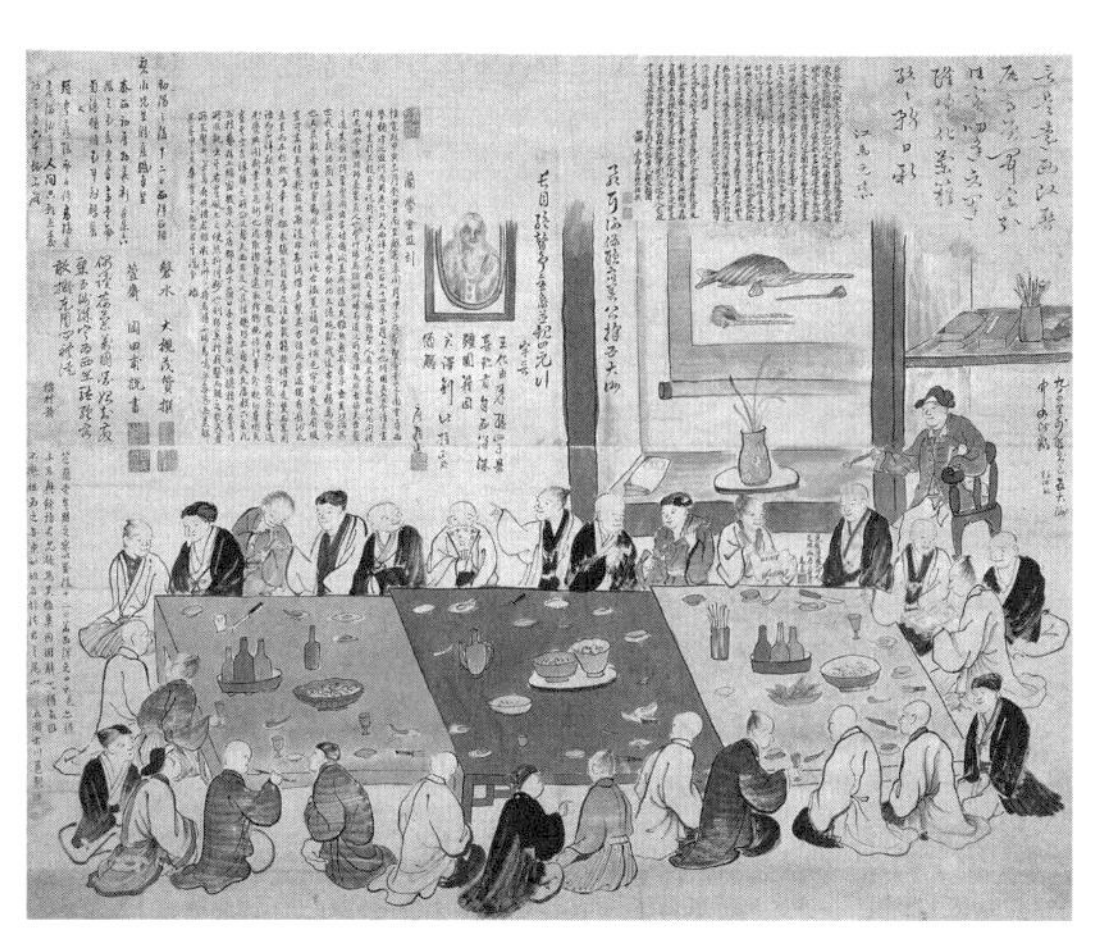

図24　寛政6年11月11日、芝蘭堂新元会の図

（早稲田大学図書館蔵）

長崎遊学中の天明6（1786）年、通詞吉雄耕牛が開催したオランダ式の祝宴に招かれた大槻玄沢は、江戸でも西洋式の祝宴を開催したいと考えていた。蘭学者にとって厳しい季節の明けた寛政6年閏11月11日がグレゴリオ暦の1795年1月1日に相当するところから、蘭学仲間を招き、居宅の蘭学塾芝蘭堂において賀宴を催した。図の人物については本文参照。

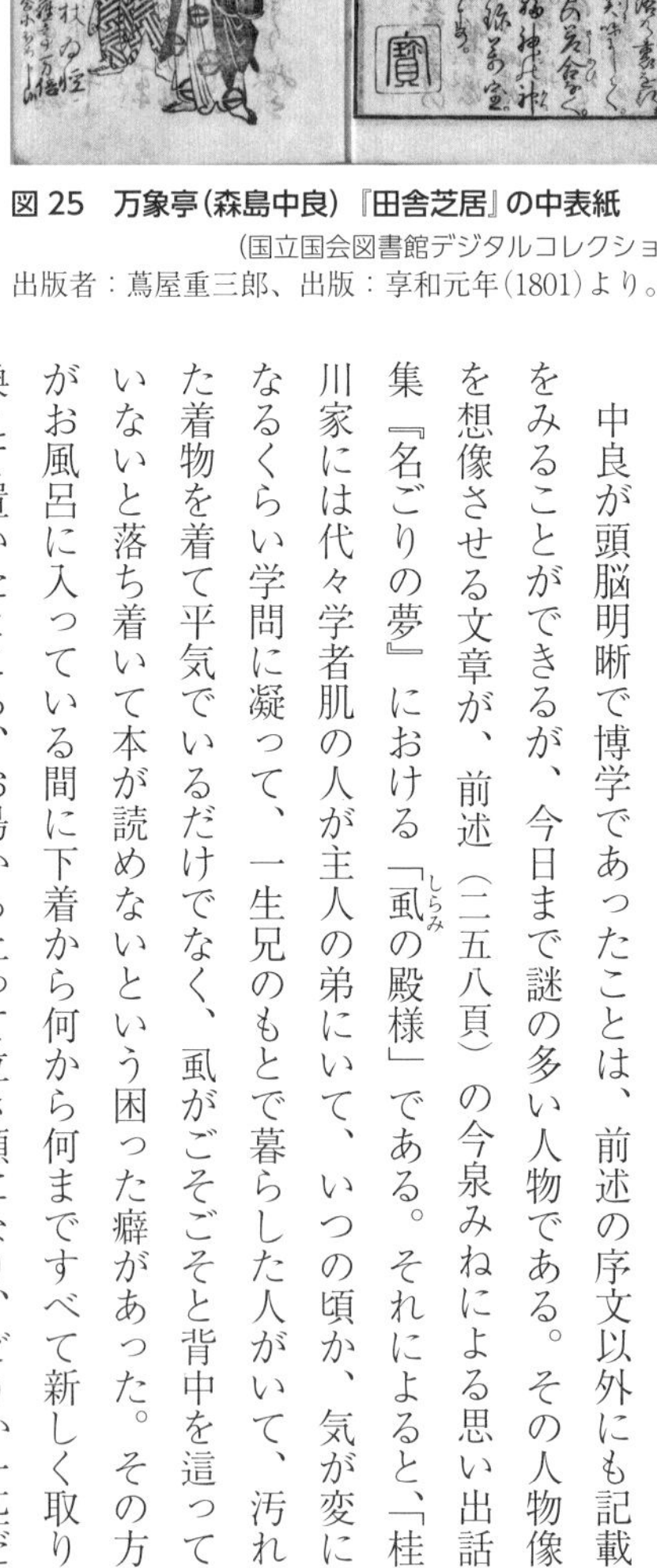

図 25　万象亭（森島中良）『田舎芝居』の中表紙
（国立国会図書館デジタルコレクション）
出版者：蔦屋重三郎、出版：享和元年（1801）より。

代表的戯作『田舎芝居』

中良が頭脳明晰で博学であったことは、前述の序文以外にも記載をみることができるが、今日まで謎の多い人物である。その人物像を想像させる文章が、前述（二五八頁）の今泉みねによる思い出話集『名ごりの夢』における「虱の殿様」である。それによると、「桂川家には代々学者肌の人が主人の弟にいて、いつの頃か、気が変になるくらい学問に凝って、一生兄のもとで暮らした人がいて、汚れた着物を着て平気でいるだけでなく、虱がごそごそと背中を這っていないと落ち着いて本が読めないという困った癖があった。その方がお風呂に入っている間に下着から何から何まですべて新しく取り換えて置いたところ、お湯から上って泣き顔になり、どうか一匹だけは種を残しておいてくれと手を合わせて頼んだそうである。膝栗毛の作者の十辺舎一九もこの方にいろいろご相談に来たそうで、ご自分は身分があって名を出せないようなことでも、一九にいろいろ教えて書かせたそうである」。十辺舎一九の有名な『東海道中膝栗毛』では、中良の洒落本『田舎芝居』における滑稽味の影響がみられ、両名には浅からぬ交流があったと思われる。

この『田舎芝居』は『紅毛雑話』と同じ天明七（一七八七）年に刊行された。序文では「近年の洒落本が度を過ぎた写実に向かっているので、ここではもっぱら滑稽を趣向とする」と述べていることもあり、洒落本から滑稽本への方向性を決定づけた作品として文学史的に重視されている。すなわち、越後国で演じられた田舎芝居の江戸に比べた野暮さ加減、見物人の鄙（ひな）びた滑稽さを方言による会話手法で描き、滑稽本の先駆をなすものとされるからである（図25）。

中良の処女作は天明元（一七八一）年の『真女意題』とされるが、ここで、国侍陸奥奥右衛門国詞（みちのくおくゑもんくにことば）として「仙台訛り」で、イロハ順に方言を列挙している。後の、中良による『蛮語箋』という外国語辞書に通じる言葉の分類の萌芽を感じさせるとともに、桂川家に出入りした東北出身の大槻玄沢の「はなしぶり」を想像させる。方言を茶化して笑いを誘う『田舎芝居』は寛政改革のもたらした出版界への影響を介して後期滑稽本を生み出す源泉となった。したがって、滑稽本の双璧とされる十辺舎一九も式亭三馬も万象亭を師と仰いだようである。なお、『田舎芝居』の版元に関して天明七（一七八七）年版では鶴屋喜右衛門とあるが、その後の享和元（一八〇二）年版では蔦屋重三郎となっている。

辞書の時代――「江戸ハルマ」と「長崎ハルマ」

外国語学習と辞書

荻生徂徠の学問（徂徠学）の基本には「外国語の日常俗語の発音になじみ、原典に立ち返るために、現代語とは異なる昔の言葉、古語に即して理解すること」がある。そのためには、言葉の意味を吟味する必要があり、音読の法則と言葉、単語の意味について整理したテキストが有用であるとして、徂徠は『訳文筌蹄（やくぶんせんてい）』をまとめた。本書では、外国語である中国日常語の修得を基礎に、和漢の言語間の差異を明示し、語義に対しては、既に硬直して久しい訓読（和訓廻環の読み）を排し、新しい和訳を与えることで翻訳学の樹立を目指した。また、辞書は便利な道具ではあるが、学問の本質ではないことも強調した。古文辞学として分類される徂徠学は儒学、国学、蘭学のいずれにも多大な影響を与えた。

戦国時代の宣教師の活動に伴い、『ラテン、ポルトガル、日本語対訳辞典』が作成されたが、幕府の対外政策によりオランダが唯一の西洋との窓口となってからは、長崎の通詞により単語帳、さらには本格的な辞書づくりも発想されるようになった。長崎の和蘭大通詞の西善三郎はペーテル・マリン（Peter Marin）の『蘭仏辞典』に基づいて蘭和辞典の作成を始めたが、未完成に終わっていた。

薩摩芋の関東への普及で名高い青木昆陽は、元文五（一七四〇）年に野呂元丈とともに八代将軍吉宗から洋書を紹介できることを目指してオランダ語習得の内旨を受けた。以来、昆陽は江戸参府のオランダ商館長に同

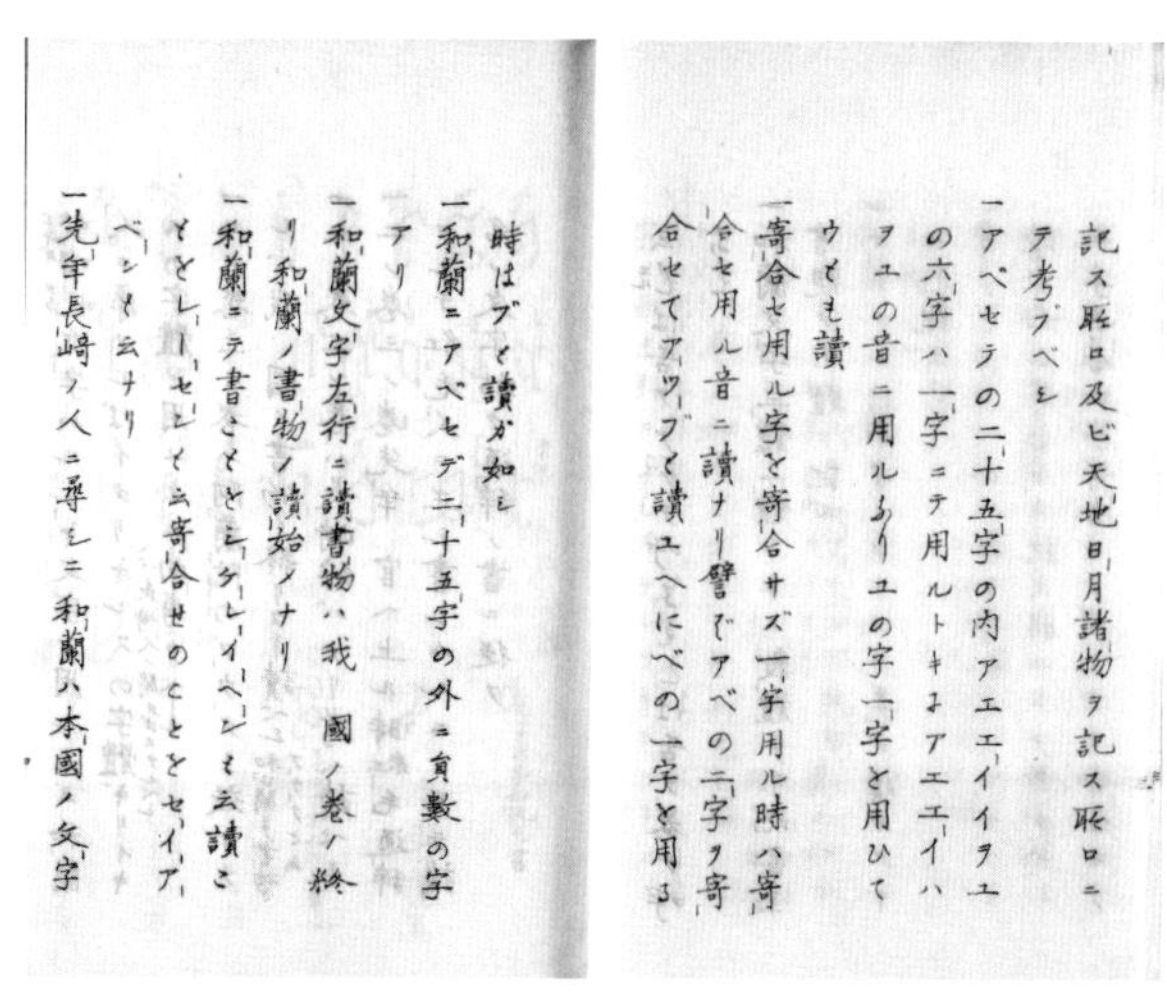
記ス所ロ及ビ天地日月諸物ヲ記ス所ロニ
テ考フベシ
一アベセテの二十五字の内アエエイイヲユ
の六字ハ一字ニテ用ルトキハアエエイハ
ヲユの音ニ用ルあり ユの字一字と用ひて
ウとも読
一寄合セ用ル字を寄合サズ一字用ル時ハ寄
合セ用ル音ニ読ナリ譬ヘアベの二字ヲ寄
合セてアツブと読ユヘにべの一字を用る
時はブと読か如し
一和蘭ニアベセデ二十五字の外ニ員数の字
アリ
一和蘭文字左行ニ読書物ハ我國ノ巻ノ終
リ和蘭ノ書物ノ読始ノナリ
一和蘭ニテ書くとを「ケレイ」「ヘン」とも云読く
とをレーセとも云寄合せのとをセイアー
ヘンとも云ナリ
一先年長崎ノ人ニ尋ルニ和蘭ハ本國ノ文字

図 26　『和蘭文字略考』　（早稲田大学図書館蔵）
「青木昆陽先生は我国今日の洋学の祖にして云々」と大槻文彦の序文解説があり、大槻家秘蔵の昆陽自筆の原本を謄写して製本されたものとされる。

行した通詞らを介してオランダ語の読み方や訳し方を学び、オランダ語等に関する著書を数冊残した。その中で、語学的関心の高さに注目される。昆陽は二二歳で伊藤仁斎（一六二七〜一七〇五）が開設した京都の古義堂に入門した儒学者である。伊藤仁斎は荻生徂徠に先行して朱子学を批判し、『論語』や『孟子』の古典を本文に即して読み、古義（古典の真意）を明らかにすることを主張したことから、読解のための語学的訓練を重視する学風を生んだ。

宝暦八（一七五八）年までに執筆された昆陽の『和蘭文訳』は、毎春オランダ人から見聞した文訳とされるが、今日伝わるものは単語のみ二八〇余語を集めた単語帳である。さらに大槻家に伝えられた『和蘭文字略考』（三巻）では延享三（一七四六）年一一月二一日付で、「幕府に提出後の今春の火事で家蔵本を焼失したので、メモや記憶により復元した」とある。本書は、アルファベット二五文字（iとjを区別せず）、太字体・活字体・筆写体三種の字体と洋数字表記、音節表記、および七三二語からなる日蘭対訳単語集であり、不完全ながらも蘭和辞典を目指したものであった（図26）。

大槻玄沢の『蘭学階梯』に発憤した稲村三伯

江戸の蘭学が長崎通詞に依存せず、独立して発展を始めた時期に「蘭学」という言葉が生まれたが、その始祖はしばしば前野蘭化（良沢）とされる。良沢はしばらくの間、西善三郎に倣って辞書づくりを手掛け、『蘭訳筌』（後に増補改訂されて『和蘭訳筌』）を執筆した。前述した荻生徂徠による『訳文筌蹄』を踏まえた書名である。こうして蘭和辞典へのニーズが明確に意識される間に、長崎通詞で西善三郎の遺志を継ぐ思いでいた馬田清吉は通詞を辞職して、長崎遊学中であった大槻玄沢に同行して江戸に出てきた。天明六（一七八六）年のことで、江戸では石井恒右衛門（後に庄助、一七四三～？）と改名し、蘭学者として活動するようになった。やがて、松平定信の寛政の改革により、蘭学にも陰りがみえかかったが、ロシア船の来日により現実認識を修正し、自らの手元で西洋書籍の翻訳を手掛ける意思を示した定信は、石井庄助を森島中良とともに白河藩に採用した。

長崎遊学から江戸に戻った大槻玄沢は、天明八（一七八八）年に福知山藩主朽木昌綱の援助を得て『蘭学階梯』を刊行した。『蘭学事始』でも紹介されている本書は、自己の学習ノートをもとにした蘭学の入門書で、これにより触発され蘭学学習を志すものも少なくなかった。そのひとりが、わが国最初の蘭和辞典の編纂者とされる稲村三伯（一七五八～一八一一）である。

稲村三伯は宝暦八（一七五八）年に、鳥取川端に住む町医者松井如水の次男として生まれた。明和七（一七七〇）年、医業を学ぶために入門していた医官稲村三杏の養子（嗣子）となり、安永五（一七七六）年に養父の勧めにより九州福岡の亀井南溟の医学館に遊学した。南溟は古医方の吉益東洞（よしますとうどう）の門下生で、儒学は荻生徂徠の学統に学び、さらに医学については永富独嘯庵にも学んだ。三伯も、杉田玄白ら多くの蘭学者が学んだ徂徠学により言葉に関する基礎的修練を経て蘭学を志向するようになったと推察される。『蘭学事始』によると、「因州侯の医師稲村三伯といふ男あり。其の国にて蘭学階梯をみて憤発して江戸へ下り、玄沢が門をたたき、此の業を学び、後に彼（かの）『ハルマ』といふ人著せる言辞の書を石井恒右衛門に依りて訳を受け、十三巻といふ和語解約の書を編ぜり」とある。三伯は寛政三（一七九一）年一一月、藩に江戸遊学を願い出て許され、翌春大槻玄沢の門人となった。

三伯は寛政六（一七九四）年の大槻玄沢宅芝蘭堂で開催された新元会に出席した。新元会の図（二七九頁、図24）に描かれた二九名のどの人物かは定かでないが、漢詩を示したことで知られる。「偶読荷蘭万国図　始知散粟五州殊　寧為西笠駄経客　敢擬東周問礼徒」の七言絶句で「偶々オランダ製の万国地図を読む機会を得て（『蘭学階梯』のこと）、初めて五大州が粟粒のように散在して異なることを知った。ただ単に西洋の学問をお経のように訳もわからず唱える人々ではなく、あえて東洋の学問（儒教）を忠実に学習する礼儀正しい学徒を真似よう」といった意味にとれる。江戸には軽佻浮薄な蘭学学徒の多い現状を皮肉っているという。やがて、寛政一〇（一七九八）年の「蘭学者相撲見立番付」（二五六頁、図17）で三伯は東関脇の地位に名を記されることになる。大関が最高位の時代である。

蘭和辞典『波留麻和解』の誕生

稲村三伯は師の玄沢にオランダ語学習のための辞書の翻訳編纂を願ったという。しかし、かつて長崎通詞の西善三郎がマリンの『蘭仏辞典』をもとに辞書づくりに着手し、前野良沢が引き継いでも完成しないままであることを知っていた玄沢は、多忙と浅学を理由に辞書の翻訳を断った。ただし、玄沢も辞書の重要性は熟知し

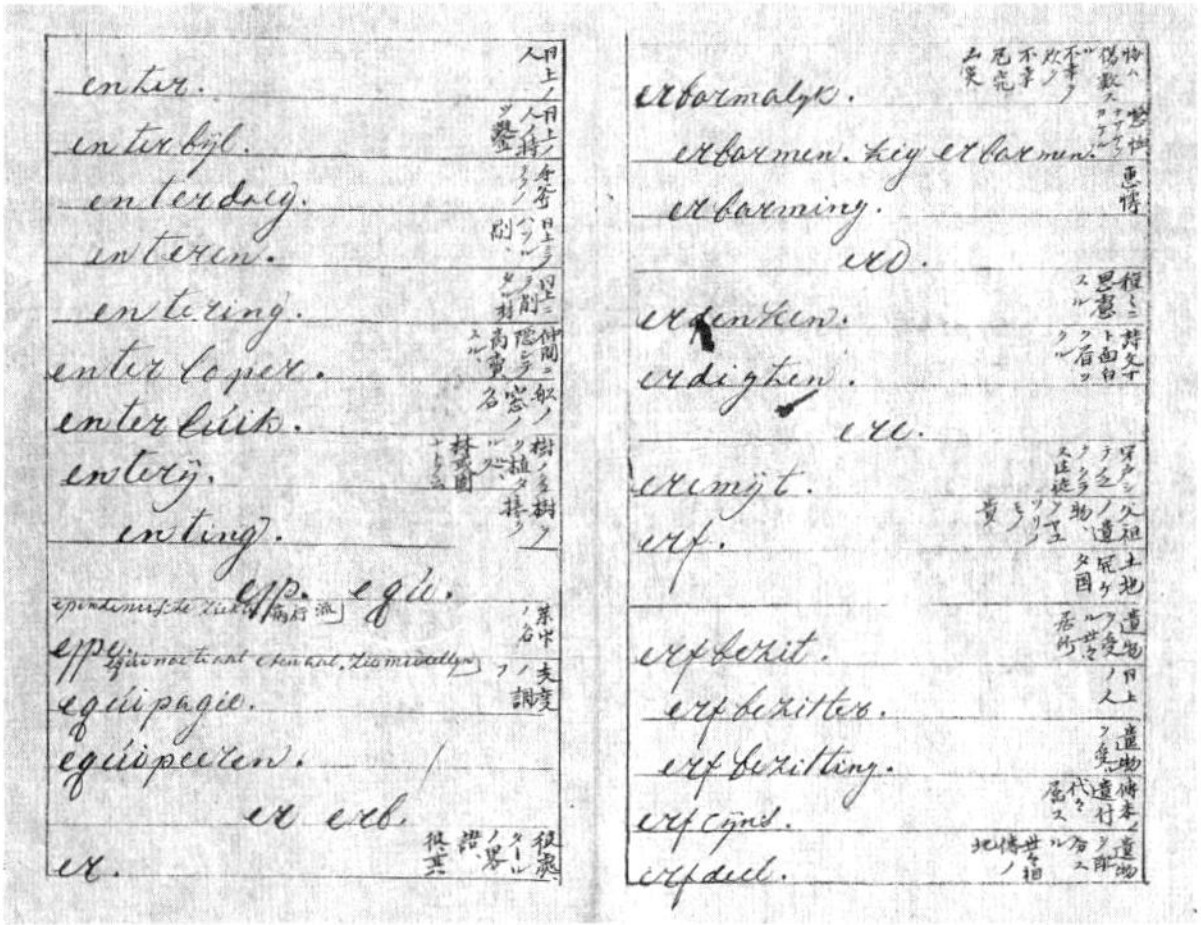

図 27　ハルマ辞書　（国立国会図書館デジタルコレクション）
稲村三伯の『波留麻和解』を書写したもので、高野長英書写と伝えられる。

ていた。執拗な三伯の性格であれば、根気強く継続できると見込んだのであろう。朋友である石井庄助（恒右衛門）が、長崎通詞時代に西の作業を継ぐ意志のあることを知っていたので、三伯を石井に紹介した。こうして辞書づくりがスタートし、宇田川玄随（一七五六～九八）、その跡継ぎとなる宇田川玄真（（榛斎）安岡玄真、一七七〇～一八三五）が加わり、宇田川玄随門下の岡田甫説らの協力も得て、強力な辞書編纂チームが結成されていった。

彼らはマリンの辞典に加え、フランソワ・ハルマ（François Halma）の『蘭仏辞典』（Woordenboek der Nederduitsche en Fransche Taalen, アムステルダム、一七二九）を主要な原典として、さらに後に第三の資料として、これもアムステルダムで出版されたハンノット（S. Hannot）の『新蘭羅辞典』（Nieuw Woodenboek der Nederlandsche en Latynsche Taalen）をも参考にしたという。ハルマの原書を玄沢から借り受けた三伯はオランダ語の説明文を写筆して、寛政四（一七九二）年、松平定信に同行して白河に向かう石井に託して翻訳を依頼した。翌年、江戸に戻った石井は三伯にオランダ語対訳の十二万語を渡したという。その中から必要な語句を抜き出し、各語の横に日本語の訓釈を記載した。この作業には三伯と宇田川玄真が取り組んだ。こうして約五年を経て、八万余語の訳語を得ることができた。寛政八（一七九六）年二月、三十余部を印刷して仲間内で配与した。表題はオランダ語のみで、日本語の表題がなかったので辞書の名称が一定せず、初めは『波留麻和解』といわれたが、後述する『ドゥーフ・ハルマ』を「長崎ハルマ」とよぶのに対して「江戸ハルマ」といわれるようになった（**図27**）。

『波留麻和解』の訳語には長崎通詞のオランダ語学習蓄積が反映されている。例として、philosoophを「硯学」と訳しているが、今日の「哲学」に勝るとも劣らない熟語である。kus（英語のkiss）を「手ヲ握リ口ヲ吸フ礼」、すなわち単に肉欲的なものと解さず、挨拶、礼儀の一種として訳している。

「江戸ハルマ」の単語の翻訳のほとんどは長崎通詞であった石井庄助によるとされ、オランダ語の脇に和訳を記入し、活版において植字の作業に専念したのは若き宇田川玄真であった。本書の刊行においては多額の費用を要したはずであり、出版に際しては金銭面での援助はなく、それを工面したのが三伯であったと考えられる。

その後の稲村三伯こと海上随鷗

文化七（一八一〇）年二月、京都の蘭学者で海上随鷗（うながみずいおう）の弟子の藤林普山が『波留麻和解』から繁用される二万七千語を抽出して『訳鍵』という辞書を百部印刷出版した。八万余語の単語に和訳をつけたのは紛れもなく石井であることが本書に記されている。石井は前述の相撲見立番付（二五六頁、図17）では西大関である。東大関には宇田川玄真が座っている。

ここで、京都蘭学の祖とされる海上随鷗こそが、稲村三伯である。十三巻からなる膨大な辞書を世に出すには莫大な出版費用を必要としたはずである。費用の出所に関する資料はないが、兄弟が某藩の金銭に絡む重大事件を引き起こし、連座の罪を負うことになり、突如脱藩して江戸から姿を消した。まず、実母を伴って逃亡し、下総国海上郡（現、千葉県銚子市・旭市辺り）に潜み、医を開業した。そこで、海上随鷗と名乗ったわけである。その後も、現在の千葉県内を転々とし、文化三（一八〇六）年、稲毛村の百姓の娘と結婚して間もなく京都に移住したようである。三伯の一番弟子となる藤林普山が入門したのが文化三年五月とされることが根拠とされる。

こうした三伯のゆくえを大槻玄沢は個人的には知っていたと推察されている。追手の不安はほとんどなかったのであろう。千葉でも医業を営むことに加え、近隣だけでなく遠方からも多数の門弟を取り、蘭学を教授していた。蘭学の後進地域に三伯が移住したことは、蘭学の全国展開に寄与したことであろう。門弟の仲環（なかたまき）（中天游）に三伯の娘が嫁し、仲環の門弟から緒方洪庵が出ることになる。京都に定住した三伯は文化八（一八一一）年一月一六日に死没した。

藤林普山はわが国で初めてオランダ語の文法書『和蘭語法解』を文化一二（一八一五）年に翻訳公刊した。今日、オランダ語に由来する言葉は少なくないが、江戸時代後期のオランダ語は各地域で広く学習され、普及した。そのための道具としての辞書や文法書が生まれていた。普山は京都蘭学の祖、稲村三伯こと海上随鷗の門弟であるが、その経歴を十年ほどたどっていくと岐阜大垣の江馬蘭斎に入門していたという。蘭斎は前野良沢晩年の弟子である。すなわち、普山は大槻玄沢の孫弟子であり、前野良沢の孫弟子でもあることになる。当時は既に江戸以外でも蘭学を学ぶ場が拡大しつつあったということであろう。

なお、『和蘭語法解』の序文を馬場佐十郎が書いているが、実質的に本書は長崎通詞であった中野柳圃（りゅうほ）こと志筑忠雄（一七六〇～一八〇六）と、その弟子馬場佐十郎によるオランダ文法に関する著作に負うところが大であるという。高野長英は本書に学び、普山にもシーボルト事件での逃亡中に京都で会い、援助を受けたようであるが、師弟関係にはない。このように幕末には、師弟関係になくとも独学で知識を得た在村の蘭学者が多数出現し得る状況にあった。

長崎ハルマ『ドゥーフ・ハルマ』の誕生

いわゆる鎖国時代のわが国に先進国オランダが贈った最大の知的財宝は、長崎出島の商館長ドゥーフ（Hendrik Doeff, 一七七七〜一八三五）による蘭和辞典『ドゥーフ・ハルマ』の編纂であろう（**図28**）。本書は文化一三（一八一六）年に完成し、長崎に遊学した蘭学徒によって書写され、江戸にもたらされるや全国に広まり、蘭学塾における最重要辞書として活用された。宇田川玄真の塾、風雲堂に学んだ緒方洪庵が開設した大阪の適塾でも例外ではなかった。適塾で学んだ福沢諭吉は本書を「蘭学社会唯一の宝書と崇められ」と述べている。本書の写本の需要が多く、写本の作成は蘭学書生の生活費を生み出した。適塾の三畳間に置かれた一部のみの本書をめぐって二四時間生徒が入り浸り、奪い合い、徹夜の燈火をみない夜はなかったと長与専斉は述懐している。

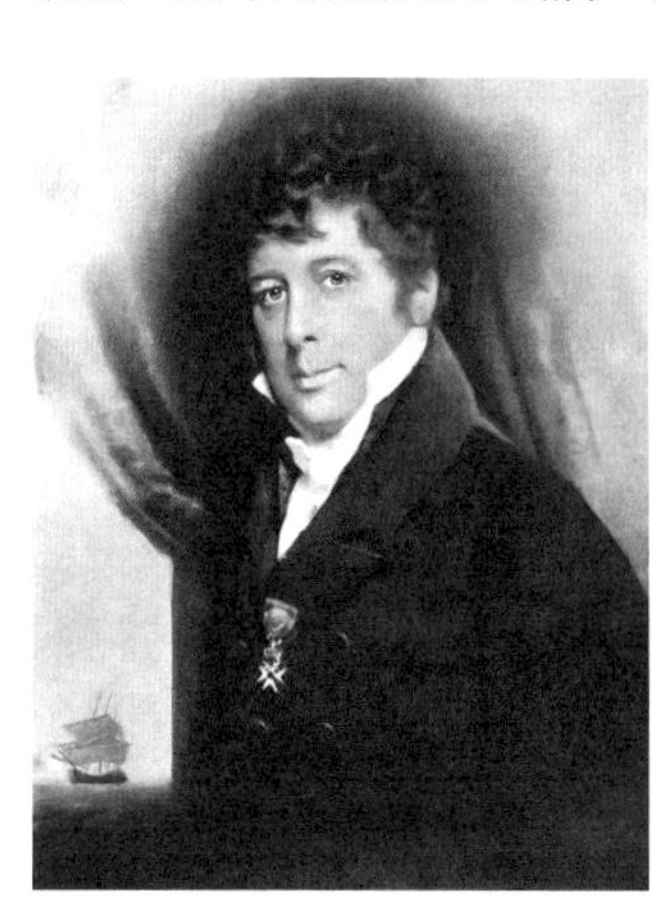

図28　ドゥーフの肖像
Hodges CH による1820年前後の作。

ドゥーフが商館の次席として着任したのは寛政一一（一七九九）年で、一時バタヴィアに戻ったが、一年足らずで再来日し、一八〇三年には商館長に就任した。その後、文化一四（一八一七）年に離日するまで約十九年間滞在した。この時期、オランダは一七九五年以来、フランスの統治下にあり、英国とも交戦状態にあった。幕府は出島のオランダ人を全面的に援助したことで、オランダ国旗は出島商館において掲げ続けられた。

こうした状況で､文化五（一八〇八）年八月一五日､突如英国船がオランダ国旗を掲げて長崎に不法侵入した。いわゆるフェートン号事件であり、長崎奉行松平康英は一連の責任をとって切腹した。この事件で、幕府はオランダ語のみでは外交不能と実感して翌年、蛮語世話役を設け、長崎通詞に英語・ロシア語兼修を命じた。そこで、当時荷倉役として出島にいたブロムホフから英語を学ぶこととなった。初めて、わが国で英語が公式に学習されることとなった。ロシア語は教授できるものがなく、当時のロシアではフランス語が外交上の通語であり、上流階級ではフランス語が必須であったことから、ドゥーフが通詞にフランス語を教えていた。

この頃、ドゥーフから語学を教授された馬場佐十郎は幕府の世界地図作成のため、語学力を評価され江戸によばれていた。ドゥーフは江戸参府の機には馬場を通じて江戸の蘭学者と知己となり、有力幕閣とも面識を得て、幕府からの信頼を獲得した。フェートン号事件の五年後にオランダ船二隻が現れたが、前任商館長のオランダ人を責任者として雇った英国による出島商館の支配を企図するものであった。相当に重大な事件であったが、異様さに気づいたドゥーフの深慮遠謀に馬場佐十郎の実兄為八郎が大いに協力して、このことを英国本国と幕府の双方ともへ極秘にしたまま一件落着させたという。

逆境にあったドゥーフは、日本人の厚意と援助に対する感謝の念が強く、時間的余裕ができたこともあって蘭和対訳辞典の編纂を企図した。着任して十年以上経過して日本語にもかなり自信をもてるようになっていた。文学的センスもあり、「春風やアマコマ走る帆かけ船」「稲妻のその手かりたし草枕」等の俳句も残している。彼は有能な通詞の協力を得て、複数の辞書の中からハルマの蘭仏辞典（前述の第二版）を手引書として一八〇九年頃から辞書つくりに着手し、文化一三（一八一六）年に完了した。これは単なる語彙集ではなく、品詞名を含めた本格的対訳辞書である。例文を通して聖書の文句はもとより西洋の思想、文化が表現されている。また、言文一致スタイルで訳され、この様式は明治期の言文一致体、「である調」を生み出すことになったという。

当初、ドゥーフの個人的な仕事として始めた辞書つくりであったが、有能な通詞達のチームがつくられ、長崎だけでなく江戸の幕府高官の理解があり、出来上がり次第、逐次謄写して、すべてを幕府に献上せよという指示を受けるに至った。ある意味では国家的翻訳事業となったわけである。実は、オランダ人が日本語を習得することは禁じられており、辞書の内容をことごとく検閲することは不可能にせよ、明治以降の教科書規制の時代では考えられないほど自由な時代があったということである。

一八一五（文化一二）年、オランダはフランスから独立した。その二年後の一二月、ドゥーフはバタヴィアに向け日本を離れた。その後、船が難破する等九死に一生を得て本国に帰着できたのは一八一九年一〇月のことだった。彼の帰国後も辞書の補訂が続けられ、最終的には天保四（一八三三）年、日蘭両語で『和蘭辞書和解/Hollandsch en Japansch Woordenboek』と公的に命名され、完結した。

第六章　啓蒙主義の時代から和製漢語の創出へ

啓蒙主義時代の『養生訓』

江戸時代の天下泰平に向けて

戦国時代にキリスト教宣教師によってもたらされた活版印刷機は、伝統的な木版印刷技術と合わさり、江戸時代の出版文化を生み出した。優れた西洋の技術を積極的に導入し、古活字版印刷を試みてきた徳川家康は、大坂冬の陣〔慶長一九（一六一四）年〕直後に、『大坂物語』という仮名草子を出版し、徳川の世をアピールする政治宣伝を企図したという。それは、慶長五（一六〇〇）年の関ヶ原戦後の約十五年間の平和な時代を経て、再び戦乱となった大坂冬の陣の講和から一カ月以内に刊行され、戦の速報としての性格を有し、報道文学の最初の書籍とされる。この物語の記事により、家康が将軍になって、慶長八（一六〇三）年三月に最初に出した法令、郷村法令により直訴を奨励し、百姓の法的保護も規定していることがわかる。またその書き出しで、「天下を治め、国を保ち、家を安くする事は、文武をもっぱらにせずんば有（ある）べからず、静かなる世は文をもつてし、乱れたる国を武を以（もっ）て す」を実感することが多いと述べ、武の時代から文の時代への移行を暗示している。

寛永一七（一六四〇）年六月の北海道駒ケ岳の噴火における降灰の影響で津軽で大凶作を生じた頃から、全国的に異常気象が続き、西日本では島原の乱が終息した寛永一五（一六三八）年頃から九州一帯で牛の疫病による大量死を生じ、寛永一七年には中国地方から近畿地方へと広がる等、江戸時代四大飢饉の最初、寛永の大飢饉の兆候が認められていた。当時の大老酒井忠勝は国元の家老達からの報告に対して、百姓が飢餓に及ぶまで放置してきたことを叱責し、「米の三千石や五千石は、お前達三人の領地を没収してでも何とでもなる」とまで述べ、対応を指示した。この大飢饉では、寛永一二（一六三五）年に改訂された武家諸法度第十四条「国郡衰弊せしむべからざる事」に抵触する状況で、諸大名は領国での対応を迫られた。そこで、三代将軍家光による直接指揮のもと、幕府内に飢饉対策チームが組織された。この飢饉対策を通じて、戦国の世の軍事中心の統治思想から、「撫民仕置（しおき）」すなわち民政を基本とした統治思想、政治体制への転換が確立された。この間に、蔵米管理と米価問題に絡む不正処理の大疑獄事件で、武士身分を中心に六五名が浅草蔵の近所で処刑されたという。

寛永飢饉をひとつの契機として、幕藩領主は本格的に農政を展開し始め、百姓の訴訟や要求を反映させたさまざまな成文法が村に出されるようになり、村人もそうした行政文書を理解し、普及する識字教養を身につけていった。戦国時代から寺子屋をつくろうとする動向が民衆の間に普及し始め、領主の理解を求める行動が歴史資料で検出され、江戸時代に至ると、村公認の子ども手習い所が寺子屋として普及したようである。江戸時代初期には読み書きの能力と訴訟する能力が百姓に備わっていたわけである。寺子屋は、天下泰平の世を迎えて大量の失業武士が出現したことから、武士の教養を生かした転職のひとつの領域でもあった。

啓蒙主義時代の幕開け

五代将軍綱吉の時代における出来事で現代の歌舞伎や文芸でも盛んに取り上げられる大事件は、浅野家広島藩と上杉家米沢藩が自重した中で、元禄一五（一七〇二）年一二月に生じた赤穂浪士による吉良邸討ち入りである。また、伊達家仙台藩の内紛が表面化して、寛文一一（一六七一）年に大老酒井雅楽頭の屋敷で行われた審問で、家老原田甲斐の乱心事件が勃発した伊達騒動が決着したのも綱吉の時代であった。こうして外様大名

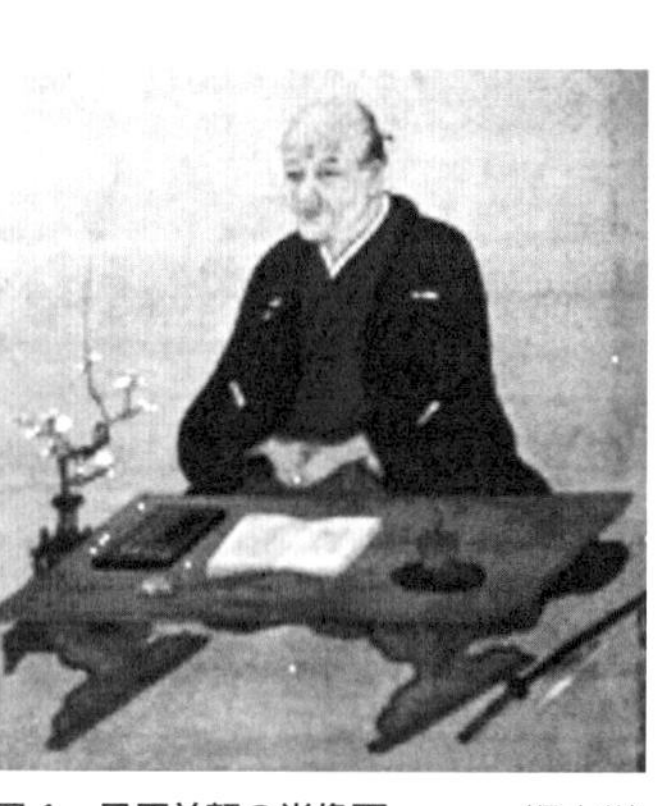

図1　貝原益軒の肖像画　（個人蔵）
狩野昌運筆、貝原益軒讃（元禄７年）より。

への改易（お家取り潰し）は抑制されるようになり、幕藩体制確立の仕上げかのごとく、将軍綱吉は譜代大名の改易を積極的に手掛け、以降の将軍の時代にはほとんど改易は行われなくなる。同時に朱子学を中心に学問を奨励し、指導者層としての武士の行動規範、倫理の徹底と、百姓を含めて台頭しつつある町人層への啓蒙を図った。すなわち、将軍綱吉とその前後将軍の時代は、啓蒙主義始まりの時代としてとらえることができる。

わが国の出版史では、一六三〇年代あたりから出版され始めた整版本（いわゆる木版印刷による本）が、十七世紀後半の寛文期から元禄期にかけて大きく発展した。これら書籍の購入者は、貴族、僧侶、武士等上層知識人から村落の上層階級や都市の商人層にまで拡大していた。書籍目録の分析研究によると、寛文一〇（一六七〇）年に三、八六六部であった書籍の目録掲載総数が元禄五（一六九二）年には七、八一一部に増加したという。領域別では、仏教書が一、六七七部から二、七九九部へ、儒教関係が二四七部から三五五部へ、漢詩文関係が一七七部から三四〇部へ、医学書は二四七部から四五〇部に増加している。こうした専門書とは別に、俳諧書は一三三部から六七六部へ、物語や芸能や地誌（旅行の）等和文の仮名書は一、〇二五部から二、四五六部へ増加し、文化人口の新たな拡大が明らかである。それは書肆（本屋）数の増加も意味する。その結果、海賊版等板権（版権）の問題を生じ、元禄七（一六九四）年には京都で本屋仲間が結成され、版権の確立が企図されるようになった。こうして急成長する本屋とともに、流行作家のような書き手にも変化がみられる。当時の書籍文化の発信元は、江戸ではなくいまだ京都、大阪の書肆が主であった。元禄期の流行作家として好色物の井原西鶴（一六四二～九三）と実用書の貝原益軒（一六三〇～一七一四）が挙げられる。

将軍綱吉が推奨した朱子学の「理」には事物を事物たらしめる個別の「理」と、それらを統括する究極の原理としての太極の「理」がある。前者においては、ある事象のひとつに集中して、その「理」を明らかにすること、すなわち「格物窮理（物にいたり理を窮める）」の学者と、それらをわかりやすく人々に伝えることを責務と感じて行動した学者が、この時代に出現した。後者の例として貝原益軒（**図1**）は「儒者は天下のこと、皆知るべし」と主張して、人々の日常生活に有用な「物理の学」「博物の学」こそ学問だと考え、中年以降に数多くの著作を行った。益軒は、書肆柳枝軒（りゅうしけん）（茨城屋小川多左衛門）と出会うことで、読者を意識した和文の平易な文体を目指し、啓蒙書の需要を満たし、元禄文化に象徴される出版業界の成長を背景に次々と著作を出版した。

宮崎安貞を世に出した貝原益軒

筑前福岡藩の儒者として貝原益軒は、藩主の参勤交代に伴って京都、大阪、江戸に赴くことが多く、そのときにはしばしば本屋の店先を回り、購入するだけでなく、さまざまな出版情報を収集した。帰国してからは、江戸や京阪の本屋へ手紙で注文し、上洛する藩士に頼んで希望の書物を探して送ってもらったりした。福岡城下にも本屋が存在するようになっていて、新刊書の注文もしているが、専門書は直接京阪で求めたようである。

宝永六（一七〇九）年の『大和本草』の出版では、益軒は弟子の竹田定直に入銀分で京都の出版社から入手できることを伝えている（**図2**）。入銀分とは書籍の出版費用でその著者負担分を著者が買い取る契約によるものである。当時の本書の値段は二八匁であるが、福岡の本屋では三十匁、入銀分の値段は二十匁（約三割引き）であった。通常、著者負担分は五十部が目安であった。元禄一一（一六九八）年に大阪の書肆が『頤生輯要（いせいしゅうよう）』の出版を引き受けるときの条件で、版下（清書原稿）を著者が準備し、入銀五十部といわれた。益軒には自分

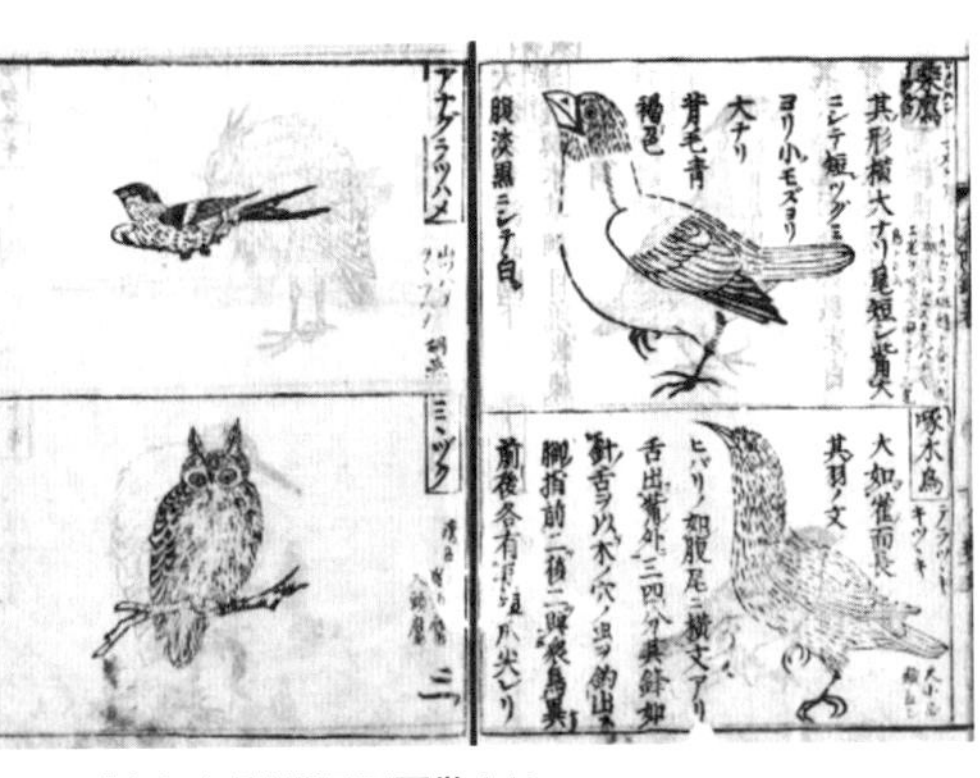

図2 『大和本草』諸品図下巻より
（国立国会図書館デジタルコレクション）
鳥の絵に説明が付されている。

で五十部を売りさばく確信がなかったので契約成立せず、正徳四（一七一四）年に京都の書肆から出版された。出版のたびに数十部を購入してくれる人々がいないとベストセラー作家も成り立たなかったということである。益軒は自分の知人名簿を作成し、「従学」として藩の上級家臣と儒者、医者等の門弟達で五八名が記されていた。また「旧識」として京都・大阪・江戸も含めて他藩の家臣、牢人、城下町や三都の町人・商人、村落の庄屋層、神主、医師等広範囲に数百名の氏名が記されていたという。益軒の著作はすべて買うといった熱烈な愛読者も多数いたようである。

元禄一〇（一六九七）年、日本最初の農学書である宮崎安貞（一六二三〜九七）の『農業全書』が出版された。知識や教養、娯楽のためでなく、農民のための実用書が刊行された画期的な出来事である。宮崎安貞は二五歳のときに福岡藩に二百石で採用されたが、三五歳の頃に福岡藩を致仕（辞職）し、以後四十年間知行地であった筑前国女原村（現、福岡市西区）に隠居して農業に従事した。『農業全書』は中国の『農政全書』等中国農書との対照、自ら諸国を旅して老農から聴取したこと、自らの農耕体験と実験、これらに基づいて農業技術のより一般的で普遍的な技術と知識をまとめたものである。凡例で、「人倫の道を説く書は多い。しかし、農術を教える書はない。学問に従事するものは、自分の家業ではないので、農業を教えることができない。この泰平の世にあって、政治はしっかりしていても農業がはかどらないのは農学書がないからであり、農民のために出版する」こと、さらに農業においても「致知と力行」すなわち知識と経験の両方が必要であると述べている（図3）。本書は、彼の最晩年の七五歳時に、貝原益軒の斡旋によって京都の書肆柳枝軒から出版された。

益軒と安貞の交流は、寛文元（一六六一）年五月、福岡藩京都屋敷に滞在中の益軒を伊勢に旅行途中の安貞が訪ねた頃からとされ、益軒が福岡にいるときには数カ月おきに往来し、安貞が来るときには近隣の庄屋層を伴い、益軒が訪れるときには兄の楽軒を伴う等して語り明かしたようである。安貞が四十年をかけて整理した農業技術を体系化させたのは、益軒の儒学知識との交流による「致知と力行」の統合があってのことである。日々の農耕で農学の視点から技術を引き出せたのは、農民ではない牢人武士のスタンスであったと考察される。京都の書肆柳枝軒にとって、無名著者による全十巻には不安があったはずである。益軒は自ら叙を寄せ、兄の楽軒に附録第十一巻を加筆させ、甥には後序を書かせ、『大日本史』編纂への協力を通じて知り合った水戸藩士を通じて徳川光圀の推薦をもらう等苦心した。

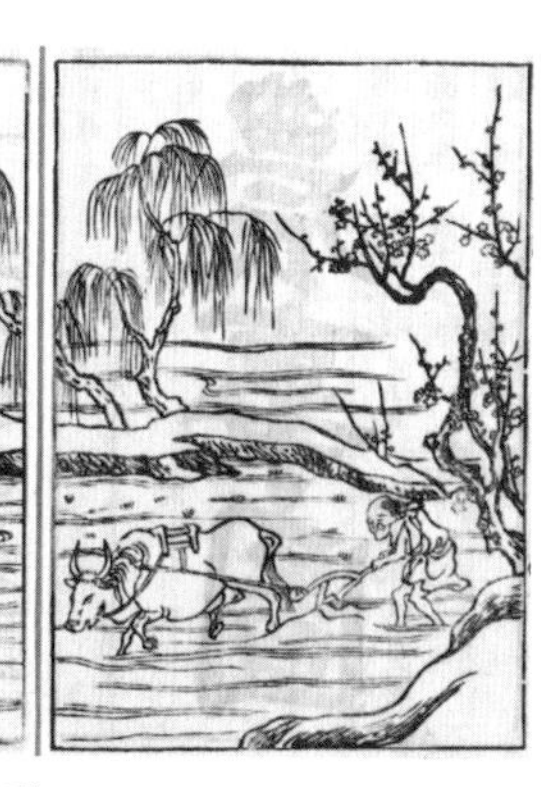

図3『農業全書』より「農事図」
（国立国会図書館デジタルコレクション）

本書の叙で益軒は、「聖人の政治は教・養の二点にあり、その順序は養が先である。すなわち、裕福にした後に教育であり、先ず人々に満足いくまで食べさせる農業が政治の基本である」と述べている。だから正確な農業技術の知識を普及させるために安貞が本書を執筆・刊行したのであり、将来、知見が拡大し、より正確で詳細な知識が得られたなら補訂版をつくることを益軒は願い、それが「民の益」になるからと明記した。そこには、日々に進歩発展してこその実用の学（実学）だという信念があり、知識は公開され共有されることで進歩発展が促されるという確信があり、そのさきがけを意図した学者の自負を感じさせる。

貝原益軒の思想

益軒が『養生訓』を執筆したのは八三歳の正徳三（一七一三）年正月、『和俗童子訓』は八〇歳、宝永七（一七一〇）年のときであり、いずれも高齢になってからの執筆である。後者の巻之五は後人の手で改修され『女大学』の書名で広く普及した。両書とも、今日に至る日本人の行動様式に多大な影響を及ぼしているように思える。益軒の経歴は、三六歳の寛文五（一六六五）年に黒田藩士として福岡に呼び戻されるまで、波乱変転に満ちたものであったという。

益軒の思想の中心にあるものは、天地の働きは「生命を生み育てる」ことで、その天地の働きに感謝し、節制して長生きをして知見を広め、人としての生を「楽しみ」和らいで天寿を全うすべきだという信念である。『養生訓』には、「長生すれば、楽（たのしみ）多く益多し。日々にいまだ知らざる事をしり、月々にいまだ能（よく）せざる事をよくす。この故に学問の長進する事も、知識の明達なる事も、長生せざれば得がたし」とある。

天地の「生物」の働きを知ることは、よりよく（楽しく）生きるために必要であり、そこから『大和本草』や『養生訓』等の実学書が著された。一三六〇余種の「草木禽獣魚介金石」が図を伴って紹介された『大和本草』は、明の李時珍の書『本草綱目』に倣ったもので、益軒七八歳のときに執筆されている。漢文で書かれた自序において益軒は、「この書が古代の聖人の『開物成務』（『易経』の言葉で、人々の知識を開き事業を達成させること）を継ぐもので、かつては不明であったことや調査が届かなかったことも時代とともに明らかになっていることから、それを正しく紹介することが『民生日用』のためである。中国とわが国では『草木禽獣魚介金石』の様態が異なることから、それらをわが国に合わせ正しく記述することが必要」だと述べている。本草学

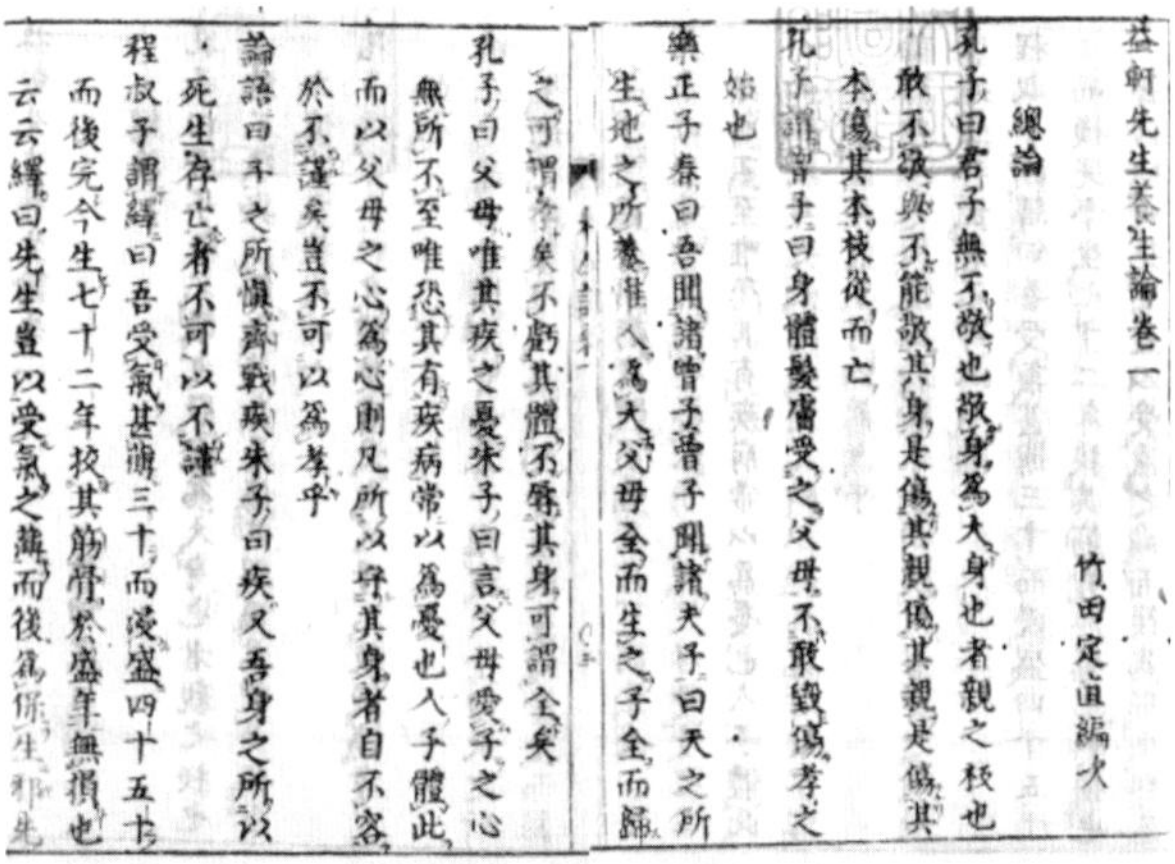
益軒先生養生論巻一
竹田定直編次
總論
孔子曰君子無不敬也敬身為大身也者親之枝也
敢不敬與不能敬其身是傷其親傷其親是傷其
本傷其本枝從而亡
孔子謂曾子曰身體髮膚受之父母不敢毀傷孝之
始也
樂正子春曰吾聞諸曾子曾子聞諸夫子曰天之所
生地之所養惟人為大父母全而生之子全而歸
之可謂孝矣不虧其體不辱其身可謂全矣
孔子曰父母唯其疾之憂朱子曰言父母愛子之心
無所不至唯恐其有疾病常以為憂也人子體此
而以父母之心為心則凡所以守其身者自不容
於不謹矣豈不可以為孝乎
論語曰子之所慎齊戦疾朱子曰疾又吾身之所以
死生存亡者不可以不謹
程叔子謂繹曰吾受氣甚薄三十而浸盛四十五十
而後完今生七十二年校其筋骨於盛年無損也
云云繹曰先生豈以受氣之薄而後為保生邪先

図４　貝原益軒『頤生輯要』より　（国立国会図書館デジタルコレクション）
「孔子曰く」で始まるように中国の養生に関する文献を幅広く参照して、『養生訓』の30年前に執筆された。

では不正確な記述や先入見にとらわれた判断等が日常業務で直ちに失敗をもたらすから、まず確実さ（的実）が求められた。現物に即した知識、すなわち実学（実用の学）の精神がそこにある。

益軒は『養生訓』の執筆に先立つこと三十年前の天和二（一六八二）年に、『頤生輯要』五巻を漢文で執筆していた（**図４**）。藩の儒学第一人者として、儒教朱子学の経典である四書五経はもとより、中国の伝統医薬学書、中国の養生に関する文献を幅広く参照、引用して編集した書物である。道教に関連した書籍からの引用も多い。目次立ては『養生訓』と極めて類似している。前述のごとく、京都の書肆から出版されたのも『養生訓』と同時期である。そして、『養生訓』の後記には、「愚生、昔わかくして書をよみし時、群書の内、養生の術を説ける古語をあつめて、門客にさずけ、其の門類をわかたしむ。名づけて頤生輯要と云。養生に志あらん人は、考がへ見給ふべし。ここにしるせしは、其要をとれる也」とある。この三十年間の日常活動において、実用の書は広く庶民の啓蒙に資するものであるべきと考えるに至った結果が反映されている。

貝原益軒の「養生」の概念

「養生」の語は孟子や荘子にみえ、中国では道教によって不老長寿のための術として発展した。『荘子』内篇第三が「養生主篇」であり、そこでの養生主とは「生を養う根本の道、すなわち人間がこの現実の世界における自己の生を全うするためにはいかにすべきかの根本原理」という意味である。しかし、益軒のいう「養生」は独特である。自分の身体は「父母の残せる身」、「天地のみたまもの」で、その身の生命を長く保つことは親孝行の基本である。すなわち長寿こそ幸福の第一であり、このことは『尚書』（『書経』の別名）に書かれている。健康であるためには、「喜び」「楽しみ」がなければならない、と述べる。あれこれ悩み、悶々鬱々とした毎日を過ごすことや、肉体を穢れとみて荒行修行に励むことでは楽しくないであろう。

ただし、「健康」の概念はいまだなく、生命の原動力として「気」が想定され、それは活力源としてのエネルギーのようなものである。気が損なわれた状態は、すなわち「気を病む」こと「病気」である。全身に気が充実してみえる状態は「元気」である。

この「喜び」、「楽しみ」の本質について、益軒は楽しむべきことは三つあり（人生の三楽）、その第一は「身に道を行い、ひが事なくして善を楽しむ」ことだとする。善行を楽しむことで心の平安がもたらされ、すべての長寿につながる元気の出発点はそこにある。そのうえで、「聖人は未病を治す」、「養生の道は、病なき時つつしむにあり」という予防の観点から、風・寒・暑・湿の「外邪」と、酒食・好色の「内欲」を巡って細かな注意が与えられ、病気にならない工夫が説かれていく。特に強調されるのは適度の歩行に代表される身体活動と適切な食事と平常心である。今日の「養生」が、主に病後の体力回復についていわれるのと異なることに注目される。

また、中国古代に発する「養生」は「摂生」、「貴生」、「全生」という言葉でも表現され、現代的な個人の衛生にも通じる。しかし、神秘主義の時代にあって、医学の目的は「未病を治す」ことを至上とするに至り、既に疾病を発したものを対象とする実地医療の技術を見下して「医は小技」と蔑視する結果を招いた。東洋の伝統医学では、実用の学から科学的展開を生むには至らなかった。

日本学として庶民に浸透した国学の広がり

国学の勃興

蘭学は西洋の科学知識と技術を主とした学問として『解体新書』の刊行を契機に急展開したかのごとくであるが、戦国時代のキリスト教宣教師の活動とともに土木、治水、建築、鉱山開発、天文地理、航海術等が導入され、そのための語学学習にも関心がもたれるようになっていた。禁教政策の強化により、洋学は沈滞したかにみえても、オランダ商館を窓口にした直接の接触以上に漢語すなわち中国語に翻訳刊行された書籍を通じて、洋学は南蛮学あるいは紅毛学として継続された。特に学問を振興奨励した五代将軍綱吉の時代に漢語書籍を介して実用の学として洋学にも関心が高まった。同じ頃に国学が芽生えた。

科学の時代である現代からみると、江戸時代の洋学あるいは蘭学に関する歴史学分野での研究や評価は一見華やかにみえるが、儒学や国学に比べると、問題として取り上げられる機会は乏しい。現代の日本社会における影響の大きさからみても歴史学の分野では国学に関する研究と評価が優位であるのは当然である。さらに、ケンペルがみた将軍綱吉の時代の日本的儒教の展開において、宗教としては仏教と神道に圧倒され、倫理学、特に武士の生活規範の学問としての変容を強制されたようである。

国学は、江戸時代前期の和歌を中心とした文学の革新運動から興ったとされる。それまでの和歌の解釈は朝廷貴族の秘伝として伝承され、その権威は有職故実（ゆうそくこじつ）（公家や武家の儀礼行事上の法式）の学問によって守られてきた。こうした伝統に対して、知識の公開と相互批判（師弟であれ、同輩であれ）を重んじながら、古典に立ち返り、文献の正確な解読により、日本古来の精神を明らかにしようとしたのが国学である。国学が多面的に急成長し普及したのは、蘭学が隆盛を迎える時期に並行して勃興したナショナリズムの胎動期でもあり、主題としての日本と国粋主義が強く意識されている。比較的近年まで、日本史が国史で、日本文学が国文学であり、今でも日本語が国語であるように、国学は日本学である。したがって、国語学、歌道を含む国文学、国史学、地誌学、有職故実、神学まで幅広い範囲を扱う学問が国学である。

キリスト教を消去した洋学は天地創造から社会秩序への議論を封印し、蘭（蛮）書和解御用の設置を機として、私学から公学としての性格を強め、民生的なものから国防軍事的なものへ重点が移っていく。一方で、日本列島における仏教、儒教、さらにはキリスト教の教義を振り返りながらの国学は国家神道を確立する原動力となり、徳川政権打倒の思想を強化することになる。しかし、医学にみられるように実用の学として蘭学が普及しつつあり、実用技術の導入と国学とは矛盾するものではなかった。近代医学に近い系譜で、箕作阮甫、青山胤通、戸塚環海らの医師も国学を学んでいたという。

本居宣長の医学修業と国学

国学の先駆者とされる契沖（一六四〇～一七〇一）は真言宗の僧侶で、徳川光圀の依頼を受けて万葉集の注釈書『万葉代匠記』を著した。その中で、万葉集を読むには現代人の心ではなく昔の人の心になって読むべきという時間的隔たりを踏まえた方法論的自覚を促した。少し遅れて、京都伏見稲荷の神職の子であった荷田春満（一六六九～一七三六）は、当時は衰退していた「神皇の教」を復興しようとして、幕府は和学の学校を京都に創設すべきと主張し、古語を理解できなければ古典を理解することはできないと論じた。次いで、荷田

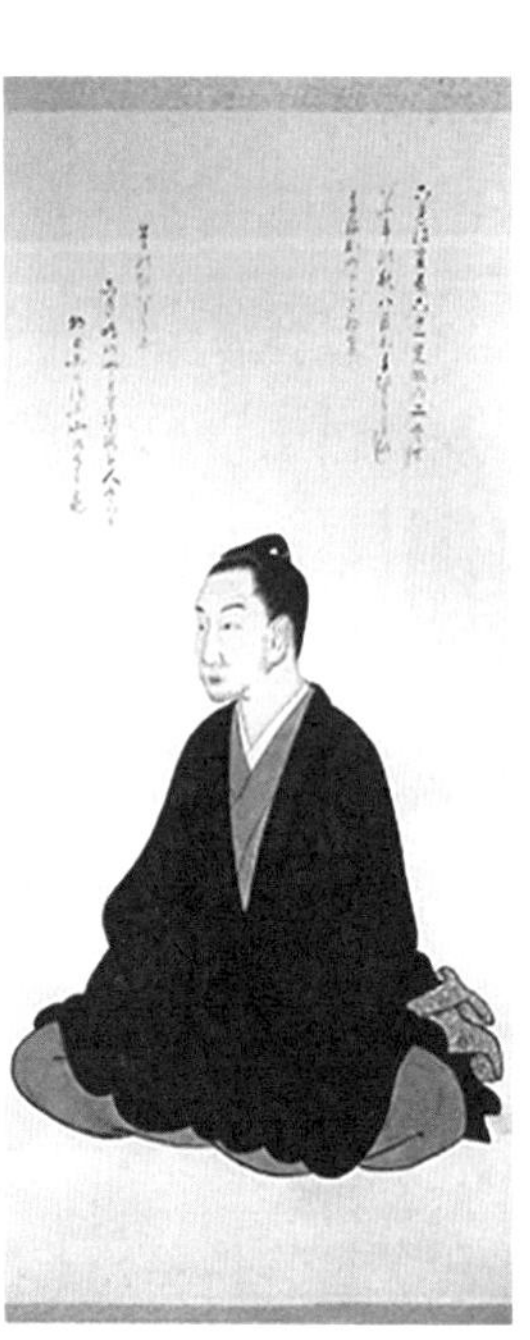

図5　本居宣長六十一歳自画自賛　（本居宣長記念館蔵）
賛文には、「これは宣長六十一寛政の二とせといふ年の秋八月に手づからうつしたるおのかかたなり、筆のついてに、しき嶋のやまとこころをひとととはは朝日ににほふ山桜かな」とある。

春満に学んだ賀茂真淵（一六九七～一七六九）も神職の子であったが、江戸に出て田安宗武（松平定信の父）に仕え、日本語の語音の美しさと語意の豊かさを論じ、和歌の政治的効用を説くとともに、万葉集の素朴で力強い「ますらおの手ぶり」を日本精神として賛美した。古代の和歌を考察し、讃美することで日本人意識が高まり、国学の素地が広がり、やがて国学の大成者として本居宣長（一七三〇～一八〇一）が活躍する（**図5**）。

宣長は伊勢松阪の木綿商を営む商家に生まれたが、商才のないことを自覚したため母に相談して、十分な経済的支援を得て、医学修行のため京都に出た。京都では医学書を読解するため、初めに儒学を堀景山（一六八八～一七五七）について学んだ。景山は朱子学の家に生まれたが、荻生徂徠の主張に学ぶことが多く、徂徠の古文辞学を支持した。文明は古代中国に生まれたが、現代では古代中国の風俗も文物も失われ、古文辞学の趣旨は、文明を理解するために古代文献（六経、すなわち易・書・詩・礼・春秋・楽）や論語を当時の言語に則して学ぶべきというものである。それはわが国の古代や王朝文献を文字に則して読むことにもつながる。宣長は京都で契沖の一門にも学んだ。松阪に戻ってからは開業医として、余裕をもって生活しながら『源氏物語』や『伊勢物語』を読んでいたが、賀茂真淵の勧めで『古事記』の注釈に着手した。『古事記』は当時は解読困難とされたが、三五年を費やして『古事記伝』として完成させた。この宣長が最も影響を受け、しっかりと身につけたのは堀景山のもとで学んだ徂徠の方法論である。

宣長は『源氏物語』にみられる「もののあわれ」というわが国固有の情緒を文学の本質であると主張し、わが国古代からの精神を「やまと魂」として讃美した。そして、外来の儒教を自然に反するものとして批判し、中華文明を尊重した徂徠をも批判した。したがって、天および天命については否定した。『源氏物語』は、その内容から淫乱の書であり、最終的には仏教的な因果応報で解釈されてきたことに対して、「もののあわれ」を第一義とすることで価値観の逆転をもたらした。

そして、『古事記』や『日本書紀』の伝える神々の物語は、単に日本国の誕生を説くものではなく、天地の生成と秩序を明らかにしていると主張し、「天照大御神の御生坐る(みあれませる)御国(みくに)」であるわが国を「皇国」とよび、外国である「異国」との差異を強調していく。さらに、徳川将軍の権力の正統性について論じ、天照大御神の配慮により朝廷に委任され、朝廷からの委任によって将軍も大名も政治権力を執行しているとする「委任」論を展開した。

開業医としての宣長と「もののあわれ」

宣長は宝暦二（一七五二）年、堀景山に入門し、その翌年からは堀元厚に入門し医学を学んだ。堀元厚は、折衷派の曲直瀬玄朔(まなせげんさく)の系列で、いわゆる後世家別派に属する医師である。宣長は元厚から医学古典を学び内科医として修練を積んだが、元厚が宝暦四（一七五四）年に死去した後は小児科医として有名な武川幸順に師事した。宝暦七（一七五七）年九月に堀景山が死去したのを機に、一〇月に松阪に帰郷し、翌日から直ちに自宅で開業した。

気候が健康状態に影響することは明らかで、寒冷気候を背景として漢代に張仲景により狭義の傷寒病への対応が記された医書が『傷寒論』である。病気と天気は密接に関連すると考えたことから、宣長の日記に即して開業した宝暦七年以降の気候を知ることができる。それによると宝暦一二（一七六二）年以降、寒気と天候不順が目立つようになり、旱魃、大雨、大雪等の記述とともに、関連した疫病を疑わせる記述がある。明和年間（一七六四～七一）以降は毎年のように異常気象に伴う災害と疫病の流行が起こり、天明期（一七八一～八九）に入ると一層異常気象と疫病の流行が目立つ。天明三（一七八三）年の浅間山の大噴火についても克明に記載されている。田沼時代が終わっても、気候の変動や異常気象が消滅するわけではない。疫病の流行で多くの死者を生じる状況で医師としての無力感を味わい、その日常で「思いやりの心」で接することの大切さも「もののあわれ」に通じるものであろう。

宣長は、伝統医学の折衷派の流れを汲み「気」を重視する立場にあったとされる。古方派の吉益東洞（よしますとうどう）や山脇（やまわき）東洋（とうよう）らに共感することはなく、山脇東洋の人体解剖観察に基づく『蔵志』の意義を否定していた。実証主義的「古方」学派を含め西洋近代科学の思想と手法には拒否的であったということだろう。蘭方に関しては前野良沢とのやり取りで、病を治すのは薬ではなく「気」だと述べているという。また、当時の一般的職業観から、医師という職業に対する宣長のスタンスは「医師は、男子本懐の仕事ではない」というものであった。

没後の本居宣長を師と仰いだ平田篤胤

宣長の思想と学問は、古代考証学、国語学、和歌学へと発展したが、宣長の没後に門人を名乗った平田篤胤（ひらたあつたね）（一七七六～一八四三）によって神学としても発展することになる。平田篤胤は秋田藩士大和田清兵衛の四男として生まれたが、二十歳頃に秋田を出奔して、寛政一二（一八〇〇）年に江戸在住の備中松山藩士の兵学者平田家の養子になり、医師と称して板倉藩に仕官するまでの前半生については不詳のことが多い。後に本居宣長の長子で国語学者として業績を残した本居春庭（一七六三～一八二八）に入門し、夢の中で対面した宣長の弟子と称するが、こうした経緯についても教祖らしく不詳である（**図6**）。江戸で、独自の宗教的世界観を湛えた国学を唱え、天保一二（一八四一）年には幕府によって国許秋田への帰還と新たな著述の刊行停止を命じられた。

篤胤は人間の霊魂の救済を論じた『霊能真柱』（一八一二）で独自の宇宙論を展開した。宣長の門人服部中庸（一七五六～一八二四）が著し、宣長も採用した『三大考』、すなわち神々の計らいによる「天（あめ）・地（つち）・泉（よみ）」（三大世界）の成立過程を説明する宇宙論から出発したが、篤胤は産霊（むすび）の神による国を「うむ」作業を国を「つくる」作業に転化させ、天地創造の神として産霊の神を理解する。聖書の「創世記」が連想される。『霊能真柱』にはイザナギ・イザナミを「阿陀牟（アダム）」と「延波（エバ）」に擬したような例も認められるという。篤胤はキリスト教に関して、ハビアンの『破提宇子』だけでなく、マテオ・リッチによるキリスト教の教理をめぐる対談集を熟読したノート『本教外篇』を残している。天は否定するが創造主の概念は採用したということであろう。

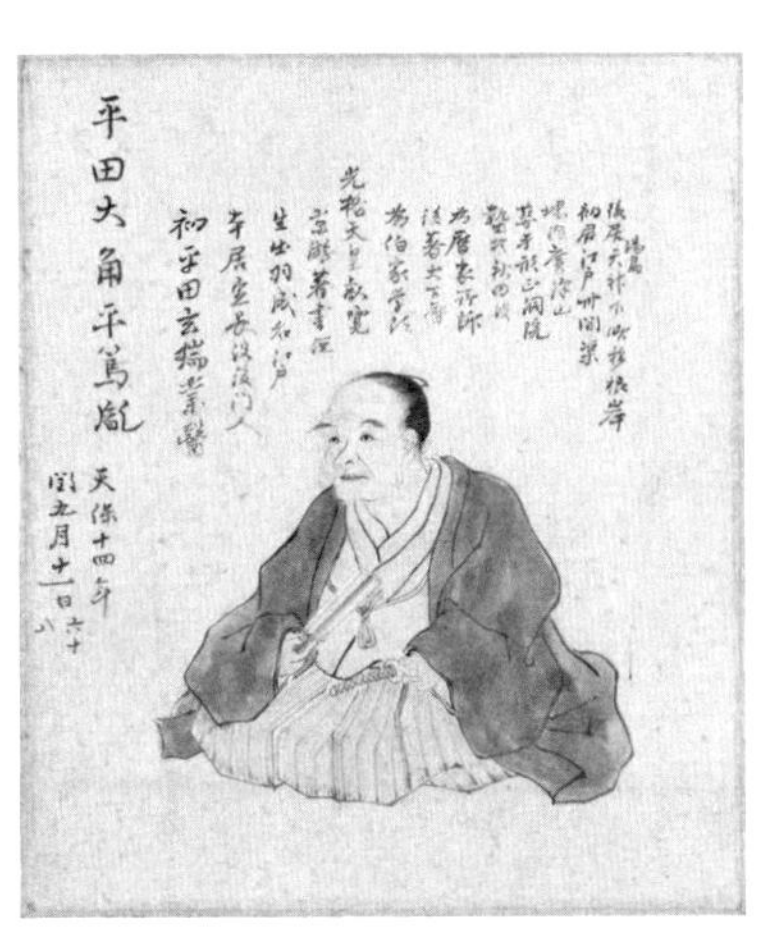

図6　平田篤胤の肖像画（栗原信充自筆）
（国立国会図書館デジタルコレクション）

神道は、歴史的にそのときどきの有力な宗教と習合してきた。記紀（『古事記』と『日本書紀』）の宇宙論は道教の影響下に構想され、本地垂迹説、吉田神道を経て、江戸時代初期には山崎闇斎（一六一八～八二）によって儒教を借用した垂加神道が唱えられた。本居宣長、服部中庸は『古事記』に立ち帰ることで仏教や儒教から神道の自立を図り、元禄期（一六八八～一七〇三）より普及し始めたヨーロッパの天文学を摂取して新しい宇宙論を構想したが、篤胤はキリスト教を借用して、より体系化した神学の宇宙論を展開した。地動説は既に常識となり、篤胤は太陽と月と大地の生成を論じる中で、「地は大空に漂い、日について廻るものである」と述べた。さらに、大地が動く地動説は記紀の神話に含まれ、西洋の説がわが国の説に似ていたと主張した。

宇宙論として『三大考』は多くの知識人が取り上げたことから、篤胤の説明は「珍説古今に類なし。その知及ぶべし、その愚及ぶべからず」と辛辣に批判されたが、篤胤も反論し、負けていなかった。四七歳で篤胤の門人となった佐藤信淵（のぶひろ）は十六歳から宇田川玄随に入門して蘭学を学び、天文地理に興味を示し、農政や海防の書をあらわしていた。信淵にとって地動説は明白で、平田神学における「つくる」型の天地創生論を補強する役割を果たした。

以上は平田神学の一面であり、「天・地・泉」の生成と構造を知ることで初めて生死の意味を知ることができるが、それができるのはわが国だけに「古伝」が残っているからであるとした。ここから極端な日本中心主義へと拡大していったが、その思想が複合的で多様性であることから、在村・地域の名主等知識人に門人を増やすことを可能にし、多くの著作が生まれた。庶民の世俗生活において、人は誰でも皇祖天神（あまつみおやがみ）から産霊の力を分与されて生まれていて、職業や家庭生活において、その力を発揮せねばならないといった思想を生み、夫婦和合して多くの元気な子を産み育てることが神々の意図に沿うとした。地域社会の抱える問題に取り組む人々が現実に向き合う立場を構築する営みと結びつくことで、国学としての神学も浸透したようである。

只野真葛こと工藤平助の娘、あや子

国学のすそ野は幅広く、興味は尽きないが、女性史研究で特筆され、太平洋戦争後に多くの研究書により脚光を浴びた只野真葛（ただのまくず）（一七六三〜一八二五）は江戸時代後期の国学者・歌人に分類される。父は医師で蘭学者

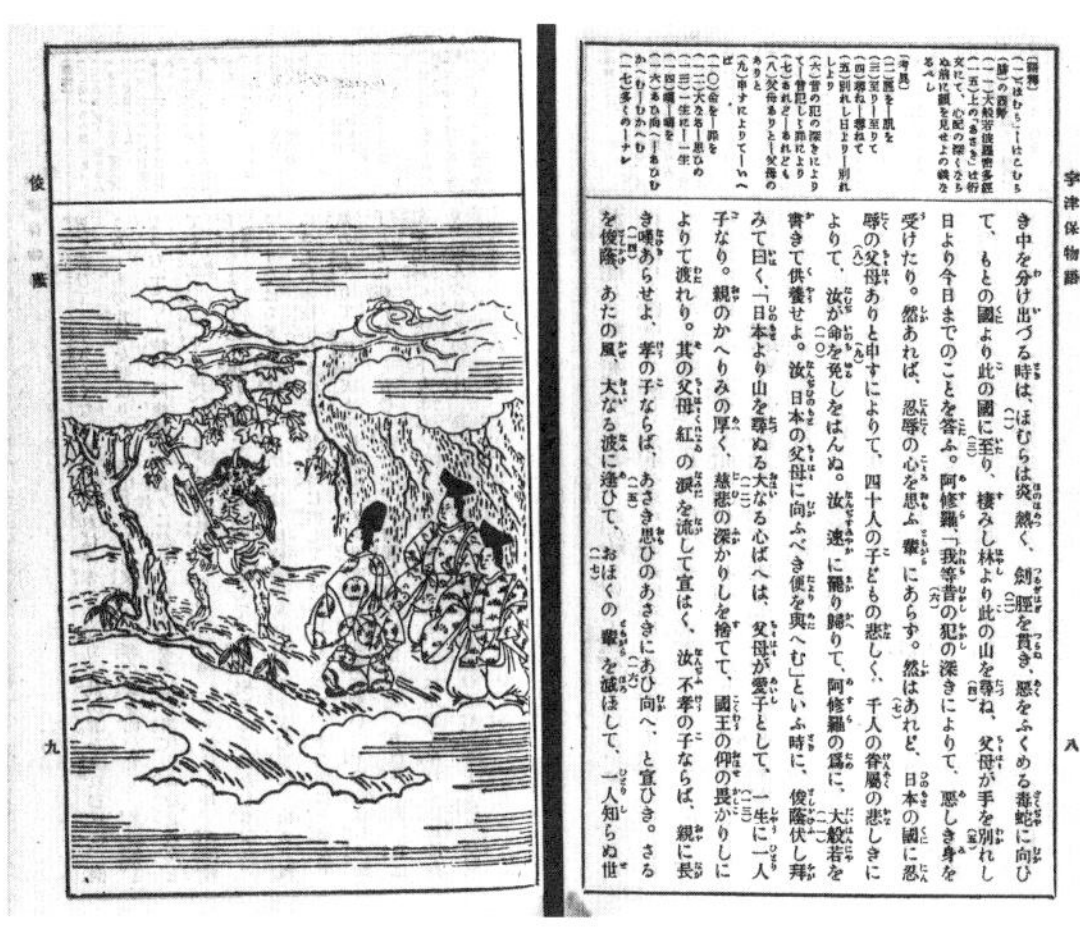
宇津保物語　八

き中を分け出づる時は、ほむらは炎熱く、劍腰を貫き、惡をふくめる毒蛇に向ひて、もとの國より此の國に至り、棲みし林より此の山を尋ね、父母が手を別れし日より今日までのことを答ふ。阿修羅、「我等昔の犯の深きによりて、惡しき身を受けたり。然あれば、忍辱の心を思ふ輩にあらず。然はあれど、日本の國に忍辱の父母ありと申すによりて、四十人の子どもの悲しく、千人の眷屬の悲しきによりて、汝が命を免しをはんぬ。汝速に罷り歸りて、阿修羅の爲に、大般若を書きて供養せよ。汝日本の父母に向ふべき便を與へむ」といふ時に、俊蔭伏し拜みて曰く、「日本より山を尋ぬる大なる心ばへは、父母が愛子として、一生に一人子なり。親のかへりみの厚く、慈悲の深かりしを捨てて、國王の仰の畏かりしによりて渡れり。其の父母紅の涙を流して宣はく、汝不孝の子ならば、親に長き嘆あらせよ、孝の子ならば、あさき思ひのあさきにあひ向へ、と宣ひき。さるを俊蔭、あたの風、大なる波に逢ひて、おほくの輩を滅ほして、一人知らぬ世

俊蔭　九

図７『宇津保物語』
（武笠三校、有朋堂書店、大正15年）（国立国会図書館デジタルコレクション）
遣唐使清原俊蔭は船が難破して波斯国（ペルシア）へ漂着して物語が始まる。『源氏物語』の成立に影響したとされる物語である。

の仙台藩医工藤平助である（平助については二七一頁参照）。平助の長女あや子が常に工藤家を意識して、平助死没後に弟妹を庇護する自覚で四十歳前後から署名に使用した号（筆名）が真葛である。

あや子の母方の祖母桑原やよ子は『宇津保物語考』の著者として村田春海（一七四六～一八一一）に激賞された。春海がその写本を作成したことで『宇津保物語』の研究が展開することとなった。『宇津保物語』は『源氏物語』以前に書かれ、『源氏物語』を準備したといわれる長編小説である（**図７**）。春海は賀茂真淵の高弟であり、国学者・歌人として知られるが、若くして漢学を学び儒学に通じ、漢詩の作者としても知られることから儒学を否定することはなかった。十八大通のひとりにも挙げられたが、結果的に家産を傾け、隠居後は風雅を大切にして生きた。工藤平助とも親交があり、その娘であるあや子の文才を高く評価したという。父から春海による賛辞を知らされたあや子は「うれしき事かぎりなかりき」と喜びを表現し、これを機に自覚的に作文に集中して取り組むようになった。

あや子は八歳のとき、近所の旗本大島織部家に寄寓して

いた国学者・歌人の荷田蒼生子に『古今和歌集』の読み癖を直してもらいに通っていた。蒼生子は国学者荷田春満の姪である。あや子は漢文を学ぶことを父から禁じられていた。工藤平助も当時の社会通念に従って、女性は学問をするべきではないという常識人であった。学問とは儒学が基本で、漢文を読み書きすることであった。貝原益軒が宝永七（一七一〇）年に執筆した『和俗童子訓』は、「七歳、これより男女席を同じくして並び座せず、食を共にせず」と数え年七歳から男女の別を強調し、本書が女子に男尊女卑の心得を説く『女大学』として結実し、江戸時代中期以降の常識となっていた。

文化一四（一八一七）年一二月、真葛は『独考』を脱稿し、出版を決意して編纂し、文政二（一八一九）年二月、江戸に住む妹に託して当時最大の作家であった曲亭馬琴（滝沢馬琴、一七六七〜一八四八）のもとに届けさせ、論評と出版の便宜を要請した。

本書は、父と父の交友を通じて入手した西洋社会の情報によっている。ロシアの社会制度、宗教制度、男女関係等を「うらやましくぞ思わるる」とし、江戸後期の社会を徹底的に批判し、「勝負を争う」ことを人間の本性として、女性の闘争を宣言したかのごとくである。『南総里見八犬伝』で知られるように儒教倫理により社会の秩序を論じる馬琴にはロシアの知識はなく、馬琴に否定されるのは常識で判断できたであろう。こうした常識外れの行動を生んだ真葛の育った環境と、それが許容された時代背景に注目すべきである。

馬琴は真葛の思想を怒りをもって徹底的に論評し批判、こき下ろしながらも膨大な分量の『独考論』を執筆し、親切な校正、さらには絶交状とともに返送した。馬琴には真葛への共感を生む背景があったということだろう。常識を欠いた真葛にとって、尊敬する馬琴の返信は一大衝撃であった。キリスト教徒を敵視する思想は工藤平助にも大槻玄沢にも明らかではないが、馬琴から絶交状を送られた真葛は「異国より邪法ひそかに渡、年経て諸人に及びし考／日本は正直国也、年増に人の心正直ならす成しハ邪法のわさ也」と題する短文を残した。悪魔（キリスト教）をもち込んだのはオランダであり、それを西の海に沈めてしまえば、日本の悪人はいなくなり、国は清まるという、『独考』とは相容れないいささか不可解な議論である。

攻撃的な筆致で『独考』を徹底批判した馬琴は、当時の出版事情からも出版は不可能としながらも、写本により普及させる方策を示唆した。馬琴が真葛の没後に彼女の著作を次々と紹介したことで、真葛の名と『独考』の写本が今日に伝えられることになった。

啓蒙意識の高まりと『厚生新編』

実学の啓蒙・啓発

杉田玄白を中心とした蘭学同好の人々が取り組んだ『解体新書』の翻訳編纂は、師弟関係は緩く、比較的自由に議論を交わしながら作業が進められたもので、新たな知的機関の芽生えであった。その背景には、多くの好学の士の出入りを許した開放的な桂川甫三の人柄と、向学心と好奇心にあふれた有能な息子達甫周、甫斎兄弟が起居した桂川家の存在があり、そこは社交的なサロンを連想させる。こうした集団の中からオランダを窓口とした洋学に関する辞書や事典に類するものが著作され、洗練されつつ普及していった。

ルネサンスを経たヨーロッパでは近代哲学の勃興と科学革命を背景として、人間の理性を信頼し、世界の根本法則は理性により認知可能と考え、それらを合理的にわかりやすく人々に伝える啓蒙思想が生まれた。啓蒙主義はホッブス（Thomas Hobbes, 一五八八～一六七九）やロック（John Locke, 一六三二～一七〇四）等が活躍した十七世紀の英国に発するとされる。当時のヨーロッパでは絶対王政の中で貴族達は個人的な社交の場で多様な学問知識を話題としてサロンを形成し、大学（ユニヴァーシティ）を発展させ、科学協会といったアカデミーを形成するようになっていた。そこでの議論は近代社会の先駆けとして、平等を重視し、個人主義を育てていく。

啓蒙（enlightenment）は「光で照らして明るくする」意味であるが、わが国では無知で蒙（くら）い民衆を教導する

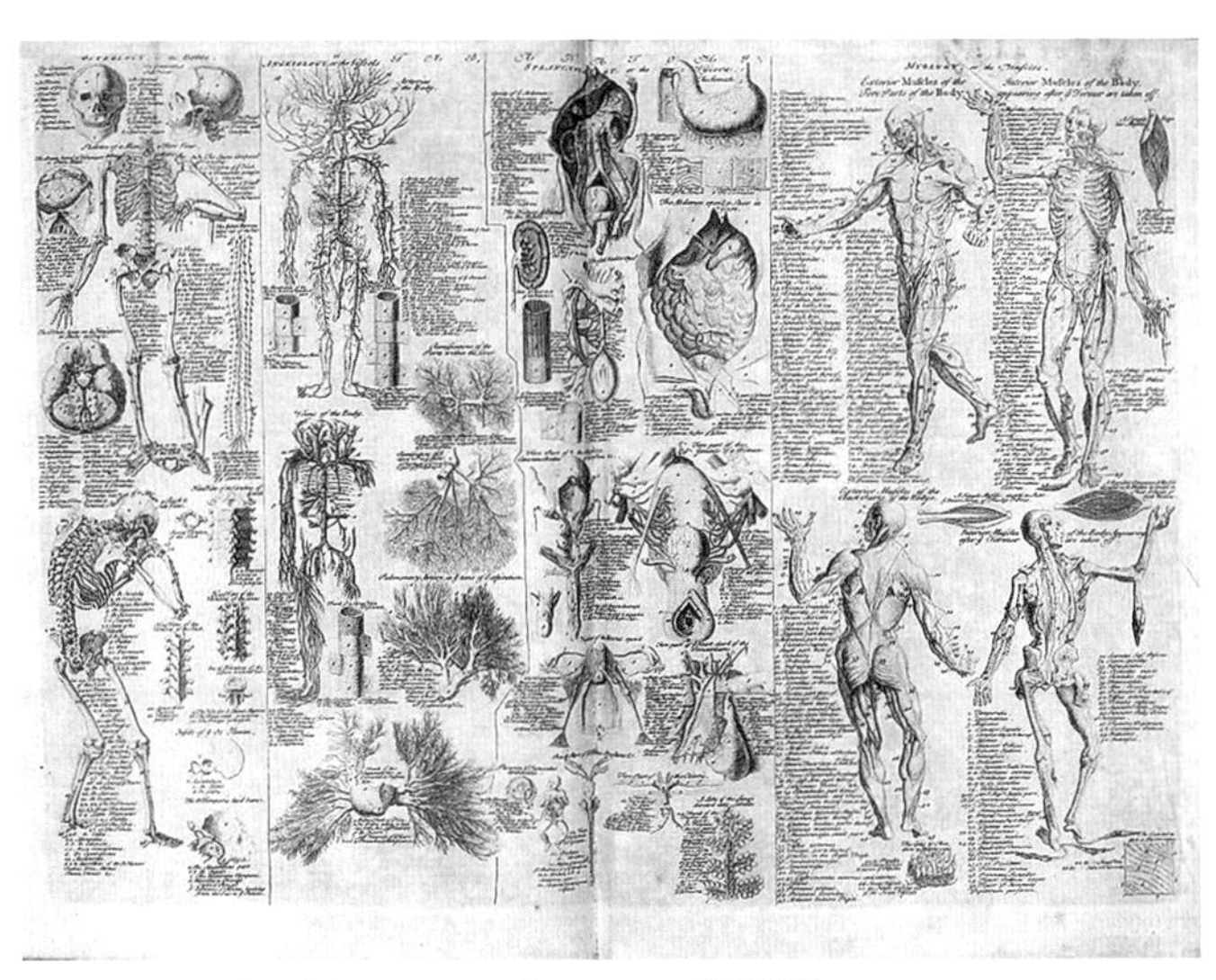

図８　チェンバーズ『サイクロペディア』より「解剖学」

意味合いで理解されることから、近年はこの言葉が嫌われることもある。もともと漢字は中国からの借用であることから、西洋学術知識の翻訳で和製漢語が優位であった明治期を経て、容易に言い方を変更する行動様式を育ててきた。「啓蒙」に代わって「啓発」が強調された時代もある。最近では、若干意味合いの異なる漢語として使い分けが推奨されているように感じる。

啓蒙思想により、すべての人間は共通の理性を有すると想定し、さまざまな領域の学術知識を雑学的にとらえ、実用の学問知識を幅広く収集してABC順に並べるだけでなく、項目を関連づけて相互参照を導入した百科事典が生まれた。ヨーロッパの辺境に位置した島国の英国（イングランドやスコットランド等）では、学術の権威としてのローマ教会からは遠く、好奇心も旺盛であったようで、最初の百科事典は英国のチェンバーズ（Ephraim Chambers, 一六八〇？～一七四〇）により一七二八年に刊行された『サイクロペディア：諸芸諸学の普遍的辞書』（Cyclopaedia, or An Universal Dictionary of Arts and Sciences）とされる（**図8**）。本書に触発され、フランスではディドロ（Denis Diderot，一七一三〜八四）ら百科全書派とよばれる啓蒙思想家により、『百科全書』（L'Encyclopédie, ou Dictionnaire raisonné des sciences, des arts et des métiers, par une société de gens de lettres）が一七七二年に完成した。

実はフランスでは、医学知識の豊富な司祭であったノエル・ショメル（Noël Chomel，一六三三〜一七一二）が退職後の余暇に『日用家事百科辞典』（Dictionnaire oeconomique）を執筆し、七六歳時に自費出版していた。内容は健康の保持と養生法、引退後の生活、魚釣り、園芸や農業の秘訣、紡績法等多岐にわたり、項目はABC順に配列された。その後、表題の変更や改訂が行われ、再版を重ね、ドイツ語、オランダ語、英語にも翻訳された。

さらに先行する類書として、英国では随筆家、伝記作家として知られるアイザック・ウォルトン（Izaak Walton，一五九三〜一六八三）が一六五三年にロンドンで出版した『釣魚大全』（The Compleat Angler）を挙げることができる。本書は好評を博し、著者らにより加筆増補され、一六七六年の第五版が標準版とされる。本書にある"That which is everybody's business is nobody's business."（みんなの仕事は誰の仕事でもない）の句は、筆者がリハビリテーションの専門性を論じるときに好んで引用してきた。

啓蒙を意識した翻訳事業

安永三（一七七四）年に『解体新書』が刊行され、四年後に奥州一関から大槻玄沢が杉田玄白に入門した。玄沢は蘭学学習成果をノートにまとめていたものを、長崎遊学から戻って『蘭学階梯』として天明八（一七八八）年に刊行した。本書は蘭学の入門書として全国的に普及した。その前年には森島中良が一般庶民にも理解しやすい『紅毛雑話』を刊行する等、この頃の江戸では蘭学に興味を示すものが多く、流行の域に達すると、受け売りや勝手な思い込みによる誤った情報も多数流布するようになった。そこで、玄沢は誤った知識を正すために『蘭説弁惑』を執筆刊行した。同じ天明八年のことである。

その付言に「数数云あやまり、聞あやまりたる惑ひを、あらあら弁じ給ふたるにこそ」とあり、数多くの表現や説明の誤りを正して、解説することを目指した。本書は、正しい蘭学知識を普及させるため、わかりやすく項目を分類して、図解も含めた一種の事典の体裁を有した。医学書というより実用的な洋学事典であり、蘭学に関心をもつ学徒だけでなく、一般庶民向けにも理解を助ける啓蒙的意義が大きかった。宇田川玄随による序文こそ漢文であるが、本文はカナ文字の多い和文で、漢字にはフリガナを付すものが多い。

『蘭説弁惑』はオランダの国名で始まり、各種ガラス器、ぶどう酒、食品、黒人、写真鏡等総計四六項目からなる。その一例として、麦酒に関する記述は有名である（**図9**）。本書の医学的記述は少ないが、ここでは食後に服して消化を助けるといったビールの効用を紹介している。

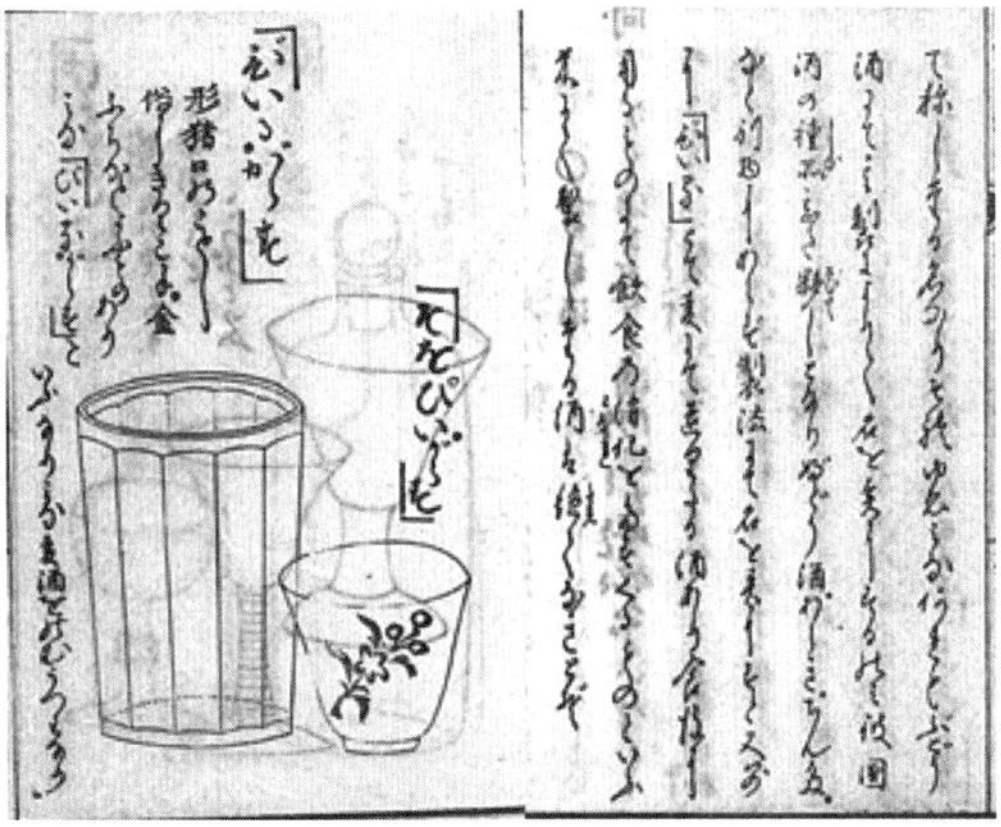

図9　大槻玄沢『蘭説弁惑』
（国立国会図書館デジタルコレクション）
左が「びいるがらす」の図で、右は「『びいる』とて麦にて造りたる酒あり。食後に用るものにて飲食の消化をたすくるものといふ」とビールの効用を含めた説明が記述されている。

江戸の蘭学者にとって、長崎屋で桂川家が恒例としていたオランダ商館長や商館医との対話、質疑応答は西洋知識や物品入手の最重要の機会であった。同席者については毎回申請して幕府の許可を得る必要があったが、大槻玄沢もたびたび同席していたと思われる。長崎出島からの商館長一行の江戸参府は、寛政二（一七九〇）年に以後四年ごとへ頻度が減らされることになった。そのため、長崎屋での西洋人との対談内容は一層重要性を増した。そこで、玄沢は寛政六（一七九四）年から文化一一（一八一四）年まで

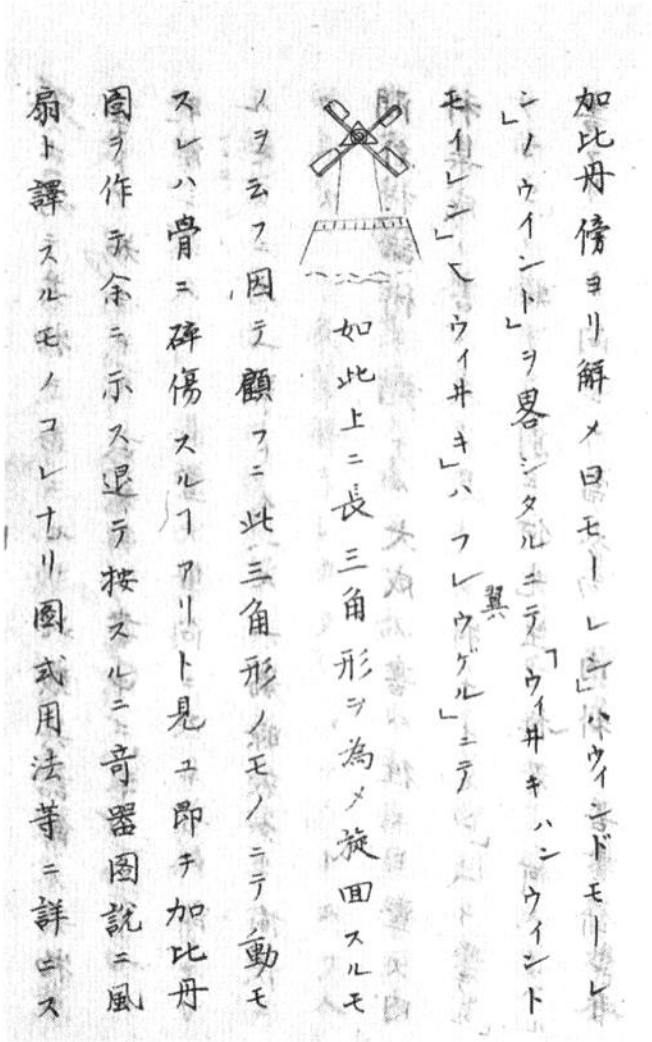

図10　大槻玄沢『西賓対晤』
（国立国会図書館デジタルライブラリ）
寛政6年の巻で、風車に関する情報が記述されたページ。

六回にわたり、長崎屋において江戸参府のオランダ商館長らと対談した記録を『西賓対晤』と題して執筆し、秘匿した（**図10**）。

寛政六年には、玄沢の他に桂川甫周、森島中良はもとより宇田川玄随、杉田玄白、前野良沢らも参加していた。しかし、この二十年間に啓蒙・啓発的書籍も数を増し、玄沢にとっては商館医の知識の質の低さを実感することもあり、以後の長崎屋での西洋人との対話には新鮮味を感じなくなっていったようである。

再独立したオランダで特別な役割を抱き、文政六（一八二三）年夏に来日したドイツ人医師シーボルト（Philipp Franz Balthasar von Siebold, 一七九六～一八六六）は、わが国からも期待されて出島内において開業の後、翌年には出島外に鳴滝塾を開設することを許可されて西洋医学（蘭学）を教授した。文政九（一八二六）年にはオランダ商館長の江戸参府に随行し、十一代将軍家斉に拝謁し、江戸の多くの学者らと交友したことが知られている。シーボルトは、その『江戸参府紀行』において玄沢のことを、桂川甫賢（桂川家第六代）とともに「オランダ人の友でありヨーロッパの学問の偉大な知己」と記している。一方、既に、『西賓対晤』を継続することを止め、メモ書きにとどめていた玄沢はシーボルトについて「是と申す得益も無之候（これなくそうろう）」と知人に書いている。

蘭（蛮）書和解御用の開設

この頃の玄沢は極めて多忙で、興味の重点も西洋の百科事典の翻訳編纂に移っていたと思われる。既に紹介したとおり（二三六頁参照）、文化八（一八一一）年五月に幕府が天文方に開設した蘭書和解御用（洋書の翻訳機関）に馬場佐十郎とともに採用されていた。この翻訳局が蛮（蕃）書和解御用とよばれ始めたのは安政二（一八五五）年末頃とされる。それまでは天文方資料によると蘭書和解御用と記されていたという。

新たな翻訳機関設置の経緯はロシアとの緊張関係増強に発する。幕府は千島や樺太の調査を行うことで世界地誌への関心を高めた。文化四（一八〇七）年一二月、林大学頭述斎は天文方の高橋景保に「蛮書を以て地図等仕立て申すべし」と命じた。そこで、『鎖国論』（一八〇一）の著者志筑忠雄の弟子で、若干二二歳ながらドゥーフの薫陶も受けた長崎通詞で外国語翻訳の達人と評判の馬場佐十郎を江戸に招聘した。翌年、天文方に蘭書の取扱方が正式に立ち上がり、高橋景保がその担当を任された。

馬場は、世界地図補訂作業を文化七（一八一〇）年に完成させたが、この頃ドゥーフから幕府が買い上げたフランス人ショメルの『日用家事百科事典』のオランダ語版の翻訳を希望した。本書の意義を十分認識した高橋は、蘭書翻訳の部局創設を進言し、「蘭書和解御用」を命じられた。その結果、馬場に加えて江戸蘭学社会の第一人者であった大槻玄沢を「蘭書和解御用手伝」として採用したわけである。この事業は膨大な作業となることが予想され、玄沢に期待されたのは作業人員の補強と、事典全体の編纂作業であった。さらに不適切事項の選択を監視することも期待されたことであろう。

翻訳に使用された最初の原書はシャルモ（J.A. de Chalmot）がオランダ語に訳した一七四三年版蘭訳二巻〔『Huishoudelijk Woordenboek（ホイスホウデレーキ・ウヲールドブック）』〕で、オランダ人に必要な点を考慮して、記事、内容が大幅に増補されている。当初は「肖墨児（ショメール）」等と編者名をもって書名代用の略称としたが、正式には『厚生新編』と題された。その後、原書の一七七八年増訂版の七巻本等を入手し、これらの内容を按配して翻訳が継続された。

馬場による『訳編初稿大意』に、「ホイスホウデレーキという辞を訳すれば、人各家職を務め、それぞれの生産を計り、修めらるべき云々という語義なり。これに漢語をあてれば、厚生ともいう義なるべし」とあるように、家庭用百科事典という意味である。日本語としての「厚生」はここに誕生し、出典を『書経』の「正徳利用、厚生惟和」に求めたという。当初から刊行を前提に読み手を広く設定し、その啓蒙の意図を「天下に公けに布かせ給ひ、不学文盲なる野夫工職の輩に至るまで、遍(あまね)くこれを読みて能(よ)くこれを理会(理解)し、其用を利せしめんとなれば和解文法通俗平和(日常的な言葉で平易に)を専(もっぱ)らとすべし」と説いた。ここで注目すべきこととして、使用された漢語に関して翻訳語として普及定着以前のものが多数含まれることである。それは西洋の自然科学や思想の用語を翻訳した和製漢語が中国でも普及する前段階の作業であったためである。また、一般民衆を啓蒙する思想は民衆の生活向上とその基盤の振興により、民衆が主体となった国づくりへと展開した西洋近代に類似するが、わが国では明治維新を経て「皇紀の振起」へと収斂し、その方向での徹底した教育統制が実施されていった。

『厚生新編』に携わった人々

馬場佐十郎は文政五(一八二二)年に、大槻玄沢は文政一〇(一八二七)年に没するが、『厚生新編』の翻訳編纂作業は継続された。弘化三(一八四六)年頃にはアルファベットVの項目まで翻訳が終わり、一〇二巻まででできあがったとされるが、結局未完に終わり、明治新政府からは黙殺された。静岡に移封された徳川宗家とともに幕府文書として保存されていた七十巻、すなわち天保一一(一八四〇)年までに完成して逐次幕府に献上されたものが、葵文庫初代館長貞松修蔵氏の努力により昭和一二(一九三七)年に刊行されたことで、その存在が注目されるようになった。

天保一一年はオランダ商館長がアヘン戦争について幕府に報告した年であり、幕府にとって外交問題が最重要課題となり、翻訳官達は『厚生新編』の翻訳に集中できなくなったようである。ペリーの来航を機に攘夷論者が優位を占めるようになると、蘭書を「蛮書」、蘭学、洋学を「蛮学」と表現するようになり、安政二（一八五五）年に構想された洋学所は翌年二月「蛮書調所」として発足した。この施設は洋書の翻訳に加えて「蘭学稽古所」、すなわち幕府の蘭学塾（洋学校）として整備され、文久二（一八六二）年には拡張に伴い「洋書調所」と改称された。翌年、西洋医学所が医学所と改称されたのに次いで、「洋書調所」も「開成所」に改められた。これら施設が、第一章に紹介したように東京大学の開設につながっていく。

『厚生新編』の翻訳にかかわった蘭学者としては、馬場佐十郎、大槻玄沢を中心に、宇田川玄真（文化一〇年から翻訳に関与）、大槻玄幹（大槻玄沢の長男、文政七年、翻訳官に採用）、宇田川榕庵（宇田川玄真の養子、馬場佐十郎からオランダ語を学ぶ）、小関三英（天保六年に翻訳官となり、同十年に蛮社の獄での不安から自死）、青地林宗（四七歳時に翻訳官に採用）、杉田立卿（杉田玄白五三歳時に生まれた男児で実子、馬場佐十郎にオランダ語を学び、彼の没後翻訳官に採用）、箕作阮甫（小関三英の後任として津山藩医のまま翻訳官に採用）等が知られる。

いずれも注目すべき蘭学者（多くは儒学の素養を有する）であるが、青地林宗（一七七五〜一八三三）と箕作阮甫（一七九九〜一八六三）について補足しておく。青地林宗は、馬場佐十郎、杉田立卿、宇田川玄真に学んだ松山藩医であったが、蘭学への想いを断ち難く松山藩を辞し、再度江戸に出て翻訳官に採用された。文政一〇（一八二七）年、わが国初の物理学書『気海観瀾』を刊行したことで日本物理学の祖とされている。五人の娘がいて高名な蘭学者に嫁いでいるが、中でも長女の夫坪井信道、四女の夫高野長英に注目される。また、箕作阮甫の名は川路聖謨の日記にしばしば登場し、種痘所の創設にも関与したことを既に紹介した（一七頁参照）。安政五（一八五八）年、家督を養子の秋坪に譲り、隠居して孫の麟祥の学習指導に取り組み、漢学（儒学）学習に力を注いでいた。ところが、蛮書調所の開設で教授として招聘され、洋書調所に改称されると津山藩を離れて幕臣として迎えられた。文久三（一八六三）年三月、教授職の後継として麟祥を推薦、願い出て承認されると、その三カ月後に亡くなった。

明治初期に翻訳編纂された『百科全書』

明治維新後の啓蒙主義が強く意識された時代に、文部省は西洋の百科事典（当時の代表的な通俗版英語百科事典、すなわち『Chamber's Information for the People』（一八五七年））を翻訳して『百科全書』として出版した。文部省で百科事典の翻訳編纂作業を中心となって推進したのは『厚生新編』について熟知していた翻訳課長の箕作麟祥であった。原書から、必要度が高く急を要する項目を選び、原書の翻訳のみを記述し、補足解説の加筆は避けた。明治六（一八七三）年から明治一七（一八八四）年にかけて全九十編が刊行された。

百科事典、あるいは全書に類する書籍については古くから中国で編纂刊行され、わが国でもそれらの翻訳に始まり、独自の事典が類聚として刊行されるようになっていた（図11）。そうした古くからの名称ではなく、新たな百科全書（事典）という呼称は和製漢語として、やがて中国でも通用し普及するようになる。同時に、こうした和製事典に掲載された用語についても和製漢語が中国でも普及することになる。書名を伝統的な「類聚」ではなく『百科全書』としたのは、収載科目数（約百科）に由来するという。

こうした発想とは異なり、philosophyに「哲学」という訳語を創出した西周（にしあまね）は、明治三（一八七〇）年に『百学連環』について講義を行った。これはencyclopediaの訳語で、西周の学問研究を体系づけした大作とされる。講義は哲学を自然科学・社会科学・人文科学を総合する学問（統一科学）としてとらえたもので、西洋における学位称号Ph.D（doctor of philosophy）の意味を理解していたと考えられる。

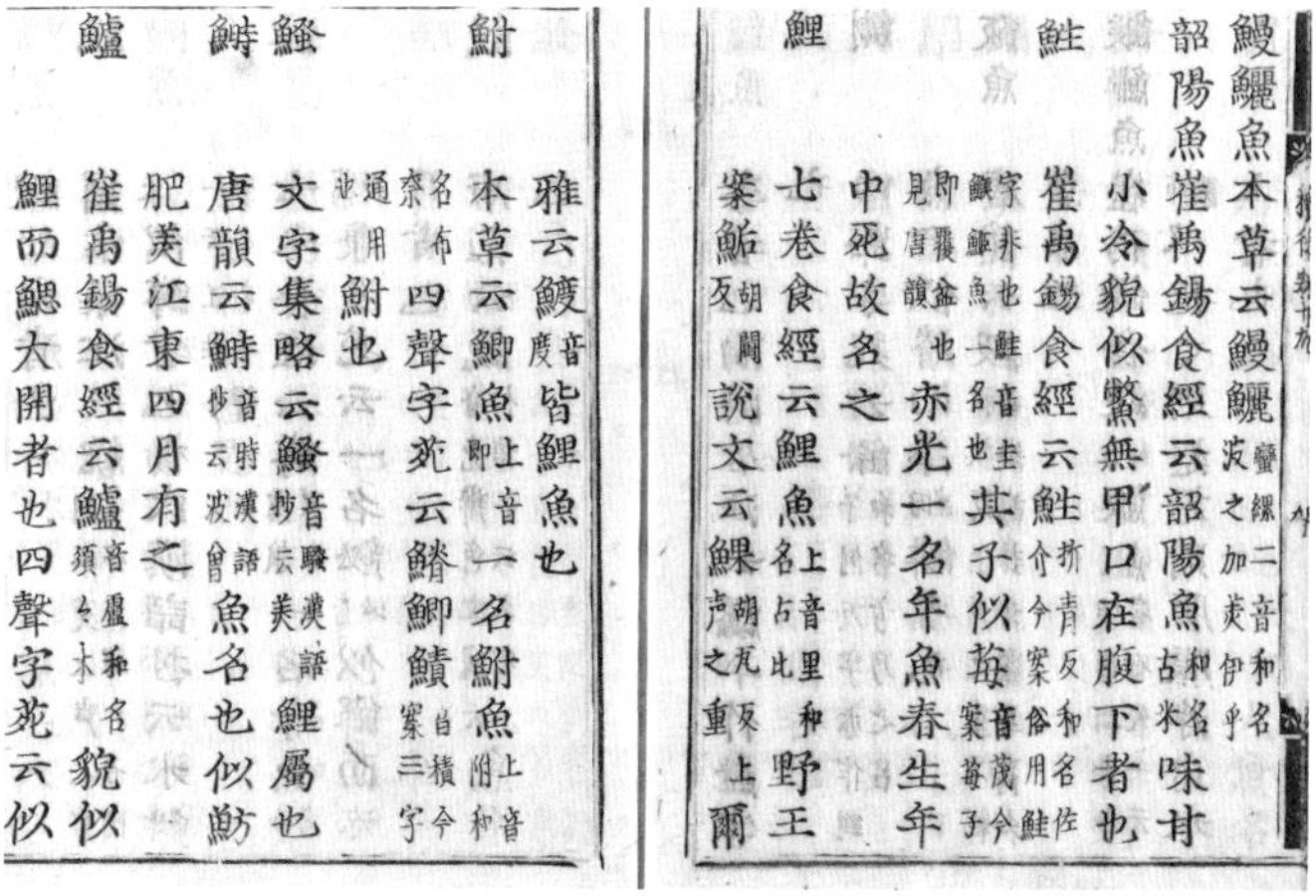

図 11　『和名類聚抄』より「魚」の部

延喜 5（905）年、源順が編纂したもので、漢和辞典であるが、語句の説明からは百科事典の性質を備えたものである。

なお、同時期に文部省は旧来の類聚形式でわが国の百科事典として『古事類苑』の編纂に着手したが、困難な作業であっただけでなく、記述形式と内容が前近代のものと判断され、政府事業を離れ、伊勢神宮と神宮司庁が事業を担うこととなった。

「健康」という言葉の創出

杉田玄白と宇田川玄真

森鷗外を引き立てた西周は謹厳実直な印象を残しているが、鷗外は対照的に女性関係のエピソードが多い。少年時代に西周のもとに寄宿していた鷗外は素行の悪さから、「操行は夫人升子の君の訓戒を蒙りぬる事数々なり」と述懐している。素行の悪さでは宇田川玄真（榛斎）が杉田玄白から養子縁組を破棄、絶縁されたほど有名であるが、その素行の実態については不詳である。

玄白は『蘭学事始』で玄真について異様に詳しく述懐している。校閲を託された大槻玄沢にとっても重要人物であったからである。稲村三泊について述べた後、「今の宇田川玄真、初めは伊勢の安岡氏にて」で始まる。玄沢の薦めもあって養子として迎えたところ、蔵書を喜々として読み、学問に励んでいたが、「身持ち至って放蕩となり、しばしば異見をも加へたれども」ますます素行の悪さが高じたので、仕方なく離縁して長く絶交した。そのため玄真は困窮したが、勉学は続けたので稲村らが内密で伯元（建部清庵の四男で玄白の養子）に相談して翻訳の内職をさせたところ改心した。そこで、稲村の『波留麻和解』制作に参加させ、おかげで膨大な辞書編纂が完成した。その後、宇田川玄随（玄真が江戸で最初に入門した師）が物故し、養子を求めていたことから稲村が仲介して宇田川家を継がせた。以来、素行も改まり、『医範提綱』をはじめ数多くの業績を上げ、伯元と玄沢が「再び翁へも交通をゆるし給はれ」と進言したので玄白は出入りを許すこととした。今では、「玄真、翁に仕ふること師父の如くなれば、翁もまたかれをみること子の如くするの昔に復せり」と結んでいる。この回想録が執筆された時点で、「玄沢、玄随、玄真が門より出でし青藍の器もあるよしなれども、翁が子の子の孫彦にして、委しく知るところにあらず」と蘭学は人材を増し、隆盛を極めていた。

宇田川玄随と玄真

宇田川玄真は古方派が依拠する『傷寒論』を学び、二二歳の寛政二（一七九〇）年に江戸に出て、『蘭学事始』で「漢学に厚く、博覧強記の人」と評された津山藩医の宇田川玄随に師事した。玄随は西洋医術には誤謬が多いと考えていたが、安永三（一七七九）年に桂川甫周や大槻玄沢と出会うことで西洋医学が実物に基づき論説し、虚偽を空論することがないことを実感した。以来、両名だけでなく前野良沢、石井庄助等著名な蘭学者や長崎通詞に学んだ。天明四（一七八四）年には、桂川甫周の勧めでオランダ人内科医ゴルテル（Johanners de Gorter, 一六八九～一七六二）が一七四四年に刊行した内科書の翻訳に取り組み、寛政四（一七九二）年に「我が国内科書新訳ノ始」となる『西説内科撰要』の刊行を開始した。この間に、西洋医薬書の翻訳方法を整理し、オランダ語文法書である『蘭訳弁髦』をまとめ、漢文訓読的な語法を用いた訳述法を確立した。

その頃に入門した玄真に、玄随はしばらく「漢医の書」を読ませ、玄真の緻密な才能に気づき、「蘭学に引導せん」と決意したという。オランダ語の書き方まで教えた後、大槻玄沢に師事するよう命じた。玄沢もその優秀さを認め、前述のように杉田玄白に推挙し、玄白も次女の婿にするつもりでいたが、「身持ち至極放蕩」となり離縁された。

玄真より十歳ほど年長の稲村三伯が玄沢の芝蘭堂に入門したのは、玄真に遅れること二年であったが、よほど相性がよかったのであろう。義兄弟として敬慕し合う間柄になった。玄真が不眠を重ねて協力したことで『波留麻和解』（通称「江戸ハルマ」）が脱稿した翌年の寛政九（一七九七）年一二月に玄随が他界した。玄随には継嗣がなかったことから、大槻玄沢や桂川甫周の推薦により、津山藩には玄真を三伯の弟として届けて、玄真は宇田川家を継ぎ、津山藩医となった。

馬場佐十郎が天文方地誌御用として江戸に招聘されたのは文化五（一八〇八）年のことであった。佐十郎により、蘭書翻訳に初めて文法を導入した志筑忠雄（中野柳甫）の新しい翻訳法が江戸にもたらされた。玄真は彼にとっての「翁父子」、すなわち大槻玄沢とその長男の玄幹の紹介により佐十郎に師事したことで、江戸における蘭学翻訳の第一人者に成長した。文化一〇（一八一三）年には蘭書和解御用の翻訳官に採用され、『厚生新編』の翻訳にも携わることとなった。

玄真の翻訳書は多種多数あるが、前述の『医範提綱』は解剖書である。それ以前に、解剖書数冊を翻訳し、『遠西医範』三十巻を編述していたが、その中から抜粋して三巻として文化二（一八〇五）年に出版した。その訳文は、玄随の『内科撰要』の文体、すなわち漢字仮名まじり文を取り入れ、その学術訳語においては『重訂解体新書』を参考としたが、かなり改訂したり創作したりしている。さらに三年後、銅版画家亜欧堂田善（一七四八～一八二二）による解剖図銅版画十五枚を収録した付図一帳『医範提綱内象銅版図』を刊行した。『重訂解体新書』が完成後出版まで約三十年を要したこともあり、入手しやすく読みやすいことから解剖書としては『医範提綱』が最も普及した。

宇田川玄真の門弟達

玄真は先代玄随の遺志を引き継ぎ蘭学研究を発展させた。それまでの西洋医術の紹介が外科に偏していたことから玄随は『西説内科撰要』を九巻まで刊行していた。これを増補改訂して全十八巻を完成させ、文化七（一八一〇）年に刊行完了した。解剖と外科に限られていた西洋医学を翻訳を通じて内科学、眼科学、小児科学、薬学の分野に拡大させた。眼科書については杉田玄白の実子立卿が引き継ぎ、馬場佐十郎の助言を受けながら文化一二（一八一五）年に『和蘭眼科全書』（同年、『眼科新書』に改題）として刊行した。薬学については玄真が養子に迎えた宇田川榕庵が発展させることになる。

玄真は「一向療治も教授せず」と同時代に評されたように、臨床医として時間を割くことはなかったが、蘭学塾風雲堂を開講し、数百人の門人を育て、その中には坪井信道や戸塚静海、緒方洪庵といった臨床医が含まれた。門人の洋学者の代表は津山藩医の箕作阮甫であろう。阮甫は信道の三年後輩で、わが国最初の医学雑誌とされる『泰西名医彙講』を天保七（一八三六）年に発刊した。

後継者の榕庵は、玄真の弟子でもあった大垣藩医江沢養樹の長男である。十四歳から養子として迎え、『素問』、『霊枢』、『傷寒論』、『金匱要略』といった漢学医書を徹底的に学習させた。玄真はこうした漢学医書を西洋医学の基礎課程と位置づけ、門弟に対してもこれらの学習を求めた。

坪井信道（一七九五〜一八四八）は美濃の出身で、九歳のときに父が亡くなり、縁戚を転々とし、文化一〇（一八一三）年に豊後日田の儒医で古医方の流れを汲む三松斎寿に入門した。ここで、桂林荘（後の咸宜園）を開講していた儒学者広瀬淡窓（ひろせたんそう）と親交をもった。三松が淡窓の主治医であったためであるが、数千名に及ぶ淡窓の門弟は多彩で、高野長英も含まれたという。後年、信道が江戸で蘭学塾を開講すると、咸宜園で漢学の素養を身につけた後に信道に入門するものもいた。文化一二（一八一五）年、信道は淡窓の紹介により中津の辛島成庵のもとに寄寓したが、その間に宇田川玄真が訳述した『医範提綱』を一読して蘭学に目覚めた。翌年、大槻玄沢や吉雄耕牛に師事して広島蘭学の祖とされる中井厚沢に師事し、文政三（一八二〇）年に江戸に上った。生活を整え、ようやく宇田川玄真の風雲堂に入門を許されたが、毎日二里半（約一〇キロ）の道のりを通う状況にあった。しかし、直に才覚を認められ、翌年三月には内塾生として迎えられ、風雲堂の玄関番を務めながら勉学に励んだ。

文政六（一八二三）年には、玄真の指示で信道はライデン大学のブールハーフェ（Herman Boerhaave, 一六六八〜一七三八）の著作『診断治療箴言』（一七〇九年刊）の翻訳に着手した。それは、ブールハーフェの没後に、彼の高弟スウィーテンが詳細な註解を加筆したものとされる。信道は、その中から序論と病理論で生理学に関する部分を中心に翻訳し、文政九（一八二六）年に『万病治準』として刊行した。ただし、当時は生理学の概念も用語もなかった。

玄真の遺言を果たした緒方洪庵

坪井信道は文政一二（一八二九）年に江戸深川に安懐堂、天保三（一八三二）年には冬木町（深川、冬木町ともに現在も東京都江東区にある地名）に日習堂という家塾を開いた。安懐堂時代に入門した緒方洪庵（一八一〇〜六三）は、信道の推薦で宇田川玄真のもとに通うようになった。玄真は家督を榕庵に譲り深川に隠居し、和蘭医書の研究に専念していた。ここで、最晩年の玄真から病理学書の完成を託された。大槻玄沢の『重訂解体新書』が単独書籍の翻訳ではなく、多数の書籍を参照して編纂されたように、玄真の著述も同様であり、膨大な作業となった。

緒方洪庵は備中国足守（あしもり）（岡山市北区）藩士の子として生まれ、文政八（一八二五）年に大阪蔵屋敷勤務となった父とともに大阪に出て、翌年に蘭学医の中天游（なかてんゆう）（妻は、稲村三伯の娘）の門人となった。天游に寵愛され、熱心に教育された結果、将来のためには原書の読解術を習得すべきと考え、文政一三（一八三〇）年四月に江戸に上った。江戸近郊で生計の目途を立て学費を調達して、天保二（一八三一）年二月、坪井信道の門下生となることができた。入門には学費を要したが、塾により異なり、天保四年に開設した伊東玄朴の象先堂の学費は坪井の安懐堂の二倍程度であったという。信道も辞書等の書籍の写本により生計を立てながら学習したが、洪庵も同様であった。信道にも認められ、塾頭になり、さらに宇田川玄真宅への出入りを許されると、玄真からも認められた。そして、玄真の遺稿を引き継ぐこととなった。

天保五（一八三四）年一一月に玄真が亡くなると、翌年二月に坪井の塾を辞し、足守に帰郷した。そして、天保七（一八三六）年から二年間、長崎に遊学した。通詞やオランダ商館長ニーマンらと交流し、十二分の学習成果を得ることができた。緒方洪庵と名乗ったのは、この長崎遊学中からである。天保九（一八三八）年、大阪で医業を開業し、同時に蘭学塾を開講した。これが適々斎塾、略して適塾である。ここで、玄真から託された病理学書完成に向けて蘭学洋書研究と著述を発展させた。長崎遊学前に玄真の遺稿を整理して『遠西医鑑病機論』として二巻にまとめ、長崎遊学中に疑問点を改め、加筆して『遠西原病約論』四巻を編纂執筆していた。そして、天保一五（一八四四）年、すなわち弘化元年までに『病学通論』として完成させた。この原稿を坪井信道に提出し、校閲を受けた。坪井は、さらに優秀な門弟数名にも回覧して精度を高めた。この門弟の中に杉田成卿が含まれた可能性がある。出版されたのは嘉永二（一八四九）年四月のことであった。

『病学通論』の出版にあたって、坪井信道は序文を寄せている。その趣旨は、「享保の中頃から洋書の翻訳が始まり、既に百種以上の医書が生まれたが、多くは薬剤治療に関するもので、生理学（原生）、病理学（原病）の訳書はない。西洋医学は人体の内部構造の知識を基礎とし、次いで生理学と病理学があって、薬剤治療学はその土台の上に成り立つ。現状は、基礎はできたが、支柱が立っていないのに屋根を掛けるようなものである。そこで、榛斎先生（玄真）は考えて、緒方洪庵と青木周輔に病理学書を翻訳させ、諸説と合わせて簡明な手引書を作成しようとした。間もなく先生は亡くなられたが、洪庵に遺言して書籍の完成を命じた。洪庵は長崎に遊学し、オランダ人と親交を結び、質疑を繰り返し、その後は原書と関係書を参照する苦労をして、十年を費やし、七～八回も書き直して、ここに世に普及させるため上梓、出版する」というものであった。解剖学、生理学、病理学等の基礎医学から臨床医学に進む教育課程を確立した近代ヨーロッパの医学教育を受容する準備が整ったかのごとくである。

「健康」という用語の創出

洪庵の『病学通論』において、「健康」という用語が創出され、病気と健康の概念が整理されるに至ったとされる。

オランダ語のgezondheidは、今日では「健康」と訳される。稲村三伯がハルマの蘭仏辞典の第二版を石井庄助の翻訳を得て、寛政八（一七九六）年に出版した『波留麻和解』（江戸ハルマ）では、gezondheidを「康健」と訳している。さらに、welstand（現代オランダ語で「成功、富」の意）やwelzijn（同、「福祉」の意）には「健康、完全」の訳語を付している。同書をドゥーフが編纂した通称「長崎ハルマ」ではgezondheidは「堅固」と訳されている。幕末に、これらハルマの蘭仏辞典を集大成した桂川甫周（桂川家第七代）の編纂による『和蘭字彙』（一八五五～五八年）では「壮ナル事、壮健」と訳されている。辞書は学問の進展を反映して、その当時に最も有力な訳語が反映されたと考えられる。

洪庵が健康という語を使い始めたとされる『遠西原病約論』では健康には二つあり、「全康」（完全に健康な状態）と「常康」（完全ではないが病気とまではいえない状態）と記述され、『病学通論』では「十全健康」と「帯患健康」に改められたという。西洋医学の概念を説明するために解剖学と生理学、さらに病理学を組み合わせて、解剖学的に健やかな状態と生理学的に恒常（康、ホメオスターシス）な状態を合わせた言葉として健康を

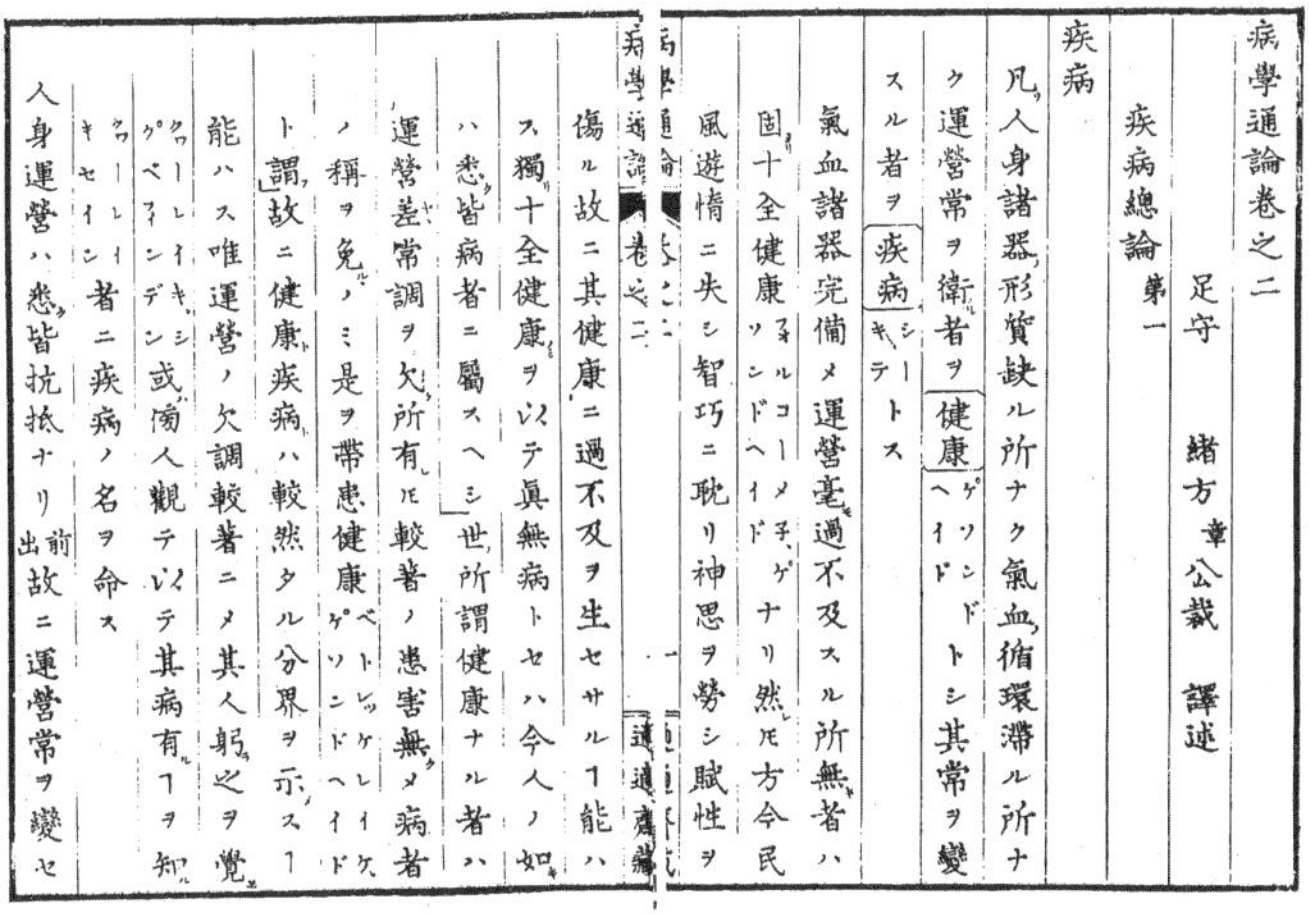
病學通論卷之二
足守　緒方章公裁　譯述
疾病總論第一
疾病
凡ソ人身諸器ノ形質缺ル所ナク氣血ノ循環滞ル所ナク運營常ヲ衛ル者ヲ健康トシ其常ヲ變スル者ヲ疾病トス
氣血諸器完備シテ運營毫モ過不及スル所無キ者ハ固ヨリ十全健康ナリ然レトモ方今民風遊惰ニ失シ智巧ニ耽リ神思ヲ勞シ賦性ヲ傷ル故ニ其健康ニ過不及ヲ生セサルコト能ハス獨リ十全健康ヲ以テ眞無病トセハ今人ノ如キハ悉ク皆病者ニ屬スヘシ世ノ所謂健康ナル者ハ運營差ヤ常調ヲ欠ク所有レモ較著ノ患害無クシテ病者ノ稱ヲ免ルノミ是ヲ帯患健康ト謂フ故ニ健康疾病ハ較然タル分界ヲ示スコト能ハス唯運營ノ欠調較著ニシテ其人躬ラ之ヲ覺エ或ハ傍人觀テ以テ其病有ルコトヲ知ル者ニ疾病ノ名ヲ命ス
人身運營ハ悉ク皆抗抵ナリ故ニ運營常ヲ變セ

図12　緒方洪庵『病学通論』巻之二より　(国立国会図書館デジタルコレクション)
疾病総論において、「およそ人体の諸器官に欠陥がなく、気血循環が停滞することなく恒常性を衛るものを健康(ゲソンドヘイド)とし、その常態と変わるものを疾病とする(其常ヲ変スル者ヲ疾病トス)」と記述している。

イメージできる。それから変化し外れた状態が病気である(**図12**)。

ところで、『遠西医鑑病機論』においても多血質の説明で「其質ハ病ニ罹リ易シト雖モ健康ニ復スルモ亦速シ」の記述がみられる。すなわち、本書も『遠西原病約論』もともに「宇田川榛斎遺稿」とあることから、榛斎(玄真)の著作に「健康」の用語の使用を探ってみた。すると、『増補重訂内科撰要』において、「康健」も使用されているが、熱病の病態を論じる中で「血液ヲ崩壊シ、常全健康ノ運化ヲ失ハシムル」の記述、あるいは膽液敗黒病の病因を論じる中で「平全健康ナルノミナラズ」といった記述をみることができる。それは前述のとおり、師匠である先代の宇田川玄随が桂川甫周の勧めでゴルテルの内科書の翻訳を手掛け、『西説内科撰要』として刊行したものに校注を加え全面的に増補改訂を繰り返した書籍である。

なお、「健康」の語源としてわが国では易経における「健体(體)康心」に由来すると教えられてきた。筆者は、改めて易経を読み返してみたが、この四字熟語は検出できなかった。易経は江戸時代までに医師を志すものには

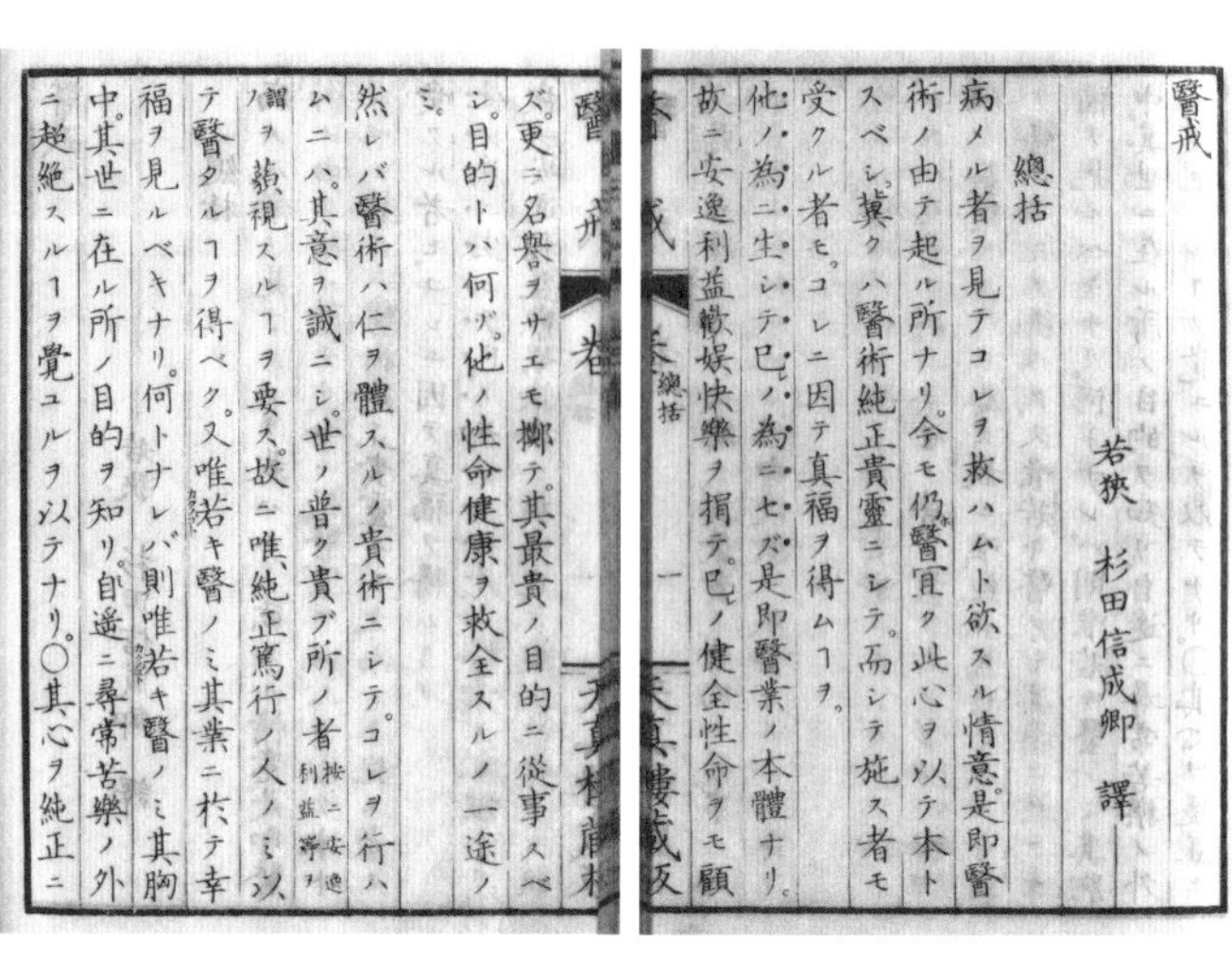
醫戒

総括　　若狭　杉田信成卿　譯

病メル者ヲ見テコレヲ救ハムト欲スル情意是即醫術ノ由テ起ル所ナリ今モ仍醫宜ク此心ヲ以テ本トスベシ冀クハ醫術純正貴重ニシテ而シテ施ス者モ受クル者モコレニ因テ真福ヲ得ムコトヲ

他ノ為ニ生シテ己ノ為ニセズ是即醫業ノ本體ナリ故ニ安逸利益歡娯快樂ヲ捐テ己ノ健全性命ヲモ顧ズ更ニ名譽ヲサヘモ擲テ其最貴ノ目的ニ從事スベシ目的トハ何ゾ他ノ性命健康ヲ救全スルノ一途ノミ

然レバ醫術ハ仁ヲ體スルノ貴術ニシテコレヲ行ハムニハ其意ヲ誠ニシ世ノ普ク貴ブ所ノ者（按ニ安逸利益等ヲ謂）ヲ藐視スルコトヲ要ス故ニ唯純正篤行ノ人ノミ以テ醫タルコトヲ得ベク又唯若キ醫ノミ其業ニ於テ幸福ヲ見ルベキナリ何トナレバ則唯若キ醫ノミ其胸中其世ニ在ル所ノ目的ヲ知リ自然ニ尋常苦樂ノ外ニ超絶スルコトヲ覚ユルヲ以テナリ○其心ヲ純正ニ

図 13　杉田成卿訳『濟生三方付医戒』より　（早稲田大学図書館蔵）

「（医業の）目的トハ何ゾ。他ノ性命健康ヲ救全スルノ一途ノミ」とある。

必読書であり、これら四文字は個別に易経中にたびたび認められる。筆者が検索した限りでは、各頻度は「心」「健」「體」「康」の順であった。これまでも紹介したように杉田玄白も前野良沢も大槻玄沢も、そして宇田川玄随・玄真・榕庵も坪井信道も箕作阮甫も江戸の有力な蘭学者は、通訳を業務として和蘭書になじんだ崎陽（長崎）の蘭学者とは異なり、儒学・漢学医書を基礎として十分に学習していた。したがって、和製漢語である「健康」の文字である「健」と「康」が間接的にせよ易経に由来するのは確実と考えるべきであろう。

洪庵の『遠西原病約論』執筆と同じ天保七（一八三六）年頃、高野長英は『漢洋内景説』を執筆し、その中で「健康」の文字を使用している。「身体内外諸臓器の構造と生理機能を詳しく観察することで、平常の健康を保ち、長く活動的である原理を理解することができる」といった趣旨である。長英が江戸に出て最初に蘭学を学んだ師の吉田長淑（ちょうしゅく）（一七七九～一八二四）は宇田川玄真の高弟であり、玄真の『内科撰要』を家塾での授業に使用したという。

その頃、ドイツのフーフェランド（C.W. Hufeland）著『医学必携（Enchiridion Medicum）』第二版の和蘭訳書（一八三八年）を翻訳した杉田玄白男子直系の孫である杉田成卿による『済生三方付医戒』（一八四九年）では、「（医業の）目的トハ何ゾ。他ノ性命健康ヲ救全スルノ一途ノミ」、「他ノ生命ヲ保全シ、他ノ健康ヲ回復シ」との訳文が出現する（**図13**）。また、同じく『済生備考』（一八五〇年）にも、「健康ノ児ニノミ種痘シ」とか「健康ナル日」、「健康ヲ損ヒ」との表現が散見される。ところが、同じ書籍を訳した緒方洪庵の『扶氏経験遺訓』（一八五七年）、さらに『医戒』にも「健康」の文字は見い出せない。成卿にとって gezondheid は「康健」ではなく、堅固や壮健でもなく、あくまで「健康」であった。こうしてみると、漢学の素養に勝る杉田成卿、その師の坪井信道らが、洪庵の『病学通論』をきちんと校閲・校正した可能性を考えたくなる。当然ではあるが、信道が翻訳刊行した『内病論』（前述のブールハーフェ『診断治療箴言』の内科学に関する部分の抄訳）には「十全健康」、「健康少壮ノ人」、「健康無病ナル」、「平全健康ノ人」等、「健康」に関する表記を多数見い出すことができる。そして坪井が文政九（一八二六）年までに『診断治療箴言』の翻訳を完了して名づけた『万病治準』の冒頭において疾病について定義があり、続けて「健康」についての説明を見い出すことができる。しかし、「健康」の用語が普及するのは明治の世を迎えてからである。

通義、権理、権義、そして権利

明治維新と三権分立

更生という語がrehabilitationの訳語として考案されたことで、原語の本来の意味と関連して犯罪者の社会復帰にも更生の語が使用されるようになった。更生の本来の意味は、「生まれ変わる、革（あらた）めて生きる」といった内容であり、rehabilitationの意味を尽くしているわけではない。わが国は中国から漢字を借用して、儒教や仏教等の概念を含めて先進文化を導入し、日本列島で話されていた言葉も漢字で表記するようになった。先進文化のキーワードは日本語では表現できない内容を含み、翻訳作業は「字を当てはめる」作業でもあった。

十六世紀になってヨーロッパ文化と出合ってからは、技術革新のため積極的にヨーロッパ言語の翻訳が行われるようになった。同時に、来日したキリスト教宣教師はかつての渡来人と同じく日本語を学習し、書籍の日本語への翻訳にも努めた。日本語をアルファベットで表記するローマ字も考案された。グローバル過程の世界で優位に立った欧米の文化を導入するため、中国語への翻訳を通じてだけでなく独自に漢字に翻訳するわが国での作業は、いわゆる鎖国の江戸時代から盛んになり、特に幕末から明治初頭には、現在われわれが日常的に使用している語句が多数考案された。

当時は新しい概念であったことから、「四角張った文字ばかり」当てられる傾向が一般的で、それを批判した福沢諭吉ですら、従来の日本や中国にはない重要な「個人」の概念に関して、individualityを「独一個人の（ドクイチコジンノ）

気象（インヂヴィヂュアリチ）」と訳したという。当時の啓蒙活動に精力的にかかわった人々の動向のひとつを明六雑誌にみることができる。明六雑誌に寄稿した人々の多くは、幕末から明治維新において重要な政治文書の草稿にかかわり、文明開化と制度改革を推進した。しかし、「文明開化」がcivilizationの訳語として解説されて、さらに儒教に代わる道徳律としての意味合いが強調されたことは、「個人」の訳語にも共通して、ヨーロッパ言語を日本語化する当時の時代を反映したものであった。

リハビリテーションとかかわりの深いキーワードとして「権利」や「人権」があるが、これらも十九世紀後半に訳語として定着した。これらは、いまだに概念的に統一されていない部分を内包するが、国際的に同様の表記を共有する中国とわが国は比較的同様の概念で論じているように感じる。英語のrightについて「権利」という訳語が普及した経緯は興味深いものである。権利の「権」は従来から権力と力の意味があり、「利」には利得の意味があった。しかし、いずれにも正義の意味はない。

近代社会を目指した司法権の行政権からの分立、すなわち三権分立は慶応四（一八六八）年閏四月の政体書の三権分立規定に由来する（**図14**）。政体書は第一に五箇条の御誓文を掲げて国家の基本方針とし、第二で国家権力を統括する中央政府として太政官を設置し、太政官の権力を立法、行法（行政）、司法の三権に分けた。明治政府の課題のひとつに、幕末に締結された不平等条約の改正があり、わが国が欧米同様の文明国家であることを示す必要があった。五箇条の御誓文はまさに西洋近代社会の思想を反映したものであったが、最後の「皇基ヲ振起ス可シ」を除くと実質的には後退していき、太平洋戦争での敗戦を機に、改めて想起されることとなる。

しかし、法律や制度を外形的にだけでも欧米に合わせることを急速、的確に実施できたことは国際的にも驚嘆された。話題が逸れるが、近代社会は中世社会の連続であるから、中世日本の封建体制が中国や他のアジア

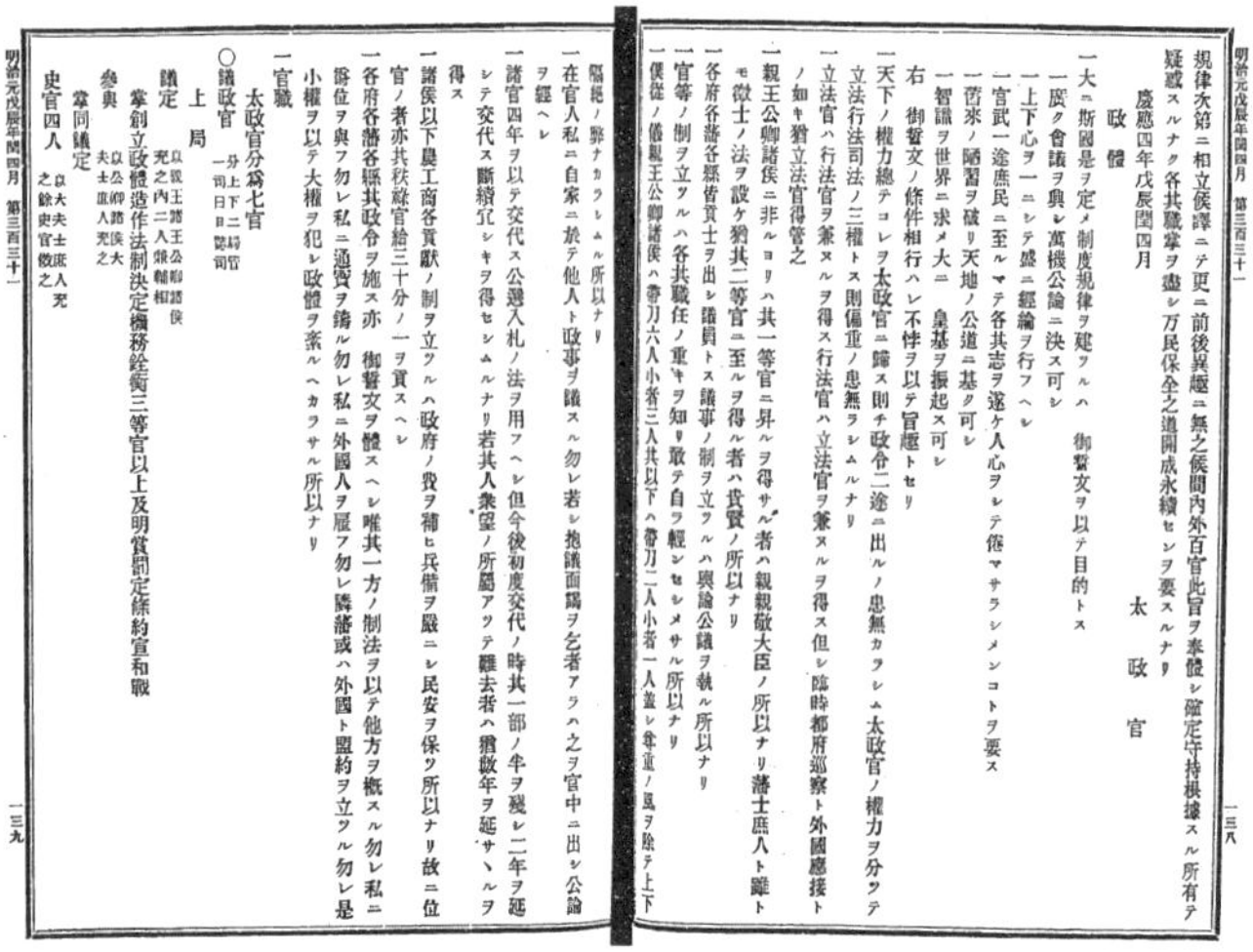

明治元戊辰年閏四月　第三百三十一

規律次第ニ相立候譯ニテ更ニ前後異趣ニ無之候間内外百官此旨ヲ奉體シ確定守持根據スル所有テ疑惑スルナク各其職掌ヲ盡シ万民保全之道開成永續センヲ要スルナリ

慶應四年戊辰閏四月　太政官

政體

一大ニ斯國是ヲ定メ制度規律ヲ建ツルハ　御誓文ヲ以テ目的トス

一廣ク會議ヲ興シ萬機公論ニ決ス可シ

一上下心ヲ一ニシテ盛ニ經綸ヲ行フヘシ

一官武一途庶民ニ至ル迄各其志ヲ遂ケ人心ヲシテ倦マサラシメンコトヲ要ス

一舊來ノ陋習ヲ破リ天地ノ公道ニ基ク可シ

一智識ヲ世界ニ求メ大ニ　皇基ヲ振起ス可シ

右　御誓文ノ條件相行ハレ不悖ヲ以テ旨趣トセリ

一天下ノ權力總テコレヲ太政官ニ歸ス則チ政令二途ニ出ルノ患無カラシム太政官ノ權力ヲ分ツテ立法行法司法ノ三權トス則偏重ノ患無ラシムルナリ

一立法官ハ行法官ヲ兼ヌルヲ得ス行法官ハ立法官ヲ兼ヌルヲ得ス但シ臨時都府巡察ト外國應接トノ如キ猶立法官得管之

一親王公卿諸侯ニ非ルヨリハ其一等官ニ昇ルヲ得サル者ハ親親敬大臣ノ所以ナリ藩士庶人ト雖トモ徴士ノ法ヲ設ケ猶其二等官ニ至ルヲ得ル者ハ貴賢ノ所以ナリ

一各府各藩各縣皆貢士ヲ出シ議員トス議事ノ制ヲ立ツルハ輿論公議ヲ執ル所以ナリ

一官等ノ制ヲ立ツルハ各其職任ノ重キヲ知リ敢テ自ラ輕ンセシメサル所以ナリ

一僕從ノ儀親王公卿諸侯ハ帶刀六人小者三人其以下ハ帶刀二人小者一人蓋シ尊重ノ風ヲ除テ上下隔絶ノ弊ナカラシムル所以ナリ

一在官人私ニ自家ニ於テ他人ト政事ヲ議スル勿レ若シ抱議面謁ヲ乞者アラハ之ヲ官中ニ出シ公論ヲ經ヘシ

一諸官四年ヲ以テ交代ス公選入札ノ法ヲ用フヘシ但今後初度交代ノ時其一部ノ半ヲ殘シ二年ヲ延シテ交代ス斷續宜シキヲ得セシムルナリ若其人衆望ノ所屬アッテ難去者ハ猶數年ヲ延サヽルヲ得ス

一諸侯以下農工商各貢獻ノ制ヲ立ツルハ政府ノ費ヲ補ヒ兵備ヲ嚴ニシ民安ヲ保ツ所以ナリ故ニ位官ノ者亦其秩祿官給三十分ノ一ヲ貢スヘシ

一各府各藩各縣其政令ヲ施ス亦　御誓文ヲ體スヘシ唯其一方ノ制法ヲ以テ他方ヲ概スル勿レ私ニ爵位ヲ與フ勿レ私ニ通寳ヲ鑄ル勿レ私ニ外國人ヲ雇フ勿レ隣藩或ハ外國ト盟約ヲ立ツル勿レ是小權ヲ以テ大權ヲ犯シ政體ヲ紊ルヘカラサル所以ナリ

一官職

太政官分爲七官

○議政官　分上下二局

上局

議定　以親王諸王公卿諸侯充之内二人兼輔相

掌創立政體造作法制決定機務銓衡三等官以上及明賞罰定條約宣和戰

參與　以公卿諸侯大夫士庶人充之

掌同議定

史官四人　以大夫士庶人充之餘史官傚之

図 14　政体書

第一に五箇条の御誓文を掲げ、第二で三権分立を規定している。

諸国と異なり、ヨーロッパの封建制度（フューダリズム）に類似するという興味深い仮説がある。この仮説の支持者は国際的にも稀でなく、わが国の急速な西欧近代への適応を説明するのに好都合であるが、議論の結論は定かでない。鎌倉幕府の成立をどのように理解するか、アマチュアが歴史への誘惑に駆られる話題でもある。

明六雑誌にみる拷問廃止、死刑廃止論

不平等条約では治外法権に関連した犯罪処理の仕組みも課題であった。明六雑誌では、西欧社会の現状と背景の理解に向けた庶民の啓蒙が活動の目的とされたが、司法に関する論文のひとつに津田真道の死刑廃止論がある。津田真道は西周とともに文久二（一八六二）年六月にオランダに留学し、ライデン大学で自然法学の直系とされるフィッセリング教授（Simon Vissering, 一八一八〜八八）のもとで法律を学び、慶応元年一二月（一八六六年二月）に帰国した（**図15**）。

明六雑誌は明治七（一八七四）年四月の第一号から明治八（一八七五）年一一月の第四三号まで、約一年半で停刊

となったが、津田はこの先進的雑誌に最多の二九編の論説を寄稿している。その第四一号で「死刑論」を寄稿した。はじめに「刑に死刑あるは罪犯審問の法（犯罪を審理する方法）に拷問あるがごときか」と述べ、拷問が法律に反することをたびたび主張してきたことに触れ、死刑も廃止することが文明国にふさわしいことを説いた。

また既に、明六雑誌第七号、十号で「拷問論」を寄稿していた。拷問ほど残虐な悪はないとして、拷問は冤罪を生みやすく司法制度への不信感につながり、東アジアの未開の制度であると断じ、拷問の廃止が条約改正の前提であると主張した。具体的には罪刑法定主義を採用し、裁判の審理においても自白中心主義から証拠主義に変え、審級制（同一訴訟事件で、上位の裁判所に上訴することで複数回の審議を受けることができる制度）等を採用して慎重な審判を下すことを提言した。

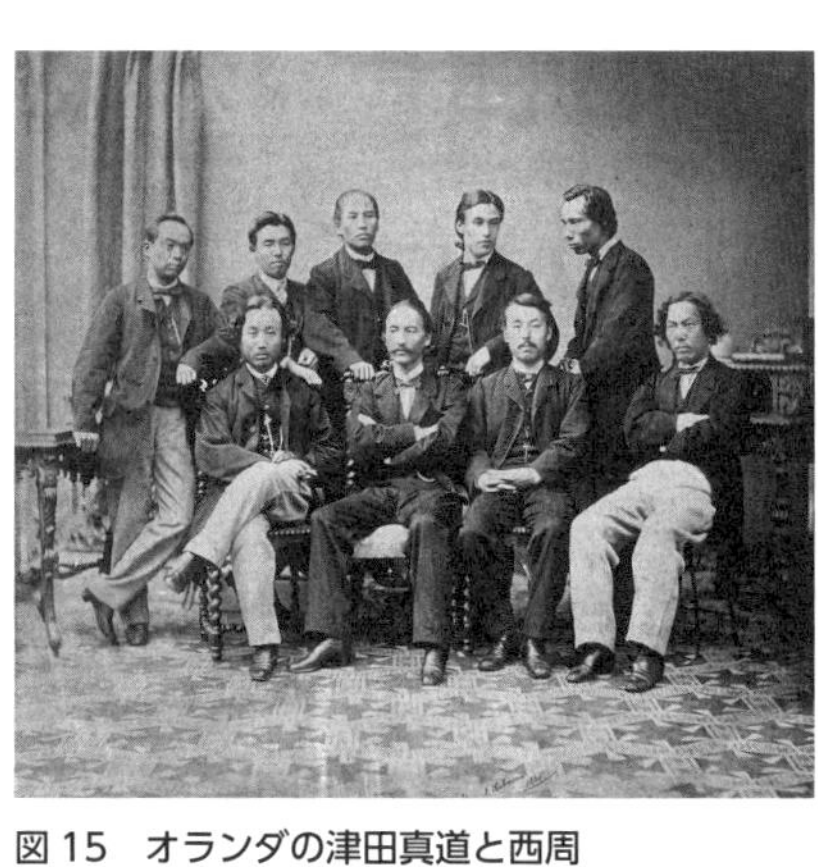

図 15　オランダの津田真道と西周

幕府の和蘭留学生一行の写真（1865 年にオランダで撮影）。後列右端が津田真道、前列右端は西周で、文久 2（1862）年 6 月、幕府の蕃書調所から派遣された。西の隣は赤松則良で、後列中央は榎本武揚。

津田は刑罰の目的は、人の罪悪を懲らしめるためであると述べる。懲らしめるとは、犯人が自分の犯した悪事が罪業であり、恐るべきことであったと理解し、これに懲りて悔い改めることで善道に復帰することである。刑法の目的は、すべてここにある。死刑を執行すれば、人命を絶つことになり、懲らしめて悔い改めさせることはできない。したがって、死刑は刑ではないので、国によっては死刑を廃止したところもある。また、死刑は犯罪の抑止に役立ってはいない。さらに、死刑の目的が社会の害悪を除去するためであれば死刑ではなく流刑でも同じである。ただし、流刑は害悪（犯罪者）を隣国に押しつけるようなもので、行うべきではない。そこで刑の主旨に適する方法としては徒刑（身柄を一定期間拘束して労役等に従事させる刑罰）もしくは懲役だけである。しかし、ベッカリーア（Cesare B Beccaria，一七三八～九四。近代刑法学の祖とよばれるイタリアの法学者。彼の意見を採用したトスカナ公国で一七八六年に死刑を廃止）が一七六四年の著書『犯罪と刑罰』において死刑の廃止を唱えて以来百年になるにもかかわらず、ほとんどの西欧諸国でも死刑廃止は実現していない。というわけで、津田としては死刑の廃止に期待するが、将来の達成課題で、時期尚早であると結論した。

以上のような津田の死刑廃止論は、刑罰を科す目的が、「目には目を」ではなく、犯罪者を改善して社会生活に適応するような教育にあり、労役の刑が望ましいと考える。これを、校注者は解説で「更生させる教育」と表現している。罪刑法定主義における人権思想は、一二一五年の英国でのマグナ・カルタに溯るとされるが、こうした人権思想とは別に、わが国では平安時代に約三百年間にわたって公的な死刑執行がなされなかった。また、徒刑や懲役は個人の自由を束縛する自由刑とよばれるものであるが、江戸時代後半に始められた石川島人足寄場は徒刑であり、自由刑が既に行われていたことは興味深い（八五、九〇頁参照）。

明六雑誌にみる用語「権理」の解説

わが国には「権利」や「人権」といった思想はなく、語もなかったことから、近代社会のキーワードのひとつ、英語のrightの翻訳作業と「権利」が普及した経緯にも幕末から明治初期の歴史が反映されている。

明六雑誌を刊行した明六社は、駐米代理公使をしていた森有礼（もりありのり）が帰国して、アメリカの学士院等の学術団体を模して、西村茂樹に仲介を依頼して東京の高名な学者の参加を募り、学者仲間連中の結社（society）開設を企図したことに始まる。西村茂樹（一八二八～一九〇二）は佐倉藩士で、藩主堀田正睦が幕府の外国事務取扱（前年から老中）に就任したときには側近として活躍した。明治維新後は佐倉藩の藩政改革を遂行し、明治六（一八七三）年から文部省五等出仕となり、文部官僚として活躍した。明六雑誌では、第一号で西周のローマ字表記論に反論を述べる等十二編の論文が掲載されている。その中で、急速に欧米の学術が導入され、西洋起源の言葉が日常的にも使用される中で、新しい言葉の語義の混乱を懸念して、十二語を選び、その本義の解説を「西語十二解」と題して企図した。雑誌の停刊により三語の途中までで中断されたが、いずれも今日的にも貴重であり、権利については「権理」の語で論じている。

用語解説の第一は「文明開化」で、英語のシヴィリゼーション（civilization）という語の訳である。西村によると、中国では「礼儀に進む」として「礼貌」、「文雅」といった訳語が使用されていた。これを日本風に訳すと、「人柄がよくなる」ということである。国家の隆盛は、人民各個人の品位と相互の交際の品位を高めることにあると理解し、文明を進めるためには教育によるしかないと論じている。

第二は「自主自由」の意味についてで、「リバーチイ（liberty）」「フリードム（freedom）」の訳語としている。語源をローマにたどり、近代になってから自由は二種類に区別され、自然の自由または人身上の自由と、交際上または政治上の自由である。すなわち自然権的自由と社会的自由の両面から論じ、後者については政治体制の在り方や国民の知識の程度に応じて欧米においても違いを生じている実情を説明している。

第三の用語解説は「権理」についてである。権理は英国のライト（right）という語の訳字である。ライトはゲルマン系の語で、ラテンのジュス（jus）と同様に法律と能幹（能力・才能のあること）という二つの意味を有する語である。最近では英国のライトという語は法律の義は全く消失して、能幹の義、またさらに変化して他の義となっていると述べている。西村は、「権理」の概念を一定の利益を排他的に享受できる法律上の能力と理解し、権理と義務を一対一のものであると主張している。そのうえで、権理を起源や性質により八つに分類（自然の権理、付加された権理、他に譲渡すべき権理、他に譲渡しない権理、十分の権理、十分でない権理、各個の権理、総体の権理）して説明した後に、権理の字にはまた第二の用法があると述べる。道徳学にいうところの権理であり、通常の権理は法律に依拠して定められるが、道徳学で用いる権理は上帝（天地創造の絶対神）の意に依拠するので、法律に規定できない権理を内包していると述べ、次回に解説を予定していたが、雑誌停刊のため続きは不明である。

福沢諭吉による right の訳語

西村による「権理」の解説は、明六雑誌の第四二号に掲載され、明治八（一八七五）年一〇月に刊行された。福沢諭吉の『学問のすゝめ』は明治五（一八七二）年二月に初編が出版されたが、第二編で人間は相互に同等であることを説明して、外見ではなく「権理通義の等しきを言うなり」と述べている。その権理通義とは、生命を重視し、財産を守り、面目名誉を大切にする大義であると説明し、通義と権理をrightの意味で用いている。第三編では「国は同等なる事」において権理通義の四字を略して「権義」と記し、いずれも英語の「ライト」という字に当たると説明している。第二編は明治六年一二月の出版である。そして明六雑誌を停刊に追い込む契機となる第四編「学者の職分を論ず」では、一カ所だが「権利」を使用している。なお、この論文で「健康」という語が登場する。明治七年一月の出版である。その後は再び「権義」が使用される。

福沢は万延元（一八六〇）年の遣米使節団に次いで、文久二（一八六二）年の遣欧使節団にも加わり、帰国後に欧米での見聞や文書を翻訳紹介した『西洋事情』を慶応二（一八六六）年に刊行した。その巻之二で、「千七百七十六年第七月四日亜米利加十三州独立ノ檄文」としてアメリカ独立宣言を紹介している（図16）。そのキーワードであるrightに対して「通義」という訳語を案出した。たとえば、冒頭の第二文節、“We hold

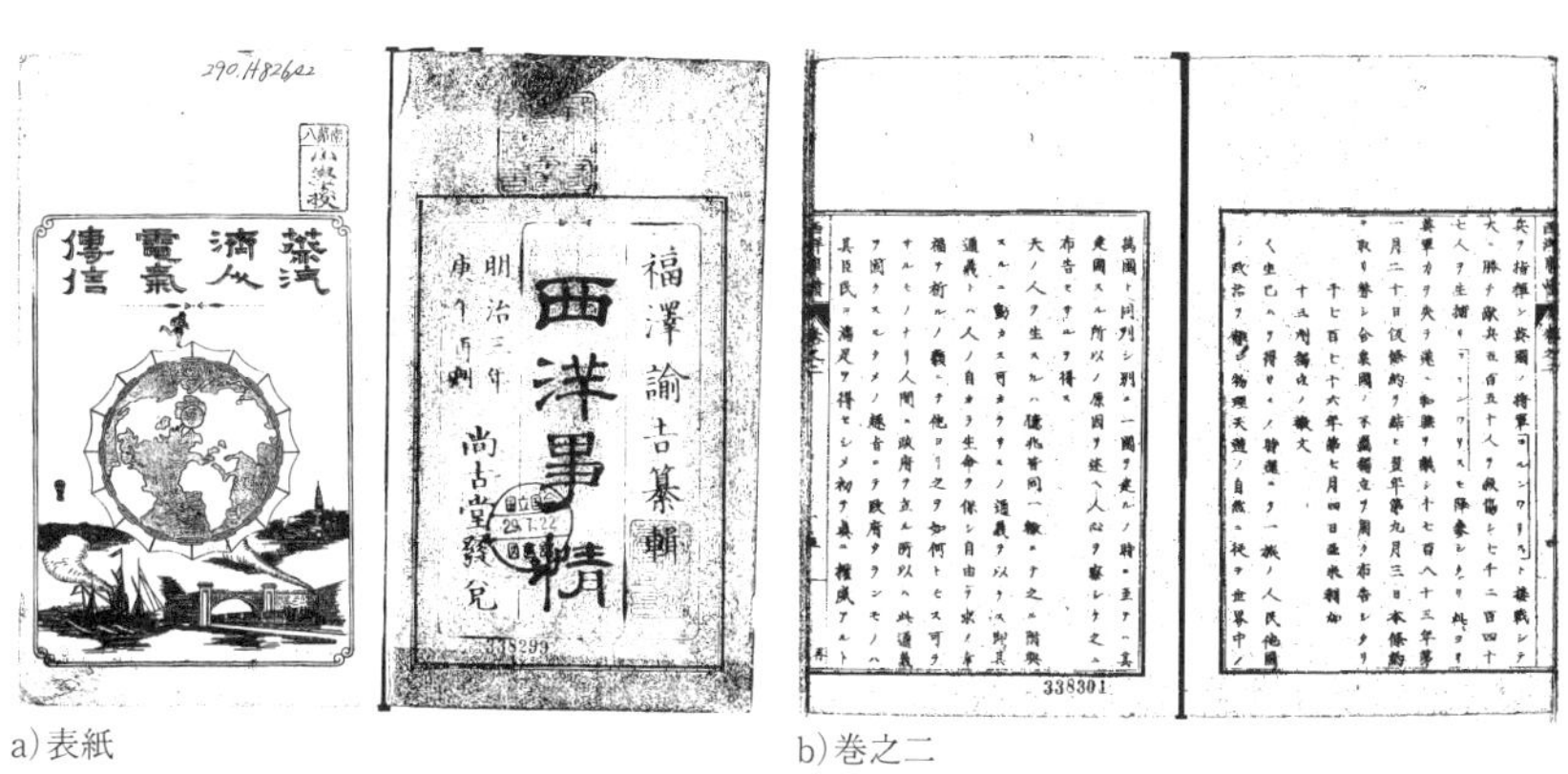

a）表紙　　b）巻之二

図 16　福沢諭吉『西洋事情初編』

巻之二では「千七百七十六年第七月四日亜米利加十三州独立ノ檄文」としてアメリカ独立宣言を紹介した。

these truths to be self-evident, that all men are created equal, that they are endowed, by their Creator, with certain unalienable Rights, that among these are Life, Liberty, and the pursuit of Happiness.”を、「天ノ人ヲ生スルハ億兆皆同一轍ニテ之ニ附與スルニ動カス可カラサルノ通義ヲ以テス。即チ通義トハ人ノ自カラ生命ヲ保シ自由ヲ求メ幸福ヲ祈ルノ類ニテ他ヨリ如何トモス可ラサルモノナリ」と訳している。現代語に訳すと、「天（創造主）が人を創造するに当たっては、万民が同一平等のものであることを譲渡することのできない権利として賦与している。すなわち、権利とは自らの生命を守り、自由を求め、幸福を追求する性質のもので他者が侵すことのできない自明の真理である」ということである。こうした権利は、西村が「道徳学で用いる権理」と説明したものである。

英語のrightは、歴史的に権力と厳しく対立する意味を育ててきた。ホッブスにより自然法としての権利が意識され、ロックやルソー（Jean-Jacques Rousseau，一七一二〜七八）に受け継がれ、rightの概念が形成されてきた。西周と津田真道が学んだオランダのフィッセリングは自然法学の直系とされ、明治初期には受け継がれたが、明治一〇年頃になると既にヨーロッパで支配的となっていた法実証主義により、rightは法によって与えられる意思あるいは利益のことで、権力に対する優越的な意味は失われていった。

オランダ語のregtには英語のrightにはない「法律」の意味が含まれる。フランス語のdroitやドイツ語のRechtにも「権利」に加えて「法律」の意味がある。いずれにも共通して「正しい」の意味を有するが、「通義」には道理に通じる「通」と正義や大義に通じる「義」からなり、「正しい」というニュアンスを含めることは可能であった。明六雑誌では西周、森有礼、杉亨二が「通義」を権利の意味で使用した例があるが、圧倒的に「権利」が使用され、次は「権理」である。福沢も「権理、通義」として併記することがあったが、「理」には朱子学では宇宙の根本的在り方という意味が含まれる。

西周は、フィッセリングの講義記録に基づき『万国公法』を慶応四（一八六八）年に翻訳出版した（**図17**）。ここで、今日の「権利」の意味で「権」を使用している。権が権力や権限で「力」に近い意味であることは知っていたが、西はこの翻訳時に米国人宣教師の丁韙良（William Martin, 一八二七〜一九一六）の漢訳『万国公法』を参考にした。ここで、rightの訳語として「権」が使用されていたからである。さらに、オランダ語のregtに「法律」の意味があり、万国公法の用語として「万国の権」に「力」がイメージされたと推察される。その後は、rightの訳語として「権利」を使用するようになる。行政権、立法権という用語での「権」は権力がイ

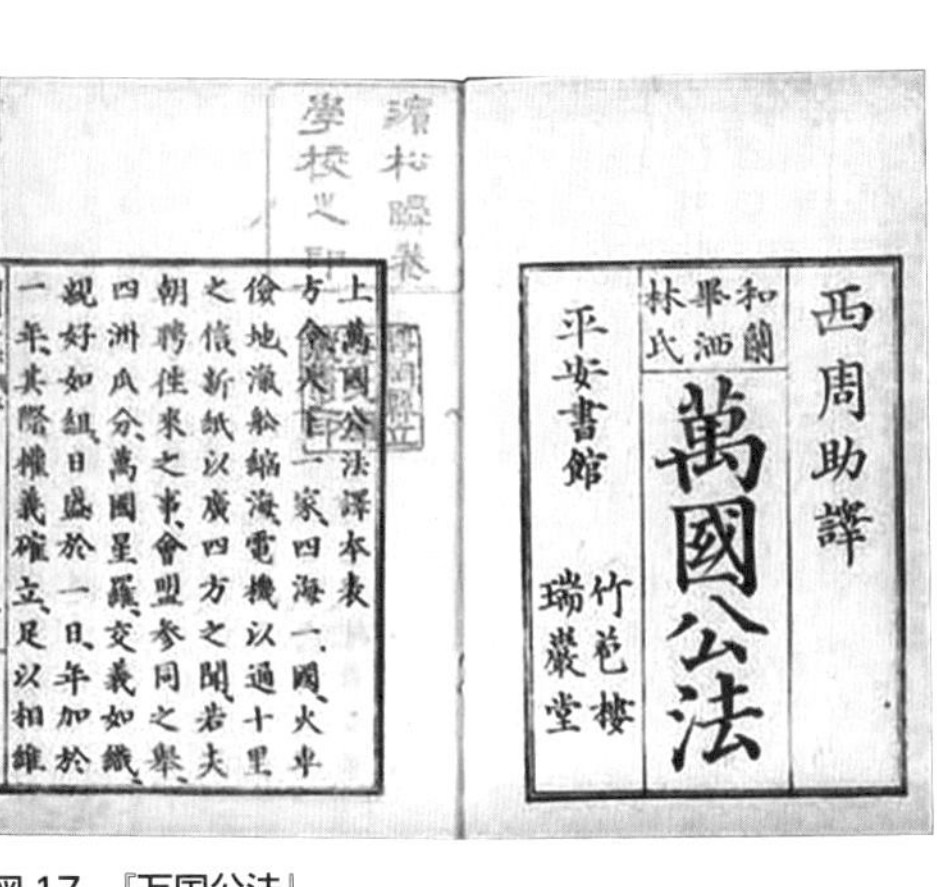

図17　『万国公法』

〔フィッセリング（口述）、西周助（訳）：万国公法、竹苞楼瑞巖堂、1868、葵文庫、K084-13：http://www.tosyokan.pref.shizuoka.jp/aoi/4_greatbooks/k084_13p.htm〕

西周（周助）は、和蘭畢洒林氏（オランダ・フィッセリング氏）の講義記録を翻訳して、慶応4年に『万国公法』を出版した。

メージされる。西周において母語の日本語はオランダ語や英語よりははるかに優位であり、道徳上の正しさと法律上の正しさは区別されず、権利に権力の意味を含ませることに違和感を覚えることはなかったということであろう。

福沢はなぜ、通義を容易に放棄し、権理通義、さらに権義も放棄したのであろうか。儒教を蔑視した福沢には、儒教へのコンプレックスが潜在した可能性もある。通義の用例には、孟子の「労心者治人、労力者治於人、治於人者食人、治人者食於人、天下之通義也」という有名な語句がある。「知識労働と肉体労働とが、それぞれ役割の異なることは世の常識である」という意味であるが、現在の広辞苑でも、通義は「世間一般に通ずる道理や意義」と説明されている。

更生とリハビリテーション——用語をめぐって

身体障害者福祉法は昭和二四（一九四九）年一二月に制定されて以来、たびたび改正され、第一条（法の目的）、第二条（更生への努力）、第三条（差別的取扱の禁止）は、現行法では制定時文面の面影を欠くまでに変化している。第一、二条で制定時に記載されていた「更生」の文字は消滅した一方で、制度的に定着した「更生援護」、「更生相談」の用語は多数認められる。「更生」の文字が減少しても、この法律が身体障害者のリハビリテーションを促進する目的であることに変わりはない。この間に、国際的な視野のもとに自立や障害の概念は変遷しつつある。そして、翻訳文化に内在する矛盾は近年の行動様式に従って、言葉に向けられ、「更生」という文字を嫌う風潮が強まった。一方、国際的にはrehabilitationという言葉がパターナリズムの医療で普及するに伴い、障害者にとっては好ましくないニュアンスで受容されることもある。

「更生」という言葉のイメージ

更生という言葉を嫌う風潮は国会でも取り上げられたことがある。平成一六（二〇〇四）年一一月の第二十回社会保障審議会障害者部会において、委員のひとりより「厚労省は今後も『更生』という言葉を使い続けるつもりか、大変語感が悪く、犯罪者に使用する言葉と同じで、障害者をおとしめるものではないか」といった趣旨の質問がなされた。これに対して担当者らは、「かつてはリハビリテーションの略であったが、意味が異なってきたので社会局の更生課は障害福祉課に統合されたこと」、「生きるということについて歴史的に使用され、現行の制度としても定着しているだろうと思われるが、今後三障害の医療給付の在り方に関する議論の中でもご議論いただきたい」と答えている。周知のとおり、英語でもリハビリテーションは犯罪者や受刑者の社会復帰等に関連して広く使用される言葉である。リハビリテーションや訳語としての更生という語感については、疾病や罪悪、さらには人権の概念の変遷についての考察も必要であるが、本書では日本語の表記法から考えてみたい。

日本語の表記法の歴史

リハビリテーションは、rehabilitationという英語の和訳であり、日本語である。日本語の起源については、いくつか有力な仮説がある。日本列島はアジア大陸の極東方に位置しており、ブリテン島がドーバー海峡を挟んでヨーロッパ大陸と面することと対比すると、泳いで渡るには朝鮮半島は遠すぎる。音韻、単語、文法等、かなり多様な言語をもち、日本民族などという単一民族国家であり得ないことは明らかである。しかし、この地理的条件から、わが国が独自の文化を育んできたことも確かである。

約二百万年前の新生代第四洪積世の時代にはアジア大陸の東側には巨大な内陸湖があり、サハリン・日本列島は陸続きであったとされる。この陸続きを陸橋とよぶ。氷期には海水面が低下（海退）し、間氷期には海水面が上昇（海進）し、そのため陸橋や内陸湖の形状はさまざまに変化し、約三十万年前に千島列島と琉球列島が陸橋から分離された。間氷期が終わる一万七千～一万八千年前に温暖化に伴う海進が始まり、陸橋は次第に海没し、一万二千年前頃に宗谷海峡ができて北海道島が生まれ、次いで現在のような千島列島と琉球列島、伊豆七島等に連なり、アジア大陸の南北を海と島で結ぶ日本列島が現れたとされる。瀬戸内海が形成されたのは約八千年前のことである。

温暖化により海進が進み、大陸から切り離されていく過程で、人々は島々を飛び回るようにして海路で交通し、大陸への航路も伝承されたことであろう。こうして形成された文化は、列島独自の地域性をもつものの孤立したものではなく、北方アジア、朝鮮半島、中国大陸、東南アジア等諸地域の文化とかかわりをもち、今日的な国境もなかったはずである。日本列島住民の縄文文化社会が成熟期を迎える頃、温暖化は終了し、現在の海岸線が形成された。

日本列島に住む人々の間では文字は発明されず、中国から漢字が伝来するのは約二千年前頃であろう。古事記と日本書紀の記述には応神天皇の時代に百済からの渡来人が「論語十巻、千字文一巻」を持参したとする記録があり、いわゆる大和朝廷という中央集権国家の成立に伴い、漢字の使用が普及したと思われる。そして、万葉仮名として知られるように、大和言葉を漢字の音（または訓）を借りて表記する方法が始まった。万葉仮名の字体を崩した平仮名が九〜十世紀に生まれ、一方で僧侶や学者が中国語文を訓読するために字画を省いた簡略な片仮名が生まれた。こうした仮名文字はひとつの音に対して複数の文字が使用されてきた。統一されたのは実に約千年後の明治三三（一九〇〇）年に「小学校令施行規則」において小学校で教える仮名が一字一音に整理されたときである。

中国からの文物・思想の流入に伴い、外来語としての漢語（中国語）、漢語訳を通しての仏教語等が普及し、日本語に組み込まれた。導入された漢語は本質的に名詞であるが、サ行変格活用動詞（サ変）等の語法により語彙が増大した。西洋語の流入とローマ字記載は戦国時代のキリスト教宣教師の来日以降であるが、西洋語に漢語を当てた表記に加え、カタカナ表記を用いる手法が明治以降に普及するようになった。特に、片仮名語は太平洋戦争後に激増し、漢語同様にサ変を適用して語彙を今も増大させつつある。たとえば「リハビリする」とは、リハビリテーションを施行する意味で通用させることが可能である。

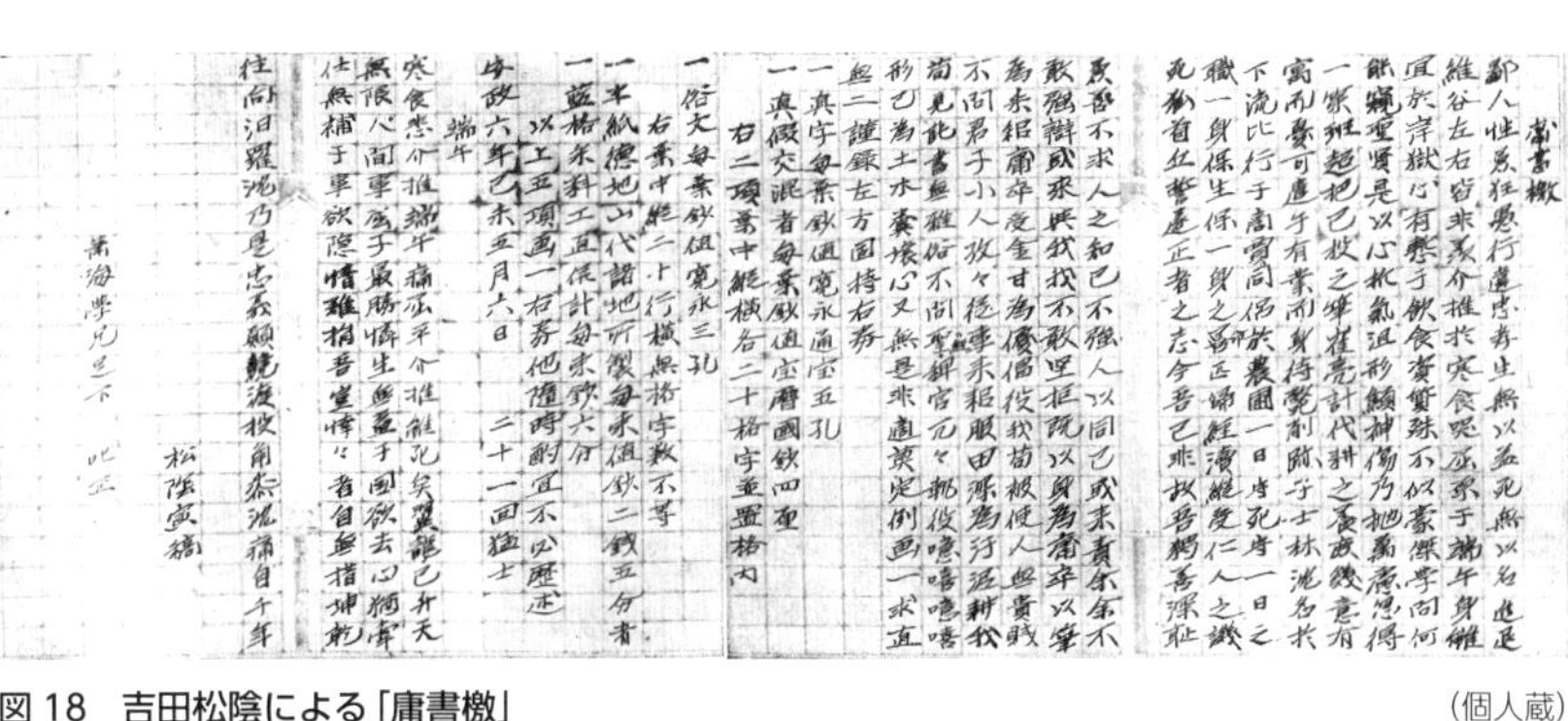

図18　吉田松陰による「庸書檄」　（個人蔵）

しかし、学者は伝統的に論文を漢語で著述することが要求され、杉田玄白らによる翻訳書の『解体新書』も漢文で記述された。安政六（一八五九）年五月、吉田松陰が江戸に送られる前に萩城外の野山獄で諸友に贈った檄文「庸書檄」も漢文で書かれている（**図18**）。こうした風潮から、幕末から明治にかけて西洋の言語と思想を漢語に翻訳する和製漢語の創作が盛んに行われた。

「リハビリテーション」の訳語として「更生」が着想された時代

太平洋戦争での敗戦は、天皇の臣民として教育され、国家総動員体制で戦争に明け暮れた日本列島の人々に大きな精神的衝撃を与えた。物資の欠乏、物価の急騰、経済的困窮等により混乱した社会に対して、連合国軍最高司令官総司令部（the Supreme Commander for the Allied Powers-General Headquarters：SCAP-GHQ、通称ＧＨＱ）も政府も人々の生活の安定を図ることが大きな課題であったことだろう。新生日本として、「生まれ変わること」が意識されたはずである。まず、膨大な貧困層に対してＧＨＱは昭和二十（一九四五）年十二月に「救済並福祉計画ノ件」を提示し、最低生活保障・差別的取扱の禁止、現行救済制度の見直しを指示した。さらに、翌年二月、「公的扶助に関する覚書」により日本政府の対応を条件付きで承認し、ここで示された公的扶助に関する四原則（公的責任の原則、公私分離の原則、無差別平等の原則、必要充足の原則）が、以降の社会福祉全体に共通する基本原則となった。

まず、昭和二一（一九四六）年九月に旧生活保護法（法律第十七号）が成立するが、傷痍軍人優遇措置に腐心した日本政府にとって、この「無差別平等の原則」は、傷痍者保護対策の立法化に向けた作業において傷痍軍人を排除しないことを許容した。同様の経緯で、傷痍軍人の就労支援等を担っていた軍事保護院は廃止されたが、戦時下で軍人のために最高の技術と施設が提供された保養所や臨時東京陸軍第三病院（戦後の国立相模原病院）での職業補導等が現在の国立障害者リハビリテーションセンターの源流として生かされることとなった。

こうした時期、昭和二三（一九四八）年八月、厚生省社会局に傷痍者、すなわち身体障害者のリハビリテーションを専管する「更生課」が設置された。ＧＨＱの公衆衛生福祉局（GHQ-Public Health and Welfare Section：GHQ-PHW）の「管理およびリハビリテーション課（Rehabilitation and Organization Branch）」の rehabilitation に「更生」という訳語を考案したのは厚生省の初代更生課長の黒木利克といわれる。黒木は渡米して、約七カ月にわたり障害者福祉法関連の資料を収集し、帰国後にＧＨＱとの折衝を含めて身体障害者福祉法の制定に向け奮闘した。当時のアメリカでは医療においても rehabilitation が脚光を浴びた時代で、専門診療科の physical medicine に rehabilitation が追加され、PM & R（physical medicine and rehabilitation）となったのは一九四九年のことである。また、当時のアメリカにおけるリハビリテーションの定義としては、“the restoration of the handicapped to the fullest physical, mental, social, and vocational potential of which he/she is capable.”（障害者の身体的、精神的、社会的、職業的可能性を最大限に回復すること）（一九四二年、全米リハビリテーション評議会）が知られていた。

英語辞書と「更生」

「更生」は部局の名称として考案された「衛生」や「厚生」と異なり、部局名ではあるがrehabilitationの訳語として付加されたものである。Rehabilitationは重要な言葉であり、戦前の英和辞典にも収載されていて、一八七三年の『英和字彙』（柴田昌吉、子安峻編、日就社）では訳語として、「元位ニ復ル（もとの位にかえる）、元ノ権威ヲ得ル」等がある。一九二九年の『新英和中辞典』（岡倉由三郎編、研究社）では「復舊、復職、復位、復権、名誉回復」とある。検索した限りでは戦前の辞書に「更生」の訳語はみられない。

戦後の辞書で、一九四八年の『集約英和辞典』（三省堂）や同年の『エッセンシャル英和辞典』（旺文社）では登場せず、比較的最近の辞書でも含めていないものが多い。私蔵書をみると、『研究社 新英和大辞典』（小稲義男・他編、研究社、一九八〇）では、「1a　復職、復位、復権、2a（身体障害者・負傷者・非行者等の）社会復帰、更生、b　リハビリテーション《社会復帰のための身体精神機能・技能・職能訓練》」とある。また、『ポケット医学英和辞典』（渡辺義孝編、第一版、医学書院、一九六七）では、「更生、復職、回復、リハビリテーション：患者に残存した機能を練習により復活し、更に高度の機能を営ますように回復せしむることをいう」とある。しかし、『デイリーコンサイス英和辞典』（宮内秀雄編、第三版、三省堂、一九六八）、『岩波英和辞典新版』（島村盛助・他著、岩波書店、一九五八）、『旺文社英和中辞典』（高橋源次・他監、旺文社、一九七五）、『デイリーコンサイス英和辞典』（三省堂編集所編、第五版、三省堂、一九九〇）には「更生」はみられない。

なお、同様にwelfareについてみると、前述の『英和字彙』では「平安、健康（タツシヤ）、幸福（サイハヒ）、息災、太平」（同辞書で、healthは「健康（ケンカウ）、安寧、平安」）とあり、『新英和中辞典』では「安寧、繁栄（prosperity）、幸福（well-being）」とある。しかし、戦後の辞書である前述私蔵書五冊のすべてにおいて訳語のひとつとして「福祉」が収載されている。

「更生」の由来と使われ方

さて、「更生」という言葉は「衛生」、「健康」、「厚生」と同様に中国の古典から引用されたものである。更生は、『荘子』達生篇の導入における、「正平なれば則ち彼と更生す。更生すれば則ち幾す。（正平則與彼更生、更生則幾矣）」に由来する。文字どおり「生まれ変わること」である。『荘子』という書物の中核をなす思想家の荘周は紀元前四〜三世紀の中国戦国時代に活動した人物で、同じ頃に孟子が活動し、西洋ではプラトンやアリストテレスがアテネで活動していた。

『荘子』の外・雑篇に分類される「達生篇」は内篇、特に養生主篇の思想を受け継ぎ、十一の説話を通じて、人生の達人となるための方策を述べている。要約すると、天理の自然に従って私心を捨てること、いわゆる「則天去私」の無為の境地に立つことで、かえって素晴らしい有為が実現すると説いている。すなわち、現実の社会に生きる人間の具体的な営みに即し、人間の有為を積極的に肯定して、有為から無為に至る実践のプロセスを重視する立場である。「更生」の文字は、冒頭論述の第二節にみられ、「日々新たに生まれ変わる」という意味で解釈される。「現職に復帰する、復権、名誉回復」という訳語と対比すると極めて異質である。

「更生」という言葉に関して、戦前に自力更生が「他の力を頼まず、全く自分の力によって生活を改めていくこと」として普及した。昭和恐慌後の一九三〇年代前半に農山漁村で経済更生運動が行われ、国策として農民の自力更生が奨励されたことが知られる。この自力更生は、一九四五（昭和二〇）年八月に毛沢東が延安での中国共産党幹部会議で表明した政治方針の標語としても有名である。農村での自力更生は二宮尊徳の報徳思想と関連づけられるが、進歩的な思想背景もうかがわれる。一九一九（大正八）年、スイスのジュネーブに国際労働機関（ＩＬＯ）が設置され、内務省警保局や農商務省工務局から中堅若手官僚がＩＬＯに派遣され、労働問題に対する理解を深めた。そうした人々も関与して一九三二（昭和七）年九月、農林省に経済更生部が設置された。当初、自力更生部の名称が提案されていたが、地方の自発性と主体性に委ねるのではなく、政府が農村救済を図る部署ということであったため、経済更生部という名称が用いられた。市町村では更生計画書が作成され、日本全国で展開した。しかし、一九四三（昭和一八）年に経済更生部は廃止され、経済更生運動は皇国農村建設運動に吸収され、結果的に国家総動員に向けて戦時体制を強化することになった。

こうしてみると「更生」という言葉は終戦直後の人々には比較的なじみのある言葉で、rehabilitation の訳語としても違和感なく受け入れられたのであろう。

日本語の表記法をめぐる議論

翻訳語としての「権利」、「社会」、「自由」については「更生」以上に興味深いものであり、優れた成書も入手できる。日本語の表記法については幕末から明治初期に興味深い議論がなされている。最も有名なものは明六雑誌第一号に掲載された西周による「洋字を以て国語を書するの論」と、西周の論文をあらかじめ読んで書かれた西村茂樹による反論「開化の度に因（より）て改文字を発すべきの論」である。明六雑誌第一号はこの二論文からなり、まさにディベートを意図した雑誌であった。西の主張はアルファベット二六文字を用いて日本語を表記するもので、いわゆるローマ字表記の提言である。これに対して西村はローマ字採用の意義は認めるが、新たな文字学習の負担や漢字のもつ利点等を述べ、国字改良よりは国民の教育・啓発を先決課題として主張した。

ローマ字国字論は南部義籌（よしかず）らによる主張（明治二（一八七二）年、修国語論を漢文で記述）が先行するが、日本語表記の煩雑さに関して前島密（まえじまひそか）による漢字廃止論（慶応二（一八六六）年の漢字御廃止之議、明治二年の国文教育之儀ニ付建議）や福沢諭吉の漢字数制限論（明治六（一八七八）年、第一文字之教）等の国字改良論議が盛んになされた。ローマ字を推進する団体として明治一八（一八八五）年に有識者による「羅馬字会（ろーまじ

Gwaikokuzin no tame **(Notice for Foreigners).**

The "Japanese System" of orthography, followed in this journal differs in a few points from the English or Hepburn's system. They are shown under, with equivalents in the latter system :—

si (=*shi*), *ti* (=*chi*) *tu* (=*tsu*) *hu* (=*fu*)
zi (=*ji*), *di* (=*ji*) *du* (=*dzu* or *zu*)
sy (=*sh*), *zy* (=*j*) *ty* (=*ch*) *dy* (=*j*)

Price of this journal, including postage, for one year (12 numbers):—
¥ .60 (in Japan) ; ¥ .80 (abroad).

Office : Nippon-no-Rômazi-sya, 11 Komagome Akebonotyô, Hongô, Tôkyô.

賛助員

賛助員は日本式綴り方でローマ字を擴めると云ふ本社の事業に賛成の意を表された方のうちで本社から御願する。（＊印のあるのは此一年中本社の費用を助けるため五圓乃至六拾圓出金の方。）

相談役

事務指圖役

社友

社友は實地に當つてローマ字を擴めることに又はローマ字文を研究することに熱心に盡力する方のうちで本社から御願する。

本紙定價

廣告料

日本のろーま字社
東京市本郷區駒込曙町十一番地

図19 「ローマ字世界」2の巻、第6号の表紙の裏（第1号も表紙裏は全く同じ）
（日本のろーま字社：ローマ字世界＝Rōmazi sekai 2(6)、1912）

かい）」が創立され、ローマ字への関心は拡大したが、ローマ字の表記法をめぐってヘボン式と日本式の対立を生じ、会は分裂した。後者の機関誌である「Rōmazi Sekai（ローマ字世界）」（日本のろーま字社）の賛助員や社友をみると帝国大学教授が目立つが、中には乃木希典陸軍大将の名もあり、広く支持されていたと思われる（**図19**）。

戦後、GHQによる米国教育使節団報告書で提言された「日本語の表記文字をローマ字のみにすること」は明治初期と同様、国民がローマ字教育を経験していないので無視するほかなかった。当時、具体的な方策を欠いてのフランス語の採用を提言した文筆家が現われたが、日本語表記法の課題をそらすことに貢献しただけであっただろう。漢字使用にこだわり続ける国は、今日では中国を除くとわが国だけである。

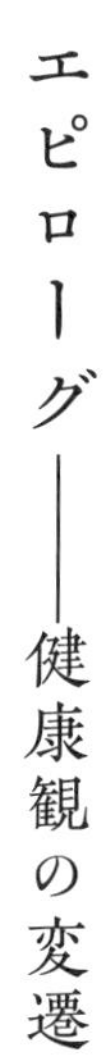

エピローグ——健康観の変遷

WHOにおける健康

今日、わが国で「健康」について話題にするときには一九四八（昭和二三）年の世界保健機関（WHO）の開設を前に一九四六（昭和二一）年に定義として採択された"Health is a state of complete physical, mental and social well-being and not merely the absence of disease or infirmity."「健康とは単に病気や虚弱を免れることではなく、身体的、精神的、社会的に完全に良好な状態である」が引用されることが多い。その割にはいまだに定義自体への関心は薄いように思われる。この定義の旧厚生省による初期の和訳は、「完全な肉体的、精神的及び社会的福祉の状態であり、単に疾病又は病弱の存在しないことではない」（昭和二六年、官報掲載）で、welfareとwell-beingは概念的に区別されていなかった。後者は、「安寧の状態」と訳されるようになったが、ill-beingの対語である。

国際条約の批准については、言葉の問題もあり、そのときどきの国の状況、政府の都合で歪められて当然である。関連領域の例として、昭和三五（一九六〇）年に制定された「身体障害者雇用促進法」は一九五五年のＩＬＯ九九号勧告等に基づくとされる。このＩＬＯ九九号は、「身体障害者の職業更生に関する勧告（Recommendation Concerning Vocational Rehabilitation of the Disabled）」で、文末の"the Disabled"は「身体障害者」と訳されたが、勧告の原文では「身体的あるいは精神的障害の結果、適当な職業に就き、かつそれを継続する見込みが相当に減退しているもの」とされていたことは周知である。

しかし、翻訳が一般的関心の対象ではないわが国の文化にも課題がある。訳語としていったん普及すると、ユニークな文化史を背景に独自に内容が展開していく。「健康」は身近な話題であり、類似の概念は古くから存在し、日本列島の人々の概念を中国大陸経由の各種文化と融合させながら、漢字と漢字に由来する二種類の仮名文字を用いて表現してきた。平成一〇（一九九八）年にＷＨＯで健康定義の見直し案が策定されたにもかかわらず、審議が見送られた理由は単純ではないが、策定当時のＷＨＯ責任者は国際機関では今日でも極めて稀なことに日本人であった。

開発途上国の保健の向上を目標として、プライマリ・ヘルスケア（ＰＨＣ）の重要性を強調したＷＨＯによる一九七八年のアルマ・アタ宣言では「二〇〇〇年までに世界中の人々の健康（Health For All by the Year 2000）」を目標に掲げ、「自助と自決の精神（the spirit of self-reliance and self-determination）に則り地域社会または国が、開発の程度に応じて負担可能な費用の範囲内で、地域社会の個人または家族の十分な参加によって、彼らが普遍的に利用できる実用的で科学的に適正で、かつ社会的に受け入れられる手順と技術に基づいた欠くことのできないヘルスケア」をプライマリ・ヘルスケアと定義した。その説明において「健康増進、予防、治療、リハビリテーションサービスの実施」等が地域社会における主要な活動の柱として記載された。この頃から「健康」と「ヘルス」の使い分けが意識されるようになったようである。なお、ここで「自助」と訳された語はself-relianceで、カーライルによる造語で、明治初頭に中村正直が翻訳紹介したスマイルズの著書の表題のself-helpとは異なる（一八三頁参照）。

日本で「健康」という言葉の普及

わが国で「健康」という言葉が専門書に登場するのは一八三〇年代後半の緒方洪庵や高野長英の著作によるとされる。さらに当然ではあるが、彼らの師匠筋にあたり、漢学の素養を重視した宇田川玄真（榛斎）の著作に「健康」の文字を見い出すことができる（三三〇頁～参照）。

健康という言葉を『江戸ハルマ』（一七九六）に探ると、gezondheidを「康健」としているが、welstandに「健康」、「完全」の訳語を付し、welzijnにも「健康」、「天幸」といった訳語を付している（**図1**）。現代の蘭英辞

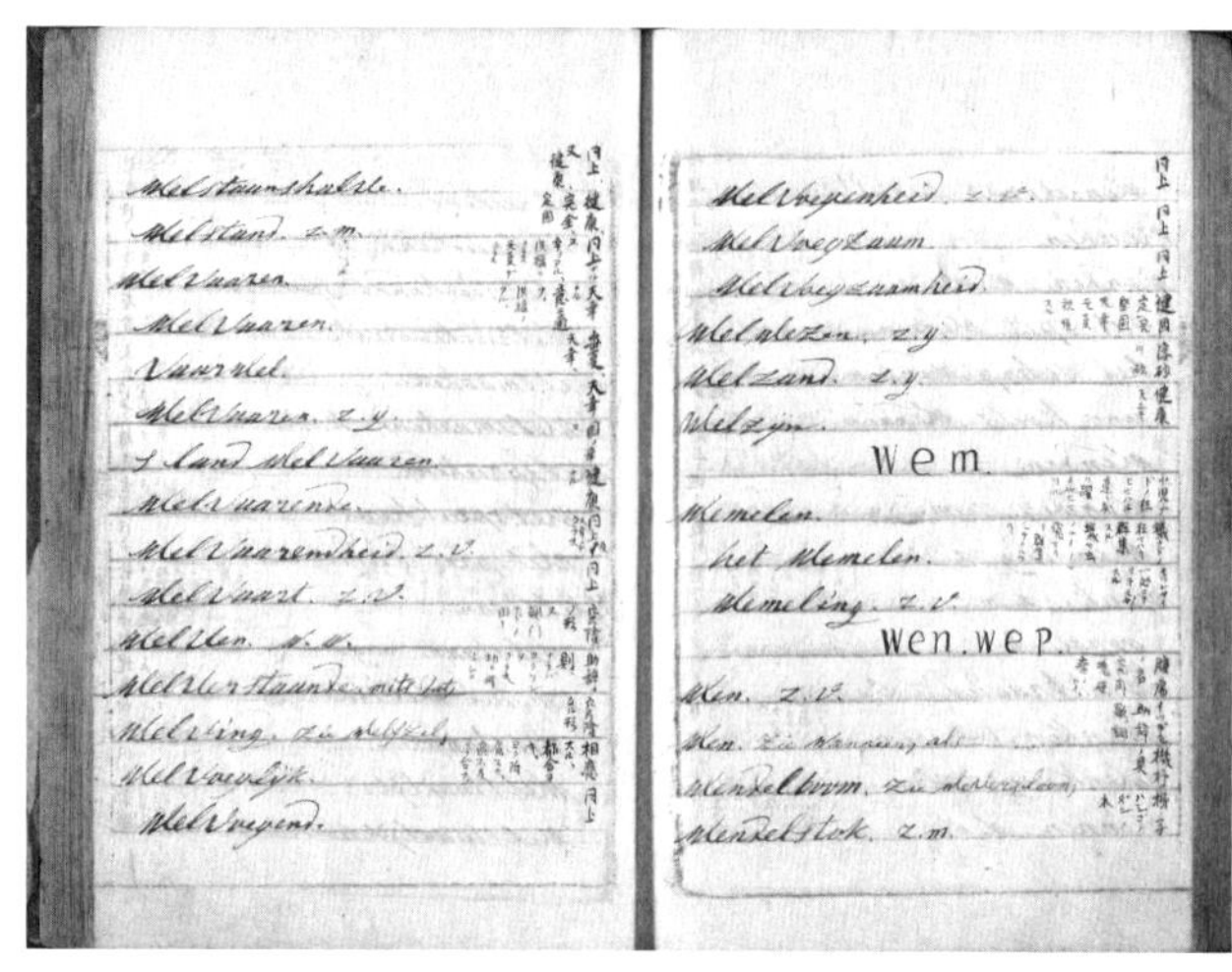

図1 『波留麻和解（江戸ハルマ）』 （早稲田大学図書館蔵）

寛政8（1796）年に成立したわが国最初の蘭和辞書のwelstandからwelzijnにかけて、「健康」の文字が多数みられる。なお、本書のgezond、gezondheidには「康健」の訳語がある。

典によりこれらを訳すと、gezondheidにはhealth, soundness, well-being等、welstandにはwell-being, prosperity, success等、welzijnにはwelfare, well-being, health, well-doing等がみられる。また、英語のhealthのオランダ語訳としてはgezondheid, welzijn, heil等がみられる。緒方洪庵や杉田成卿の訳述書で、gezondheidを「健康」と訳したことが知られるが、石井庄吉の翻訳協力を得て編纂された稲村三伯の日本最初の本格的蘭和辞書『江戸ハルマ』では、英語のwell-beingに該当するwelstandやwelzijnに「健康」の訳語を当てていることに注目される。これらには前述の英訳にみられるように幸福や富裕や成功の意味が含まれ、WHOの健康定義にもある英語のwell-beingは最近では「幸福」と訳されることも多い。

福沢諭吉は明六社の趣旨に賛同して創設に名を連ねたものの、明六雑誌の啓蒙活動に対して早々に水を差し、廃刊に追い込むことに貢献した。明治期に「脱亜論」の思想を推進した福沢の活動を思うと、廃刊に追い込むことになった官民の問題は複雑である。官の立場にあることで啓蒙活動が可能であったが、次第に自己規制を強め、民にあっては巧妙に官を忖度することで発言の利権が得られた。自分が言論の自由を弾圧する側にあることを気づいた箕作麟祥（みつくりりんしょう）は自らを卑下しつつ明六社を早々に退社した。箕作は讒謗律（ざんぼうりつ）と新聞紙条例（九四頁参照）の立案に参画していた。福沢に限らず、基本的には官民一体の近代日本の歴史に共通する思想を感じさせる。つまり、国家と企業、民間を運命共同体として国家への忠誠心を重視する思想である。個人の自由や人権よりも国家の安定を最優先することでもある。

明治七（一八七四）年一月に発行された『学問のすゝめ』第四編に対して、同年三月頃に刊行された明六雑誌第二号で、加藤弘之、森有礼、津田真道、西周が、「本誌掲載が本来であるが、学問の勧め第四編に掲載されたので、読者には併読を求む」として反論を寄稿した。歴史的に極めて重大な議論であるが、ここでは『学問のすゝめ』第四編（学者の職分を論ず）において「健康」が登場することに注目したい。明六雑誌は明治七年三月末頃に第一号が刊行され、翌年一一月の第四三号で停刊のまま廃刊となった。校注者の語句索引によると二二カ所で「健康」の文字が検出される。

専門用語である「健康」を一般市民向けの書物で福沢は早い時期から使用した。『学問のすゝめ』の第四編で、「健康を保つためには、飲食、大気、光、寒暖、痛痒等外的刺激に対して内部諸器官が応答して生力が働いて生理学的機能の調和がとれていることが必要であり、国の独立を保つのも同様で、内に政府の力があり、外に人民の力があり、内外の力が平均調和することが必要である」と述べている。明六社の学者の多くが官に偏していることを非難し、学者は民にあるべきとして強力に自己主張をした。反論した西にしても、探求思索の自由を欲するもので、福沢の「高風を欽慕」している。しかし、その後の経緯では西は民に下ることはできず、民にあって福沢は官の企図を誰よりも強化する役割を演じていく。

ここでは「健康」に関して国家的価値観は強調されていないが、福沢は明治一一（一八七八）年の『通俗民権論』の中で、積極的養生法として剣術、柔剣、相撲、水泳、競馬等の荒々しい運動を奨励するようになった。福沢は健康概念の意味を修正し、「ひたすら困難に耐えて長生きする人」を身体の「健康な人」というようになったという。さらに、その三年後（明治一四（一八八一）年）に書かれた『時事小言』では殖産興業のために「国民の体力を養うこと、国民一般の身体を強壮にすること」を喫緊の課題とした。これは国民に対する失望の表れと説明されるが、福沢は健康に関して国民の自発性に期待することはできないので国家的に健康育成を図る必要を訴えたということになる。「私は軍隊が行っている練兵の運動をもって学校教育の一教科に設けることが最も有効であると考える」と『時事小言』で述べ、学校教育に軍事教練を積極的に誘導したのは福沢とみることもできる。

すなわち、この間に体操がアメリカから導入され、明治一一年に「体操伝習所」が設置された。政府が期待したのは健康の保持増進のための普通体操ではなく、集団秩序と強壮な体力のための兵式体操であった。明六社の創設者であった森有礼が文部大臣になると、学校教育へ兵式体操を導入し、明治一九（一八八六）年の学校令で中学校以上の学校で兵式体操を義務化した。衛生自治が育たぬまま衛生警察が確立された年でもある。こうして福沢の言論と兵式体操とがもたらすイメージとが合わさり、強制されるニュアンスで「健康」という言葉が普及していった。いたずらに屈強を競う体操競技の普及に福沢が不快を表明しても、顧みられることはなかった。やがて、忠君と愛国の精神性が強調される時代には「健全なる精神は健全なる肉体に宿る」として体操が重視され、徴兵制度の強化と連動して大正一四（一九二五）年には学校教育の中に「軍事教練」が導入され、軍人の指導による兵式体操へと発展していった。同年には「治安維持法」が制定されている。

人生三宝説の健康

日本語の言語学を推進することなく、「西周のローマ字論は浅薄なもの」と断じるのは適切ではないように思う。明六雑誌の創刊を飾った西周と西村茂樹の論文は、「言語とは何か」を意識させた初期の論説で、両者とも未来の方向については一致した視線を有している。その後は、早急に達成できる課題ではないことを実感したのであろうが、「改文字論」を展開させた様子はない。もっとも、この論文の本旨は漢語文と仮名文とローマ字文の比較を通じて、文体の洗練と選択をよびかけたものであり、結果的に西自身は漢字仮名交じり文の確立に寄与したことになる。文章の表記法はミレニアムの単位で経過する興味ある課題であり、いまだ不測の因子もありそうである。上田萬年（かずとし）（一八六七〜一九三七）*ですら、"Japanese System" of orthography の「ローマ字世界」（三五二頁参照）の賛助員に名を連ね、ローマ字普及に意を注いだ。しかし、漢字がラテン語やヘブライ語等のように死語と化すかを論じるには当時と現在とでは国際情勢が異なるように感じられる。

翻訳に専心し、西洋の思想と文化の紹介に努めた西周は、青年期に習熟した儒学、特に荻生徂徠の思想に照らして理解を深め、今日につながる多数の独自の漢語を創出した。健康との関連では留学中に功利主義を行動規範として実感した西周が、明六雑誌において「人生三宝説」を論じ、「健康（まめ）」、「知識（ちえ）」、「富有（とみ）」の順に挙げ、あらゆる道徳原理の根本はこの「三宝」にかかわると主張したことは興味深い。明六雑誌における西による連載「人生三宝説」は四回まで刊行され、八回までの草稿が入手できるが、残念ながら、夫婦の倫理を含めた人間社会の道徳論は中断されたままとなった。しかし、後述する『利学』と合わせて読むことで、西の哲学の真

＊明治三〇（一八九七）年設置の東京帝国大学国語研究室初代主任教授で文部省専門学務局長を兼務。基準とする国語、すなわち標準語として東京山の手言葉を推奨、確立した。文字については究極的には漢字廃止、ローマ字論者であったと思われる。

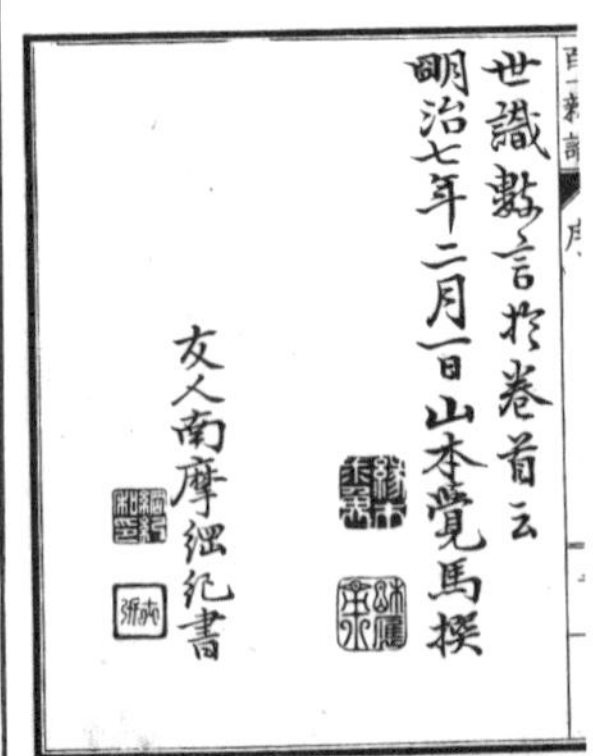
世識數言於巻首云
明治七年二月一日山本覚馬撰
友人南摩綱紀書

百一新論巻之上
西周著
或曰ク先生ニハ平素ヨリ百教一致ト云フ説ヲ御主張ナ
サルト承リマシタガ實ニ左樣デゴザルカ
先生對テ曰如何樣左樣デゴザル敢テ主張ト申スデハゴ
ザラヌガ彼此ト考ヘ合セテ見候ヒツルニ如何ニモ一致
ノ樣ニ存ゼラル、故朋友ト話ノ序ニサル事マデ論シタ
事ガゴザルニ由テ大方世間デソレヲ拙者カ主張スルト
申デゴザラウ。
然ラハ御説ノ一致ト申スヿヲ承ハリ度モノデゴザル僕

図2　西周『百一新論』　（国立国会図書館デジタルコレクション）
鳥羽伏見の戦いの直前に京都で洋塾を開講した西周の講義録を所蔵した山本覚馬により、後年刊行されたという。幕末の日本語を思うと、内容だけでなく「漢字仮名交じり」の対話調文体にも注目される。西（石見国津和野藩出）と山本（会津藩出）とでは各自の国語（くにことば）では通じにくかったはずである。本講義で初めて「哲学」という言葉が使用された。

意がみえてくる。

明六雑誌での「人生三宝説」や幕末の講義に基づく『百一新論』は漢字仮名交じり文で書かれているが、知識人向けの『利学』は漢文（訓点付）である。前者は明治維新直前の京都での講義録であるが、「拙者」は第一人称で、「ゴザル」はbe動詞、さらには時制も意図されている。一見儒学批判の書であるが、荻生徂徠の思想は生きていて、「人生三宝説」にも連なる初期の著述である（**図2**）。

「人生三宝説」では、一般福祉を最大の目的として三宝を尊重し保護することの重要性を論じる。中国古典では、「福」は長寿と富貴といった個人的な幸いを指し、「祉」は、神より授かる幸福とされ、二つの語からなる「福祉」は「さいわい、幸福、祥福」を意味し、「福祉は王公に帰す」といわれる。これは王公がどのような政略・政策をとるかによって人民の福祉が決まるという意味を含んでいる。西周は、ミルが一八六一（文久元）年に出版した『Utilitarianism』を、『利学』という表題で明治一〇〜一一（一八七七〜七八）年にかけて、翻訳刊行したが、明治六（一八七三）年頃に翻訳を開始した時点で「人生三宝説」が執筆された。ミルの幸福概念に注目して、happinessに「福祉」という訳語を与えたとされる。ここに、健康と訳されるヘルスの重要な概念の幸福を含めることが可能である。

今日では"utilitarianism"は功利主義（あるいは公益主義）と訳される。西は、個人の私欲を肯定するが、経世済民を思想の中心に置く荻生徂徠には私欲を否定せず、ミルの功利主義に通ずるものがあり、明治期の思想家の多くも功利主義に関心を抱くことができたという。功利主義では全体のために個が犠牲になることを許容する危険を有するが、この問題を回避するために「決して他者の健康、知識（思想信条）、富（財産）を害してはならないこと」を前提に、「（政府は、）支援して、増進できるものであれば増進させるべきである」を社会の基本原則としている。個人の犠牲を避けることに加えて、注目すべき論点として、民に対して「できないことを強いない」、「道徳の強制を避ける」ことが主張され、これも徂徠の姿勢に一致するという。

強迫的な「健康」観の普及

貝原益軒が『養生訓』で挙げた楽しむべき三楽を単純要約すると「善行（well-doing）」、「健康（health）」、「長寿（longevity）」であり、三楽は富貴に勝るとしている（英訳は筆者）。ここでも健康は個人の自発的努力によるが、数多くの教訓的な指示は健康を妨げる特定の行為や飲食、生活習慣を禁止するもので、節制を重視し禁欲的である。西周においても健康は個人が努力して求める宝であり、知識、富裕と並んで政府が保障すべきものである。西においては徂徠の思想の延長上に、庶民に対して善行や「道徳」は強制すべきものではなかった。しかし、国家的要請から、健康は病気を免れることだけでなく健全強壮なものへと誘導され、強制的な体操と節制により獲得すべき目標として周知されるようになっていく。太平洋戦争の終了後は、健康は基本的人権として政府が保障するものに落ち着いたはずであった。しかし、健康の保持増進は個人のレベルで努力され、それを可能にする機会や資源、環境を確保することが政府の役割のはずであるが、そこには政策的な期待水準があり、国民が努力を強制される状況に復旧しつつあるように感じさせる。

一九八六（昭和六一）年のWHOによる第一回健康づくり国際会議で採択されたオタワ憲章において"health promotion"が定義され、「健康増進」という訳語が当てられた。関連してわが国では二〇〇〇（平成一二）年三月に「健康日本21」という国民の健康づくりの指針を策定し、二〇〇二（平成一四）年に「健康増進法」を制定した。その第二条は「国民は、健康な生活習慣の重要性に対する関心と理解を深め、生涯にわたって、自らの健康状態を自覚するとともに、健康の増進に努めなければならない」と健康維持・増進を国民の義務としている。

洋学には「病気」に関する「気」の概念はない。英語のillnessはwellnessに対応し、「善」に対する「悪」に他ならない。生物学的（専門的）にはdiseaseが使用され、病因論が医学を科学として洗練させてきた。西洋社会も歴史的に多様であり、健康の概念も一様ではなく、グローバル化の時代を迎えてWHOにおける一九四六年に策定された定義が共通語を企図した最初かもしれない。近代国民国家の枠組みの成立は一六四八（慶安元）年のウェストファリア条約締結頃に想定し得るが、十七世紀の死亡診断書病名は八三項目であったという。十八世紀になると体系的な疾病分類が企図されるようになり、十九世紀初頭に最も一般的に使用されていたエジンバラのカレン（William Cullen, 一七一〇～九〇）による疾病分類は『Synopsis nosologiae methodicae』の表題で一七八五年に刊行されたものだった。こうした共通言語としての疾病分類の議論がヨーロッパで開始されたのは十九世紀で、第一回国際統計会議は一八五三（嘉永六）年にブリュッセルで開催された。今日、WHOが所轄している国際疾病分類（ICD）の編纂事業の始まりである。

社会を構成する人々にとって意思伝達の重要な道具である言葉の標準化は程遠い道のりである。明治初頭にさまざまな国語（くにことば）での対話の工夫、文章表記の標準化が意識され、標準語が指定された。究極の方向性としてはアルファベット表記がイメージされたが、漢文、和文の表記法、発音法のいずれも体系的研究を欠く時代に西周の発想は驚異的明晰さである。功利主義に関しては、前述のごとく今日でも決着していない個人の保護に関して興味深い提案を行っている。健康についても幸福の視点で論じている。そして三五六頁に前述したようにわが国の寛政八（一七九六）年版蘭和辞典「江戸ハルマ」では、英語の well-being に該当する welstand、welzijn に「健康」の訳語が付されていた。不思議に感じられるが、ヒトの言語にはおそらく共通原理があり、文化に裏打ちされた異言語間の標準化もミレニアムの時間でみえてくるかもしれない。

あとがき

歴史は学問の基本であり、明治以来、歴史教育を国家政策的に管理し続けてきたことは政策的に実に有効なことであろう。わが国は市民革命を経験することなく、シビリゼーション（civilization）を文明開化（教化）と表記して以来約一五〇年を経た。それでも、国史教育は日本史教育と称するようになっている。一方、日本語に関しては相変わらず国語教育である。国語が「くにことば」として意識され始めた頃、森羅万象が『真女意題』や『田舎芝居』で方言を茶化しても、奥羽育ちの大槻玄沢は意に介す必要はなかった。しかし、政策的に強化された国語教育は太宰治ら奥州人を苦しめたことであろう。京都人にすらコンプレックスを感じさせるに至った実に偉大な教育政策の成果である。現在でも同様である可能性が懸念されるが、時間が解決することであろう。その時間を縮める努力は有用である。

筆者は内科と老年学を出発点としてリハビリテーション医学の臨床医として医学研究と教育の世界で仕事をしてきたが、幼い頃からの歴史への興味を強化し、持続させてくれたのは蜂矢敬彦先生である。蜂矢先生は内科医として臨床の仕事に携わりながら、鎌倉街道をくまなく歩き、蜂矢敬啓（一九二五～二〇〇七）の筆名で多数の歴史に関する書籍を執筆され、写真や陶芸でも優れた作品を創造されていた。その蜂矢先生の影響もあって、筆者の個人的な歴史の興味の中心は、平将門の歴史的意義と、箱根の山を越えた辺境の地・東国で育成された関東武士団である。戦後の中世史研究の展開は明治期からの連続であろうが、国際的な視野の中で拡大していることに注目される。

一方、筆者が専門とするリハビリテーション医学は新しい領域であり、その名称と概念にこだわり続けながら仕事をしてきた。大学という組織の中で新しい診療科名称を導入して分野を創設するためには、関連した各方面での歴史的背景を探り理解する必要があった。また、「リハビリテーション科」の呼称を意識させられたのは海外での複数の体験にもよった。自分の講義を通訳がどのように翻訳しているかといった言葉の問題でもあった。

筆者がリハビリテーションに専従するようになると、医療に関して「進駐軍はなぜ国家試験と麻酔科とリハビリテーションを日本に押しつけたのか」と冗談めかして津山直一先生（一九二三〜二〇〇五、元東京大学医学部整形外科教授、元国立身体障害者リハビリテーションセンター総長）から問われたことが、一度ならずあった。ある学会場での聴講中、壇上の津山先生からリハビリテーションの訳語について前触れなく振られたこともあった。また、医学者としての森鷗外について注意喚起されたこともあった。津山先生は鷗外とエリスに関する文章を残されている。津山先生は疾患においてはポリオを専門とされ、研究では時実利彦先生（一九〇九〜七三、元東京大学脳研究施設教授、大脳生理学者）のもとで電気生理学、特に筋電図の領域を開拓された。

お玉ヶ池に種痘所が開設されて百十年目の昭和四三（一九六八）年に、東京大学医学部百年史が刊行された。この年の一月末の医学部学生大会において、本郷の医学部生は無期限ストライキ、すなわち授業ボイコット実行を議決した。それが全学に拡大するなどとは夢にも思わない四月、同窓会新聞の編集部員であった筆者は、お祭り気分で「長くて短い医学部百年」という紹介記事を掲載した。その同じ紙面には百年史に関連して小川鼎三（一九〇一〜八四、元東京大学解剖学教授）、緒方富雄（一九〇一〜八九、元東京大学血清学教授で緒方洪庵の曽孫）、大島良雄（一九一一〜二〇〇五、元東京大学物療内科教授）の諸先生が寄稿していた。明治維新から百年目の年であった。このストライキに端を発する全国的な学生闘争の展開は、日本史上空前絶後ともいうべき出来事で、世界史の視点を含めていまだに総括することは困難である。

本書は江戸における種痘所の開設に至る江戸時代のエピソードから、医学校と病院の開設、明治期の医療制度、特に資格制度の始まり、「明治一九年の頓挫」に象徴されるわが国の衛生行政の始まりまでを記述し、これらを実現させた背景にある江戸時代の蘭学、すなわち洋学のエピソード、その間に生まれた和製漢語のいくつかについて紹介することを企図した。その中で、新しい領域の知識と技術を導入してきたわが国の文化的行動様式を筆者なりに論じたつもりである。

本書の基盤となる小論の連載においては医歯薬出版の雑誌『Clinical Rehabilitation』（臨床リハ）の歴代編集担当者にご配慮いただき、励まされた。特に綾野泰子さんには書籍化に当たり多大なご苦労をおかけしたことを感謝申し上げる。

年	月	事項
		順次、3府(東京、京都、大阪)で医制による医師開業試験を施行。
1876(明治9)	4	長谷川泰、本郷に私立医学校済生学舎を開校(後に東京医学専門学校済生学舎)。
	8	長与専斎ら、米国フィラデルフィアで独立100年万国博覧会と同時開催の万国医学会に参加し、長与は次いでニューヨーク、ボストン、ワシントン、シカゴ等の衛生行政を視察。
1877(明治10)	4	東京医学校が東京開成学校と合併して東京大学となり、東京医学校は東京大学医学部となった。
1878(明治11)	10	体操伝習所の設置。
1879(明治12)	2	内務省、「医師試験規則」を布達。
	9	文部省、学制を廃止し、教育令を制定。
	7～12	内務省に中央衛生会、各府県に地方衛生会を設置。府県レベルに衛生課を設置し、各町村住民による公選衛生委員を任命。
1880(明治13)	7	「伝染病予防規則」布告。
1882(明治15)	2	「医学校卒業生無試験医術開業免状下付の制」を制定(太政官布達)。
	5	文部省、「医学校通則」を制定。
1883(明治16)	5	大日本私立衛生会発足。
	10	「医術開業試験規則」と「医師免許規則」を改正制定(太政官布告)。
1885(明治18)		地方衛生制度の要である町村衛生委員等を全面廃止。
1886(明治19)	3	帝国大学令(勅3)が公布され、東京大学は唯一の帝国大学となる。法・医・工・文・理の5つの分科大学からなる総合大学制。
	7	地方官官制の制定。地方の衛生事務を警察部に移管("明治19年の頓挫"。官制改革による衛生行政の転換点)。
		学校令の制定により、兵式体操を義務化。
1890(明治23)	10	「伝染病予防規則」改正。
1893(明治26)	10	地方官官制の改正により、中央集権的な衛生行政機構が確立された。
1894～95(明治27～28)		日清戦争と中国でのペスト大流行(1896年にペストの日本上陸)。
1897(明治30)	4	「伝染病予防法」制定。
1898(明治31)	9	「学校伝染病予防及消毒方法」制定。
1899(明治32)	2	「海港検疫法」制定。
1900(明治33)	3	「精神病者監護法」制定。
	4	「牛乳営業取締規則」制定。
1903(明治36)	3	専門学校令(勅61)が公布され、新たな専門学校制度成立。千葉、仙台、岡山、金沢、長崎の各官立医学専門学校となり、京都府立医学校、愛知県立医学校、大阪府立医学校、私立熊本医学校、私立慈恵医院医学校等が専門学校に昇格。
	8	長谷川泰、済生学舎の廃校宣言を新聞で公表。
1904(明治37)		内務省令「肺結核予防ニ関スル件」公布。
1906(明治39)	10	「医師法」および「歯科医師法」を施行。
1907(明治40)	3	「法律第11号」制定(いわゆる癩予防法)。
1916(大正5)	6	保健衛生調査会設置。
1919(大正8)	3	「結核予防法」制定。
1925(大正14)	4	学校教育への軍事教練の導入。その前月の3月に「治安維持法」制定。
1931(昭和6)	4	法律第11号を「癩予防法」に改正(国際的趨勢に逆行して絶対隔離と断種を推進)。
1933(昭和8)	9	外島事件。
1937(昭和12)	4	「保健所法」制定。
1938(昭和13)	1	厚生省(現、厚生労働省)設置。
1940(昭和15)	4	「国民体力法」制定(軍主導で国民体力増強)。
1942(昭和17)	2	「国民医療法」制定(無医村対策で公営医療の強化)。
1946(昭和21)	8	「国民医療法」施行令を改正し、実地修練制度と医師国家試験制度を導入。
	11	第1回医師国家試験を実施。
1948(昭和23)	7	「国民医療法」を廃止し、「医師法」制定(旧医師法の改定)、「医療法」制定。
		医師国家試験は「医師法」で規定。
		「優生保護法」制定・施行、1996(平成8)年に「母体保護法」に改正・改題。
1949(昭和24)	12	「身体障害者福祉法」制定。
1953(昭和26)	3	「結核予防法」制定〔1919(大正8)年に制定の同名の法律を廃止〕。
	8	「らい予防法」(「癩予防法」の改正法)で隔離を強化し、優生保護法で断種を合法化。
1960(昭和35)	7	「身体障害者雇用促進法」制定(1955年ILO勧告99号の部分反映)、1987(昭和62)年に「障害者の雇用の促進等に関する法律」に名称変更して改正。
1996(平成8)	3	「らい予防法の廃止に関する法律」制定。2008(平成20)年の「ハンセン病問題の解決の促進に関する法律」制定により前記法律を廃止。
1998(平成10)	10	「感染症の予防及び感染症の患者に対する医療に関する法律」(いわゆる「感染症法」)制定(従来の伝染病予防法、性病予防法および後天性免疫不全症候群の予防に関する法律を廃止・統合して制定)。
2003(平成15)	11	黒川温泉事件。
2007(平成19)	6	いわゆる「感染症法」を改正して「結核予防法」を統合、同法は廃止。
2013(平成25)	12	「障害者の権利に関する条約」(2006年、国連で採択)を批准。

原則として、明治6年までの年月は陰暦により標記。明治5年12月3日を明治6年1月1日とした。

✣ 医学教育、医療衛生制度に関する年表——幕末以降を中心に

西暦(元号)年	月	
1790(寛政 2)	4	石川島人足寄場(無宿、軽犯罪者の職業更生施設)開設、1869(明治 2)年に廃止。
1791(寛政 3)		多紀氏の躋寿館を幕府直轄として医学館と改称。
1792(寛政 4)	3	江戸町会所設立。
1796(寛政 8)		『江戸ハルマ(波留麻和解)』刊行。
1816(文化 13)	9	オランダ商館長ドゥーフが中心となり、蘭和対訳辞典(長崎ハルマ)を完成。
1833(天保 4)		『長崎ハルマ』は幕府事業として補訂作業が継続され、『和蘭辞書和解』として完成。
1849(嘉永 2)	3	「蘭方禁止令」が出される。
		蘭方医佐藤泰然の第 2 子の順(17 歳)、幕府奥医師 松本良甫の養子になる。
1857(安政 4)	8	ポンペ、来日。長崎で松本順とともに病院と医学校の開設に奔走。
1858(安政 5)	5	大槻俊斎らにより、川路聖謨の江戸神田お玉ヶ池の屋敷に種痘所を開設。
	7	幕府は和蘭兼学を認め、蘭方医の伊東玄朴、戸塚静海を奥医師に登用。
1860(万延元)	10	種痘所が幕府直轄に移管。
		大槻俊齋、種痘所の頭取(校長)を務める。
1861(文久元)	10	種痘所が西洋医学所と改称。
1862(文久 2)	4	大槻俊齋、病死(56 歳)。
	8	緒方洪庵、奥医師と兼務で、西洋医学所頭取(校長)として招聘される。
		松本順、西洋医学所副頭取(副校長)に就任。
1863(文久 3)	2	西洋医学所は医学所と改称。※幕府が西洋医学を医学の本筋(医学＝西洋医学)として認知。
	6	緒方洪庵、突然の喀血で死去(53 歳)。
	12	松本順、医学所頭取に就任。
1865(慶応元)	4	長崎養生所と医学所を統合して、精得館と改称。
1868(慶応 4)(明治元年)	3	典薬少允高階筑前介の建白に基づく太政官布告において、西洋医学によって医事衛生行政制度、医学教育を行うことを表明。
	5	明治維新の混乱期に、精得館の学生による選挙で長与専斎を館長に選出。
	6	明治新政府が江戸の「医学所」を摂取・復興。
	10	精得館を長崎府医学校と改称。校長は長与専斎、教頭はマンスフェルト(ボードウィンの後任)。
1869(明治 2)	1	相良知安(佐賀藩医)と岩佐純(福井藩医)、医学校取調御用掛に任命(医療制度改革の立案のため)。
	2	医学所を大病院(横浜の軍陣病院の後身)と合併し、医学校兼病院と改称する。
	4	救育所(授産・保護施設)を三田に設置、以降 1871(明治 4)年にかけて高輪、麹町、深川にも設置。
	6	医学校兼病院、昌平学校、開成学校を統合し、統合的教育機関として「大学校」を設置。医学校兼病院を大学校分局とし、12 月には大学へ改組し、大学東校と称す。政府、ドイツ医学採用を決定。
	9	佐藤進(佐藤尚中の養嗣子)、明治政府から海外渡航免状第 1 号を得てベルリン大学医学部に留学。1874 年には「小児の嘔吐を伴う下痢について」という学位論文で博士号を取得。
	12	ウィリスが島津藩病院・医学校(鹿児島県病院医学校)の院長・校長として着任。
1870(明治 3)	2	長崎医学校を大学の所管に移行。
		プロシアより医学教師 2 名を 3 年間の契約で雇用する約定書を、ドイツ北部連邦公使と交わす。
1871(明治 4)	7	大学を廃止し、文部省を設置。大学東校を「東校」とよび、規定を整備。
		廃藩置県。
		この頃、公立病院の建設の促進。文部省は各地の公立病院に医学教育機関を設けることを奨励。病院に併設された医育機関は「医学教場」「医学所」と呼ばれた。
	8	ドイツ人医学教師 2 名(ドイツ陸軍軍医少佐ミュレルと海軍軍医少尉ホフマン)が東校に着任。
	11	岩倉使節団が横浜を出港。
1872(明治 5)		町会所、救育所を廃止。
	2	文部省に医務課を設置。
	8	学制の発布。大学、中学、小学の制度が設けられ、大学東校は東校へ、次いで第一大学区医学校へと改称され専門学校となった。
		東京営繕会議所を設置(後に東京会議所と改称)。
	10	営繕会議所附属機関として救育所を本郷に創設。1873(明治 6)年に上野へ移転し、1875(明治 8)年に養育院と改称。1890(明治 23)年に東京市養育院(現、東京都健康長寿医療センター)。
1873(明治 6)	3	文部省、医務課を医務局に昇格。全国医師の人口的・生態的調査の開始。
		医務局長に長与専斎が就任し(相良知安の後任)、医制(医療制度)の立案に着手。
	6	長与専斎、医制の取調べ(調査、報告)。
	9	岩倉使節団帰国。
	10	西郷隆盛、板垣退助らが参議を辞職(明治 6 年の政変)。
	12	医制の完成、太政官に上申。
1874(明治 7)	4	明六雑誌発行、1875(明治 8)年 11 月に第 43 号をもって停刊(廃刊)。
	5	第一大学区医学校は東京医学校と改称。
	8	文部省、医制を発布(8 月に東京府に通知、9 月に京都府、大阪府の順に通知)。
	12	「恤救規則」施行。
1875(明治 8)	2	文部省、3 府に対して、医師開業試験の実施および開業免許事務手続きを示す。
	6	医事行政を内務省第 7 局に移管し、第 7 局は間もなく衛生局と改称(新政府の医事衛生行政は医学教育と分離された)。初代衛生局長に長与専斎が就任。

✣ 参考文献

プロローグ

丸山眞男『忠誠と反逆』〈ちくま学芸文庫〉（筑摩書房、一九九八年）
蜂矢敬啓『歴史への誘惑』（高文堂出版社、一九九〇年）

第一章

小川鼎三『医学の歴史』〈中公新書〉（中央公論社、一九六四年）
川路聖謨『長崎日記・下田日記』〈東洋文庫一二四〉（平凡社、一九六八年）
川路聖謨『東洋金鴻』〈東洋文庫三四三〉（平凡社、一九七八年）
井上勝生『開国と幕末変革』〈講談社学術文庫〉（講談社、二〇〇九年）
大石慎三郎『江戸時代』〈中公新書〉（中央公論社、一九七七年）
田尻祐一郎『江戸の思想』〈中公新書〉（中央公論社、二〇一一年）
網野善彦『日本の歴史をよみなおす』（筑摩書房、一九九一年）
吉田伸之『成熟する江戸』（講談社、二〇〇二年）
中西啓「長崎医学の百年」（『長崎医学百年史』（長崎大学医学部、一九六一年）
布施昌一『医師の歴史』〈中公新書〉（中央公論社、一九七九年）
富士川游・松田道雄解説『日本疾病史』〈東洋文庫一三三〉（平凡社、一九六九年）
富士川游・小川鼎三校注『日本医学史綱要』二〈東洋文庫二六二〉（平凡社、一九七四年）
ケンペル・斎藤信訳『江戸参府旅行日記』〈東洋文庫三〇三〉（平凡社、一九七七年）
W・ミヒェル「大英図書館のケンペル資料にみる日本の病名及び病気」（『洋学史研究』一四、一九九七年）
富士川游・小川鼎三校注『日本医学史綱要』一〈東洋文庫二五八〉（平凡社、一九七四年）
国書刊行会編『目で見る江戸・明治百科、江戸庶民の暮らしの巻』（国書刊行会、一九九六年）
青木歳幸「種痘法普及にみる在来知」（『佐賀大学地域医学史文化研究センター研究紀要』七、二〇一三年）
小川鼎三・酒井シヅ校注『松本順自伝・長与専斎自伝』〈東洋文庫三八六〉（平凡社、一九八〇年）
江口功一郎『長与俊達』（創造出版、二〇〇五年）
Lyons AS, Petrucelli II RJ. Medicine, An Illustrated History. New York : Abradale Press. 1978.

第二章

宮永孝『万延元年のアメリカ報告』〈新潮選書〉（新潮社、一九九〇年）
中西啓「第2次海軍伝習と岡部駿河守」（『長崎医学百年史』長崎大学医学部、一九六一年）
中西啓「養生所と医学所の設立」（『長崎医学百年史』長崎大学医学部、一九六一年）
小川鼎三・酒井シズ校注『松本順自伝・長与専斎自伝』〈東洋文庫三八六〉（平凡社、一九八〇年）
中西啓「養生所の開院」（『長崎医学百年史』長崎大学医学部、一九六一年）
中西啓「大村町の医学伝習所」（『長崎医学百年史』長崎大学医学部、一九六一年）
中西啓「ポンペの帰国」（『長崎医学百年史』長崎大学医学部、一九六一年）
中西啓「ボードウィンの来任」（『長崎医学百年史』長崎大学医学部、一九六一年）
勝海舟著・勝部真長編『氷川清話』〈角川文庫〉（角川書店、一九七二年）
ヨーゼフ・クライナー編『ケンペルのみた日本』〈NHKブックス〉（日本放送出版協会、一九九六年）
ケンペル著・斉藤信訳『江戸参府旅行日記』〈東洋文庫三〇三〉（平凡社、一九七七年）
松田毅一・E・ヨリッセン『フロイスの日本覚書』〈中公新書〉（中央公論社、一九八三年）
富士川游著・小川鼎三校注『日本医学史綱要』二〈東洋文庫二六二〉（平凡社、一九七四年）
小川鼎三『医学の歴史』〈中公新書三九〉（中央公論社、一九六四年）
厚生省五〇年史編集委員会編『厚生省五〇年史』（中央法規出版、一九八八年）
Marcantonio della Torre（二〇一四年四月九日閲覧）：http://en.wikipedia.org/wiki/Marcantonio_della_Torre
Lyons AS, Petrucelli II RJ. Medicine, An Illustrated History. New York : Abradale Press, 1978.
富士川游著・小川鼎三校注『日本医学史綱要』一〈東洋文庫二五八〉（平凡社、一九七四年）
宮永孝『万延元年のアメリカ報告』〈新潮選書〉（新潮社、一九九〇年、九九―一〇〇）
布施昌一『医師の歴史』〈中公新書五三四〉（中央公論社、一九七九年）
田中彰『岩倉使節団』〈講談社現代文庫〉（講談社、一九九七年）
オテル・デゥ（二〇一四年一月二二日閲覧）：http://en.wikipedia.org/wiki/H%C3%B4tel-Dieu_de_Paris
ジョン・Z・バワース著・金久卓也・鹿島友義訳『日本における西洋医学の先駆者たち』（慶応義塾大学出版会、一九九八年）
清水孝子『豊後（大分）におけるルイス・デ・アルメイダ―異文化コミュニケーション的観点から』（九州コミュニケーション研究一三、二〇一五年）
五野井隆史『豊後府内の教会領域について―絵図、文献史料と考古学資料に基づく府内教会の諸施設とその変遷』（東京大学史料編纂

所研究紀要一四、二〇〇四年）
松田毅一・E・ヨリッセン『フロイスの日本覚書』〈中公新書〉（中央公論社、一九八三年）
杉本良男「所謂典礼問題に就て」（杉本良男編『キリスト教と文明化の人類学的研究』国立民族学博物館調査報告六二、二〇〇六年）
N・ロバーツ著・三浦文夫監訳『老人問題』（東京大学出版会、一九七二年）
江藤文夫「英国の老人医療とその社会文化的背景」（『病院』四二、一九八四年）
E・O・ライシャワー『日本近代の新しい見方』〈講談社現代新書〉（講談社、一九六五年）
大隈三好『江戸時代 流人の生活』（雄山閣、一九八二年）
正木亮『行刑累進処遇令に就て』（新光閣、一九三四年）
川路聖謨『島根のすさみ』〈東洋文庫〉（平凡社、一九七三年）
篠田達明『徳川将軍家一五代のカルテ』〈新潮新書〉（新潮社、二〇〇五年）
杉田玄白著・緒方富雄校注『蘭学事始』〈岩波文庫〉（岩波書店、一九五九年）
江藤文夫「歴史と遊ぶ 第二回 江藤幸庵の長崎遊学」（『作業療法ジャーナル』四八、二〇一四年）
瀧川政次郎『長谷川平蔵—その生涯と人足寄場』〈中公文庫〉（中央公論社、一九九四年）
大隈三好『捕物の歴史』（雄山閣、一九七三年）
高塩博「江戸時代の徒刑制度—自由刑の誕生とその系譜」（『明治聖徳』復刊二三、一九九八年）
松山郁夫「人足寄場における福祉的処遇」（『J Fac Edu Saga Univ』17：99–109, 2012）
吉田伸之『成熟する江戸』（講談社、二〇〇二年）
東京都公文書館編『都市紀要七 七分積金』（東京都、一九六〇年）
松岡英夫『大久保一翁』〈中公新書〉（中央公論社、一九七九年）
鬼頭宏『文明としての江戸システム』〈講談社学術文庫〉（講談社、二〇一〇年）
田尻祐一郎『江戸の思想史』〈中公新書〉（中央公論社、二〇一一年）
鮎澤信太郎「艾儒略の職方外記に就いて」（『地球』二三、一九三五年）
南和男「幕末江戸町人の福祉施設立願—『市中取締續類集』を中心として」（『参考書史研究』五一、一九九九年）

第三章

布施昌一『医師の歴史、その日本的特長』〈中公新書〉（中央公論社、一九七九年）
厚生省五〇年史編集委員会『厚生省五〇年史』（中央法規出版、一九八八年）
Lyons AS, Petrucelli II RJ. Medicine. An Illustrated History. New York: Abradale Press. 1978.

藤沢道郎『物語イタリアの歴史、解体から統一まで』〈中公新書〉（中央公論社、一九九一年）
J・ホイジンガ著・宮崎信彦訳『エラスムス、宗教改革の時代』〈ちくま学芸文庫〉（筑摩書房、二〇〇一年）
Trisha Greenhalgh. How to read a paper. The basics of evidence based medicine. London: BMJ Pub Group, 1997.
J・クライナー編『ケンペルのみた日本』〈NHKブックス〉（日本放送出版協会、一九九六年）
中川米造『NHK市民大学、医療の文明史』（日本放送出版協会、一九八八年）
大隈三好著・生瀬克己補訂『盲人の生活』（雄山閣、一九九八年）
小川鼎三・酒井シヅ校注『松本順自伝・長与専斎自伝』〈東洋文庫三八六〉（平凡社、一九八〇年）
小川鼎三『医学の歴史』〈中公新書〉（中央公論社、一九六四年）
中西啓「ポンペの帰国」（『長崎医学百年史』長崎大学医学部、一九六一年）
阪本英樹『月を曳く船方―清末中国人の米欧回覧』（成文堂、二〇〇二年）
田中彰『岩倉使節団』〈講談社現代新書〉（講談社、一九七七年）
鶴見祐輔『正伝後藤新平 一医者時代』（藤原書店、二〇〇四年）
Wonde B「ベルリンに佐藤進の足跡を求めて―一四〇年後 ある頭蓋骨の発見」（『順天堂醫事雑誌』五九、二〇一三年）
伊藤ちぢ代「衛生行政と健康に関する法制度」（『日本大学大学院総合社会情報研究科紀要』六、二〇〇五年）
松田誠『高木兼寛の医学 東京慈恵会医科大学の源流』（東京慈恵会医科大学、二〇〇七年）
中西啓「長谷川泰の来任と医学校の廃止」（『長崎医学百年史』長崎大学、一九六一年）
京都大学百年史編集委員会『京都大学百年史：総説編』（京都大学後援会、一九九八年）
田崎哲郎『在村の蘭学』（名著出版、一九八五年）
東京大学医学図書館デジタル資料室：東京大学医学部の歩み 江戸～明治：http://www.lib.m.u-tokyo.ac.jp/digital/ayumi.html（二〇一四年九月九日閲覧）
大森周太郎「「西周伝」における東西文化の影響」（『愛知淑徳大学言語文化学会』一三、二〇〇五年）
山崎正和『鷗外、闘う家長』〈新潮文庫〉（新潮社、一九八〇年）
柳父章『翻訳語成立事情』〈岩波新書〉（岩波書店、一九八二年）
高坂史朗「西周の「哲学」と東アジアの学問」（『北東アジア研究』一四・一五、二〇〇八年）
鈴木淳『維新の構想と展開』〈講談社学術文庫〉（講談社、二〇一〇年）
小堀桂一郎「森鷗外と山縣有朋」（『明星大学研究紀要』六、一九九八年）
藤元直樹「渋江抽斎没後の渋江家と帝国図書館」（『参考書史研究』六〇、二〇〇四年）

第四章

小川鼎三・酒井シヅ校注『松本順自伝・長与専斎自伝』〈東洋文庫三八六〉（平凡社、一九八〇年）
福永光司『荘子外篇雑篇』（朝日新聞社、一九六七年）
日本医史学会編『医学古典集二 松香私志』（医歯薬出版、一九五八年）
富士川游著・小川鼎三校注『日本医学史綱要』二〈東洋文庫二六二〉（平凡社、一九七四年）
北澤一利「日本人は健康をどのように考えてきたのか?」（『Geriatr Med』46（1）: 53-57, 2008）
柳生章『翻訳語成立事情』〈岩波新書〉（岩波書店、一九八二年）
高鳥毛敏雄「現代社会における社会医学の立ち位置」（『社医研』三〇、二〇一三年）
尾崎耕司「一九世紀イギリス衛生行政の日本への移入をめぐって」（『ヴィクトリア朝文化研究』三、二〇〇五年）
高鳥毛敏雄「社会安全を支える公衆衛生組織の人材育成」（『社会安全学研究』一、二〇一一年）
田中彰『岩倉使節団』〈講談社現代新書〉（講談社、一九七七年）
多田羅浩三『公衆衛生体制の興隆、「こくほ随想」第三回』（社会保険出版社、二〇一三年）
菅原光「君子の哲学としてのUtilitarianism—西周『利学』と『人世三宝説』」（『政治思想研究』二、二〇〇二年）
Annabel Ferriman, Vilified for tackling tobacco. BMJ 320 : 1482, 2000.
長谷川雅世「タルキングホーンの死—『荒涼館』とチャドウィック」（『コルヌコピア』一四、二〇〇四年）
Carroll PE. Medical police and the history of public health. Med Hist 46 : 461-494, 2002.
Lyons AS, Petrucelli II RJ. Medicine. An Illustrated History. New York: Abradale Press, 1978.
富士川游・松田道雄解説『日本疾病史』〈東洋文庫一三三〉（平凡社、一九六九年）
川路聖謨『東洋金鴻』〈東洋文庫三四三〉（平凡社、一九七八年）
青木國男「予防医学という青い鳥（六）独創の巨人、ペッテンコーフェルの悲劇」（『健康文化』四二、二〇〇七年）
中川米造『ＮＨＫ市民大学医療の文明史』（日本放送協会、一九八八年）
厚生省五〇年史編集委員会編『厚生省五〇年史』（中央法規出版、一九八八年）
阪上孝「公衆衛生の誕生」（『經濟論叢』一五六、一九九五年）
鶴見祐輔『正伝後藤新平 一、医者時代』（藤原書店、二〇〇四年）
長野浩典「大分県における明治一二年のコレラ流行と民衆」（『大分縣地方史』一六五、一九九七年）
阪上孝「公衆衛生の誕生」（『經濟論叢』一五六、一九九五年）
鈴木淳『日本の歴史』二〇 維新の構想と展開（講談社、二〇一〇年）

尾崎耕司「一九世紀イギリスの衛生行政の日本への移入をめぐって」(『ヴィクトリア朝文化研究』三、二〇〇五年)
笠原英彦・小島和貴『明治期医療・衛生行政の研究—長与専斎から後藤新平』(ミネルヴァ書房、二〇一一年)
ウィリアム・H・マクニール著・佐々木昭夫訳『疫病と世界史』(新潮社、一九八五年)
飯島渉『感染症の中国史』〈中公新書〉(中央公論新社、二〇〇九年)
酒井シヅ『病が語る日本史』〈講談社学術文庫〉(講談社、二〇〇八年)
加藤茂孝「『ペスト』—中世ヨーロッパを揺るがせた大災禍」(『モダンメディア』五六(二)、二〇一〇年)
Kitasato S. The plague at Hong Kong. Lancet 2 : 325, 1894.
矢倉秀隆「ペスト菌発見者アレクサンドル・イェルサンという人生と北里柴三郎」(『医学のあゆみ』二四六、二〇一三年)
Bos KI et al. A draft genome of Yersinia pestis from victims of the Black Death. Nature 478 : 506-510, 2011.
Lyons AS, Petrucelli II RJ. Medicine. An Illustrated History, New York: Abradale Press, 1978.
福沢諭吉『学問のすゝめ』〈岩波文庫〉(岩波書店、一九四二年)
サミュエル・スマイルズ著・中村正直訳『西国立志編』〈講談社学術文庫〉(講談社、一九八一年)
布施昌一『医師の歴史、その日本的特長』〈中公新書〉(中央公論社、一九七九年)
大谷藤郎『ひかりの足跡 ハンセン病・精神障害とわが師わが友』(メヂカルフレンド社、二〇〇九年)
内藤二郎「安達憲忠伝—癩病離隔の運動」(『駒大経営研究』一五、一九八三年)
東京都公文書館編「七分積金」(『都市紀要七、一九六〇年)
平井雄一郎「光田健輔と「回春病室」という記憶—設置時期はなぜ明言されえなかったのか?」(『日本医史学雑誌』五五、二〇〇九年)
厚生労働省「ハンセン病問題に関する検証会議 最終報告書」: http://www.mhlw.go.jp/topics/bukyoku/kenkou/hansen/kanren/4a.html (二〇一五年一二月一二日閲覧)
山川基・他「日本のハンセン病強制隔離政策と光田健輔」(『就実論叢』三九、二〇一〇年)
青木国雄「予防医学という青い鳥 (三) 結核菌発見の影に、患者の苦難」(『健康文化』三九、二〇〇四年)
福田眞人「結核の文学史序説—病の比較文化史的研究」(『言語文化論集』二四(一)、二〇〇二年)
サンドラ・シャール「〈瘴気〉と〈国民の心身の健康〉—戦前日本の繊維工業における産業衛生と女性労働者統制の政策をめぐって」(『大原社会問題研究所雑誌』六一〇、二〇〇九年)
福田眞人「結核と女工哀史—結核の比較文化史」(『言語文化論集』一一、一九八九年)
石原修『衛生学上ヨリ見タル女工之現況』(国家医学会、一九一四年)
結核予防会結核研究所疫学情報センター「結核の統計」http://www.jata.or.jp/rit/ekigaku/toukei/adddata/ (二〇一五年一二月二〇日閲覧)

福田眞人「鷗外文学と肺病―結核の比較文化史」（『言語文化論集』一二、一九九一年）

第五章

杉田玄白著・緒方富雄校註『蘭学事始』〈岩波文庫〉（岩波書店、一九五九年）
片桐一男『平成蘭学事始　江戸・長崎の日蘭交流史話』（智書房、二〇〇四年）
W・ミヒェル「出島蘭館医カスパル・シャムベルゲルの生涯について」（『日医史誌』三六、一九九〇年）
W・ミヒェル「カスパル・シャムベルゲルとカスパル流外科（上）」（『日医史誌』四二、一九九六年）
W・ミヒェル「日本におけるカスパル・シャムベルゲルの活動について」（『日医史誌』四一、一九九五年）
小曽根淳「紅毛流として伝来した測量術について（一）」（『京都大学数理解析研究所講究録』一七八七、二〇一二年）
W・ミヒェル「出島蘭館医ハンス・ユリアーン・ハンコについて」（『言語文化論及』七、一九九六年）
B・M・ボダルト＝ベイリー著・中直一訳『ケンペルと徳川綱吉』〈中公新書〉（中央公論新社、一九九四年）
ヨーゼフ・クライナー編『ケンペルのみた日本』（日本放送出版協会、一九九六年）
ケンペル著・斉藤信訳『江戸参府旅行日記』〈東洋文庫〉（平凡社、一九七七年）
西川治「日本島国論の再考―ケンペルの鎖国論をめぐって」（『立正大学文学部論叢』九八、一九九三年）
横田冬彦『日本の歴史』一六　天下泰平（講談社、二〇〇二年）
大石慎三郎『江戸時代』〈中公新書〉（中央公論新社、一九七七年）
塚本学『生類をめぐる政治』〈講談社学術文庫〉（講談社、二〇一三年）
川崎桃太『フロイスの見た戦国日本』〈中公文庫〉（中央公論新社、二〇〇六年）
大隅三好著、生瀬克己補訂『盲人の生活』（雄山閣出版、一九九八年）
W・ミヒェル「一六〜一八世紀のヨーロッパへ伝わった日本の鍼灸」（『全日本鍼灸学会雑誌』六一、二〇一一年）
宮城県教育会編『郷土人物伝』（宮城県教育会、一九二九年）
金子務『江戸人物科学史』〈中公新書〉（中央公論新社、二〇〇五年）
富士川游著・小川鼎三校註『日本医学史綱要』一〈東洋文庫二五八〉（平凡社、一九七四年）
田尻祐一郎『江戸の思想史』〈中公新書〉（中央公論新社、二〇一一年）
田崎哲郎『在村の蘭学』（名著出版、一九八五年）
荒川紘「洋学研究の歴史的意義」（『人文論集』五四、二〇〇四年）
藤原暹「『実学』とは日本学―三つの開化を通して（二）」（『明治聖徳記念学会紀要』復刊第三三、二〇〇二年）
北島正元『江戸時代』〈岩波新書〉（岩波書店、一九五八年）

揖斐高『江戸幕府と儒学者』〈中公新書〉（中央公論新社、二〇一四年）
荒川紘『日本人の宇宙観—飛鳥から現代まで』（紀伊国屋書店、二〇〇一年）
杉田玄白著・酒井シヅ訳『新装版解体新書』〈講談社学術文庫〉（講談社、一九九八年）
松田泰代「『重訂解体新書』の出版に関する一つの考察」（『書物・出版と社会変容』三、二〇〇七年）
陶恵寧「『重訂解体新書』の完成と『医学原始』の引用」（『日中医学』一九（四）、二〇〇四年）
陶恵寧「『重訂解体新書』所引の中国書籍の研究—『医学原始』と『物理小識』について」（『日医史誌』四八、二〇〇二年）
布施昌一『医師の歴史』〈中公新書〉（中央公論社、一九七九年）
江藤文夫「歴史と遊ぶ 第二回 江藤幸庵の長崎遊学」（『作業療法ジャーナル』四八、二〇一四年）
宮永孝「日本洋学史—蘭学事始」（『社会志林』四九（二）、二〇〇二年）
ジョン・Z・バワーズ著、金久卓也・鹿島友義訳『日本における西洋医学の先駆者たち』（慶応義塾大学出版会、一九九八年）
高橋文「日本におけるファン・スウィーテン水の受容」（『日医史誌』四八、二〇〇二年）
杉田玄白著・緒方富雄訳注『形影夜話—自分の影との対話』（医歯薬出版、一九七四年）
辻善之助『田沼時代』〈岩波文庫〉（岩波書店、一九八〇年）
今泉みね『名ごりの夢』〈東洋文庫九〉（平凡社、一九六三年）
小川鼎三・酒井シヅ校註『松本順自伝・長与専斉自伝』〈東洋文庫三八六〉（平凡社、一九八〇年）
W・ミヒェル「平田長太夫の阿蘭陀流外科修業証書とその背景について」（W・ミヒェル他編『史料と人物Ⅲ』中津市教育委員会、二〇一一年）
W・ミヒェル「一七世紀の平戸・出島蘭館の医薬関係者について」（『日本医史学雑誌』四一、一九九五年）
岩生成一「オランダ史料から見た江戸時代初期西洋医学の発達」（『日本學士院紀要』二六、一九六八年）
戸沢行夫『オランダ流御典医 桂川家の世界』（築地書館、一九九四年）
江藤文夫「歴史と遊ぶ 第五回 日本的儒教思想と家族制度」（『作業療法ジャーナル』四八、二〇一四年）
大石慎三郎『田沼意次の時代』〈岩波現代文庫〉（岩波書店、二〇〇一年）
辻善之助『田沼時代』〈岩波文庫〉（岩波書店、一九八〇年）
宮永孝「日本洋学史—日本人と南蛮語学」（『社会志林』四八、二〇〇一年）
新井白石著・村岡典嗣校註『西洋紀聞』〈岩波文庫〉（岩波書店、一九三六年）
池田哲郎「新井白石と蘭学—白石蘭語彙」（『福島大学学芸部論文集』一一、一九六〇年）
木村陽二郎「前野蘭化の自画自賛について」（『日医史誌』三五、一九八九年）
片桐一男「江戸時代、東西医学の対話—吉雄幸左衛門耕牛を中心として」（『日東医誌』五五、二〇〇四年）

高柳金芳『江戸時代 御家人の生活』（雄山閣、一九八二年）
杉本つとむ『蘭学に命をかけ申し候』（皓星社、一九九九年）
松田泰代「『重訂解体新書』の出版に関する一つの考察」（『書物出版と社会変容』三、二〇〇七年）
本田康雄「『田舎芝居』について―洒落本研究ノート」（『金沢大学法文学部論集』文学編、八、一九六一年）
H・ドゥーフ著・斉藤阿具訳『ヅーフ日本回想録』（駿南社、一九二七―三一年）

第六章

横田冬彦『天下泰平』（講談社、二〇〇二年）
田尻祐一郎『江戸の思想史』〈中公新書〉（中央公論新社、二〇一一年）
貝原益軒著・石川謙校訂『養生訓・和俗童子訓』〈岩波文庫〉（岩波書店、一九六一年）
関根透「日本の伝統的医療倫理―道教思想の影響」（『鶴見大学紀要』第四八号、第四部 人文・社会・自然科学編、二〇一一年）
福永光司『荘子内篇』（朝日新聞社、一九六六年）
石原明『漢方 中国医学の精華』〈中公新書〉（中央公論社、一九六三年）
田崎哲郎『在村の蘭学』（名著出版、一九八五年）
富士川游著、小川鼎三校注『本医学史綱要二』〈東洋文庫〉（平凡社、一九七四年）
小高修司「「物のあはれ」攷―舜庵・本居宣長の医学思想との関わりから」（『日本医史学雑誌』五三、二〇〇七年）
吉田悦之「医者としての本居宣長の時代と健康」（『日健医誌』二二、二〇一三年）
布施昌一『医師の歴史』〈中公新書〉（中央公論社、一九七九年）
吉田真樹『平田篤胤―霊魂のゆくえ』〈講談社学術文庫〉（講談社、二〇一七年）
荒川紘『日本人の宇宙観』（紀伊國屋書店、二〇〇一年）
B・M・ボダルト＝ベイリー著、中直一訳『ケンペルと徳川綱吉』〈中公新書〉（中央公論社、一九九四年）
関民子『只野真葛』（吉川弘文館、二〇〇八年）
森川甫「『厚生新篇』の原著者、ノエル・ショメルについて」（『関西学院大学社会学部紀要』四〇、一九八〇年）
Nichols PJR. Rehabilitation Medicine : the management of physical disabilities, London: Butterworths, 1976.
Ward CD, What is Rehabilitation Medicine? A British View, Jpn J Rehabil Med 42 : 189-193, 2005.
金子務『江戸人物科学史』〈中公新書〉（中央公論新社、二〇〇五年）
山形敞一「大槻玄沢と『西賓対晤』」（『日医史誌』二九、一九八三年）
吉田ゆり子「前史『蛮書和解御用』から東京外国語学校へ」（東京外国語大学史編纂委員会編『東京外国語大学史』東京外国語大学、

一九九九年）
伊藤真実子「一九世紀日本の知の潮流―江戸後期～明治初期の百科事典、博物学、博覧会」（『一九世紀学研究』六、二〇一二年）
杉本つとむ『蘭学に命をかけ申し候』（皓星社、一九九九年）
石川禎浩「近代日中の翻訳百科事典について」（石川禎浩・狭間直樹編『近代東アジアにおける翻訳概念の展開』京都大学人文科学研究所、二〇一三年）
小泉仰「西周の現代的意義」（『アジア文化研究』三八、二〇一二年）
増田史郎亮「森鷗外における西洋と東洋の出会い―主として彼の教育思想について」（『長崎大学教育学部教育科学研究報告』一五、一九六八年）
杉田玄白著・緒方富雄校註『蘭学事始』（岩波文庫）（岩波書店、一九五九年）
森川潤「萩藩医坪井信道―萩藩における蘭学導入の経緯について」（『広島修大論集』五一、二〇一一年）
緒方富雄『緒方洪庵伝』（岩波書店、一九四二年）
北澤一利『「健康」の日本史』（平凡社新書、二〇〇〇年）
碧井猛「健康観の社会文化史的研究 I健康の語源」（『日健医会誌』九、二〇〇〇年）
我爾徳児著・宇田川玄随訳・宇田川玄真校註・藤井方亭増訳『増補重訂内科撰要』全一八巻（種玉堂、一八二二年）
高田真治・後藤基巳訳『易経』上・下（岩波文庫）（岩波書店、一九六九年）
高野長英著・阿知波五郎訳「漢洋内景説」（渡辺崋山・高野長英・佐藤昌介編『日本の名著二五』中央公論社、一九七二年）
藤本司「杉田成郷訳『医戒』を現代に紹介して」（『昭和医会誌』六四、二〇〇四年）
柳父章『翻訳語成立事情』（岩波新書）（岩波書店、一九八二年）
山室信一・中野目徹校注『明六雑誌』上・中・下（岩波文庫）（岩波書店、一九九九―二〇〇九年）
石井進『中世史を考える』（校倉書房、一九九一年）
田尻祐一郎『江戸の思想史』（中公新書）（中央公論新社、二〇一一年）
瀧川政次郎『長谷川平蔵』（中公文庫）（中央公論社、一九九四年）
福沢諭吉『学問のすゝめ』（岩波文庫）（岩波書店、一九四二年）
厚生労働省資料：〇四一一一二社会保障審議会障害者部会（第二〇回）議事録：www.geocities.jp/project32c/shahoshin/20_041112.pdf（二〇一五年六月二五日閲覧）
中本正智「日本語の系統をたどる」（『現代思想』一二、一九八四年）
網野善彦『日本社会の歴史』上、（岩波書店、一九九七年）
矢嶋里絵「身体障害者福祉法の制定過程 総則規定を中心に その一」（『人文学報．社会福祉学』一三、一九九七年）

矢嶋里絵「身体障害者福祉法の制定過程 その二」（『人文学報．社会福祉学』一五、一九九九年）

福永光司著・吉川幸次郎監『荘子外篇 新訂中国古典選』第八巻（朝日新聞社、一九六六年）

並松信久「農業経済更生と石黒忠篤」（『京都産業大学論集 社会科学系列』二二、二〇〇五年）

和田健「農山漁村経済更生計画書に見られる生活改善指導と民俗的慣行―昭和八年度茨城県更生指定町村三八の事例から」（『千葉大学人文研究』四〇、二〇一一年）

エピローグ

江藤文夫・藤井克徳「対談 障害をめぐる動向とリハビリテーション医療への期待」（『臨床リハ』二六、二〇一七年）

江藤文夫編『よくわかるリハビリテーション』（ミネルヴァ書房、二〇〇五年）

北澤一利『「健康」の日本史』（平凡社新書、二〇〇〇年）

山室信一・中野目徹校注『明六雑誌』上・中・下（岩波書店、一九九九―二〇〇九年）

福沢諭吉『学問のすゝめ』〈岩波文庫〉（岩波書店、一九四二年）

イ・ヨンスク『「国語」という思想』（岩波書店、一九九六年）

蓮沼啓介「西周の国学批判」（『神戸法学雑誌』五九、二〇〇九年）

菅原光：「『君子の哲学』としての功利主義―西周『利学』と『人世三宝説』」（『政治思想研究』二、二〇〇二年）

小泉仰「『百一新論』における西周の人間性論と荻生徂徠」（『哲学』五五、一九七〇年）

小泉仰「社会福祉の原型概念―J・S・ミル、西周、パウロを比較して」（『敬和学園大学 人文社会科学研究所年報』五、二〇〇七年）

Last JM. Public Health and Human Ecology, East Norwalk,CT: Appleton & Lange, 1987.

Rosenberg HM and others ed., History of the Statistical Classification of Diseases and Causes of Death, National Center for Health Statistics, 2011.

あとがき

蜂矢敬啓『鎌倉街道二 実地調査・史跡編』（有峰書店、一九七六年）

蜂矢敬啓『鎌倉街道三 実地調査・史跡編』（有峰書店、一九七八年）

蜂矢敬啓『東夷・鉄と馬と舟と』（高文堂出版社、一九八四年）

蜂矢敬啓『王朝政権から武家政権確立』〈人間活性化双書〉（高文堂出版社、一九八八年）

永原慶二『日本封建制度成立過程の研究』（岩波書店、一九六一年）

津山直一「森鴎外」（Bruckenbauer 編『日独交流の懸け橋を築いた人々』日独協会、二〇〇五年）

や行

ら行

わ行

は行

ま行

た行

な行

か行

さ行

✣人名索引

あ行

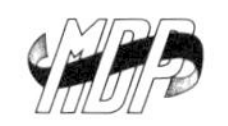

【著者略歴】

江　藤　文　夫（えとう ふみお）

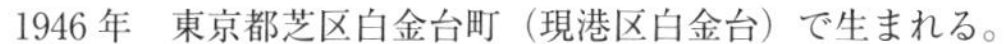

1946年　東京都芝区白金台町（現港区白金台）で生まれる。
1972年　東京大学医学部卒業。
1993年　獨協医科大学リハビリテーション科学教授。
1998年　東京大学医学部病院理学療法部教授。
2001年　東京大学大学院リハビリテーション医学分野教授。
2005年　国立身体障害者リハビリテーションセンター病院長。
2011年　国立障害者リハビリテーションセンター総長。
現在は国立障害者リハビリテーションセンター顧問、日本リハビリテーション連携科学学会理事長。
著書：『ぼけ老人と生活する』（医歯薬出版）、『やさしいリハビリテーション 第2版』（日本医事新報社）、『脳卒中のリハビリテーション 基礎から実際まで 第2版』（新興医学出版社）。

医師がひもとく日本の近世
医療と日本人　　ISBN978-4-263-21880-8

2019年6月15日　第1版第1刷発行

著　者　江　藤　文　夫
発行者　白　石　泰　夫
発行所　**医歯薬出版株式会社**

〒113-8612　東京都文京区本駒込1-7-10
TEL.(03)5395-7628(編集)・7616(販売)
FAX.(03)5395-7609(編集)・8563(販売)
https://www.ishiyaku.co.jp/
郵便振替番号　00190-5-13816

乱丁，落丁の際はお取り替えいたします　　印刷・教文堂／製本・皆川製本